医学教育理论与实践系列丛书

综合模拟医学——急诊医学

Comprehensive Healthcare Simulation: Emergency Medicine

原　著　Christopher Strother · Yasuharu Okuda · Nelson Wong · Steven McLaughlin

主　审　朱华栋

主　译　刘继海　张进祥

副主译　史　迪　陈志桥　王西富

译　者　（按姓名汉语拼音排序）

曹春燕（华中科技大学同济医学院附属协和医院）　　单　毅（解放军总医院第六医学中心）

曹　迎（首都医科大学附属北京中医医院）　　　　　史　迪（中国医学科学院北京协和医院）

曹　钰（四川大学华西医院）　　　　　　　　　　　王国梁（华中科技大学同济医学院附属协和医院）

陈　标（华中科技大学同济医学院附属协和医院）　　王西富（广州市第一人民医院）

陈　志（北京急救中心）　　　　　　　　　　　　　伍军华（广州市第一人民医院）

陈志桥（武汉大学中南医院）　　　　　　　　　　　谢明星（华中科技大学同济医学院附属协和医院）

成伟益（华中科技大学同济医学院附属协和医院）　　徐　玢（首都医科大学附属北京天坛医院）

程　星（华中科技大学同济医学院附属协和医院）　　徐　鹏（华中科技大学同济医学院附属协和医院）

付　妍（中国中医科学院西苑医院）　　　　　　　　杨建中（新疆医科大学第一附属医院）

葛炯杉（中国医学科学院北京协和医学院）　　　　　杨　闻（华中科技大学同济医学院附属协和医院）

关天悦（广州市第一人民医院）　　　　　　　　　　余　涛（中山大学孙逸仙纪念医院）

金晓晴（武汉大学中南医院）　　　　　　　　　　　张进祥（华中科技大学同济医学院附属协和医院）

李　力（武汉大学中南医院）　　　　　　　　　　　张晓薇（华中科技大学同济医学院附属协和医院）

李占飞（华中科技大学同济医学院附属同济医院）　　张运玮（华中科技大学同济医学院附属协和医院）

刘　畅（武汉大学中南医院）　　　　　　　　　　　张　蕴（首都医科大学附属北京同仁医院）

刘继海（中国医学科学院北京协和医院）　　　　　　赵　慧（湖北省妇幼保健院）

马冰清（江苏省南通市人民医院）　　　　　　　　　朱华栋（中国医学科学院北京协和医院）

聂冬妮（北京急救中心）

秘　书　李　力

北京大学医学出版社

ZONGHE MONI YIXUE——JIZHEN YIXUE

图书在版编目（CIP）数据

综合模拟医学 : 急诊医学 / （美）克里斯托弗·斯
特罗瑟（Christopher Strother）等原著；刘继海，张
进祥主译. -- 北京 : 北京大学医学出版社，2025. 4.
ISBN 978-7-5659-3319-6

Ⅰ. R459.7

中国国家版本馆 CIP 数据核字第 2025H83M40 号

北京市版权局著作权合同登记号：图字：01-2024-5741

First published in English under the title
Comprehensive Healthcare Simulation: Emergency Medicine
edited by Christopher Strother, Yasuharu Okuda, Nelson Wong and Steven McLaughlin
Copyright © Springer Nature Switzerland AG, 2021
This edition has been translated and published under licence from
Springer Nature Switzerland AG.

Simplified Chinese translation Copyright © 2025 by Peking University Medical Press.
All Rights Reserved.

本书获得国家社会科学基金"十四五"规划 2021 年度教育学一般课题"混合虚拟模拟技术在急危重症临床思维培训中的效果研究"（BLA210212）资助。

综合模拟医学——急诊医学

主　　译：刘继海　张进祥
出版发行：北京大学医学出版社
地　　址：（100191）北京市海淀区学院路 38 号　北京大学医学部院内
电　　话：发行部 010-82802230；图书邮购 010-82802495
网　　址：http://www.pumpress.com.cn
E-mail：booksale@bjmu.edu.cn
印　　刷：北京信彩瑞禾印刷厂
经　　销：新华书店
责任编辑：赵　欣　　责任校对：靳新强　　责任印制：李　啸
开　　本：850 mm×1168 mm　1/16　印张：17.5　　字数：534 千字
版　　次：2025 年 4 月第 1 版　2025 年 4 月第 1 次印刷
书　　号：ISBN 978-7-5659-3319-6
定　　价：98.00 元
版权所有，违者必究
（凡属质量问题请与本社发行部联系退换）

主译前言

在当今医疗领域中，急诊科作为医院中至关重要的部门，承担着紧急救治患者、挽救患者生命的重任。随着医疗技术的不断进步和社会对医疗服务质量要求的日益提高，急诊医师的培养成为了备受关注的焦点，也是急诊医学学科发展的重要基石。

近年来，医疗环境发生了显著变化。人口老龄化加剧，导致急危重症患者数量增多，病情也更加复杂多样。同时，各种新型疾病的出现以及突发事件，如传染病疫情、自然灾害等的频繁发生，都对急诊医师的应急处理能力提出了更高的要求。在医疗体系不断完善的过程中，患者对医疗服务的期望也在不断提升。他们不仅希望能够得到及时有效的治疗，还对治疗过程中的舒适度、安全性以及医疗效果有着更高的期待。这就要求急诊医师具备精湛的医术、良好的沟通能力和高度的责任心。

同时，随着科技的进步，急诊医师培养的模式也发生了巨大转变。传统的以理论教学为主的培养方式已经难以满足现代医疗实践的需求，胜任力导向的医学教育改革更加注重实践能力和综合素质培养。在这样的背景下，探索更加有效的急诊医师培养方法显得尤为迫切。模拟医学作为一种创新的教育手段应运而生。它通过模拟真实的临床场景，为急诊医师提供了一个近似实战的学习环境，有助于提高他们的临床胜任力，特别是在面对复杂病情和紧急情况时的应对能力。

本书特别契合当前急诊医师培养过程中对于模拟医学的需求，从模拟医学教育的基本原理出发，围绕急诊医师所需的核心胜任力，归纳了近些年急诊模拟医学教育相关文献的最佳证据，为急诊医学的不同领域如何更好地运用模拟技术和方法开展培训，从而有效提升培训效果提供了切实可行的建议。本书不仅针对急诊危机资源管理培训、跨学科团队合作培训、通过模拟有效提升患者安全等专题展开了详细讨论，还涉及创伤、小儿急诊医学、急诊重症诊疗、超声医学、灾难医学及国防和战争中的模拟医学应用等专题，可以说内容丰富实用，具有很好的临床实践意义和价值。特别值得一提的是，在附录1中还分享了众多适合急诊模拟教学使用的情境模拟案例，可以帮助模拟教学的教师更好地开展模拟教学，从而有效提升我国急诊医师的培养质量。附录2提供了创建和开发情境模拟案例的模板，可以帮助急诊医师结合我国国情和临床实践需求开发属于我们自己的情境模拟案例。

本书译者团队来自全国各地急诊科的专家，他们在翻译过程中发挥了关键作用，在此一并表示感谢。本书的出版得到了北京大学医学出版社的大力支持，也特别感谢本书原著者 Christopher Strother、Yasuharu Okuda、Nelson Wong 和 Steven McLaughlin 教授，他们的专业知识和卓越工作成就了这部著作，为急诊医学教育中如何更好地使用模拟提供了非常好的思路和建议，相信这本书的出版对于急诊医师胜任力的培训和评价会带来深远的影响。我们还要对为本中文译著的出版付出辛勤努力的所有工作人员表示由衷的感谢。由于时间和水平有限，书中难免存在译文并不十分准确的地方，诚恳欢迎广大读者和同道提出批评与建议，以便再版时改进。

刘继海　张进祥

2024 年 10 月

原著致谢

这本书专门写给那些辛勤工作但往往被低估的教育工作者，没有他们，我们每个人都不会获得今天的成功。也将这本书献给我的孩子——Gannon 和 Beckett，他们教给我的和我教给他们的一样多。

Christopher Strother，医学博士

这本书献给我的母亲——Teruko Okuda，她乐观的人生观和永恒的光辉能量教导我相信人，相信人性，相信自己，享受生活，并活在当下。

Haru Okuda，医学博士

感谢医学模拟中心，尤其是 Jenny Rudolph，感谢你为我提供反馈的力量。

Steven A. McLaughlin，医学博士

我要感谢我挚爱的家人、模拟同事、导师和急救医疗团队的全力支持。

Nelson Wong，医学博士

特别感谢 Ryan McKenna 和 Maram Bishawi 医生为本书附录所做的辛勤工作。

原著前言

教育不是对生活的准备，而是生活本身。

——约翰·杜威（John Dewey）

杜威以实用主义著称。我们希望本书能成为您从事急诊医学模拟所有业务的实用指南。

急诊医学实践的复杂性及其对团队和团队合作的依赖，自然而然地使得模拟成为急诊医学教育的一个重要组成部分。模拟已经在急诊科和培训项目中迅速发展。2003 年，美国大约 29% 的急诊医学住院医师培训中心使用模拟人进行培训，其中约 8% 拥有自己的模拟人。2008 年，这些数字就增长到 85% 使用模拟人来训练住院医师，其中 43% 拥有自己的模拟人（Okuda）。如今，这种教学方法实际上已经变得无处不在。医学生在毕业时都希望模拟成为他们急诊医学培训项目的一部分。大多数医学院也在为学生广泛采用这种教学方法（AAMC 调查）。接下来的发展趋势可能是专注于教师模拟技能日常培训以及急诊科的原位模拟和跨专业培训。

有越来越多的文献和书籍描述了模拟教育理论及其有效性（McGaghie）。我们希望您能在本书中找到关于实践细节的答案，例如：如何启动自己的模拟项目？假设您已经有一个住院医师培训项目，那么如果要在医学生中实施，你该做些什么呢？或者科室的护理团队向您咨询关于模拟的问题，您要如何作答？

本书中的许多作者都为最初的《综合模拟医学》这个丛书系列的编著做出了贡献（Levine 等）。在编著过程中，他们认识到在急诊医学领域中可以总结出很多具体的内容，在急诊医学模拟教育和实践中也确实需要一部专著来指导。因此，我们从全国招募了急诊医学模拟专家，他们是全身心投入的教育者、模拟医学专家和急诊医学及模拟领域的权威。我们要求我们的作者保持他们所写章节的实用性，专注于最佳实践和应用，并尽可能多地提供模拟教育成功应用的真实案例。

我们的方法

我们尝试在本书中采用实用的方法，其中包含许多技巧和最佳实践，以帮助您的项目成长和发展。我们想要帮助您切实地发展您的急诊医学培训项目，避免重蹈覆辙，并少走弯路。

本书各部分内容

第 1 部分：急诊医学模拟概述

这些章节旨在为您提供成为成功的模拟教育者所需的背景知识、专业术语和理论。通过实用的方法，我们将告诉您如何以相关理论为指导，然后教您编写案例，与您的团队合作，并像专家一样进行复盘，让学习效果最大化。我们还将专注于如何测量模拟项目的结果，并将其用作评价工具，以及如何使用模拟作为促进患者安全的强大工具。一定不要错过第7章，这一章是对团队培训的精彩回顾。本章不仅回顾如何创建团队培训项目，而且可以用作创建、评估和跟进任何一个模拟项目的方法。

第2部分：模拟模式与技术

有这么多的模拟器和模拟类型，您如何决定使用哪一种？您希望将更多的任务培训器或标准化病人整合到您的项目中，但最好的方法是什么？在这一部分中，我们将回顾特定类型的模拟和模拟器，以及如何在急诊医学模拟培训中使用它们。例如，当住院医师培训项目主任资金有限、没有持续的维护支持和极少的技术专业人员时，这部分可以帮助住院医师培训项目主任决定为其急需的团队培训计划购买哪种类型的设备。

每一章都将采用相同的写作模式：

（1）界定并描述主题是什么

（2）目前存在的示例以及与急诊医学相关的不同类型和类别的模拟之间的异同

（3）说明如何最好地将其用于急诊医学教育和培训

（4）提示和技巧

（5）成本、保修和维护注意事项（如果存在）

我们将专注于从现场演员到基于屏幕的模拟，再到各种基本和高级模拟器的所有内容，以使您的体验式学习项目切实发挥作用。我需要的仿真程度如何？有哪些任务训练器，或者我可以自己动手制作？我有进行模拟实施的想法，但是我该如何简单而实际地做到这一点？我们将在第2部分探讨所有这些问题。

第3部分：急诊医学模拟实践

这些章节将是您针对特定学习者开展模拟项目的指南。住院医师模拟培训有哪些课程？如何在医学生的急诊医学培训项目中应用模拟？这些问题的答案可以在第3部分中找到。我们将着眼于对住院医师和医学生、护理人员的模拟，乃至对院前施救者培训，对他们有用的教学方法是什么？少走弯路，先看看他人的经验哪些有用，可以将其应用到自己的培训项目中。

这些章节采用以下格式：

（1）背景：该领域模拟的历史、发展、现状和未来应用

（2）最佳实践：描述成功或先进的项目以及它们是如何实现的

（3）示例课程：可以遵循的已发布或未发布的模拟课程

（4）整合入现有教育：无缝添加或扩展模拟的方法

（5）挑战和解决办法：常见的困难和成功的解决办法

（6）与管理部门的互动：项目认证和模拟准入政策对您的项目的利与弊

第4部分：急诊医学亚专业模拟

从第3部分的学习者类型转变为第4部分的亚专业范畴，我们提供了成功地使用模拟来教授小儿急诊医学、创伤、超声和其他急诊医学亚专业的示例和方法。

第 5 部分：总结

在这一部分，Wong 博士和 Okuda 博士为您呈现了急诊医学模拟光明和广阔的未来。您作为未来的模拟医学专家，两位作者将给你们寄语，他们激励您把模拟作为急诊医学和医学教育的重要组成部分，要看到它长远的未来和价值。

在 Okuda 博士的章节之后，您会发现一个基于急诊医学的模拟案例宝库（附录 1 和附录 2）。这些案例是由作者收集和撰写的，它们将为您的案例库提供一个良好的开端，或者为编写自己的案例提供灵感。编写案例是模拟中最有趣和最有意义的部分之一，我们希望这些案例在未来几年对您的学习者提供帮助。

我们希望您发现这本书既完整又实用。我们希望这本书能够成为您办公桌上触手可及的一部参考资料，它能帮助您更好地开展模拟教学，改进您自己的培训项目，或者为您在医学教育领域打开一扇窗。感谢我们所有作者的辛勤工作、耐心和对本书的奉献！

Christopher Strother（美国纽约州纽约市）

Steven McLaughlin（美国佛罗里达州温特帕克市）

Yasuharu Okuda（美国佛罗里达州坦帕市）

Nelson Wong（美国加利福尼亚州帕洛阿尔托市）

参考文献

Levine A, Demaria S, Schwartz A, Sim A, editors. The comprehensive textbook of healthcare simulation. New York: Spring Science; 2013.

McGaghie WC, Issenberg SB, Petrusa ER, Scalese RJ. A critical review of simulation-based medical education research: 2003–2009. Med Educ. 2010;44(1):50–63.

Okuda Y, Bond W, Bonfante G, McLaughlin S, Spillane L, Wang E, Vozenilek J, Gordon J. National grown in simulation training within emergency medicine residency programs, 2003–2008. Acad Emerg Med. 2008;15(11):1113–6.

Passiment M, Sacks H, Huang G. Medical simulation in medical education: results of an AAMC Survey. September 2011.

原著作者

Adeyinka Adedipe, MD University of Washington, Department of Emergency Medicine, Seattle, WA, USA

Douglas S. Ander, MD Department of Emergency Medicine, Emory University School of Medicine, Grady Memorial Hospital, Atlanta, GA, USA

John Bailitz, MD Department of Emergency Medicine, Rush University Medical School, Chicago, IL, USA

Jay Baker, MD Department of Military and Emergency Medicine, Uniformed Services University, Bethesda, MD, USA

Special Operations Command Europe, Stuttgart, Baden-Wurtemburg, Germany

Emily S. Binstadt, MD, MPH Regions Hospital Emergency Department, HealthPartners, St Paul, MN, USA

University of Minnesota Department of Emergency Medicine, Minneapolis, MN, USA

William F. Bond, MD, MS Jump Trading Simulation and Education Center, OSF Healthcare and the University of Illinois College of Medicine at Peoria, Peoria, IL, USA

Department of Emergency Medicine, OSF Healthcare, Peoria, IL, USA

Linda L. Brown, MD, MSCE Department of Emergency Medicine and Pediatrics, Alpert Medical School of Brown University, Providence, RI, USA

Division of Pediatric Emergency Medicine, Hasbro Children's Hospital, Providence, RI, USA

Alyssa Bryant, MD Gwinnett Emergency Specialists, PC at Gwinnett Medical Center, Atlanta, GA, USA

Michael Cassara, D.O., MSEd, FACEP, CHSE Donald and Barbara Zucker School of Medicine at Hofstra/Northwell, Department of Emergency Medicine, Northwell Health, Lake Success, NY, USA

Northwell Health / North Shore University Hospital, Department of Emergency Medicine, North Shore University Hospital, Manhasset, NY, USA

Xinxuan Che, PhD Department of Psychology, Florida Institute of Technology, Melbourne, FL, USA

Armstrong Institute for Patient Safety and Quality, Baltimore, MD, USA

Scott Compton, PhD Duke-NUS Graduate Medical School, Singapore, Singapore

Connie H. Coralli, RN MN MPH Emory Center for Experiential Learning, Emory University School of Medicine, Atlanta, GA, USA

Wendy Dahl, MSN Advanced Life Support Training, VAMC Minneapolis, Minneapolis, MN, USA

Joanna Davidson, MD Division of Emergency Medicine, NorthShore University HealthSystem, Evanston, IL, USA

Clare Desmond, MD Division of Emergency Medicine, NorthShore University HealthSystem, Evanston, IL, USA

Aaron S. Dietz, PhD Department of Anesthesiology and Critical Care Medicine, The Johns Hopkins University School of Medicine, Baltimore, MD, USA

Armstrong Institute for Patient Safety and Quality, Baltimore, MD, USA

Sarah Donlan, MD, FACEP Division of Emergency Medicine, NorthShore University HealthSystem, Evanston, IL, USA

Walter J. Eppich, MD, PhD RCSI SIM, Centre for Simulation Education & Research, Royal College of Surgeons in Ireland, Dublin, Ireland

Andrew Eyre, MD, MHPE Department of Emergency Medicine, Brigham and Women's Hospital, Boston, MA, USA

Michael J. Falk, MD Department of Emergency Medicine, Mount Sinai St. Luke's – Icahn School of Medicine, New York, NY, USA

Rosemarie Fernandez, MD Department of Emergency Medicine, Center for Experiential Learning and Simulation, University of Florida, Gainesville, FL, USA

Amy Flores, MD Department of Emergency Medicine, Simulation, Hartford Hospital, Hartford, CT, USA

Alise Frallicciardi, MD, MBA Department of Emergency Medicine, Simulation, University of Connecticut School of Medicine, Farmington, CT, USA

Marleny Franco, MD Department of Pediatrics, Perelman School of Medicine at the University of Pennsylvania, Philadelphia, PA, USA

Division of Emergency Medicine, Children's Hospital of Philadelphia, Philadelphia, PA, USA

Kim Fugate Emory Center for Experiential Learning, Emory University School of Medicine, Atlanta, GA, USA

Steven A. Godwin, MD, FACEP Department of Emergency Medicine, University of Florida College of Medicine–Jacksonville, Jacksonville, FL, USA

Scott Goldberg, MD, MPH Department of Emergency Medicine, Brigham and Women's Hospital, Boston, MA, USA

Antoinette Golden, MD FIU Herbert Wertheim College of Medicine, Emergency Department, Miami, FL, USA

Kendall Regional Medical Center, Miami, FL, USA

James A. Gordon, MD, MPA VHA National Simulation Center - SimLEARN, VA Palo Alto Healthcare System, Orlando, FL, USA

Stanford Medicine, Department of Emergency Medicine, Palo Alto, CA, USA

Michael Gottlieb, MD Department of Emergency Medicine, Rush Medical Center, Chicago, IL, USA

Danielle Hart, MD, MACM Department of Emergency Medicine, Hennepin Healthcare, Minneapolis, MN, USA

James L. Huffman, B.Sc., MD, FRCPC Department of Emergency Medicine, University of Calgary, Cumming School of Medicine, Calgary, AB, Canada

Elizabeth Hunt, MD, MPH, PhD Department of Anesthesiology and Critical Care Medicine, The Johns Hopkins University School of Medicin, Baltimore, MD, USA

Johns Hopkins University School of Medicine Simulation Center, Baltimore, MD, USA

Lisa Jacobson, MD John A Burns School of Medicine, Honolulu, HI, USA

Department of Emergency Medicine, Adventist Health Castle, Kailua, HI, USA

Gail Johnson, MS, BSN, CCRN, CPHQ, CHeSE* HealthPartners Clinical Simulation, Regions Hospital, St. Paul, MN, USA

Jessica Katznelson, MD Department of Emergency Medicine, The Johns Hopkins University School of Medicine, Baltimore, MD, USA

Morris S. Kharasch, MD Division of Emergency Medicine, NorthShore University HealthSystem, Evanston, IL, USA

Krista Kipper, MSN St. Catherine University, Henrietta Schmoll School of Nursing, St. Paul, MN, USA

Advanced Life Support Training, VAMC Minneapolis, Minneapolis, MN, USA

Steve W. J. Kozlowski, PhD Department of Psychology, Michigan State University, East Lansing, MI, USA

Jared Kutzin, DNP, MS, MPH, RN, FSSH Department of Emergency Medicine, Icahn School of Medicine at Mount Sinai, Mount Sinai Hospital, New York, NY, USA

Charles Lei, MD Department of Emergency Medicine, Vanderbilt University, Nashville, TN, USA

Alexander J. Lemheney, Ed.D. Division of Education, Lehigh Valley Health Network, Allentown, PA, USA

Shannon McNamara, MD Department of Emergency Medicine, Mount Sinai St. Luke's – Roosevelt Hospitals, New York, NY, USA

David A. Meguerdichian, MD, MA, FACEP STRATUS Center for Medical Simulation, Department of Emergency Medicine, Brigham and Women's Hospital, Instructor of Emergency Medicine, Harvard Medical School, Boston, MA, USA

Sidhant Nagrani, MD Department of Emergency Medicine, Emory University School of Medicine, Grady Memorial Hospital, Atlanta, GA, USA

Jared D. Novack, MD Division of Emergency Medicine, NorthShore University HealthSystem, Evanston, IL, USA

Thomas Nowicki, MD Department of Emergency Medicine, Simulation, Hartford Hospital, Hartford, CT, USA

Yasuharu Okuda, MD Center for Advanced Medical Learning and Simulation, University of South Florida Health, Tampa, FL, USA

Division of Emergency Medicine, Morsani College of Medicine, Tampa, FL, USA

Frank Overly, MD Department of Emergency Medicine and Pediatrics, Alpert Medical School of Brown University, Providence, RI, USA

Division of Pediatric Emergency Medicine, Hasbro Children's Hospital, Providence, RI, USA

Chan W. Park, MD, FAAEM Division of Emergency Medicine, Duke University Medical Center, Durham, NC, USA

Department of Emergency Medicine, Durham VA Health Care System, Durham, NC, USA

Paul E. Phrampus, MD, FACEP, FSSH Winter Institute for Simulation, Education, and Research (WISER), University of Pittsburgh, Pittsburgh, PA, USA

Department of Emergency Medicine, University of Pittsburgh and UPMC Health System, Pittsburgh, PA, USA

Gerald W. Platt, MD Military and Emergency Medicine, Uniformed Services University of Health Sciences, Bethesda, MD, USA

Department Head Bioskills, Naval Medical Center San Diego, San Diego, CA, USA

Department of Emergency Medicine, Naval Medical Center San Diego, San Diego, CA, USA

Kevin L. Pohlman, M.Ed., NRP, CCEMT-P, CHSE, CHSOS Center for Disaster Medicine, New York Medical College/School of Health Sciences and Practice, Valhalla, NY, USA

Jason M. Pollock, MA Instructional System Design Department of Education, University of Central Florida, College of Medicine, Orlando, FL, USA

University of Central Florida, College of Nursing, Orlando, FL, USA

Charles N. Pozner, MD Department of Emergency Medicine, Harvard Medical School, Boston, MA, USA

Department of Emergency Medicine, Brigham and Women's Hospital, Boston, MA, USA

Martin A. Reznek, MD, MBA Department of Emergency Medicine, University of Massachusetts Medical School, Worcester, MA, USA

Department of Emergency Medicine, UMassMemorial Medical Center, Worcester, MA, USA

Ernesto J. Romo, MD Washington University School of Medicine in St. Louis, Department of Emergency Medicine, St. Louis, MO, USA

Michael A. Rosen, PhD Armstrong Institute for Patient Safety and Quality, Baltimore, MD, USA

Department of Anesthesiology and Critical Care Medicine, The Johns Hopkins University School of Medicine, Baltimore, MD, USA

Department of Health, Policy and Management, The Bloomberg School of Public Health School of Nursing, Baltimore, MD, USA

The Johns Hopkins University School of Nursing, Baltimore, MD, USA

Elizabeth D. Rosenman, MD University of Washington, Department of Emergency Medicine, Seattle, WA, USA

Andrew Schmidt, DO, MPH Department of Emergency Medicine, University of Florida – Jacksonville, Jacksonville, FL, USA

Jeffrey N. Siegelman, MD Department of Emergency Medicine, Emory University School of Medicine, Grady Memorial Hospital, Atlanta, GA, USA

Rebecca Smith-Coggins, MD Department of Emergency Medicine, Stanford University, Palo Alto, CA, USA

Vincent Storie, MD Professional EMS Center for Medics, Cambridge, MA, USA

James Kimo Takayesu, MD, MSc Division of Medical Simulation, Department of Emergency Medicine, MGH Learning Laboratory, Massachusetts General Hospital, Harvard Medical School, Boston, MA, USA

Stephen Spencer Topp, MD Department of Emergency Medicine, University of Florida, Jacksonville, FL, USA

Joshua Wallenstein, MD Department of Emergency Medicine, Emory University School of Medicine, Grady Memorial Hospital, Atlanta, GA, USA

Ernest E. Wang, MD, FACEP Division of Emergency Medicine, NorthShore University HealthSystem, Evanston, IL, USA

Nelson Wong, MD, MHPE VHA National Simulation Center – SimLEARN, VA Palo Alto Healthcare System, Orlando, FL, USA

Stanford Medicine, Department of Emergency Medicine, Palo Alto, CA, USA

Casey M. Woster, MD Regions Hospital Emergency Department, HealthPartners, St Paul, MN, USA

University of Minnesota Department of Emergency Medicine, Minneapolis, MN, USA

Todd Wylie, MD, MPH Department of Emergency Medicine, University of Florida College of Medicine – Jacksonville, Jacksonville, FL, USA

Department of Emergency Medicine, UF Health, Jacksonville, FL, USA

Michael D. Yashar, MD Cedars-Sinai Medical Center, Department of Emergency Medicine, Los Angeles, CA, USA

* Gail Johnson deceased at the time of publication.

目　　录

第 1 部分　急诊医学模拟概述·······························1

第 1 章　急诊医学模拟历史回顾·····························3
第 2 章　教育和学习理论·······························11
第 3 章　急诊医学中的模拟情境开发和设计·················18
第 4 章　急诊医学中的复盘·····························28
第 5 章　危机资源管理·······························41
第 6 章　跨学科团队合作培训···························49
第 7 章　基于模拟的测量和项目评估：显示有效性·············57
第 8 章　患者安全·······························71

第 2 部分　模拟模式与技术·······························**79**

第 9 章　标准化参与者·······························81
第 10 章　医学教育的虚拟环境···························89
第 11 章　任务训练器在急救模拟中的运用·················100
第 12 章　模拟人·······························106
第 13 章　急诊医学模拟的特效化妆技术·················126

第 3 部分　急诊医学模拟实践·······························**137**

第 14 章　针对急诊科医疗主任和管理人员开展的模拟训练·········139
第 15 章　本科医学教育中的模拟教学·················148
第 16 章　毕业后医学教育中的模拟教学·················153
第 17 章　模拟在急诊护理持续职业发展中的应用···········160
第 18 章　急救医疗服务中的模拟训练·················167

第 4 部分　急诊医学亚专业模拟·······························**173**

第 19 章　小儿急诊医学·······························175
第 20 章　创伤·······························182
第 21 章　急诊重症诊疗·······························187
第 22 章　超声·······························191
第 23 章　灾难医学·······························195
第 24 章　国防和战争中的模拟医学·················200

第 5 部分　总结·······························**207**

第 25 章　模拟医学的历史、现状和展望·················209

附录 1：补充案例情境和内容·······························212
附录 2：模板·······························247
专业词汇中英文对照·······························261

第 1 部分

急诊医学模拟概述

急诊医学模拟历史回顾

Paul E. Phrampus

翻译：刘继海　史　迪

第 1 章

概述

急诊医学学科自确立以来，一直需要采用各种教育策略以确保培养出具备跨越整个医学实践专科知识的合格急诊医生。此外，急诊医生需要能够熟练地实施从简单和普通到复杂的多种操作，有些操作具有时间紧迫性的挑战，有些操作还很少应用。

急诊医学教育的挑战在于必须结合医学知识的深度、广度和多样性。此外，随着时间的推移，基本技能获得和能力保持也很复杂。从模拟的历史回顾看，人们很容易认识到，自急诊医学学科确立之初，模拟就已经悄然融入这个学科之中。当人们考虑到这种多样化的教育需求时，模拟也必将在未来发挥不可或缺的作用。

回顾这段历史进程是复杂的，因为医学模拟的定义随着时间的推移而发生着改变。目前，"模拟"一词是一个更宽泛的概念，它包括多种形式、多项技术、多种教学和评价方法，这些内容又可以与实际医疗环境［和（或）患者］及真实的医疗实践相互交织。

当今医学模拟的定义中包括众多模拟形式，包括部分任务训练器、解剖模型、计算机驱动的高仿真模拟器、交互式计算机软件和标准化病人［和（或）标准化人员之类的人员］，以及环境复现等都是被关注的方面。这与模拟发展早期到 2000 年中期的愿景不同，当初医学模拟的工作愿景主要是新建立一个拥有高仿真模拟器的模拟中心，这直接导致了现在高仿真模拟人项目在模拟中心被广泛接受、盛行并且越来越普遍。

对医学文献的回顾只能帮助我们描绘出急诊医学模拟的部分发展史。因为和医学领域的许多教育研究一样，往往需要通过严格的同行评审才能在科学期刊上发表文章，所以发表的文献数量要明显少于已经完成的培训数量。许多支持模拟的教育原理和基础研究主要出现在心理学和（或）教育文献中，这也使文献回顾的真实复原能力下降。在过去十年中，随着一些新的同行评审出版物、学术期刊和科学会议的出现，格局正在发生变化，这些方法为信息分享、最佳实践传播，以及传统假设驱动的医学研究的推动提供了良好的平台。

模拟在急诊医学中的早期应用

具有讽刺意味的是，20 世纪 70 年代首次发表的关于模拟在急诊医学中的应用研究是一项表面上旨在培养急诊医学领导者的管理决策活动[1]。其他早期采用者 / 出版商报告了在急诊医学培训计划中对学生实施的灾难培训相关的模拟项目[2]。

20 世纪 60 年代末，第一批复苏安妮和安迪模拟人（图 1.1）诞生，使得大规模的培训推广成为可能，以确保口对口人工通气和心肺复苏（cardiopulmonary resuscitation，CPR）的能力提升。

在急诊医学早期，许多模拟训练都是集中应用在心肺复苏和气道管理方面并不奇怪。这种结果的另外一个原因是当时有一些基本的气道模型可供使用，而且气道管理被认为是急诊医学培训课程中的一项关键技能。

在 20 世纪 70 年代中期，有作者报告在小学首次采用了模型培训。在当地基督教青年会上参加急救课程培训时，设计了一个任务训练器，用以演示对溺水患者进行口对口复苏的过程。有趣的是，仔细阅读会发现，该项目设计了为参与者提供反馈，同时有机会进行口对口复苏的刻意练习（图 1.2）。

商业化的气道任务训练器也已成为急诊医学培

训的普遍组成部分，它们聚焦于球囊面罩通气以及气管插管等更复杂的操作技能。

在早期商业化的任务训练器出现的同时，还涌现出了为了满足教师对于培训需求的一些创新想法的自制模型。一个例子是去除角膜金属异物的猪模型（图 1.3），以及用于紧急气道操作训练的其他牛模型（图 1.4）。同样地，许多紧急气道工作坊聚集于通过使用从屠宰场获得的各种大型动物的气道以

及尸体解剖实验室来训练紧急环甲膜切开术。一些早期的创新方法仍被用于现今的急诊科住院医师培训中。

20 世纪 70 年代初，使用与监测设备相连的心电图节律发生器，使学生能够在模拟复苏事件中，通过动态解读心电图节律来证明自己的能力（图 1.5）。此后不久，为几个心肺复苏模拟人安装了电子设备，可以安全地传递除颤能量，从而提供现场练习和正

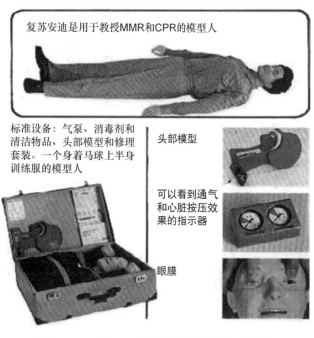

图 1.1　20 世纪 60 年代复苏安迪产品信息清单

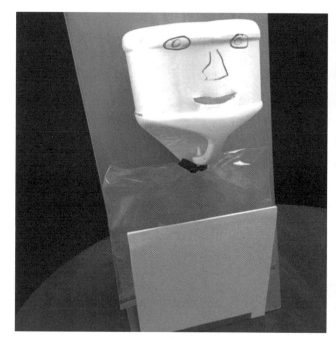

图 1.2　早期口对口复苏模拟装置的复制品

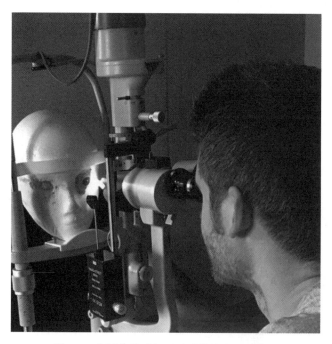

图 1.3　应用猪眼进行眼球异物清除的训练器

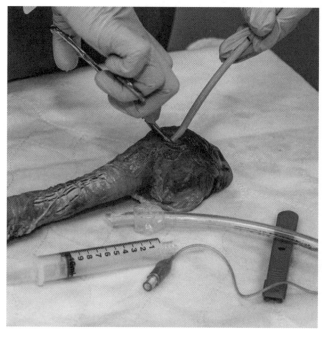

图 1.4　应用牛的组织进行气道操作训练的任务训练器

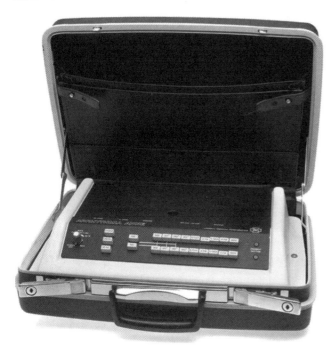

图 1.5 早期可以产生心电图节律的任务训练器（挪度公司授权使用）

确安全地使用设备能力的证明。这些重要的早期电子设备还能够向心电图生成设备提供反馈，以实现预编程事件的自动化，例如，如果治疗正确，则可以恢复到正常的窦性节律。虽然当时这种类型的学习没有使用"模拟"一词，但今天看来这显然符合现代术语中对"情境"概念的解释。

20 世纪 80 年代，高科技的任务训练仿真设备开始出现，并迅速应用于各种培训项目。这与 1979 年首次发布的美国心脏协会第一个高级生命支持（advanced cardiac life support，ACLS）项目的发展相对应[3]。开发这些任务培训设备既重要又及时，因为它符合为提供此类医疗救治的各类医生迅速传递 ACLS 知识的需求，同时也符合向医疗团队的其他成员（例如重症监护和急诊护士）以及院前急救人员等实施培训的需求。回顾过去，我们可以很容易地看到沉浸式学习的力量、有效性和可拓展性，如果将它与传统以知识学习为目标的教学相结合，可以帮助改善急诊医疗实践的教学方法，并成为未来此类课程设计的范例。

20 世纪 80 年代末，美国心脏协会发布了几门与儿科有关的课程，包括儿科 CPR 的正式指南和推出初始的儿科高级生命支持（pediatric advanced life support，PALS）正式课程[3]。随之而来的是开发了许多与儿科急救相关的商业化任务训练器。

此外，在 20 世纪 80 年代末，计算机大量融入许多学术机构和企业。在这段时间内，开发了几种交互式计算机程序，使人们可以练习并获得有关他们在遵守基于 ACLS 流程进行临床决策和治疗的反馈。早期的项目往往是基于文本的案例结合简单的图形。尽管如此，这也还是符合体验式学习理论，它为学习者提供反馈及刻意练习的机会。这种类型的软件是否是当今更复杂的虚拟现实和虚拟病人医学训练系统的先驱，仍存在争议。

20 世纪 90 年代初，麻醉学专业围绕手术室患者安全开展了大量模拟培训工作[4]。这些努力激发了人们对模拟人发展的极大兴趣。其中一些是全身模拟人，具有高仿真功能，可以复制和控制人体解剖学和生理学的许多方面。诸如具备可以做气体识别和包含基于生理的血流动力学变化的特征对治疗产生反应的模拟人。

这些早期为麻醉学开发的高仿真模拟器的许多功能都集中在气道管理、急性心肺复苏和危重症操作以及血流动力学急症的管理上，这一特点使得它们非常适用于急诊医学培训。但是，许多早期模型都是研发阶段设备，所以非常昂贵，操作技术复杂，并且存在可靠性问题，限制了它们在开发初期的可拓展性和广泛使用。

早在 2000 年，SimMan® 模拟器发布，它将匹兹堡大学开发的专利技术融入模拟器的气道特性中（图 1.6）。它创建了一个模拟器的平台，该平台使用了低成本的元件，整合了急诊医学教育、培训和评价所需的许多功能。与早期的高科技模型相比，SimMan® 没有进行生理学建模，复杂度较低，但可以让教师完全控制模拟器中数量有限的生理参数。

该平台能够复制气道的大量病理生理情况、执行多种紧急操作、检测通气以及心脏按压质量，并在监视器上显示重症监护室常见的血流动力学参数，这使得该平台成为急诊医学培训的理想选择。另一个关键改变是价格大幅下降，从早期的 200 000 美元以上降至每台约 45 000 美元，这显著改善了它的拓展性和使用的广泛性。因此，它很好地平衡了模拟人应用的广泛性和总体成本之间的关系。

模拟人平台的发布创造了一个竞争激烈的业务发展环境，导致多款高仿真模拟人都能模拟人类的多个器官或反应。然而，几家公司同样的发展路线均持续侧重于急诊复苏、操作能力和紧急救治流程，

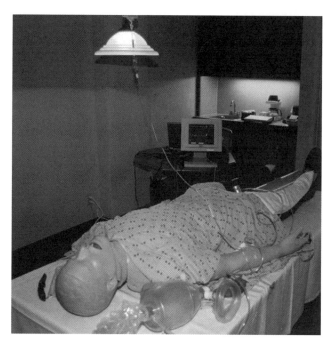

图1.6　早年的模型，低成本、便携式、高仿真模拟病人放置在酒店房间中供急救人员训练

这最终让急诊医学教育从中获益。

将成本较低的模拟元件、降低操作的复杂性以及提高技术稳定性相结合，促成了许多早期开创性的模拟中心的发展。基于上述这些因素，使得急诊医学针对医学生和住院医师的培训，以及针对院前急救人员的培训可以开发创新的教育课程。

匹兹堡大学创建了一个麻醉模拟中心，该中心在1997年迅速发展并成为多学科中心。教师创造性地将技术整合到教学方法中，使利用的效率和效果最大化。自1997年以来，模拟一直是匹兹堡大学医学院急诊医学课程的组成部分。2001年，随着急诊科气道管理培训成为必修课程，它被正式纳入住院医师培训项目。密歇根大学和马萨诸塞州总医院也是正式将模拟培训纳入急诊医学培训项目的早期实施者，他们的项目始于20世纪90年代末和2000年初[5]。

最后，在20世纪90年代中后期，医学教育界对制定医学教育培训方案的兴趣与日俱增，这些方案批准针对沟通能力进行培训实践[6]。这导致了另一种现在常见的模拟形式的发展，即标准化病人或标准化参与者（standardized participant，SP）。这种模式使用训练有素的参与者在模拟场景中扮演患者、家庭成员和（或）其他角色。这有助于克服模拟人的缺陷，通过与模拟病人或家庭成员进行细致对话，

减少了仿真度和真实性限制。

在上述讨论的不同时期，模拟工作的许多重点是教育的个人成效，通常是执行操作技能的能力和（或）展示遵守流程的能力，以及通过培训实现的最佳实践的能力。

近期快速增长

从21世纪00年代中期到现在，由于各种影响因素，以急诊医学培训为重点的模拟项目迅速增加。第一个问题已经在前面的部分中讨论过，模拟设备的可及性有了明显改进，因为它们变得更便宜且技术可靠，同时具备与急诊医学需求相一致的功能。

2000年11月，美国医学研究所发布了前沿报告《人非圣贤，孰能无过》（*To Err is Human*），其中概述了美国医疗系统中导致死亡和（或）因医疗错误导致伤残的重大安全问题[7]。具体的原因包括能力不足、技术使用效率低、医务人员沟通中的严重问题以及团队运作和工作能力的重大问题。在本报告中，模拟作为帮助解决许多问题的潜在方法被提及了19次。

与这种对医疗错误高度重视相称的是，人们对医疗事故和操作失误所付出代价的认识也得到了广泛关注。医疗差错的代价会被仔细评估，评估者来自医疗保险公司、风险管理和医疗事故保险公司等付款人，这也被承担涉事医院相应财务责任的医疗系统所重视。

这些直接经济利益群体对医疗差错的关注，加上公众对与医疗相关损害认识的加深，为模拟的传播创造了另一个契机。传统教育模式是通过"看一次、做一次、教一次"的方式开展的，通过对实际患者的实践完成，这一模式受到政策制定者和纳税人以及患者及其家属的普遍关注。为了避免对真实患者造成伤害，可以通过模拟的方式开展安全的实践和临床胜任力评价，特别是在模拟已经发展得比较完善的医疗领域。有些人认为，这种需求将模拟方法作为一项伦理学要求[8]。

此外，美国心脏协会项目的广泛传播已成为各种临床机构，以及需要对数以千计的医疗从业者进行培训以获得高级项目证书的风险管理项目找到推荐的途径。

1999年，美国毕业后医学教育认证委员会

（Accreditation Council for Graduate Medical Education，ACGME）和美国医学专业委员会（American Board of Medical Specialties，ABMS）制定了毕业后医学培训项目认证的核心胜任力。急诊医学住院医师培训项目的要求是：针对这些核心胜任力开展教育培训并记录在案，且需要证明在这些核心胜任力方面已经达标，这需要开发额外的创新教育模式。为此，模拟也适合以下几个领域的特殊需要，包括团队合作培训、操作技能方面的能力以及沟通能力。一些人评估了将模拟应用于 ACGME 指南要求的个人能力评价中[9]。

2004 年，急诊医学杂志《学术急诊医学》（*Academic Emergency Medicine*）发表了一篇题为"看一次，做一次，教一次：医学教育中的先进技术"（*See One, Do One, Teach One：Advanced Technology in Medical Education*）的文章，这是 2004 年 AEM 急诊科信息技术共识会议教育技术分组成员共识会议的报告[10]。其中一份关于基于人体模型模拟的声明得出结论："急诊医学住院医师项目应考虑使用高仿真的患者模拟器，以增强对学员核心胜任力的教学和成果评估"。

2009 年，ACGME 和 ABMS 以及许多其他利益相关方进一步明确了制定下一代培训项目认证计划的必要性，该计划侧重于特定的发展领域，以及在住院医师培训项目中对住院医师进行评估的更具体的方法。该项目被称为下一阶段资格认证系统（Next Accreditation System，NAS），要求每个医学专业在核心内容领域制定符合预期评估标准的"里程碑"，以表明住院医师在认证的培训项目中、指定时间内应达到的能力水平。当考虑到现代急诊医学的实践，包括针对危重症临床思维过程的展示、知识的应用以及操作的执行时，毫不奇怪的是，在起草的急诊医学核心胜任力清单中，与急诊医学培训相关的 23 个实践领域中的 19 个里程碑都建议将模拟作为里程碑评价的潜在方法[11]。

在此期间，急诊医学模拟的使用已经不局限于个人的能力范畴，开始包括团队合作、团队领导力培训、沟通技能以及在系统评估和系统设计中使用模拟[12-14]。

技术不断进步，并导致了越来越先进的模拟器的开发，任务训练器现在在医学生和住院医师的教学中已变得司空见惯。使用床旁超声检查技术作为急诊科诊断和治疗工具的培训体系有了巨大的增长（图 1.7）。

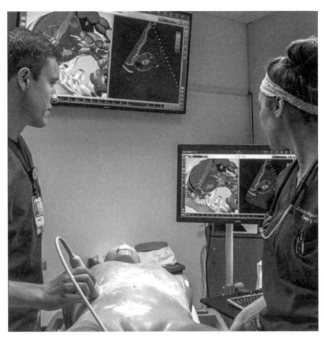

图 1.7　用于急诊住院医师训练的高仿真超声模拟器

因此，正如本节指出的，开发与急诊医学相关的模拟项目需求是多方面的。然而，考虑到总体成本、制定评价标准以及与真正的课程整合相关的复杂性等因素，模拟要成为急诊医学课程的主流依然面临重大挑战。

主要组织机构的学术发展和历史

过去三十年来，急诊医学模拟的持续增长和广泛接受，导致各组织之间进行了几次合作，这些合作对急诊医学界融入模拟做出了贡献或从中受益。

医学模拟协会

医学模拟协会（Society for Simulation Healthcare，SSH）成立于 2004 年，是一个多学科组织，其目标是提高模拟在医疗实践中的价值。根据 SSH 网站的说法，它们是"由使用模拟进行医学教育、测试和研究的专业人员创立的，SSH 成员包括来自世界各地的医生、护士、专职医疗和院前医疗人员、研究人员、教育工作者和开发人员"[15]。

SSH 创建了全球最大的年度多学科医学模拟会议。会议吸引了来自世界各地的数以千计的人参与，成为以医学模拟为核心的学术讨论、研究报告、构建网络和学习的平台。SSH 还成功推出了首个专门用于医学模拟领域的同行评审索引期刊。SSH 还启动了首个多学科模拟认证项目。

急诊医学界在 SSH 的发展中发挥了关键作用，同时也是该组织为医学模拟利益相关方的关键实践共同体提供研究成果的受益者之一。自 SSH 成立以来，急诊医生在领导层中发挥了重要作用，包括几乎连续担任董事会成员以及该组织的前任主席。

《医学模拟》(Simulation in Healthcare)杂志的编辑委员会中有许多急诊医生。此外，在国际会议以及同行评审的期刊上，急诊医师团体在学术出版物和演讲方面做出了重大的科学贡献。急诊医学作者的两篇文章刊登在该学会的创刊号中[16-17]。

急诊医生一直积极参与 SSH，并于 2006 年成立了下属的学组，2008 年成立了专业学组，并且是 2014 年获得 SSH 董事会批准设立部门的首批小组之一。这些里程碑作为急诊医学界贡献的一个重要组成部分的重要性在于，它需要持续积极参与，显示出继续开展这些活动所取得的进展以及核心成员人数。

急诊医学学术协会

2008 年 5 月，急诊医学学术协会 (Society for Academic Emergency Medicine，SAEM) 通过竞选方法召开了关于急诊模拟医学的年度共识会议。会议主题为"医学模拟科学：定义和发展临床专业能力"。这一由基金资助的共识会议，通过急诊医学模拟领域的权威专家之间的高水平合作网络，以参与拥有大量受众的共识制定进程，超过 300 人参加且产生了许多重要的文章[18-21]。

2009 年，SAEM 模拟界的成员被委员会批准成立一个模拟学院。根据 SAEM 网站，学院的宗旨和功能是为具有特殊兴趣或专业知识的 SAEM 成员提供一个参与履行许多职能的场所。列出的目的包括能够"为成员提供一个论坛，使他们能够以统一的声音向 SAEM 委员会以及在其特殊兴趣或专业知识范围内的其他国家组织发言"[22]。

2017 年 5 月，SAEM 召开了第二次重点讨论模拟的共识会议，主题为"通过医学模拟促进系统变革：系统、胜任力和结局"，以解决模拟研究中的关键障碍[23]。这次会议产生了一系列出版物，以继续鼓励在急诊医学的许多重要领域提供研究基金和促进模拟的使用，包括培训、胜任力评价以及手术和医疗服务等领域。

其他参与模拟推广的组织

美国医学院校协会 (American Association of Medical Colleges，AAMC) 此前建立了一个经过同行评审的计算机化数据库，作为医学教育信息资料的存储库。在 21 世纪 00 年代中期，AAMC 着手开发模板并标准化专用于发布模拟案例的审查途径，帮助制作高质量的模拟案例材料，以便在其成员之间共享。

最近，美国急诊医师学会 (American College of Emergency Physicians，ACEP) 通过在年度会议上举办基于模拟的研讨会以及提供专注于基于模拟的方法论的继续教育计划，认识到模拟的作用。ACGME 和 ABMS 的作用已在本章前面论述过，因为它涉及协助为培训项目做出评估和认证个人的能力，所以应考虑到将来它们是可能对模拟需求做出重大贡献的组织。

模拟文献与急诊医学

对与模拟和急诊医学相关的文献评价表明，急诊医学界在将创新教育纳入急诊医学培训方面具有前瞻性思维。以急诊医学和模拟相结合作为关键词的文献检索显示目前可产生 600 多个结果。可以想象，结果是基于广泛的从验证模拟的价值到阐明具体课程整合的可能性，再到探索对于非常具体的教学方法或模式的改进对培训效果的影响中产生的。

急诊医生撰写的一些重要出版物也被用来适当地启发其他参与设计未来本科医学教育课程以及毕业后医学教育课程的人员[24-26]。

有许多文献是努力假设或试图量化各种模拟模式的潜在价值，以用于急诊医学的培训。研究范围从探索个人技能培训努力到团队合作和沟通。

其他研究也有助于推进将模拟用作胜任力评价工具和教育方法[9, 27-31]。其他人评估了模拟认证项目的概念以及它与急诊医学相关的重要性[32]。

急诊医学界也发表了一些文献，提出了围绕胜任力实施模拟的策略，这些策略在训练计划中被认为很重要，但过去认为这种策略难以进行评价。其中包括沟通技巧、告知坏消息和其他涉及团队合作的主题[30]。

已经发表了关于模拟如何作为急诊医学培训计

划中学生和（或）住院医师的改进和纠正工具的建议[33]。急诊医学作者报告了在严酷环境和特殊情况下（如灾害管理领导力培训）模拟及其他培训中的独特用途。[19]

其他来自急诊医学界的人将模拟视为众多工具之一，将其嵌入对未来至关重要的领域，这些领域可能涉及改变一些传统思维过程以及多种学习策略。这样的例子表现在各种教育改进中，模拟可以成为一种潜在的教育方法，以建立一个专门针对急诊医学差错预防的教育规划[34-35]。

已经有来自急诊医学界的报道，他们非常有创新性地描述了模拟的使用。Okuda 等描述了一种新颖的模拟用法，它"允许教育者在合作、竞争的环境中管理模拟的复杂场景时观察学习者的决策过程"[36]。这些努力的最终结果提高了模拟的认可度，可以变得有吸引力乃至对于参与者来说有点乐趣，并为那些教学管理者提供不同的观察角度，以便对项目和（或）参与者进行评价和（或）评估。

来自急诊医学界的一些报告将模拟记录为一种有用的现场评估工具，用于进一步识别系统以及个人潜在威胁和问题，这些问题可以帮助引导资源和投资用于质量和患者安全举措的进一步培训 / 教育计划[37]。

最近，模拟作为系统设计和（或）人为因素工具的一部分的有效性证据有所增加。此类实施证明了在模拟环境中研究急诊科患者流向的有效性，以尝试分辨可识别和补救的低效率[38-39]。其他模拟应用的实践包括对系统实施测试，描述了在新诊疗场所以及功能性临床患者诊疗单元开放之前，采用模拟的方法来识别潜在的威胁和危害。

结论

急诊医学模拟的前景是光明的。考虑到过去几年中导致模拟项目数量大幅增加的多种因素，这些因素方面的压力可能会明显持续增加。对培训项目中提供客观评价需求的日益增多，以及对体验式学习优势的重视，将继续显示出模拟的价值。模拟历史中关键事件的时间线如表 1.1 所示。

患者满意度、周转率和费用降低以及急诊科效率和质量等其他方面将是通过模拟来获益的领域，有利于为未来规划新的医疗模式。一旦规划和实施，模拟对正在进行的此类改进过程的评估具有极大的

表 1.1　从急诊医学角度看模拟发展的历史因素

20 世纪 60 年代	心肺复苏术任务训练器复苏安妮和安迪
1979	急诊管理方面的模拟文献发表
1980	首次急诊医学委员会认证考试
20 世纪 80 年代	ACLS 任务训练器和技术的广泛采用
1994	应用于麻醉训练的高科技仿真人体模拟器发布
2000	低成本、聚集急诊医学的功能人体模拟器进入市场
2004	医学模拟协会成立
2008	第一届 SAEM 模拟共识会议
2009	急诊医学的 ACGME 里程碑建议采用模拟手段
2010	高科技和虚拟现实仿真设备变得更容易获得
2017	第二届 SAEM 模拟共识会议

价值。

减少医疗保健造成的意外伤害将继续位于未来工作改进的中心，并与涉及个人以及医疗团队和环境的教育和评估计划更直接地联系在一起。因意外伤害和效率低下而对惩罚制度的财务压力将继续推动这种情况向前发展，并影响寻找可以减轻此类情况的潜力。模拟在这种情况中发挥作用是很自然的。

最后，真实患者对实习的容忍度将继续下降，这是正确的，因为我们确定了适当的模拟模式和工具，可以减少针对真实患者的练习，直到医疗从业者证明能力稳定为止。

急诊模拟医学将继续在教育、规划、发现和确定未来实践中发挥重要作用。最大的挑战在于界定现在可用的许多模拟工具的价值和有效性及如何最有效地利用。

参考文献

1. Iserson KV, Shepherd C. Teaching emergency department administration: the in-basket exercise. JACEP. 1979;8(3):114–5.
2. Cowan ML, Cloutier MG. Medical simulation for disaster casualty management training. J Trauma. 1988;28(1 Suppl):S178–82.
3. Site, A.H.A.W. 1/6/2017]; Available from: http://cpr.heart.org/AHAECC/CPRAndECC/AboutCPRFirstAid/HistoryofCPR/UCM_475751_History-of-CPR.jsp.
4. Howard SK, et al. Anesthesia crisis resource management training: teaching anesthesiologists to handle critical incidents. Aviat Space

Environ Med. 1992;63(9):763–70.

5. Gordon JA, et al. "Practicing" medicine without risk: students' and educators' responses to high-fidelity patient simulation. Acad Med. 2001;76(5):469–72.

6. Beeson MS, Wilkinson LF. Evaluation of clinical performances of emergency medicine residents using standardized patients. Acad Med. 1999;74(2):202.

7. Kohn LT, Corrigan J, Donaldson MS. To err is human: building a safer health system. Washington, D.C.: National Academy Press; 2000, 287 p

8. Ziv A, et al. Simulation-based medical education: an ethical imperative. Simul Healthc. 2006;1(4):252–6.

9. Ahn J, et al. Assessing the accreditation council for graduate medical education requirement for temporary cardiac pacing procedural competency through simulation. Simul Healthc. 2013;8(2):78–83.

10. Vozenilek J, et al. See one, do one, teach one: advanced technology in medical education. Acad Emerg Med. 2004;11(11):1149–54.

11. ACGME. 12/20/2017]; website of the ACGME housing the milestones recommendations for emergency medicine]. Available from: https://www.acgme.org/Portals/0/PDFs/Milestones/EmergencyMedicineMilestones.pdf.

12. Small SD, et al. Demonstration of high-fidelity simulation team training for emergency medicine. Acad Emerg Med. 1999;6(4):312–23.

13. Wright MC, et al. Assessing teamwork in medical education and practice: relating behavioural teamwork ratings and clinical performance. Med Teach. 2009;31(1):30–8.

14. Shapiro MJ. Simulation based teamwork training for emergency department staff: does it improve clinical team performance when added to an existing didactic teamwork curriculum? Qual Saf Health Care. 2004;13(6):417–21.

15. About, S. 1/15/2017]; Available from: http://www.ssih.org/About-SSH.

16. Gordon JA, Brown DF, Armstrong EG. Can a simulated critical care encounter accelerate basic science learning among preclinical medical students? A pilot study. Simul Healthc. 2006.1 Spec no.:13–7.

17. McLaughlin SA, et al. The status of human simulation training in emergency medicine residency programs. Simul Healthc. 2006.1 Spec no.:18–21.

18. Fernandez R, et al. Developing expert medical teams: toward an evidence-based approach. Acad Emerg Med. 2008;15(11):1025–36.

19. Kaji AH, et al. Defining systems expertise: effective simulation at the organizational level–implications for patient safety, disaster surge capacity, and facilitating the systems interface. Acad Emerg Med. 2008;15(11):1098–103.

20. McLaughlin S, et al. Simulation in graduate medical education 2008: a review for emergency medicine. Acad Emerg Med. 2008;15(11):1117–29.

21. Vozenilek JA, Gordon JA. Future directions: a simulation-based continuing medical education network in emergency medicine. Acad Emerg Med. 2008;15(11):978–81.

22. SAEM Academies. [cited 2017 3/6/2017].

23. Bond WF, Hui J, Fernandez R. The 2017 academic emergency medicine consensus conference: catalyzing system change through healthcare simulation: systems, competency, and outcomes. Acad Emerg Med. 2018;25(2):109–15.

24. Lamba S, et al. A suggested emergency medicine boot camp curriculum for medical students based on the mapping of Core Entrustable professional activities to emergency medicine level 1 milestones. Adv Med Educ Pract. 2016;7:115–24.

25. Mulcare MR, et al. Third-year medical student rotations in emergency medicine: a survey of current practices. Acad Emerg Med. 2011;18(Suppl 2):S41–7.

26. Takayesu JK, et al. How do clinical clerkship students experience simulator-based teaching? A qualitative analysis. Simul Healthc. 2006;1(4):215–9.

27. Dagnone JD, et al. Competency-based simulation assessment of resuscitation skills in emergency medicine postgraduate trainees – a Canadian multi-centred study. Can Med Educ J. 2016;7(1):e57–67.

28. Hall AK, et al. Queen's simulation assessment tool: development and validation of an assessment tool for resuscitation objective structured clinical examination stations in emergency medicine. Simul Healthc. 2015;10(2):98–105.

29. King RW, et al. Patient care competency in emergency medicine graduate medical education: results of a consensus group on patient care. Acad Emerg Med. 2002;9(11):1227–35.

30. Quest TE, et al. The use of standardized patients within a procedural competency model to teach death disclosure. Acad Emerg Med. 2002;9(11):1326–33.

31. Rosen MA, et al. A measurement tool for simulation-based training in emergency medicine: the simulation module for assessment of resident targeted event responses (SMARTER) approach. Simul Healthc. 2008;3(3):170–9.

32. Fernandez R, et al. Simulation center accreditation and programmatic benchmarks: a review for emergency medicine. Acad Emerg Med. 2010;17(10):1093–103.

33. Williamson K, Quattromani E, Aldeen A. The problem resident behavior guide: strategies for remediation. Intern Emerg Med. 2016;11(3):437–49.

34. Schauer GF, Robinson DJ, Patel VL. Right diagnosis, wrong care: patient management reasoning errors in emergency care computer-based case simulations. AMIA Annu Symp Proc. 2011;2011:1224–32.

35. Weller J, et al. Multidisciplinary operating room simulation-based team training to reduce treatment errors: a feasibility study in New Zealand hospitals. N Z Med J. 2015;128(1418):40–51.

36. Okuda Y, et al. SimWars. J Emerg Med. 2014;47(5):586–93.

37. Guise JM, Mladenovic J. In situ simulation: identification of systems issues. Semin Perinatol. 2013;37(3):161–5.

38. Hung GR, et al. Computer modeling of patient flow in a pediatric emergency department using discrete event simulation. Pediatr Emerg Care. 2007;23(1):5–10.

39. Khanna S, et al. Discharge timeliness and its impact on hospital crowding and emergency department flow performance. Emerg Med Australas. 2016;28(2):164–70.

教育和学习理论

第2章

James Kimo Takayesu，Nelson Wong，James A. Gordon

翻译：史　迪　刘继海

主动学习

模拟学习的特点就是让学员在完成模拟案例运行的过程中，通过复盘得以反思、再参与完成学习。主动参与和批判性反思作为两个重要的元素，与主动学习（active learning，AL）理论实施无缝隙地融合在一起。这种学习鼓励学员澄清、提问、应用和夯实新的知识。在应用新知识的过程中实时刺激学员自我评价，鼓励他们在现存胜任力和更高胜任力之间搭建联结的桥梁。主动学习借助批判性思维达到延长学习储存时长和转化更多新知识的目标[1]。虽然并不是所有主动学习都会采用模拟形式，但模拟教育却是以主动学习为基础的，在模拟教学中通过引导反思实现模仿真实行为过程中提升知识、技术和态度的学习效果。在模拟真实的急诊临床实践行为时，通过挑战、启发式固化核心内容，并将新知识贯穿于模拟案例之中。急诊医学的特殊性在于要对大量诊断尚不明确的患者快速、准确地做出临床评估，动态临床模拟可以成为这种能力培养的有效教学工具。医学模拟教育能够解决两方面的矛盾，不仅能为学员再现临床情境，尤其是罕见、危重案例，还能够让学员在繁杂忙碌的急诊临床工作之外，在时间和环境双保险的情况下完成学习过程。

除了知识储备的影响，主动学习还可以在临床场景中运用知识解决问题时，协助认知、情感通路的建立。这个建立过程通过多条通路扩大和细化知识，使其掌握得更为持久、牢固，而传统的被动学习方法是不能达到的（图2.1）。由于模拟教学是以实践过程达到知识增长为中心的，所以在模拟教学实践之前应当确保学员达到了要求程度的基础知识。因此在布鲁姆分类法中，模拟教学应当被运用在高层级水平的目标之中（图2.2），应当是在完成基础

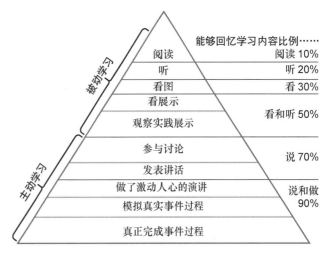

图 2.1　学习方法金字塔对知识储存能力的影响（引自 Dale[40]）

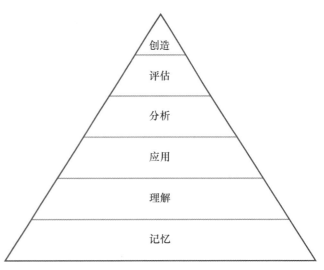

图 2.2　布鲁姆分类法对学习效果的认知反应进行了层级划分。在获取知识后，学员为了能够实现掌握知识，需要通过提高训练任务的复杂性达到练习的目的（引自 Anderson[38]）

医学知识和规则的学习，具备了进行临床思维和操作能力后再进行的教学形式。模拟教学不能作为传统教学方法的替代，不过可以作为一种固化、纠错、扩增知识类型的手段，从而引导临床实践。模拟教

11

育的目标不是传播知识，而应当以创造环境实现主动学习和临床演变过程。

学习理论

深入地进行学习理论的展开介绍并不是本章节的主旨，本部分将会分享最为突出的学员类型以及与模拟教学相关的学习理论。学习理论和概念的理解实际上是固化声效模拟设计、帮助理解局限性，更为重要的是理解成人学习中模拟教学的发展潜力。

行为主义学习理论是心理学理论的一种，主要依赖于对刺激产生的行为改变的假设，该假设认为正向或负向反馈都能够固化本能反应[2]。所以基于此假设，模拟教学实际上被当作一种教学工具，通过教学活动中的反馈激发学员的反应，实现特定行为改进的作用。建构主义理论是由皮亚杰（Piaget）提出开发的，挑战了行为主义，该理论认为学习过程是一个主动的思考过程，学习过程是基于个人经验建立的，而不是奖惩行为的最终结果[3]。建构主义理论的模型强调了学员学习的过程由经验驱动的理念。由学员个体向外审视，社会建构主义理论的提出者维果斯基（Vygotsky）强调社会关系之间发生的相互作用经过引导促进学习。就如同脚手架搭建一般，帮助学员完成在现有知识体系下细化和复杂化更多的知识，这被称为最近发展区[4]（图 2.3）。

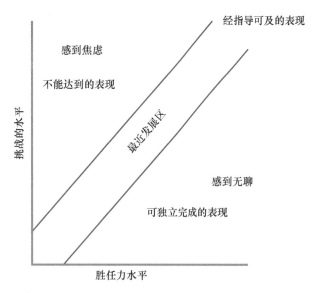

图 2.3   最近发展区（ZPD）与情感的环形结构模型之间的关系通常表示为能力与挑战的关系图。当学习者获得知识时，新的经验会产生额外的挑战，需要应用和扩展。挑战的难度应该足以让学习者在情感上活跃起来，并在认知上参与他们自己的 ZPD

这强调了学员在经验中学习时，引导需要结合其能力水平，这是模拟教学实践的基石。

基于 Piaget 和 Vygotsky 的蓝图，布鲁纳（Bruner）又进一步细化了建构主义理论，他提出设计精湛的引导对学习经验的重要性，不仅是引导参与学习，更重要的是帮助学员搭建出学习脚手架，协助他们提高知识的内容和复杂性[5]。所以除了学员动机和高质量反馈，针对学习过程设计严谨的模拟教学实践也对学习十分重要。随着知识复杂程度的不断提高，新的架构不断搭建，取代原有的简易架构。以急性胸痛合并低氧的病例为例，对于急诊医学的初学者而言，相关的鉴别诊断包括肺栓塞、急性冠脉综合征合并充血性心力衰竭和肺炎。而如果是更加具有临床经验的学员，复杂性应该增加，鉴别诊断应该包括一些罕见的情况，例如心房黏液瘤、梗死后室间隔缺损和乳头肌断裂。

这些学习理论主要旨在解释中小学教育学理论，而马尔科姆·诺尔斯在他的成人教育学理论中则描述了成人学习者的基本特征[6]。基于马斯洛描述的心理学原理，成人学习者的教学设计应遵循成人教学理论的以下五个假设：①自我导向：成人学习目标设计往往是基于与他们生活状态的相关性和对未来的影响制定的；②经验：成人的学习常常受以往经历的学习过程影响，并被新知识构建出的环境所驱动；③角色：成人学习需求是由他的专业角色所决定的，同时也会因为角色在社会中的影响而调整需求；④及时性：成人学习是由每日遇到的问题驱动产生解决问题的需求的；⑤动机：学习的内化动机是对成功的渴望。例如，在进行团队合作原则教学时，可以尝试询问学员他们既往是否有启动团队工作的经历（建立自我导向）；邀请他们分享自己的经验，包括自我分析是否有能够改进的行为（铆定在自我经验上）；再上升到反思在下次经历中如何能够进行改进（建立自我角色，强调立即实施，促进内部驱动力）。模拟教育与成人教育紧密连接源于模拟教学需要学员体验的过程，在杜威（John Dewey）的理论中强调了在实践中学习的道理[7]。这些理论假设对设定合理的学习目标、定义角色、提供结构化的反馈以达到内化学员驱动力的目标有着至关重要的意义。

库伯（David Kolb）为成人体验性学习设计了教学模型，可直接指导教学设计。学习环理论根据四种学习类型定义了四个步骤，其中心原则是"知识是通

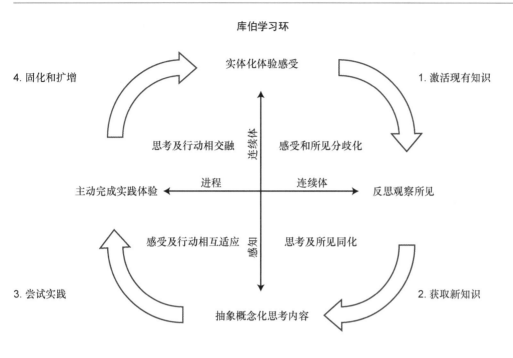

库伯学习环

实体化体验感受

4. 固化和扩增

1. 激活现有知识

思考及行动相交融　感受和所见分歧化

连续体

主动完成实践体验　进程　连续体　反思观察所见

感受及行动相互适应　思考及所见同化

感知

3. 尝试实践

2. 获取新知识

抽象概念化思考内容

图 2.4　库伯学习环[39] 描绘了学习的四个阶段，四种学习方式包括分歧化、被同化、相交融、互相适应。教学活动需要引导学员经历全部学习环，以保证知识在主动实践过程中固化和扩增

过经验转化而创造的，此过程即学习"（图 2.4）[8]。对事物的体验过程挑战学员根据学习需求进行反思，从而达到教学目标，抽象概念化是学员学习新的知识后精细化的过程，并尝试理解新知识如何促进实践过程，新的知识架构能够更进一步刺激新尝试，运用新知识去解决更复杂和具有挑战性的工作。比如，学员在处理具有挑战的心源性休克患者时，被迫学习更多疾病处置的知识，学习方式具有多样性（阅读、向同辈或上级学习），模拟医学是提供形成条件，是使其在特定条件下学习的一种重要的主动尝试方法，对提高程序性知识和条件性知识十分重要（见元认知）。库伯学习环不仅支持模拟教学在学习循环中的实用性，同时强调了良好构建复盘和反思作为模拟教学补充及协同作用的重要性。

内容及转化

模拟教学学习经验的范畴十分之广，只要能达到复制真实临床行为的尝试都可以被视为模拟，比如从基于评分表的训练，再到真实场景中放置多功能模拟人联合标准化病人的培训。所以模拟并不拘泥于某种特殊的形式或内容，而应当以复制或接近真实世界从而使学员获得体验感受为目标。仿真性是指教学活动与真实行为活动的匹配程度，学员层级水平与教学目标不同，需要的设备与人员的仿真度也不同[9]。在对一年级学生进行环甲膜切开术的

教学中，模拟仿真需求会明显低于三年级住院医师进行复合创伤患者复苏救治的需求。

对模拟仿真度的理解需要结合环境与学员对将要学习的内容的体验水平，设备与环境的仿真性是指模拟的环境被呈现的样貌和体验感，让学员能够在训练时达到真实场景的体验效果。心理仿真性是指学员在模拟学习过程中情感行为体验的真实性。在非技术性技能，如团队合作、沟通能力的培训中，应用高仿真的模拟会有更好的培训效果，例如危机资源管理（crisis resource management，CRM）的相关培训作为核心技术和认知能力的补充[10-11]。一些研究甚至证明了在提高行为培训成果方面，心理仿真性比设备仿真性的作用更大[12-13]。

另外，心理仿真性是学员对学习过程体验的情感反馈。环形结构模型认为情感的激活和消逝与体验的愉悦程度相关[14-17]。基于情感环形结构模型（图 2.5），人类的情感可以被划分为四种类型：愉悦激活型（高兴、兴奋）、愉悦终止型（平静、放松）、非愉悦终止型（无趣、悲伤）、非愉悦激活型（沮丧、焦虑）。传统的教育模式大部分是在学员处于愉悦终止型的状态下完成的（例如，在讲座或阅读时），然而，记忆的产生来源于个人情感体验，当体验为愉悦激活型状态下则更容易留下记忆（例如，动态情感体验）。沉浸式模拟在再造情感激活水平时存在不可替代的效果，能够支撑学习和学习效果保持，达到等同于真实世界体验的平行效果[17]。

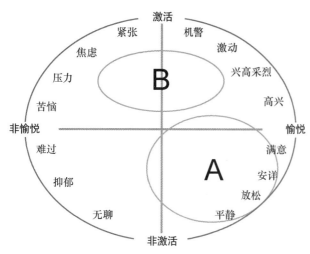

图 2.5　情感环形结构模型[14-17] 提供了对医学学习环境影响的假设。A 区域中所包括的情感类型代表着传统教学模式（讲座、会议、阅读）中学员普遍具有的情绪，B 区域中代表了沉浸式学习学员主要的情感类型。这两种情感类型体验代表了在模拟教学和传统教学环境中的独特的差异根源。A、B 区域覆盖在环形结构模型的核心部分代表了由波士顿马萨诸塞州医学模拟中心的研究人员提出的教学理论（图表与图例均获取及更新自美国胸科医师协会[17]，无 A、B 区域划分的者核心环形结构模型获取自剑桥大学出版社[16]）

学员的模拟学习体验的反应程度会受到导师的影响，良好的教学体验是在安全的教学环境下产生的。在此前提下，仿真性是模拟教育的重要特征，依靠仿真性实现学员的真实体验，让学员接受模拟案例，最大程度地融入学习过程中。尽管在一些特定的技能学习中复制真实世界的复杂情感体验被证实能改善教学效果[18]，但是在压力环境下完成的学习可能会导致学习效果和学习保持时间的下降（见于环形模型的激活端）[19-20]。以设计创伤模拟教学案例为例，当引入一个缺乏经验的护士或者在会诊中出现了意见分歧作为引导学习的一个情境，可能会使整个学习的情感复杂性增加，特别是当在案例中患者后续出现病情不稳定的结局时，会导致复苏原则的教学活动被蒙上阴影。所以强调仿真性设计的前提是需要平衡学员的认知、临床技能水平与教学目标之间的差距。

认知负荷理论认为学员的学习能力与他们的经历水平相关，他们在学习过程中同一时间内只能处理有限的一部分数据[21]。认知负荷一共分为三种，即内在负荷、外在负荷、相关负荷。内在负荷与学员的人物复杂性和专业程度相关，例如一名经验不足的新手在学习留置静脉套管针时需要相对简单的任务，配备简单的仿真性案例，而学员层级水平更高者需要接近真实场景的案例进行学习[12]。外部负荷是由与学习不直接相关的因素产生的，例如在进行感染性休克患者复苏的教学中，平复一名惊慌失措的家庭成员并不是复苏的学习内容，所以对于经验缺乏的学员而言，这种挑战会过于强烈，以至于可能会分散学员的注意力而影响教学效果，但是对于有经验的学员加强心理仿真性可能提高模拟教学的效果。相关负荷是指和内在负荷直接相关联的，例如由任务复杂性（比如为胸腔粘连的患者进行胸管置入术）和内容多样性（比如为失血性休克的血气胸患者进行胸腔闭式引流并进行自体血回输）引起的。如果将情感环形结构模型与认知负荷理论相结合，则能够复制 Vygotsky 的理论，衍生出最佳学习区为情感激活点与认知负荷刚好超越最适舒适圈的位置的重合点（图 2.3）。

教学效果的最终呈现是以在真实世界的行为改善为目标的，而多项研究表明，模拟医学教育对真实世界行为有影响[22-24]。高仿真性的模拟医学教学为非结构性的随机教育提供了大量的优势，因此可以理解为在高仿真模拟教育实践与学习质量之间存在直接的关联性。但是以心脏听诊、基础外科手术技能或危重症技能教学为例，有趣的是，高造价的高仿真模拟与低造价的低仿真模拟在教学结局比较中并没有统计学差异[25]。刻意练习（在刻意练习部分进行介绍）在一些特定的领域当中进行专家水平的训练时，运用高频次的低仿真模拟似乎会比低频次的高仿真模拟教学效果更好。

元认知

元认知是指理解思维的过程。知识会被分为三个类型：陈述性、程序性和条件性知识。基于学习行为理论，建构主义和社会建构主义尝试解释学习的行为，元认知是聚焦在学员探索获得的知识质量。而对元认知的理解能够从多个角度在教学设计中融入学习理论。模拟学习经验会通过寻找知识而不是回忆来支持陈述性知识（是什么？）转化为程序性知识（怎么做？）。正如成人教育指出的，成人学习的过程是与兴趣相关的，如果所学知识与他们的真实世界生活密切相关，那么他们会乐意进行学习[26]。那么模拟为什么能够达到这样的学习效果呢？是因为在进行真实操作的过程中，模拟能够创造这样的学习环境模型。

　　简单地讲，知识可以被拆解成简单事实（比如 D- 二聚体是肺栓塞的筛查手段），了解如何完成任务（例如气道管理），知道如何处理多项任务和怎样排序（知道从头到尾进行创伤患者的复苏）。陈述性知识是事实知识，可以被理解为固化的、可从讲授或读书中学习的，这类知识是进行实践操作的基础，应被优先掌握。程序性知识是指知道完成任务时需要用到的策略、启发和心理技能。随着专业知识的积累，操作能够在实操时变得越来越娴熟，复杂思维行为会带来更多知识并且启发思维。条件性知识是指对知识的高级运用能力，知道在进行新的任务和遇到新的角色时，在什么时候、如何运用进来。所以条件性知识是在学习过程中结合原有知识时整合新的知识建构出新的特定能力，从而提高学员的水平，最终通过实践获得专业知识。理想的有效的教学设计应当包含并列出这些知识的每种形式。

　　认知学徒制是一种运用元认知模型的学习教学方法，在复杂任务或者进行专家级别任务的学习时，通过多项教学方法实现教学过程中的思维过程可视化[27]。学习的过程包括六个组成部分：①由专家进行任务建模；②对学员进行反馈辅导；③通过搭建指导脚手架，使得学员的实践能够上升一个水平；④学员在学习过程中分享表达思维和实践的过程；⑤寻找反思学员行为与专家水平之间的差距；⑥逐渐在训练过程中增加挑战困难级别。这些组成元素大量被模拟教育广泛应用（例如直接反馈、复盘、根据学员层级水平制定模拟的复杂程度），导师能够在模拟环境中用一种简化的"看一次，做一次，教一次"的方法最大程度地去构建出专家级的表现，例如在进行中心静脉置管操作时，专家级的导师进行模拟训练器的操作展示之后由学员再次进行实践，并给予反馈。通过在模拟教学中心直接观察并针对行为的反馈训练，全部学员都能够提高行为水平，并在后续的胜任力展示中得到提升。

刻意练习

　　德尔福斯（Dreyfus）模型提出了从新手到专家行为的过程，与此同时，Ericsson 模型提出了刻意练习，认为特定领域学习达到专家级水平是由专家行为引导的，而不是通过涉及领域的通用理论堆砌而成的。达到专家级的行为水平需要经过初学者、胜任力水平、精通者、掌握精湛几个等级最终达到终极水平[29]。强调专家级别实践行为水平发展与 Vygostsky 最近发展区相关，教学的难易程度水平要支撑行为发展进程。所以成功的模拟医学教育设计一定是要充分理解学员现阶段操作行为的层级水平，通过反馈鼓励引导学员的行为向着更高的层级水平进阶。

　　在模拟医学教育中，刻意练习具有最高级别的证据支持，这种学习能够影响近期和远期学习成果并对患者照护产生影响[30-31]。其由 Anders Ericsson 引入，并且由 Malcolm Gladwell 普及，刻意练习是获得和维持专家级水平的学习过程。McGaghie 和他的团队接下来又提出了刻意练习的九项要素：①要高度地激发学员集中注意力；②合理清晰地制定学习目标或任务；③匹配学员的层级水平的难度；④集中重复练习；⑤运用清晰的、可靠的评价工具；⑥教学资源（模拟器、导师）提供反馈信息；⑦通过监管、改正错误、重复练习提升学员水平；⑧使得评估和行为达到专家级水准，虽然学习实践可能存在差异，但是要达到最低标准；⑨继续进行下一个水平的学习[32]。McGaghie 和团队共同完成了一项荟萃分析，他们总结了过去二十年间运用刻意练习的模拟医学教育，发现与传统的医学教育模式相比，这种教学方法能够在针对特殊目标的训练中有更好的学习结果，这些教学内容包括多种临床技能，如高级心血管生命支持、腹腔镜技术、心脏听诊、胸腔置管及中心静脉置管。

　　Ericsson 提出了达到精湛掌握水平的艰苦训练之路，通俗地讲需要"10 000 小时"，在这个过程中，反馈在流行叙事中经常被遗忘，但却是一个重要的角色，在模拟医学中对于有效的学习也是一个重要的部分[33]。刻意练习是建立在专家反馈的重复练习过程和考核的基础上的教学过程，模拟教学就是要在模拟环境下提供理解学员需求、操作行为的层级水平、确定学员行为与教学目标间的差距并针对缩小差距进行教学的过程[34-35]。在更大的课程体系框架中，模拟医学教育可以为课程本身提供在掌握性学习中必要的重复练习。

　　Ericsson 尤其强调了在医疗领域进行刻意练习的目的[28]，要求基于模拟的训练不仅是为了专业知识的提升，而且要保证实践技能的获得。另外，模拟教学还可以进行团队训练，为临床情境下团队刻意练习提供机会[24]，并且为质量提升项目提供适当的实践手段[23, 27]。此外，基于模拟的刻意练习还可以作为临床技能学习的未成熟期和未预见的衰退期的补救训练措施[28]。

总结

　　模拟是在模拟真实实践场景下，在实践体验中主动学习新知识和技能的一种教学形式。模拟由建构主义学习理论发展而来，为学员在自己的最近发展区内的学习过程中从新手成长为专家提供了支持条件。仿真性能够在认知和情感水平激发学员，增强他们的学习体验质量和持久度。理想的学习应当具有足够的重复学习频率，并且逐渐增加难度，从而达到刻意练习，而不是周期训练（见附录 1 的第 2 章补充案例场景）。

参考文献

1. Michael J. Where's the evidence that active learning works? Adv Physiol Educ. 2006;30:159–67. https://doi.org/10.1152/advan.00053.2006.

2. Skinner B. Reflections on behaviorism and society. Englewood Clif: Prentice Hall PTR; 1978. p. 209.

3. Murray FB, Hufnagel P, Gruber HE, Vonèche J, Voneche J. The essential piaget. Educ Res. 1979;8:20. https://doi.org/10.2307/1174291.

4. Tudge J. Vygotsky, the zone of proximal development, and peer collaboration: implications for classroom practice. In: Vygotsky and education: instructional implications and applications of socio-historical psychology. Cambridge: Cambridge University Press; 1990. p. 155–72.

5. Bruner J. Toward a theory of instruction. Cambridge, MA: Belknap Press; 1974. p. 192.

6. Knowles MS. The modern practice of adult education, from pedagogy to andragogy what is andragogy? New York: Association Press; 1976. p. 384.

7. Dewey J. Experience and education. New York: Touchstone Free Press; 1997. p. 96.

8. Pashler H, McDaniel M, Rohrer D, Bjork R. Learning styles concepts and evidence. Psychol Sci Public Interes Suppl. 2009;9:105–19. https://doi.org/10.1111/j.1539-6053.2009.01038.x.

9. Ker J, Bradley P. Simulation in medical education. In: Swanwick T, editor. Understanding medical education: evidence, theory and practice. London: John Wiley & Sons; 2011. p. 164–80.

10. Glavin RJ, Maran NJ. Integrating human factors into the medical curriculum. Med Educ. 2003;37(Suppl 1):59–64. https://doi.org/10.1046/j.1365-2923.37.s1.5.x.

11. Flin R, Maran N. Identifying and training non-technical skills for teams in acute medicine. Qual Saf Health Care. 2004;13(Suppl 1):i80–4. https://doi.org/10.1136/qshc.2004.009993.

12. Brydges R, Carnahan H, Rose D, Rose L, Dubrowski A. Coordinating progressive levels of simulation fidelity to maximize educational benefit. Acad Med. 2010;85:806–12. https://doi.org/10.1097/ACM.0b013e3181d7aabd.

13. Munz Y, Kumar BD, Moorthy K, Bann S, Darzi A. Laparoscopic virtual reality and box trainers: is one superior to the other? Surg Endosc Other Interv Tech. 2004;18:485–94. https://doi.org/10.1007/s00464-003-9043-7.

14. Feldman Barrett L, Russell JA. The structure of current affect: controversies and emerging consensus. Curr Dir Psychol Sci. 1999;8(1):10–4. https://doi.org/10.1111/1467-8721.00003.

15. Feldman-Barrett L, Russell J. The circumplex model of affect. In: Sanders D, Scherer K, editors. Oxford companion to affective sciences. New York: Oxford University Press; 2009.

16. Posner J, Russell JA, Peterson BS. The circumplex model of affect: an integrative approach to affective neuroscience, cognitive development, and psychopathology. Dev Psychopathol. 2005;17:715–34. https://doi.org/10.1017/S0954579405050340.

17. Gordon JA. As accessible as a book on a library shelf: the imperative of routine simulation in modern health care. Chest. 2012;141:12–6. https://doi.org/10.1378/chest.11-0571.

18. Kyaw Tun J, Granados A, Mavroveli S, et al. Simulating various levels of clinical challenge in the assessment of clinical procedure competence. Ann Emerg Med. 2012;60:112–20. https://doi.org/10.1016/j.annemergmed.2012.01.036.

19. Elzinga BM, Bakker A, Bremner JD. Stress-induced cortisol elevations are associated with impaired delayed, but not immediate recall. Psychiatry Res. 2005;134:211–23. https://doi.org/10.1016/j.psychres.2004.11.007.

20. Harvey A, Bandiera G, Nathens AB, LeBlanc VR. Impact of stress on resident performance in simulated trauma scenarios. J Trauma Inj Infect Crit Care. 2011;1. https://doi.org/10.1097/TA.0b013e31821f84be.

21. Van Merriënboer JJG, Sweller J. Cognitive load theory in health professional education: design principles and strategies. Med Educ. 2010;44:85–93. https://doi.org/10.1111/j.1365-2923.2009.03498.x.

22. Teteris E, Fraser K, Wright B, McLaughlin K. Does training learners on simulators benefit real patients? Adv Heal Sci Educ. 2012;17:137–44. https://doi.org/10.1007/s10459-011-9304-5.

23. Shavit I, Keidan I, Hoffmann Y, et al. Enhancing patient safety during pediatric sedation: the impact of simulation-based training of nonanesthesiologists. Arch Pediatr Adolesc Med. 2007;161:740–3. https://doi.org/10.1001/archpedi.161.8.740.

24. Steinemann S, Berg B, Skinner A, et al. In situ, multidisciplinary, simulation-based teamwork training improves early trauma care. J Surg Educ. 2011;68:472–7. https://doi.org/10.1016/j.jsurg.2011.05.009.

25. Norman G, Dore K, Grierson L. The minimal relationship between simulation fidelity and transfer of learning. Med Educ. 2012;46:636–47. https://doi.org/10.1111/j.1365-2923.2012.04243.x.

26. Collins J. Education techniques for lifelong learning. Radiographics. 2004;24:1483–9. https://doi.org/10.1148/rg.245045020.

27. Collins A, Brown JS, Holum A. Cognitive apprenticeship: making thinking visible. Am Educ. 1991;15(3):6–11, 38–46.

28. Ericsson KA. Deliberate practice and acquisition of expert performance: a general overview. Acad Emerg Med. 2008;15:988–94. https://doi.org/10.1111/j.1553-2712.2008.00227.x.

29. Dreyfus H, Dreyfus S. Beyond expertise: some preliminary thoughts on mastery. In: A qualitative stance: essays in honor of Steiner Kvale. Aarhus: Aarhus University Press; 2008. p. 113–24.

30. McGahie W. Does simulation-based medical education with deliberate practice yield better results than traditional clinical education? A meta-analytic comparative review of the evidence. Acad Med. 2012;86(6):706–11. https://doi.org/10.1097/ACM.0b013e318217e119.Does.

31. Barsuk JH, Cohen ER, Feinglass J, McGaghie WC, Wayne DB. Use of simulation-based education to reduce catheter-related bloodstream infections. Arch Intern Med. 2009;169(15):1420–3. https://doi.org/10.1001/archinternmed.2009.215.

32. McGaghie WC, Siddall VJ, Mazmanian PE, Myers J. Lessons for continuing medical education from simulation research in undergraduate and graduate medical education: effectiveness of continuing medical education: American College of Chest Physicians

Evidence-Based Educational Guidelines. Chest. 2009;135(3 Suppl):62S–8S. https://doi.org/10.1378/chest.08-2521.

33. Issenberg SB, McGaghie WC, Petrusa ER, Lee Gordon D, Scalese RJ. Features and uses of high-fidelity medical simulations that lead to effective learning: a BEME systematic review. Med Teach. 2005;27(1):10–28. https://doi.org/10.1080/01421590500046924.

34. Gaba DM. The future vision of simulation in healthcare. Simul Healthc. 2007;2(2):126–35. https://doi.org/10.1097/01.SIH.0000258411.38212.32.

35. Rudolph JW, Simon R, Raemer DB, Eppich WJ. Debriefing as formative assessment: closing performance gaps in medical education. Acad Emerg Med. 2008;15(11):1010–6. https://doi.org/10.1111/j.1553-2712.2008.00248.x.

36. Eppich W, Howard V, Vozenilek J, Curran I. Simulation-based team training in healthcare. Simul Healthc. 2011;6 Suppl:S14–9. https://doi.org/10.1097/SIH.0b013e318229f550.

37. Patterson MD, Geis GL, LeMaster T, Wears RL. Impact of multi-disciplinary simulation-based training on patient safety in a paediatric emergency department. BMJ Qual Saf. 2013;22:383–93. https://doi.org/10.1136/bmjqs-2012-000951.

38. Anderson LW, Krathwohl DR, Airasian PW, Cruikshank KA, Mayer RE, Pintrich PR, Raths J, Wittrock MC. A taxonomy for learning, teaching, and assessing: a revision of bloom's taxonomy of educational objectives, complete edition. New York: Addison Wesley Longman, 2001. p. 384.

39. Armstrong E, Parsa-Parsi R. How can physicians' learning styles drive educational planning? Acad Med. 2005;80:680–4. https://doi.org/10.1097/00001888-200507000-00013.

40. Dale E. Audiovisual methods in teaching. New York: Dryden Press; 1969.

第3章

急诊医学中的模拟情境开发和设计

Emily S. Binstadt，Gail Johnson，Casey M. Woster

翻译：单 毅 徐 玢

模拟是急诊医学中有用的工具，其最终效果的呈现有赖于高质量的情境开发和设计。模拟运用成人学习理论及独特方式教授新的课程和技能，用以提升团队配合和表现，在不给患者带来风险的情况下练习少见的操作和问题，并可提高理解和表现的系统水平。然而，一个单独的模拟情境案例并不可能很好地完成所有这些目标。模拟人仅仅是一种技术工具，操作者要有创造力并准备好使其发挥作用。只有在深思熟虑下开发的良好模拟情境，既要考虑到可用的技术，也要考虑到参与者和复盘资源，还要兼顾教学目的和目标、学员类型和情境实施的理想环境，才能最佳地运行模拟情境案例。可以说，因为部分教育工作者缺乏信心和专业知识来创建适合学员目标的情境设计，许多模拟人自购买后一直被储存起来而未使用过。目前，已有几个情境案例库，但许多模拟专家仍然在开始新的教学或研究工作时重新开发情境案例。虽然在情境设计过程中，参考之前发布的相关主题情境有助于启发思路，但从头开发情境的过程可以让培训导师根据他们的目标、学员和环境优化情境。开发过程可以通过使用情境设计的标准化模板来简化。

什么是情境?

模拟情境是一种案例片段，在这种案例中，重现一个具有挑战性的临床情况，以便学员证明或探索对教学主题的熟悉和掌握（缺乏）情况，又不会给实际患者带来风险。模拟情境的目的是建立足够的真实性或"仿真度"，让学员充分参与到案例中，从而使他们产生的思想、行为和行动与其在真实临床情境中的反应类似。尽管所有学员都知道他们的病人在这个情境中主要是由计算机运行的塑料制品，

并且不会因为他们的选择和表现而受到伤害，但是情境的目标是帮助学员"消除怀疑"。案例运行前的介绍部分，通常被称为"事前简介"，有助于达到学员充分投入并沉浸在情境中时，足以忽略一些不真实的特征，而充分沉浸在情境中也足以产生类似于真实临床决策情境的认知状态。当事前简介中明确地说明期望全面参与、诚实反馈和提问安全时，则有助于建立信任。一般来说，模拟情境设计结束模拟情境一般受学员的决策和操作影响，而不受导师的干扰。情境之后是复盘，在这个过程中，导师鼓励学员讨论案例，指导讨论，确保清楚地传达了情境目标。主要学习发生在复盘过程中，前面的情境有助于在心理和情感上"激发"学员，使其做好学习准备并保留所学概念。

仿真度

仿真度是指模拟现实的程度[1-2]。检索模拟仿真度可找到大量文献，但大多数只涉及模拟人的逼真度。Rehmann、Mitman 和 Reynolds 提出了一个多维仿真度模型，其中包括设备、环境和心理仿真度[3]。心理仿真度指的是学员心理感受的模拟真实程度，是仿真度的一个组成部分，但是对于有经验的学员，情境仿真度也很重要。情境仿真度意味着情境以现实的方式发生，包括病人和生命体征对干预的反应。因为有经验的学员对患者可能对特定情况和干预做出的反应有心理预期，如果反应与实际情况不一致，他们可能会降低对训练的参与程度。虽然所有维度都是相互关联的，但心理仿真度对于消除怀疑和获得学员的支持非常重要[4]。成功的模拟还利用了一个事实，即情感相关经历往往会被记住[5]。大多数模拟专家认为，除非我们能帮助学员消除怀疑，否则他们不太可能参与模拟并像在现实世界中那样表现。

仿真度呈现一个从低到高的连续过渡，可以进一步分为功能仿真度和物理仿真度。物理仿真度指的是某物看起来有多逼真，而功能仿真度指的是它如何回应，或者学员操作后得到的反馈。情境设计者根据学员和情境目标确定所需的仿真度。如果学员不需要操作按钮或设置，一张呼吸机和呼吸管路的图片可能就足够了。相反，如果病例的目标是对报警的正确处置或呼吸机管理，那么使用一台真正的呼吸机是很重要的。类似地，在一个患者（模拟人）有胸腔出血的情境中，情境设计者需要确定管理所需的仿真度。如果重点是在创伤团队运行中的团队合作、沟通和领导技能，那么在全身模拟人上模拟放置妥当的胸管可能就足够了。然而，如果目标是充分展示胸管置入技能，重要的则是纳入一名任务导师，为这一操作性技能提供更真实的体验。以下是导致情境仿真度降低的常见原因：学员扮演他们不熟悉的角色（例如，护士扮演医生，住院医师扮演护士），情境流转不真实，化妆不够，以及患者的声音与他们的症状不一致。

目前还无法确定最大限度地提高学习和表现所需要的仿真度水平。有些人认为应该始终使用最高的仿真度，而另一些人则认为仅需达到模拟现实即可[1, 6]。情境设计者需要确定真实地获得学员的认可和满足情境目标所需的仿真度水平。对于学员来说，并非每个细节都是成功模拟的必要条件，对仿真度的过多关注可能会分散初学者对情境主要学习目标的注意力。提高仿真度可能非常昂贵，而且对于实现学习目标可能并不需要。最后，"每个模拟环节都必须具有足够的真实感，让学员完全融入情境中。他们要相信模拟人就是自己的病人，要采取行动，提供适当的救护"[7]。

模拟环境

虽然模拟活动通常发生在专用的模拟教室中，但通过规划，情境可以在任何环境中有效地运行。在情境的设计阶段，考虑环境因素非常重要。专用模拟教室在医院和医疗系统中越来越普遍。模拟中心为个人和团队提供了一个安全练习和展示能力的场所。一些模拟中心有专门的教室，可以模拟急诊室，而其他模拟中心则有更通用的房间，可以布置成类似急诊科的某个区域，例如分诊台或创伤/复苏室，甚至是急诊医疗服务、国际急诊医疗和灾难

响应培训的现场环境。许多模拟中心具有音视频录制功能，能够将模拟教室中的视频数据实时传输到复盘的教室，或者模拟教室同时也是提供回放视频复盘的教室。除了模拟人外，模拟中心通常有许多任务训练器（即中心静脉置管训练器、腰椎穿刺训练器、超声训练器、外科气道训练器），这些训练器可以整合到情境中，为训练的流程增加临床真实感。在这种远离实际临床环境的专用教室中，可以设计复杂的情境，包括那些可能充满情绪的情境，或针对不良后果创建的情境。在另一个层面上，这种非临床环境可以提供心理安全和隐私，并有更多的时间进行充分的复盘。

原位模拟发生在真实的临床或患者救护环境中。因为是临床环境，所以环境和设备的仿真度很高，并且它可以为学员提供比模拟中心更真实的体验，从而优化学习和表现[8-9]。原位模拟还允许分析实际临床环境中的现有系统。除了这些优势外，原位模拟还存在一些挑战和应被考虑的问题。在急诊科原位模拟设计时，重点是列出对患者救护和安全的潜在影响[10]。为了最大限度地减少工作流程和患者救护的中断，如果模拟是在工作日进行，那么原位模拟的情境可能比模拟中心的情境短。计划进行原位模拟时，科室可能会有大量患者涌入，导致没有可用的人员或空间进行教学[8]。作为情境设计的一部分，制定应急计划和"禁止"标准非常重要。最后，作为设计阶段的一部分，确定如何管理物资、设备和模拟药物是十分重要的。工作人员实际管理模拟药物、回收物资和设备并在模拟中使用它们对教学来说是有益的。但是，应预先确定哪些是模拟/教育用品，哪些是临床用品。如果使用模拟药物，它们将被存放在哪里？抢救车中的实际药物是否会被模拟药物替换？模拟药物是否会放置在药物分配装置（如 Pyxis 或 OmniCell）附近？决定如何标记模拟药品和用品，以及确保所有模拟药品和用品从临床区域移除的流程也是重要的，这些可能需要与医院管理部门一起确定。

如今，许多高仿真模拟人都是无线的，并且内置了压缩机，可以模拟呼吸。运用这种模拟人可以实现转运过程的模拟，这在模拟中心是很难复制的。例如，一个情境可能涉及预检分诊、优先顺序、入院流程、对患有严重呼吸窘迫和过敏反应的婴儿的评估和管理。一位惊慌失措的家长（嵌入式演员/标

准化病人）会将呼吸窘迫的婴儿（模拟人）抱进急诊科等候区，疯狂地向工作人员寻求帮助。该情境需要临床判断、决策和技能实施流程，包括静脉或骨内通路建立和气管插管。在患者评估和救护时，多学科医务人员，包括病人扮演者将在被治疗的同时参与评价。在本例中，情境将包括所需用品、药物和设备的列表，并将用于模拟的急救设备 / 用品与急诊科的教学用品区分开来。该情境持续 10 分钟，在交接班期间发生。在此类模拟中救护"患者"，学员可以从他们的常规临床职责中抽调出来，或者被安排其他的临床职责。复盘是主要学习和反思的环节，虽然情境只需要 10 分钟，但需要为复盘这个重要方面分配足够的时间。

除了单个患者模拟外，还可以设计情境来测试部门和（或）机构应对大规模伤亡事件（mass casualty incident，MCI）或灾难的能力。灾难准备和培训包括讲座、桌面推演、计算机模拟、嵌入式演员和（或）模拟人的全面沉浸式体验。灾难演习的仿真度越高，学员就越能沉浸在体验中，这需要对系统进行更真实的测试[11]。应让所有相关方参与灾难模拟情境的规划和设计阶段，并确定所有相关方的目标和角色。

尽管不像模拟中心或实际临床环境那样逼真，但可以在礼堂、教室或会议室等场所设计有效的模拟。由于观察者与学员在同一房间，模拟事前简介应包括不同人员额外的行为预期。投影生命体征有助于所有现场人员都能看到，另外必须考虑在专用模拟中心之外进行任何模拟的准备时间。

模拟情境的类型

模拟情境根据其潜在的目标和目的进行区分。理想情况下，情境的目标应该是明确且可测量的。因所涉及的学员、情境发生的各种模拟环境以及情境打算实现的结果不尽相同，以至于目标和目的也有所不同。模拟情境可以注重评估或改进个人技能、团队表现或系统水平。情境还可用于演示目的，以激发对特定主题的讨论，或根据研究问题收集有关个人、团体或系统表现的数据。

关注个人表现的情境

为了评估或提高个人表现，情境应该针对学员

先前的培训水平，为促进其成功（而非预定目的）提供适当的提示和帮助。作为一种实际有效且目的明确的方式，模拟可为所有经验水平的医学生和专业人员提供教育和实践机会[12]。模拟在医学和护理教育中很常见。2011 年，美国医学院校协会（AAMC）的一项调查发现，92% 的医学院和 86% 的教学医院将模拟纳入课程体系[13]。由于缺乏模拟体验经验，学员可能需要更多和（或）更明显的提示，在模拟中识别患者状态的变化并采取行动。此外，与经验丰富的学员相比，学生 / 初级临床医生完成相关任务的时间可能更长。

如果一个情境涉及多名学员，但情境的目标是提高个人专业技能，那么可以使用两种主要策略。第一种策略是模拟培训导师可以为每个学员分配角色，通常包括一名团队负责人，但也可以包括其他相关角色，如急救医技员（EMT）、注册护士（RN）、呼吸治疗师、记录员、会诊医生（MD）、药剂师、住院医师等。学员在现实中不一定要做此工作，但如果情境中涉及跨学科团队，让他们扮演实际的临床角色则可以提高整体仿真度。其他的"额外"学员可以被赋予观察甚至评估的角色：记录时间、关键活动，或提前被指派评估表现的某个方面（如沟通、CPR 质量），然后该人员可以带领该方面的复盘讨论。这种方法允许导师根据需要为学员选择角色，如果鼓励安静的学员承担更多的发言角色，则可以吸引其更积极地融入。第二种策略是让所有学员保留其实际的临床角色，并阻止他们选出团队领导。在这种情况下，所有学员平等分享案例的结果，如果他们不同意提出的治疗计划，他们必须大声说出自己的担忧。如果无法通过讨论达成共识，学员或导师可要求"暂停"，就下一步如何处置进行简单投票。该策略允许所有学员参与，并根据其通常的临床角色执行，但可能会在一定程度上降低情境的整体仿真度。当模拟目标是让更多学员在模拟情境中共同参与，以提高某一特定学科领域的个人专业知识时，这种方法会很有效。例如，它可以用于住院医师们使用模拟案例深入学习核心课程主题，因为它允许导师听取他们的临床推理，找出他们在该案例中不确定的问题，在复盘中对此进一步讨论。

关注团队表现的情境

危机资源管理（crisis resource management，CRM）

原则已用于在以团队改进或评估为目标的情境开发中。这些原则最初是从航空工业模拟应用中推导和改编而来的，包括领导力、追随力、沟通、团队合作、资源利用和态势感知。根据这些原则，循证团队合作系统已经发展成为医疗团队的特定模拟系统。跨专业教育（interprofessional education，IPE）和基于模拟的团队培训（simulation-based team training，SBTT）已成功用于团队模拟教学[14-16]。在模拟过程中，团队可以在适当的临床任务、任务协调、沟通和团队合作方面共同工作[17]。让不同的专业人员在模拟中一起工作，为学员提供了"探索认知过程、潜在观察到的行为和假设、态度以及对团队表现的其他影响（包括环境因素）的机会"[17]。患者安全事件的根本原因，如药物错误、识别错误、诊断错误和操作错误，通常可归因于层级相关的沟通问题。设计一个以团队合作和沟通为重点的情境可能是阐明和解决与层级沟通问题相关的一种有效且安全的方式，"医疗团队中的从业者之间存在明确的权力梯度"[18]。在探索团队任务复盘中涉及潜在争议性问题时，重要的是要探索个人在该团队中运作的各种框架，以及他们思维过程和表现的感知到的背景、动机和原理，而不是针对单个团队成员的具体行动或行为。

在 IPE 设计过程中，每个不同类型的学员（即医生、护士、呼吸治疗师、医学生）都应该有明确的目标，并在情境中指定他们的角色。可能很简短（即医学生在心脏骤停情境中的角色可能是做胸外按压），但必须明确。如果未指定，则很容易忽略一些学员，以至于他们无所适从。

有许多已发布的工具用于评估模拟环境中的团队表现。最著名的例子之一是由美国卫生保健研究与质量管理处开发的 team-STEPPS，旨在提高患者安全[19]。team-STEPPS 强调需要为团队提供多个模拟情境，以便他们可以练习初始情境中发现的薄弱的团队行为。team-STEPPS 还建议不宜设计过于复杂的临床情境，每个情境包含 3～5 个事件，团队可以在其中展示目标行为。team-STEPPS 使用观察员检查表评估在团队合作方面的表现，包括领导力、现状监控、相互支持和沟通。某些行为和沟通方式，如现状、背景、评价、建议（situation，background，assessment，recommendation，SBAR）和闭环沟通在团队中是应当具备的行为方式[20]。当情境侧重于团队改进时，对这些行为频率和质量的讨论可以成为复盘的重点。一个情境专注于团队行为的一两个方面更易成功，特别是在时间有限的情况下。

关注系统表现的情境

当情境旨在评估或改进系统时，原位模拟有助于实现这一目标。它们可以在患者救护运行区域实时实施，也可以在实际临床区域实施，但此时参与模拟的团队应专门专注于模拟，而不能同时承担其他临床职责（即，如果急诊科在夜间缩减开诊区域，模拟可以在停诊的诊室进行，但此时该诊室无正常诊疗活动）。原位模拟结合了实际临床环境、可用的团队和服务，使其能够发现系统性障碍和缺陷，并提供改进机会。原位模拟使用时机的示例是在急诊科引入卒中团队之前制定急性卒中情境。原位模拟可以帮助评估和改进新的临床方案或政策，同行评议识别和分析与既往关键事件相关的系统问题，或者当开展一个新的临床工作前确定潜在的安全威胁和并减少错误，优化生物机械性能和设备放置的便利性。系统情境还可以包括非传统学员。例如，设计一个患者转运服务可以参与的情境，以提高和评估传染病预防措施的技能和能力。

一些情境同时关注了个人、团队和系统的改进。例如，一位家长（嵌入式演员/标准化病人）因孩子腹痛和肢体擦伤将患儿（模拟人）带到急诊科。情境设计的组成部分包括父母角色和脚本编写、儿童脚本编写、与父母描述不一致的新旧伤痕精细化妆，以及生命体征和意识状态的恶化。除了对受伤儿童进行评估和管理外，目标是确认可能的非意外创伤，并遵守本机构的疑似虐待政策。该情境涉及临床医务人员以及医院安全和社会工作者。

再现性

在模拟中，再现性是指以几乎没有变化的相同方式一致化运行情境的能力。如果情境是由同一个人设计和演进的，并由此人操作模拟人，而且该模拟不会重复，那么详细的设置和流程就不那么重要了。因为不需要再现性，而且设计者也在操作模拟人，他们可以"动态"调整。但是，如果情境由多人演进，有设计者以外的其他人协助情境，或者有别人负责改变模拟人设置，则必须尽可能详细地说明学员提示、可能的操作和相应的模拟人变化。从再现性的角度来看，详细的情境也很重要。如果一个情境需要重复，它应该以相同的方式运行，而不管是由哪个人演进或操作模拟人。

图 3.1 显示了预编程情境到未预编程情境的过渡，操作员必须在学员完成情境过程中控制模拟人的反应。后一种模式通常被称为"动态"运行情境。有些情境在"动态运行"时运行得最好。因为导师 / 操作员可以根据学员的行为实时改变模拟人设置，所以提供了最大的灵活性。这就要求模拟人的操作员务必是临床专家，或者非常熟悉"患者"（模拟人）的反应，以确保情境仿真度。相反，导师也可以使用预编程情境。这就需要对模拟人进行预编程，让其根据情境设计做出特定的反应。转换可以由时间（例如 2 分钟后将发生心室颤动）或学员行动 / 缺乏行动而触发。情境设计者仍需创建情境和流程，但情境中的关键分支点将被编程到模拟人的计算机中，并相应地改变模拟人的状态和生命体征。最初，这是劳动密集型工作，但在实际情境运行时就可以由具有较低临床专业水平的模拟人操作员操作。在这个过渡范围中，则需要配有非编程或极低编程模拟人的详细情境脚本。此级别的情境细节提供了一定的可靠性和再现性，但如果需要修改模拟人响应或基于学员表现的情境，仍然可以提供灵活性。

如果模拟设计用于高利害模拟或终结性评估以及研究，则一致性至关重要。高利害模拟是一种评估类型，模拟期间的表现结果会影响就业、学术进步、获批权限或对个人产生其他重大影响。为此目的的设计的模拟应同时被情境和鉴定 / 评估工具（或关键行动）进行可靠性和有效性审查。

情境设计模板的要素

情境设计模板是促进仿真情境开发的常用方法。情境模板使情境创建标准化，同时允许作者强调情境中被认为重要或可能被忽略的部分。此外，有效地使用模板来指导情境的创建要考虑到模板的设计环境。

存在几个高质量情境开发模板的示例。根据使用模板机构的需要，每个模板的结构略有不同。本书案例使用的模板见"附录 1 中的第 3 章补充案例情境"。通常，模板包括初始生命体征、初始病史、3 ～ 5 个关键行动列表、行动后果以及特殊化妆（化妆、服装、伤口等）说明。列出复盘要点 / 问题和相关的临床建议 / 政策也很有帮助。模板因目标受众而异。如果模拟技术人员在与经验丰富的模拟导师讨论后使用该模板做注释，则他们的模板中可能会有更多的技术信息和编程提示。相反，如果内容专家第一次被要求开发模拟情境，所使用的模板可能不太关注模拟编程，而更关注如何帮助将主题专业知识转化为可行的模拟情境，该情境能够被模拟中心同事理解并依照执行。例如，Hennepin 县医疗中心的模板包括内嵌的复盘提示，HealthPartners 临床模拟模板包括可用模拟设备列表，以帮助指导机构内的新晋培训师。表 3.1 包括多个中心发布的模拟情境模板的网络链接。

预先建立模板的替代方法是使用逐步的方法创建情境。McLaughlin 等概述了模拟设计的 8 个步骤，该方法在新墨西哥大学使用[21]。这些步骤描述了许多模拟情境开发模板中的重要部分，因此可以作为模板组成部分讨论的介绍和提纲。这些步骤可用于帮助指导新模拟情境设计模板的开发。这 8 个步骤是：确定目标、考虑学员、创建患者梗概、协调情境的预期流程、优化情境的环境（房间、道具、脚本）、使用工具评估结果、学员复盘以及情境排障以备将来更改和改进。

虽然不同的模板会略有不同，或者强调模拟的不同方面，但大多数模板都包括上述许多或全部步骤。我们通过几个示例详细讨论标准情境模板的要素。模拟案例的出发点是确定感兴趣的主题和预期

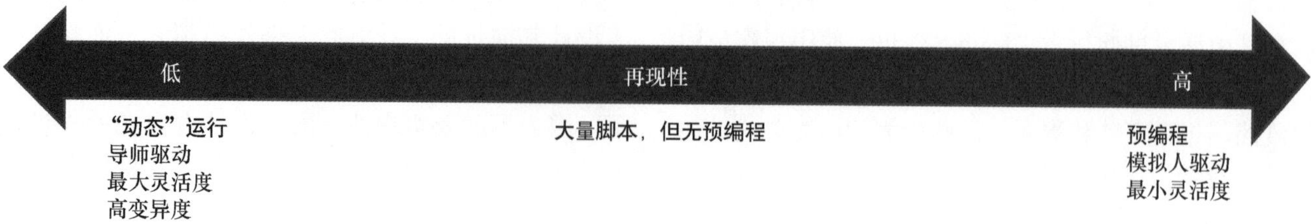

低	再现性	高
"动态"运行 导师驱动 最大灵活度 高变异度	大量脚本，但无预编程	预编程 模拟人驱动 最小灵活度

图 3.1　预编程情境到未预编程情境的过渡，操作员在学员完成情境过程中控制模拟人的反应

表 3.1　已发布的案例开发模板链接

1. SAEM 模拟学院的注释模板	http：//elearning.saem.org/sites/default/files/SAEM%20SIG%20scenario%20template%20RIHMSC%20rev%202.8.09.pdf
2. Hennepin 县医学中心模拟情境模板	http：//www.hcmc.org/education/sim/sim-resources/index.htm？
3. MedEd Portal 基于模拟人、标准化病人、团队的方案以及评估工具的结构化意见书指南。这些结构也可以调整或用作该领域案例开发模板	https：//www.mededportal.org/submit/instructions/#faq-191140
4. Penn 医疗情境工作计划表	http：//www.google.com/url？　sa＝t&rct＝j&q＝&esrc＝s&source＝web&cd＝2&ved＝0CCkQFjAB&url＝http%3A%2F%2Fwww.uphs.upenn.edu%2Fsimcenter%2Fprograms%2FPDFs%2FPMCSC_Scenario_Policy.doc&ei＝xZglVJ-bD4akyAT434LwAg&usg＝AFQjCNHneRNTECFBg81B5bta1wNXrYRXpg&sig2＝hsllm2n2uy2KK1AM713GwQ&bvm＝bv.76247554,　d.aWw
5. 华盛顿大学情境开发模板。同时列出填写模板	http：//collaborate.uw.edu/tools-and-curricula/scenario-building-and-library.html
6. 杜克大学模板	http：//www.google.com/url？　sa＝t&rct＝j&q＝&esrc＝s&source＝web&cd＝11&ved＝0CB0QFjAAOAo&url＝http%3A%2F%2Fanesthesiology.duke.edu%2Fwp-content%2Fuploads%2F2014%2F01%2FSimTemplate0408.doc&ei＝-I4lVNaHBIf0yAT4kYHYBQ&usg＝AFQjCNF0kwncpPJ9GqjZl9dg4SeoU5dRAg&sig2＝1udc1KH1Hyw33dE7XaCjOw
7. HealthPatners 临床模拟教学中心	http：//www.hpclinsim.com/resources.html
8. 实用关键医疗模拟事件模板（TEACH Sim）：系统模拟情境设计工具	http：//www.ncbi.nlm.nih.gov/pubmed/25514586

学员。例如，您的任务是在二年级医学生的循环、呼吸生理学课程中向他们介绍模拟，并要求他们使 Frank-Starling 曲线和循环解剖学等课程知识"活起来"。当天晚些时候，急诊科主任要求你为今年的实习生培训制定一个"胸痛"案例，以帮助他们减轻在开始急诊科轮转时"不知所措"的情况，稍后，上级医生询问你对本月 3 例 ST 段抬高型心肌梗死（STEMI）患者被送往心导管室时间过长的病例有何想法。通过这里的讨论，我们将最详细地关注实习生级别的案例，但将简要提及其他情境，以强调模板结果的广泛差异。

学习目标

　　情境设计中最关键的一步是确定学习目标，因为模板的其余部分将来自这些目标。学习目标是我们希望学习者从模拟体验中获得的东西，一般集中在特定医疗条件的管理、有效的团队合作或团队领导力、展示特定技能、操作或临床方案，或上述能力的某种组合[22]。虽然制定多个学习目标将有助于

更稳健的模拟，但为了保证模拟的重点和在有限的模拟时间内取得预期结果，最多选择 3～5 个目标为宜。对于实习生，我们可能会选择强调如何在临床团队中发挥他们的预期作用，全面、高效地获得胸痛病史和体格检查的技巧，考虑到胸痛患者的危及生命的鉴别诊断，回顾心脏骤停患者的高级生命支持（ACLS）流程图。目标越明确、越可衡量，就越容易创建一个基于目标的情境，然后进行评估。

学员

　　8 个步骤中的第二步是考虑学员的背景和需求。通常有必要在模拟之前了解学员的总体水平，就如同你在开始之前要掌握模拟主题一样。在我们的第一个情境中，我们希望向我们的医学生学员介绍模拟人，并使用我们开发的案例来加深他们对心肺循环呼吸生理学的理解，以及其是对急性心脏病患者做出关键决策至关重要的原因。相反，对于 STEMI 患者延迟被送往心导管室的示例，急诊科执业护士、医生和其他专业人员不太可能因为不熟悉循环呼吸

生理学而延迟确定性治疗。我们的第一个目标应该是观察和描述识别 STEMI 并将患者送往心导管室所需的步骤，第二个目标是确定这些步骤中哪一个最耗时。最后，我们可以选择并找出限制快速完成每一步的现有障碍。

行动、行为和结果

直接从我们的目标出发，导师应确定学员将要完成的行动、行为或结果。理想情况下，这些应该是简单的、易于观察和记录的。该步骤偏离了"8步"模型中建议的情境开发顺序。我们选择合并该模型中的第三步和第六步，并在此介绍。为了提高情境作为教育工具的优势，并证明其有效性，有模拟文献支持在情境开发的早期增加对结果和评估工具的考虑[23]。因为我们认为，在开发情境的一开始就确定有价值的和可观察的行动和行为是很重要的，而且这些行动和行为与情境的结果有着千丝万缕的联系（通常是相同的），所以我们修改了本次讨论的顺序，并纳入情境评估。

在我们针对实习生的情境示例中，可能采取的行动包括：①要求注册护士给患者连接遥测监护仪；②向急诊团队报告心脏病因学信息；③获取病史，包括心脏风险因素；④查体，同时注意重要发现，如新发心脏杂音和充血性心力衰竭（CHF）症状；⑤获取心电图（ECG）；⑥送检心肌酶；⑦服用阿司匹林；⑧认识临床恶化为室性心动过速；⑨根据 ACLS 无脉性室性心动过速 / 心室颤动（VT/VF）流程图启动心肺复苏（CPR）和除颤；⑩认识到高级气道管理的必要性；⑪在恢复自主循环（ROSC）后请心内科会诊。可针对上述操作是否执行制定核查表，供导师记录情境中的表现，特别是当预期行动像本例一样多时。

评估工具包括各种行动核查表和整体性评分量表（global rating scales，GRS）。如果观察到目标关键反应，行动核查表的"已执行"可用于记录执行与否[16]。核查表的一个主要优点是它简单可靠，因为观察者只对是否有具体行动进行评分。GRS 与核查表相比，更具主观性且为定性判断，但也被证实是一种优秀的评估工具，尤其是在团队调动评估和能力评估时[24]。如果关键操作的时间对情境很重要，那么也可以合并时间记录。在 STEMI 患者延迟被送往心导管室的病例中，心电图时间、STEMI 识别时间、静脉注射时间、心内科会诊申请时间和到诊时间，以及转运到心导管室的时间可能都是事关结局的重要记录。

案例流程：创建故事

接下来将对这些期望的行动、行为和结果进行评估和组合，以创建一个让学员能够执行的片段或故事情节。有时，故事情节有助于制定行动和结果，有时情况正好相反，但两者都应遵从确定的目标和目的。基于此，有助于确定影响案例流程的关键行动。这些关键行动是否正确执行将改变案例进程。对于医学生案例，如果第一个患者情境是出现急性前壁心肌梗死（AMI），第二个患者情境是急性下壁心肌梗死（IMI），学生们可以在复盘时区别对比生理差异和最佳治疗。记录的结果行动可能包括：①直接与模拟人互动，而不是试图与导师谈论模拟人；②团队合作任务，如寻求帮助、沟通计划和自我分配任务；③给予 AMI 患者硝酸甘油（NTG），以及给予 IMI 患者静脉液体（可能在 NTG 降压后）；④均给予阿司匹林（ASA）；⑤考虑血管升压药。其中，改变临床进程的唯一关键行动是给每位患者服用 NTG。在第一个 AMI 的情境中，它能改善患者疼痛，降低血压和心率。在第二个情境中，服用 NTG 可能使患者低血压，需要静脉输液复苏。确定哪些关键行动将改变案例进程可以让导师创建"如果 / 那么"说明，如果需要，这也可以帮助指导情境编程。

情境模板的下一个组成部分是构思案例叙述。到目前为止已经确定了学习者、学习目标及构成情境主干结构的关键行动，接下来要敲定模拟流程的细节。描述患者病史（现病史、既往史、过敏史、用药史等）、查体和检查（生命体征、检查），以及后续将要发生的附加情境分支点。该环节富有创造性，也是情境中颇具乐趣的部分，但请记住，此工作不一定是主要学习目标的关键，也不应该耗费很多时间和精力。实习生接诊一位老年男性患者，其在铲土时胸部疼痛，放射到肩部和颈部。他有高血压和长期吸烟史，服用美托洛尔和阿司匹林。他除了明显高血压外，初始体格检查无明显异常。他的心电图显示胸前导联有超急性 T 波。随着病情的进展，患者生命体征消失，心律变为室性心动过速。患者需要进行高级气道管理，在接受 CPR、肾上腺素和除颤后 ROSC。心内科会诊后，将其送往心脏重症监护室（CCU）或导管室。

环境

模拟模板中的下一个要素是环境。这包括房间、模拟人或任务助理导师、医疗设备或用品、道具、干扰物以及标准化病人的脚本。通过设置这些环境因素，指导老师可以使模拟更加逼真。对于学员来说，模拟通常在进入模拟教室之前就开始了。建议进行事前简介，讨论学员的行为预期以及模拟的目标和限制。对模拟人的具体介绍可能也会有所帮助，包括听诊呼吸声，或触诊脉搏。可以向学员提供情境前信息，如紧急医疗服务（EMS）运行表、旁观者报告的病史或分诊记录，让学员为情境进展做好准备。一些模拟中心可以在墙上使用不同的背景场景，从而变化环境。技术上不那么复杂的环境因素也可用于增强特定情境。例如，将患者置于转运床上，特别是使用监护仪，床边有急救车和气道设备时，就可以复制急诊抢救室环境。特定情境道具，如背板和颈托、与情境相符的职业装或运动服，或肥胖／怀孕状态的适当填充物，可以增强情境效果。心电图、打印或电子的实验室结果以及影像学检查进一步提高了环境的仿真度。本案例的心电图显示胸前导联出现超急性 T 波，并有一些可疑的相关变化，肌钙蛋白略有升高。

环境的焦点应该是模拟病人。病人可以通过口头角色扮演、演员扮演标准化病人、承担部分教学任务的导师、基于计算机的虚拟现实病人、计算机控制的模拟真实患者的模拟人，或这些的任意组合来实现[22, 25]。尽管有很多选择，但高仿真模拟通常是指基于模拟人的模拟。通过使用化妆、给模拟人装配模拟伤口或附件，可以使模拟更加真实。假发可以帮助匹配男性或女性的声音，化妆可以突出外伤，还可以使用商品化或自制的创伤部位模型。在我们的例子中，我们可能会给患者穿上冬衣，因为他在胸痛发作之前正在铲雪。创造性的低仿真度工作也可以增强模拟效果。如果模拟人的固有技术无法实现特定表现，创造性的低技术干预，如将皮疹照片贴在腿上，或者用手机播放眼球震颤视频以模拟患者的眼睛，使模拟人可以直接提供信息，并让模拟可以连续进行，而不会让学员"打破角色"向导师询问信息。这些解决方案还可以让扮演模拟病人的健康演员掌握各种疾病状态。

除了上述环境因素外，模拟情境还需要各种模拟人员。您的模板应该提前详细说明这些人员。标准化病人或演员扮演患者朋友／家庭成员，可用于向学员提供患者的现病史、既往史、过敏史或用药史。标准化病人也可以扮演护士、家庭成员、急诊科工作人员或其他角色。标准化病人能够引导困惑的学员实现特定的教学目标，特别是在临床专业知识有限的情况下。针对标准化病人和模拟操作员的详细脚本可以为学员在错误的临床路径上可能出现的潜在并发症做好准备，进而使情境继续向前发展。脚本还可以概述情境的最佳管理。这些注释通常包括保持模拟操作员和标准化病人遵循相同的做法以及提高模拟仿真度的提示。在我们的例子中，如果住院医师最初同意心电图机自动生成报告中的"正常窦性心律"结论，脚本提示标准化病人要提醒 ECG 上的 T 波高尖。标准化病人也可能被要求表现出心烦意乱，以了解学员如何应对痛苦的家庭成员、恼怒的同事或其他角色。模拟操作员是运行模拟人的人员，通常在策划病情、心脏节律或生命体征的变化时提供模拟人的表现。在我们的情境中，一名标准化病人扮演注册护士的角色，帮助管理药物，模拟操作员扮演患者，复盘老师通过电话扮演心内科会诊医生。复盘导师可以在控制室观看，也可以在模拟过程中作为标准化病人在场。最后，根据结果的复杂程度，可能会有另外一个人评估学员的行为、行动和结果表现。

复盘

本文的不同部分将详细介绍在模拟后对学员复盘的情况。熟练的复盘通常需要准备。使用该模板，您可以提前决定复盘个人还是团体，以及是否使用视频或讲义。利用良好的判断力、好奇心和尊重促进讨论对于创造有效的学习环境非常重要。关注学员的素质而非他们的行动至关重要[26]。提前确定关键的学习目标有助于在复盘过程中优先考虑要讨论的主题。复盘过程中也可以过渡到讨论近期相关文献或相关主题。通过我们的例子，在复盘心室颤动骤停患者过程中，回顾结果和关键学习目标后，我们可以讨论获得连续心电图的效用、治疗性低温的当前证据以及此类患者的冠状动脉导管效用和时机。

排障

复盘后模拟就此结束，但您的工作尚未完成。

现在是进行必要修订的时候，以进一步开发情境，供将来使用[27]。模板的最后一个要素称为排障。学员数量是否合适？您是否有足够的人员来运行模拟人、充当标准化病人，并对学员进行有效的复盘和评估？您能想出其他有用的标准化病人角色吗？您达到教学目标了吗？模拟是否适合学员的培训水平？让学员评估他们的经历将提供额外的反馈，以帮助您做出必要的更改。在我们的例子中，我们决定在复盘和学员反馈后将下列事项记录下来并用以改进核查表，包括让标准化病人提示进行第二次心电图检查以显示在随后的病例演变中出现 STEMI，以及从心内科会诊医生处获得治疗性低温的建议。

资源和总结

存在多个已发布的模拟情境案例库，通常可以按主题进行搜索。回顾案例库情境有助于在处理新情境时提供思路。例如，如果您正在写一个关于躁动性谵妄的情境，看到一个关于可卡因中毒的案例，这两个情境之间可能有相似之处。或者，如果您正在开发一个充血性心力衰竭急性失代偿的急诊多学科团队合作情境，可以通过改编一个最初针对医学生的充血性心力衰竭案例获得。为模拟教学开发的有机磷中毒案例可适用于 EMS 人员在模拟大规模伤亡现场中使用。

MedEd 门户网站是一个同行评审的模拟案例目录，这些案例已经发布，且质量始终很高。其他国家情境案例库包括来自住院医师理事会（CORD）和学术性急诊医学学会（SAEM）的案例库，案例库由一组口述预备案例共同开发成模拟情境，也都是高质量的、经过广泛审查和验证的。表 3.2 给出了这些案例库和其他案例库的链接。

总之，当您开发适合您的目标、学员和环境的新颖模拟情境时，明智的做法是使用所有可用的资源。但是，最终不要认为您必须完全按照案例库使用情境，仅仅因为它是由模拟专家创建的，或者因为它已经通过同行评审。根据您的特定需求定制情境始终会表现得更好。审查并选择您可用的最佳情境开发资源和材料，并根据您自己的需要进行调整。如果您是第一次开发新情境，我们建议您使用以下总结。首先，确定您的目标和目的，然后用这些来指导关键行动和结果的制定。这些越清晰、越可测量越好。接下来，确定最初的生命体征，以及它们将如何随着关键行动的执行或不执行而变化。最后，选择一个情境模板，调整它以满足您的特定需求，并体现创造力和幽默感。

表 3.2　已发布的案例库链接

https：//www.mededportal.org
http：//www.emedu.org/simlibrary/
http：//www.cordem.org/i4a/pages/index.cfm？pageid＝3403
http：//mycourses.med.harvard.edu/ResUps/GILBERT/pdfs/HMS_7607.pdf
http：//www.mass.edu/currentinit/Nursing/Sim/Scenarios.asp
http：//cms.montgomerycollege.edu/nursingsims/
http：//sirc.nln.org/login/index.php
http：//thesimtech.com/scenarios

参考文献

1. Jeffries PR. A framework for designing, implementing, and evaluating simulations used as teaching strategies in nursing. Nurs Educ Perspect. 2005;26(2):96–103.
2. Jeffries PR. Theoretical framework for simulation design. In: Jeffries PR, editor. Simulation in nursing education: from conceptualization to evaluation. 2nd ed. New York: National League for Nursing; 2012.
3. Rehmann AJ, Mitman RD, Reynolds MC. A handbook of flight simulation fidelity requirements for human factors research. Springfield, VA: U.S. Department of Transportation Federal Aviation Administration; 1995, DOT/FAA/CT-TN95/46.
4. Beaubien JM, Baker DP. The use of simulation for training teamwork skills in health care: how low can you go? BMJ Qual Saf. 2004;13(Suppl 1):i51–6.
5. Bryson EO, Levine AI. The simulation theater: a theoretical discussion of concepts and constructs that enhance learning. J Crit Care. 2008;23(2):185–7.
6. Chow R, Naik V. Realism and the art of simulation. In: Kyle Jr RR, Bosseau Murray W, editors. Clinical simulation operations, engineering and management. Burlington: Elsevier; 2008. p. 89–94.
7. Hwang J, Bencken B. Simulated realism: essential, desired, overkill. In: Kyle Jr RR, Bosseau Murray W, editors. Clinical simulation operations, engineering and management. Burlington: Elsevier; 2008. p. 85–7.
8. Manos J, LeMaster T. Using simulation in hospitals and health care systems to improve outcomes. In: Ulrich B, Mancini B, editors. Mastering simulation a handbook to success. Indianapolis: Sigma Theta Tau International; 2014.
9. Patterson MD, Geis GL, Falcone RA, LeMaster T, Wears RL. In situ simulation: detection of safety threats and teamwork training in a high risk emergency department. BMJ Qual Saf. 2013;22(6):468–77. PubMed PMID: 23258390.
10. Leape L, Berwick D, Clancy C, Conway J, Gluck P, Guest J, et al. Transforming healthcare: a safety imperative. Qual Saf Health Care. 2009;18(6):424–8. PubMed PMID: 19955451.
11. Kobayashi L, Shapiro M, Suner S, Williams K. Disaster medicine: the potential role of high fidelity medical simulation for mass casualty incident training. Med Health R I. 2003;86(7):196–200.

PubMed PMID: 12973894.

12. Gaba DM. The future vision of simulation in healthcare. Simul Healthc. 2007;2(2):126–35. PubMed PMID: 19088617. Epub 2007/07/01.

13. Huang GC, Sacks H, Devita M, Reynolds R, Gammon W, Saleh M, et al. Characteristics of simulation activities at North American medical schools and teaching hospitals: an AAMC-SSH-ASPE-AACN collaboration. Simul Healthc. 2012;7(6):329–33. PubMed PMID: 22902605.

14. Anderson JK, Nelson K. Patterns of communication in high-fidelity simulation. J Nurs Educ. 2015;54(1):22–7. PubMed PMID: 25545143.

15. Leonard B, Shuhaibar EL, Chen R. Nursing student perceptions of intraprofessional team education using high-fidelity simulation. J Nurs Educ. 2010;49(11):628–31. PubMed PMID: 20669872.

16. Sadideen H, Weldon SM, Saadeddin M, Loon M, Kneebone R. A video analysis of intra- and interprofessional leadership behaviors within "The Burns Suite": identifying key leadership models. J Surg Educ. 2016;73(1):31–9. PubMed PMID: 26699279.

17. Weller JM. Simulation in undergraduate medical education: bridging the gap between theory and practice. Med Educ. 2004;38(1):32–8. PubMed PMID: 14962024. Epub 2004/02/14. eng.

18. Calhoun AW, Boone MC, Porter MB, Miller KH. Using simulation to address hierarchy-related errors in medical practice. Perm J. 2014;18(2):14–20.

19. Rosen MA, Salas E, Wu TS, Silvestri S, Lazzara EH, Lyons R, et al. Promoting teamwork: an event-based approach to simulation-based teamwork training for emergency medicine residents. Acad Emerg Med. 2008;15(11):1190–8. PubMed PMID: 18638035.

20. Turner P. Implementation of TeamSTEPPS in the emergency department. Crit Care Nurs Q. 2012;35(3):208–12. PubMed PMID: 22668991.

21. McLaughlin S, Fitch MT, Goyal DG, Hayden E, Kauh CY, Laack TA, et al. Simulation in graduate medical education 2008: a review for emergency medicine. Acad Emerg Med. 2008;15(11):1117–29. PubMed PMID: 18638028. Epub 2008/07/22. eng.

22. Binstadt ES, Walls RM, White BA, Nadel ES, Takayesu JK, Barker TD, et al. A comprehensive medical simulation education curriculum for emergency medicine residents. Ann Emerg Med. 2007;49(4):495–504, e1–11. PubMed PMID: 17161502. Epub 2006/12/13.

23. McGaghie WC, Issenberg SB, Petrusa ER, Scalese RJ. A critical review of simulation-based medical education research: 2003–2009. Med Educ. 2010;44(1):50–63. PubMed PMID: 20078756. Epub 2010/01/19. eng.

24. Ma IW, Zalunardo N, Pachev G, Beran T, Brown M, Hatala R, et al. Comparing the use of global rating scale with checklists for the assessment of central venous catheterization skills using simulation. Adv Health Sci Educ Theory Pract. 2012;17(4):457–70. PubMed PMID: 21877217. Epub 2011/08/31. eng.

25. Cooper JB, Taqueti VR. A brief history of the development of mannequin simulators for clinical education and training. Postgrad Med J. 2008;84(997):563–70. PubMed PMID: 19103813.

26. Stocker M, Burmester M, Allen M. Optimisation of simulated team training through the application of learning theories: a debate for a conceptual framework. BMC Med Educ. 2014;14:69. PubMed PMID: 24694243. Pubmed Central PMCID: 3975868.

27. Adler MD, Trainor JL, Siddall VJ, McGaghie WC. Development and evaluation of high-fidelity simulation case scenarios for pediatric resident education. Ambul Pediatr. 2007;7(2):182–6. PubMed PMID: 17368414.

第4章

急诊医学中的复盘

Walter J. Eppich，Danielle Hart，and James L. Huffman

翻译：徐玢 单毅

案例情景

您是一家大型教学医院急诊科（department of emergency medicine，EM）的模拟教育师资。参与者的主要目的是针对严重头部受伤患者需要紧急气道管理的情况，进行跨专业和多学科模拟培训。除了将规划模拟情境作为本课程的一部分外，还可以看到模拟复盘过程中的几种结构部分。您的课程既包括团队整体的活动，也包括帮助各个学习者小组做好课程的准备。

急诊科住院医师和护士参与了该情境的试运行，计划在未来情境中涉及其他相关专业和不同学员层级。在案例中您注意到以下几点，希望在复盘中涉及：①小组采用高度系统的方法进行创伤评估；②尽管患者到达急诊室（emergency department，ED）时 GCS 评分为 6 分，但直到接诊病例 10 分钟后才做出插管决定；③患者表现为瞳孔不等大、血压高和心动过缓，然而，在病例诊疗中未给予脱水药物（如甘露醇或高渗盐水）；④插管后不久，患者血氧饱和度从 97% 急剧下降到 80%，在 80% 持续了近 1 分钟团队才做出反应；⑤团队成员缺乏对优先级别的共识，没有使用沟通策略，如总结和闭环沟通。

本章目标

本章目标包括：先概述了基于模拟教育中复盘的重要作用，以及如何创建支持性又具有挑战性的学习环境，实现有效的复盘。介绍复盘内容和过程的常用方法，对于其中一些策略，教育工作者可通过刻意应用来实现预期学习成果。不仅针对传统的

事后复盘，在模拟案例进行中的复盘也显示出巨大潜力。此外，复盘通常由模拟教育者引导，但最近的工作结果显示由学员或同行引导的复盘也具有一定的前景。接下来，我们探索了基于模拟的学习与急救医学的需求相结合的方法。具体来说，本章讨论了在急诊诊疗环境中影响复盘的几个因素，包括学员特征、汇报者特征和汇报策略。本章还探讨了复盘在多个行为方面（认知、行为和操作）促进获得和维持临床技能的方法。我们将以一名严重颅脑损伤患者的团队合作作为案例，来说明以上几点。

医疗情况复盘：一般注意事项

虽然反馈和复盘这两个术语有时可以互换使用，但本章还是作了区分。反馈是指"为了改善学员能力，向学员提出观察到的实际表现与标准行为之间差距的信息"[1]。反馈的是信息，而复盘则是指教育者和学员间的一种互动对话或交流，目的是探索和反思关键部分的表现[2]。体验式学习理论强调反思在促进学习中的重要作用[3]，而复盘有助于通过反思将学员的经验转化为知识[4]。复盘还可以为学员整合关键表现的反馈。在本章中，我们将所有参与者模拟学习的人员称为"学员"，与其本身的职业阶段或培训水平无关。我们使用"模拟从业者"一词来称呼设计模拟、创建支持性学习环境和协调复盘的人员；"教师"或"培训师"是模拟术语中的替换选项，但本章更喜欢使用"教育者"。

最新的文献提出了提高复盘效果的要素[5-7]，以及如何评估复盘质量[8-9]。复盘对话包括以下关键要素[10]：①复盘是学员的主动参与，而不仅仅是被动地接受反馈；②要注重学习和改进，而不是单纯的表现回顾；③复盘是对具体事件的讨论；④复盘内容来

自不同来源，例如教育者、同伴、视频回顾、表现数据。复盘成功并不是目标，进行复盘是为了提高学员未来的临床实践。虽然已经发表了促进有效复盘的指南，但教育者的复盘实际上是多变的[11]，可能无法彻底按照理想标准进行[6]。例如，学员看重诚实、无威胁的方法[5]，教育者为了避免表现苛刻，经常犹豫是否提供"负向"的表现反馈[12-13]，以及他们担心对学员可能产生有害的影响[14-16]。支持性学习环境有助于减轻表现评估给学员带来的潜在负面影响。

建立支持性学习环境

　　一个富有挑战性但支持性强的学习环境是成功的模拟教育和复盘的基础[17-21]。支持性的环境使困难的互动成为可能。心理安全促进学员不会因为说出问题、担忧、犯错而感到被拒绝、尴尬或受到惩罚[22]，能帮助学员在学习过程中应对风险[23]并接受挑战[24]。在模拟开始之前，支持性学习环境就已经为成功的复盘奠定了基础。教育者可以通过以下几个重要步骤为学员灌输心理安全感、相互尊重和信任[18, 21]：

- 为在模拟课程中扮演角色的各方人员（包括教育者和学员）进行介绍。
- 提供课程概述，让学员预先了解内容。
- 讨论基本规则，包括所有参与者和教育者之间保密和相互尊重原则的重要作用。
- 当模拟发生在临床区域之外时，让学员了解模拟环境尤其重要。
- 解释学员如何获取模拟病例的基本信息（例如，他们如何获得难以或不可能在模拟人上评估的关键体征，如毛细血管充盈时间、模拟病人的一般表现等）。
- 概述复盘过程的重点，包括如何进行，讨论哪些方面做得好，以及需要改进的方面；强调反馈在帮助学员提高中的重要作用。
- 强调模拟的目标并非是在模拟过程中表现完美；需要改进的部分可以作为很重要的学习出发点。
- 如果将采用暂停和讨论的复盘方法，需要让学员提前了解模拟案例中各个暂停的时间点，每次暂停几分钟，以便在继续案例之前简要反思他们的

行为并接受反馈。"暂停并讨论"的策略促进临床技能的成功实践。

"如何复盘"：医学复盘的流程

　　复盘能够明显改善行为表现[10]，虽然尚无标准模式，但是教育者可以使用多种结构工具进行复盘。包括以下但不拘泥于此：

- 良好判断力复盘[12]；
- 收集-分析-总结（gather-analyze-summarize，GAS）[25]；
- 3-D（diffuse，discovering，deepening，即扩散、发现、深化）复盘工具[26]；
- DEBRIEF：将军事行动后回顾的工具应用于医疗场景复盘[27]；
- 混合方式和框架
  - PEARLS 混合复盘工具[28]
  - 团队收益（TEAM gains）[29]

　　虽然这些工具各不相同，但我们试图强调有组织复盘的共同要素。传统上，模拟事件后的复盘遵循一个清晰的结构（反应、描述、分析、总结）[17-18, 28, 30]，在此期间，学员可能会收到针对他们表现的反馈。关于复盘结构和功能的概述，以及复盘时应注意避免的陷阱，请参见表 4.1。新手教育者使用复盘脚本，可以促进学员提高知识和团队行为技能方面的学习效果[31]。我们在这里介绍一个事后复盘基本的脚本（表 4.2）。这个基础脚本包括了复盘的关键结构要素，以及一个简单易用的学员自我评估策略。在时间有限的情况下，学员的基本自我评估策略（如SHARP 技巧）非常有效[32]。分析阶段在大部分情况下占据了复盘的大部分时间。对于初级学员来说，关键问题可以在分析阶段开始时提出（例如，"对于大部分的复盘，我将重点围绕临床决策以及针对插管问题的团队合作和沟通；是否还有其他问题需要讨论？"）。复盘主题还将由学员的表现中新发的事件和问题而形成。教育者应探索模拟过程中的重要内容、交流或流程，以发现学员潜在的认知路径、思维过程或思维模式[12, 17]。此外，复盘的一个重要部分包括将讨论范围从模拟案例的相关概念扩展到适用于临床实践的场景。

表 4.1　复盘阶段的结构和功能以及关键陷阱

阶段	功能	陷阱
反应	理想情况是在情景发生后立即做出反应 用于情感宣泄和表达，为学员后面的分析做好准备 提出对学员很重要的关键点，以便在复盘后进行整合	跳过此部分可能会导致复盘中后期出现意外反应（挫败感） 在给所有团队成员一个表达的机会之前，避免深入探讨某个人的反应
描述	有助于建立对案例的共同理解 对教育者和学员都很重要 教育者引导学员从医学角度简要总结案例，并从他们的角度讨论主要问题，或者教育者提供案例事实的概述 如果团队成员对关键问题有明确的共同理解，可能会很简短	由于教育者和学员可能不在同一水平上，如果事先未能澄清案例的主要问题，可能会使学员感到困惑，并由复盘产生负面影响 避免一个又一个耗时的案例事件，因为它可能是低效的，并且将重点放在已发生的事情上，而不是放在思维过程上，以及对场景的理解和它对临床实践的意义上
分析	讨论与案例目标相关的关键学习点 如果教育者明确复盘的关键点，对构建讨论框架非常有帮助的三类教育策略： ● 教育者引导学员进行自我评估 ● 教育者推进学员讨论，探索模拟案例的关键问题 ● 教育者以指导性反馈或适当的教学形式提供信息 **最终目标是将讨论从模拟案例推广到临床实践原则及其与临床实践的相关性**	在团队场景中，避免只关注一个人或少数几个人 在推进讨论或提供解决方案之前，专注于探索思维过程，以了解学员的观点，从而诊断学习需求 避免陷入病例的细节中，而牺牲概括其对实际临床实践的意义
总结	允许学员陈述总结性的信息，以及所学到的经验教训如何应用于实际临床实践 教育者可以添加最后的评论来补充要点	计划留出足够的时间来完成这部分复盘任务 尽管在学习过程中给学员一个表达所获得信息的机会是必不可少的一步，但通常都很匆忙

完成以上所有阶段的复盘最适合于事件后复盘（模拟结束后）

　　一般来说，教育者在复盘时可以采用三类策略[28, 33]：①引导学员自我评估[32, 34-36]；②推进集中讨论，以促使学员对事件的反思和理解[12, 29-30, 37]；③当知识盲区出现时，通过直接反馈[38-39]和（或）集中教学[11-12, 17, 37]提供信息。表 4.3 提供了复盘过程中使用的教育策略以及具体模型的示例。教育者可根据关键因素，如可用时间、学习目标类型、学习者水平、模拟和复盘发生地点等，在总体复盘结构中混合使用这三大教育策略。综合策略的特征，包括以学员为中心的学习[40, 42]、积极吸引学员、促进协作和自我导向[41]。教育者可以询问和促进学员的自我评估，例如，可以询问学员他们认为自己在模拟中哪些方面做得好，以及使用 plus/delta 方法改变他们的表现[34, 36]，或者哪些方面做得好 / 不好以及为什么（例如 SHARP 方法）[32]，哪些方面"容易" / "具有挑战性"[35]。尽管自我评估并不完善[42-43]，但学员反思是一个起点，通常为额外的讨论提供了延续。

　　导师可以通过提问和引导技巧，深入探究自我评估中所暴露的问题。这些策略促进了学员的主动参与，最终目标是帮助学员重塑其潜在的思维模型[12-13, 29, 44-45]。例如，主张-询问代表了一种对话策略，有助于揭示学员的行为或思维模型，也称为"思维构架"[12]。在主张-询问中，导师首先分享具体的观察结果，明确陈述自己的观点，再使用开放式问题询问学员的观点[12, 17]。针对重点教学的高级策略增加了探索团队互动的价值，如指导团队自我纠正[44]和循环提问[45-46]。通过有重点的引导方法，导师帮助剖析学员的思维框架、思维模型和（或）思维过程，以便理解模拟和诊断学习需求[17]。当学员和导师分享他们的思维模式时，他们可以通过与决策、团队合作、超专业协作实践或系统集成相关的许多关键方式，共同努力重新构建自己的思维[17-18]。在适当的情况下，导师应提供信息，如使用坦率但不具威胁性的方式，表达明确的针对行为表现的指导性反馈[39]和（或）相应的重点教学[37]。根据学员的学习目标或学员类型，混合策略可能更加适合[28]，这三种教育策略通常都会以混合方式在复盘中发挥作用，例如，先进行全面自我评估，然后聚焦临床

表 4.2　基础复盘脚本

在模拟之前
1. 课程介绍和概述
2. 让学员了解模拟环境，包括如何访问核心信息
3. 回顾的基本规则
（1）"每个人都有能力，都尽了最大努力，都想提高"
（2）犯错误的目的是："没有人是完美的，我们的目标是学习"
（3）"每个人都有贡献"
（4）保密性："将错误只留在这里"
4. 复盘过程回顾："在复盘过程中，我们目标是探索患者照护的最佳方案，以及你可能改善的行为这两个方面的信息"

复盘	
设置阶段	"我们将花费大约 × 分钟复盘。我希望你能分享病例运行过程中的想法"
反应	"你现在感觉怎么样？" 或 "你最初的反应是什么？"
描述 [a]	"我对你们关于病例的看法很感兴趣。为了确保我们都在同一层面上，有人能总结一下情况吗？"
分析	"从你的角度来看，你哪方面做得好？为什么？"
	"如果有下次，你会做什么改变？为什么？
	围绕关键主题聚焦探索 / 促进讨论（即"当第一次注意到××××的时候，你的脑海中浮现出什么？"），并提供相关反馈 / 信息
	在我们开始放松之前还有其他急着要解决的问题吗？
总结	你学到了什么对将来临床实践有用的经验？

在 Eppich 和 Cheng 之后进行了修改出版
[a] 如果时间有限或问题很明显（很罕见），导师可以直接向学员陈述病例的主要问题

表 4.3　复盘时使用的三类教育策略 [a]

方法	描述	示例 / 关键因素
要求学员自我评价	通过询问学员的想法，导师要求他们来评估自己的表现	好的 / 待改进（＋/ Δ） 什么做得好（＋）？ 什么方面做得有差距（Δ）？ SHARP 的技巧 什么做得好？为什么？ 什么需要改变？为什么？ 容易-挑战 处理这个病例哪方面比较容易？ 哪些方面具有挑战性？
采用针对性的策略引导讨论	教育者围绕关键事件引导讨论，帮助学习者反思模拟案例的关键方面，并生成学习点	主张-询问 引导团队自我纠正 循环提问 备选方案及其利弊
以指导性反馈和（或）教学的形式提供信息	导师根据他看到的个人或团队的行为（即他们的行为），向参与者提供指导性反馈，并告诉他们下次如果表现不佳，应该采取什么不同的行动	分享具体的观察结果，说明为什么这一点很重要，以及关于将来继续做什么或如何改进的建议 在复盘过程中去除、缩小在模拟中暴露的知识差距

[a] 教育策略适用于事后复盘（模拟后）或暂停 & 讨论（在恢复案例之前暂停简短讨论）

决策，接下来根据已明确的学习需求提供信息。这种类型的混合复盘方式被称为 PEARLS 复盘法[28]，并有相应的教师培训指南[47]。

在 PEARLS 方法中，教育策略的选择取决于许多因素。这些因素包括可用时长、演练专业、学习者洞察力和临床经验，以及教育者的复盘经验[28, 30]。例如，当复盘时间有限时，导师可以使用简短的自我评估，然后进行直接反馈和教学。这种方法适用于更多的新手学员，或有许多技术元素的案例，以及知识差距非常明确的时候。然而，在有更多可利用时间、更高层级的学员，或专注于复杂临床决策的案例的情况下，导师也可以聚焦于促进和重塑学员的思想构架[28]。在所有策略中，一些重要理论促进了讨论并提高了复盘的有效性（表 4.4），而最近的成果

显示了评估复盘质量的可能性。医疗模拟的复盘评估（debriefing assessment for simulation in healthcare, DASH）[8] 和客观结构化复盘评估（objective structured assessment of debriefing, OSAD）[9] 是重要的评价工具，不仅可以用来评估复盘质量，还可以在模拟课程中为教师发展和模拟导师认证提供通用语言。

上述大多数复盘情况都是由教育者引导的，即模拟导师主持复盘对话。最近的成果显示了同行复盘的可能性[48-49]。当团队使用预设模板进行自我复盘讨论时，Boet 等在危机资源管理和行为改变方面展示了类似的成果[49]。另一种有前途的方法被称为"暂停和讨论"[50-51]，它利用了"情境内"发生的一系列情况复盘的作用。暂停可以探索行为的根本原因，讨论决策、团队流程的合理性和（或）在恢复情境运行之前，通过肯定哪些措施有效或哪些措施需要改进的形式提供行为反馈。通过情境复盘，学员可以立即获得所学内容的整合反馈和实践机会，

表 4.4　复盘期间促进讨论的一般原则

使用**开放式**问题，提供一系列可能的答案
提出可以引起**多个回答**的问题。通过这种方式，多人可以参与讨论；避免只寻求**单一答案**的问题
引发多种回应：例如，您如何处理插管患者的血氧饱和度急剧下降？
寻求一个单一答案：例如，当插管患者的血氧饱和度出现急剧下降时，指导您的方法的首字母缩略词是什么？[回答：DOPE，即更换、阻塞、气胸、设备故障（displacement, obstruction, pneumothorax, equipment failure, DOPE）]
避免提出**提示答案**的问题，因为可能会限制讨论
例如，当血氧饱和度降至 80% 以下时，您认为启动球囊面罩通气是一个好主意吗？
认真、积极地倾听：在准备后续问题或评论时，加入学员的回答（即用学员的话）
灵活处理复盘对话的流程；避免因为遵循僵化的议程，而排除学员认为重要的讨论内容
使用沉默给学员时间思考和做出反应
将问题返回给小组，而不是自己回答（即"对此有何想法？"）
在团队复盘中，直接**向小组提问**以展开讨论，而不是关注个人
力求**诚实而不具威胁性**地分享你的观点，并努力对学员的重要观点保持好奇；学员通常希望谈论案例中具有挑战性的方面
明确你在复盘的不同观点中想谈论什么，形成讨论的框架；当你改变话题时要直截了当
例如，我想谈谈如何处理插管者的急性血氧饱和度降低
分享**具体的观察结果**，清楚地陈述您对**所见内容**的观点或个人反应，并邀请学员分享**他们的观点**
从第一人称的角度说话，即：
"我注意到……我没有注意到……"
"我看见了……我没看见……"
"我在想……我的印象是……我的感觉是……我担心……我喜欢这个方法，因为……"
"我对……很好奇"
例如，我看到血氧饱和度从 97% 突然下降到 80%，我担心会继续下降，患者可能会在不进行干预的情况下出现心动过缓和心搏骤停。我很好奇你是怎么发现这点的
根据需要**平衡讨论和教学**以弥补知识差距；避免过早进入"教师模式"和说太多
注意**非语言暗示**（身体姿势、眼神交流、座位安排、语调等）的重要作用及其对讨论的影响
如果需要，整合**简短的视频片段**，让学员知道他们应该寻找什么，以促进自我反思和讨论

从而优化更紧密的体验式学习周期。事后复盘和情境内复盘方法（如"暂停和讨论"）都有助于行为的事后反思[52]。Hunt 等应用一种被称为"快速循环练习"（rapid cycle deliberate practice，RCDP）的高度结构化暂停和讨论形式，结果发现儿科住院医师的儿科高级生命支持技能有了显著提高[51]。在这项重要的研究中，Hunt 等为学员提供了基于情境的机会，让他们以重复的、不慌不忙的方式练习并学会基本技能，如球囊面罩通气技能。在 RCDP 中，学员从一个基本技能复杂程度较低的案例开始，然后针对他们的表现给予复盘和反馈。随后的案例虽然包括这些基本技能，但复杂程度在这些技能的基础上不断增加。当学员不能完美地完成基本技能时，导师暂停情境，提供及时反馈，然后"回放"情境，给学员再次练习的机会。连续病例遵循这种模式，将先前的技能与日益增加的临床难度、较高的认知负荷相结合（例如，进行基本生命支持，包括球囊面罩通气、处理心脏骤停、寻找无脉电活动的可逆性病因、包括电击治疗的治疗室性心律失常）。再次强调，通过"暂停和讨论 / 回放"可以缩短体验式学习的周期，促进及时反馈、反思和重复练习，以实现明确的行为目标。鉴于儿科和成人高级心脏生命支持（adult cardiac life support，ACLS）在急诊医学中的重要性，RCDP 在加快学习曲线、为个体学习者和团队做好应对心脏和呼吸骤停准备方面具有巨大潜力。此外，旨在促进掌握性学习的反馈和复盘[50]有助于学习者进步，特别是在具有明确行为标准的技能方面，如 ACLS[53]。在掌握性学习方法中，学员获得一致的结果，所不同的是，学员达到这些行为标准所需的时间各不相同[54]。

使其有价值：使模拟与学习需求保持一致

模拟与临床实践的一致性对于促进临床实践中（如急诊科）最大程度的能力提升至关重要。模拟教育者应努力将在模拟中获得的经验教训推广到实际的临床环境中。在此过程中，教育者应该根据急诊临床医生的独特需求定制复盘，以便最好地提高学员对患者的治疗技能。还考虑有几个复盘的影响因素：①学员特征；②个人、团队和基于系统的实践学习目标的类型；③无论是在模拟中心还是在床旁实践，急诊医师与复盘相关的背景问题。

学员特征

当准备复盘时，教育者应该考虑学员群体的组成。关键因素包括参与者的培训水平、团队组成以及他们在模拟方面的经验程度。鉴于医学和护理本科生的培训阶段，其可能比研究生学员，如住院医师或医疗执业专业人员（医师、护士、呼吸治疗师等）具有更少的背景知识和临床经验。已有的知识和以往的经验在解决临床问题中，会影响临床推理技能和思维模式的提高[55-56]。一般来说，我们更喜欢采用以学员为中心的方式复盘[57]，该方法将这些因素均考虑在内，并促进参与者对发现的问题的讨论。

无论学员的水平如何，教育者都应该探讨行为的根本原因[12, 28]。尽管经验丰富的临床医生通常在临床推理中使用模式识别和其他直觉过程[58-59]，但他们通常可以解释复杂决策背后的推理。因此，对于经验丰富的临床医生群体，重点促进方法将在分析阶段占据显著地位。另外，临床经验有限的初级学员，在开发复杂的认知程序之前，应遵循基于规则的分析策略[58]。以导师为中心的方法通常基于情境学习目标，向该学员群体提供指导性反馈或教学，因此可能需要花更高比例的复盘时间。然而，在提供指导性反馈或教学点之前，应用重点促进策略探索其行为的根本原因，如主张-询问[12]，在获得学员的观点和诊断学习需求方面仍然很有价值。众所周知，新手学员进行自我评估不容易[43, 60]，教育者在决定如何分配复盘时间时，必须平衡好学员的自我评估和导师的直接观察之间的比例。此外，导师应该记住，教给这些新学员分析决策方法后，他们获益最多的是通过事实、规则和流程指导他们未来的实践[58]。只有在学习了流程之后，新手才能根据适当的情况改进流程应用。根据我们的经验，在基于学员的反应和已证明的学习需求进行复盘的过程中，会发生从学员为中心向导师为中心的转变。

小组组成也会影响复盘决策。一个需要考虑的关键因素是，该群体是否由一个以上的专业组成（即跨专业群体），而不是由一个专业组成的同质学员群体（如护士群体）。当团队复盘时，我们也必须考虑团队是否包括一个经常在一起工作的真实的临床团队还是一个包括具有不同临床专业知识和经验个体的异质群体。在对专业团体复盘时，让代表不同专业的教育工作者通过关注跨专业领域的相关问题进行讨论，而不是强调专业特定问题，可能会有所帮助[61]。例如，想象一位医生和护士或医疗辅助人员一起复盘一个情境，这种形式的共同复盘有助于与跨专业小组进行复盘。当学习时出现主要适用于某个专业群体的问题（如为护士设计静脉泵）时，其他人可能会失去兴趣。导师可以通过强调这些问题如何影响团队合作和沟通，同时促进团队成员角色的相互理解，让整个团队参与进来。对角色和思维过程达成跨专业共识可以建立更好的团队，这可被视为跨专业模拟训练的重要学习目标。如有必要，可以在复盘后解决具有挑战性的特定的专业问题，以便进行并不适合所有参与者的深入讨论。

了解团队成员是否在平常临床实践中共同工作，也像团队一样发挥作用——无论是跨专业（即医生、护士、技术人员）还是多学科（即急诊医学、创伤、重症医学、麻醉学）。通常，参与原位模拟（在诊疗的实际临床环境中）训练的是已建立的临床团队，而在模拟中心的课程团队组成可以更随意。团队成员之间的熟悉程度具有特殊的相关性，因为团队合作和沟通是医疗模拟任务复盘过程中非常常见的话题[62]。毫不奇怪，许多团队合作和沟通问题普遍适用于现有团队或临时团队。已建立的团队可能有着广泛的合作历史，因此形成了独特的沟通方式和团队规范，这对于教育者来说可能并不容易理解。当然，效率较低的团队流程也存在这种可能性。在这些情况下，导师要很好地利用他们对既定团队认知习惯的好奇心，将讨论泛化到临床实践中。例如，合作多年且分工明确的院前诊疗提供者（如医疗辅助人员）或医生-护士二人组可能不会明确讨论工作量分配。对于这些彼此非常了解的群体，我们还建议采用以学员为中心的方式，在假设的情境下，尤其是在新成员加入团队的情况下，探讨他们的观点，讨论最佳方案、突出优势和潜在困难。

最后，包括具有不同程度临床专业知识和经验的个人（即初级住院医师-主治医师-护士-技术团队）在内的异质群体，给复盘提出了独特的挑战。那些缺乏经验的人可能会觉得没有信心说出自己的想法或分享自己的想法，复盘者要时刻注意，可以根据需要邀请更多初级临床医生加入讨论。另外，那些具有丰富经验或专业知识的人，可能表现出以下两种参与模式：①部分参与模拟培训，因此不太参与讨论；②热衷于回答所有问题，推动对话和教授其他学员。因此，导师需要一套方法来平衡学员之间的复盘讨论。

学习目标影响复盘

明确的学习目标不仅为模拟情境提供信息[63]，还会影响复盘。行为差距的概念对个人和团队都很重要：行为差距是指期望表现和实际观察行为之间的差异。在这种情况下，这些差距集中在需要改进的部分（但也可能代表能力超过标准的部分）[17]。复盘中与情境目标无关的一系列问题，可能会在观察到的行为差距中出现。复盘的一个重要原则是暴露案例的主要目标，与此同时，也可能出现计划外但有价值的讨论。教育者应该乐于探索他们在模拟过程中观察到的意外行为差距，或在复盘中出现的其他潜在学习点。在制定计划和保持灵活性之间保持平衡，增进了复盘的艺术性。一方面，教育者不应该因为在案例中因发现的学习点或行为差距而偏离目标，以至于丢失了复盘的原始目标；另一方面，教育者不应坚持僵化的议程，以免忽视潜在的高获益话题。为了保持复盘的重点、时间效率，导师需要优先考虑已确定的行为差距，以便进行涵盖原始学习目标的讨论。复盘的另一个重要目的是帮助学员发展自我反思的技能[64]。反思性实践[52]包括：①行为反思－事件发生后，类似于复盘，但是以独立的方式进行；②行为反思－在情况发生中－在未来的临床行为或实践中。

"复盘什么"：复盘临床决策与问题解决

导师应考虑行为部分，因为他们熟悉复盘方法。这些措施包括：

- 认知（如知识、临床决策）
- 技术（如操作技能）
- 行为（例如团队合作、跨专业合作、领导力、沟通等）

在复盘过程中，教育者应将教育策略与学习目标的行为部分相结合[28]。作为一般的经验法则，与临床推理或诊断决策相关的认知学习目标可以使用重点引导方法[28]进行探讨，例如主张－询问[12]和备选方案及其利弊[35]。正如Rudolph等所概述的[12]，临床决策受学员先前存在的思想构架或其潜在的思维过程、思维方式的影响，这会导致学员执行或不执行某些行为，或做出某些决策。思想构架会受到许多因素的影响，包括知识基础、感觉/态度、情境意识和先前的经验。

探索思维构架是复盘的一个基本方面。教育者应尽力进行适度的讨论，让学员分享他们在案例与特定事件相关的思维构架，例如，"我没有说出可能的用药错误，因为我不确定它是否正确，我不想表现得好像我不知道自己在做什么"。对于认知或行为学习目标，模拟教育者努力帮助学员认识到哪些常规认知或思维构架对他们有效，以及哪些可能需要"重构"[12, 17]，如"即使我对某些事情不确定，我也需要说出来，特别是在患者安全面临危险的情况下"。例如，在创伤案例中，一个显著的行为差距是，对于单侧瞳孔扩大和其他即将出现脑疝表现的患者，既没有使用甘露醇，也没有使用高渗盐水。在复盘中，教育者可能会通过以下主张-询问开始讨论该主题："我感兴趣的是探讨你是如何处置这位头部严重受伤且颅内压（intracranial pressure，ICP）升高的患者的。我没有看到团队提供脱水药，我知道很多因素影响是否给予脱水药的决定，你是怎么想的？"许多原因都可以解释这个问题，在模拟案例结束时，教育者可能并不清楚为什么患者没有接受脱水药。一些例子包括：①学员没有意识到患者存在脑疝；②他们不知道使用正确的药物；③他们正在优先考虑其他策略，以缓解增加的ICP；④其他因素参与了决策。重要的是，教育者应该牢记，观察到的可能只是自己在模拟过程中错过的事实——团队可能实际上给了脱水药，而只是教育者没有看到。在复盘过程中，教育者可以通过真正的好奇心和提问，来揭示学员的思想构架或行为理由（即他们为什么采取行动或不采取行动）[12]。一旦发现行为的根本原因，导师就可以促使学员团队展开重点讨论，以强化行为中的有效因素，并在需要改进的方面进行强调[17]。

有时，学员需要具体的信息，以指导性反馈和教学的形式进行[28]。在这里，教育者可以从他们的角度分享他们的专业知识："以下是影响我决定是否使用脱水药的因素……"教育者的简短灌输（最多2～3分钟）之后可以提出一个具有引导性的问题，或叙述一个导师也曾经面临的困境，从而引发后续的反思和讨论。

在探索围绕临床决策的问题时，列出临床医生用于决策的认知过程，即直觉决策与分析决策[59]是很有用的。正如我们所强调的，更多的初级学员倾向于在他们的方法中更多地基于规则或分析，因此更慢、更慎重。随着经验的增加，临床医生依赖于直觉过程，如模式识别，这个过程更快、更有效，但容易产生认知偏倚或错误[65]。虽然有经验的人在日常实践中依赖直觉过程，但他们也会识别既定模式中的偏差，然后特意采用更慢、更具分析性的方法，以提高缜密性并降低犯错风险[58, 66]。

在复盘过程中，导师与学员一起探索问题的解决和临床推理，可以是直觉或是分析过程，也可以是两者的结合。特别是对于更多倾向于依赖分析性思维的新手学员，模拟和复盘对话可以突出临床病例的特点，促使疾病脚本的开发[67]或分离临床信息"包"（例如，严重头部创伤伴心动过缓和瞳孔不对称的患者，可能需要立即处理 ICP 增加，包括插管、定位、脱水药和脑影像所示的神经外科干预）。值得推敲的案例脚本的开发有助于学员在从新手上升到专家的过程中持续进步。

在我们的创伤案例片段中，学员直到 10 分钟后才开始对患者进行插管。为了在复盘过程中解决这个问题，教育者可能会这样说："当你第一次遇到这个病人时，他似乎意识状态已经改变了，我很想听听你当时的想法。"教育者可能会发现，学员没有遇到过很多需要插管的意识状态改变的患者；从分析角度来看，他们正在通过一系列鉴别诊断来确定插管前意识状态改变的病因。在总结中，导师可以通过讨论归纳帮助学员缩小这一行为差距，即患者需要紧急气道管理是下一步诊断工作（如实验室和成像）的先决条件。此外，讨论和教学可以提高学员识别关键模式的能力，使他们能够从分析性思维模式转变为更直观的思维模式，即患有外伤性头部损伤或颅内出血的患者，出现意识改变、瞳孔改变，以及与之相关的血压增高和心动过缓，需要立即进行气道管理来保障通气和治疗 ICP。

复盘过程中认知偏倚的缺陷——以正常化作为一种策略来应对是很常见的，元认知技能是解决这个问题的一种尤其有效的策略[68-69]。最终，期望向临床实践的转化是让学员在行动中反思，即按下暂停键并从直觉过程转换为分析过程，以避免认知错误[70]。急诊医生容易出现一些认知错误，因为他们必须根据有限的信息做出有效的决策。这些认知错误包括过早下结论、锚定偏倚、满足于搜索和确认偏倚；欲了解概述请参见 Croskerry 的论著[68]。通过探索、讨论和标记某些类型的认知错误，学员可能更容易在临床实践中重视这些现象。更好地理解这些错误有助于学员预测错误，并在错误发生时识别它们，通过强化认知[71-72]或消除偏倚策略将错误降到最低的程度[69]。一个具体的策略是使用模拟事件来练习，通过工作场所的实践，如共享团队反思[73]（即总结事件），积极避免过早结束和固定的错误，通过询问"我们是否遗漏了什么？"邀请团队成员提供意见。例如，在创伤案例的汇报过程中，学员可能会分享，当患者的呼气检测酒精含量升高时，他们停止了其他鉴别诊断。在这一点上，导师可能会促使关于过早结论的启发性讨论，表现为认为患者"只是喝醉了"，并导致漏诊。模拟和总结还可以强调，诊断决策和治疗决策并不局限于一个人或一个职业中，而是来自于共同的理解和思维模型[73-75]。在复盘过程中，决策可以被视为一项团队活动。

"复盘什么"：复盘的团队合作和沟通问题

在对待行为目标时，重点引导方法也有助于了解学员的行为的理由[12, 28]。行为目标往往是多方面和微妙的问题，为了理解学员的表现，行为的潜在根本原因至关重要。团队合作和沟通在医学的各个方面都非常重要，尤其是急诊医学。无论采用何种团队培训或危机资源管理框架，团队合作和沟通的基本原则都是相似的。将复盘讨论与当地团队培训实践和原则联系起来，可以提供有价值的背景（见第 5 章的概述）。在创伤情境中，缺乏闭环沟通可能会导致对何时给予某些药物的混乱。由于一些学员可能不太熟悉这些特定的团队培训概念，教育者需要识别关键行为（存在或不存在），描述和命名这些行为，讨论这些行为的好处，以及何时应该在临床实践中使用。在总结创伤案例时，教育者可能会指出："我想花几分钟时间谈谈插管前药物的沟通。有时似乎对服用或未服用什么药物存在一些困惑，我认为这可能导致医疗失误。你是怎么感觉的？"理想情况下，这一系列提问通常是在学员探讨了他们在案例中的具体过程之后，提供了标记和定义闭环沟通的机会。然后，教育者可以通过小组讨论和问题解决，促进进一步的讨论，以概括闭环沟通的概念，作为改进未来沟通的一种方式。为了强化这些积极行为，有效的领导、沟通和团队合作策略也值得探索。

我们更倾向于跨专业共同复盘，以运行跨专业教育（interprofessional education，IPE）模拟课程，包括来自多个专业的学员，如住院医师和护士[61]。应用类似的总体复盘结构，有助于使医生和护士以协作和尊重的方式共同进行复盘。在促使共同复盘时，提前在共同复盘者之间建立一个包含基本规则的行动计划是非常重要的。这些基本规则可能包括：①制定计划，在复盘中分享"准备时间"和贡献；②一致同意避免在对方的准备时间内，没有到"补充内容"时打断对方；③两位复盘者可以通过眼神交流或非语言暗示相互沟通；④通过明确公开的协商，以平稳、协作的态度，计划其他方式组织复盘和转换领导角色[61]。在听取复盘之前进行一次简短的"磋商"，有助于确保两位听取复盘者在观看情境后意见一致，并防止在复盘过程中出现问题。此次磋商的选择包括：①从控制室到复盘室的步行过程中，从而避免学员在询问前随意表达；②为了让复盘者有一两分钟的时间就复盘计划进行协商，可以在案例结束时以稳定状态额外运行情境 1～2 分钟，而在此期间学员已经做出了重要决策。成功完成 IPE 任务复盘的其他一些技巧是：①让学员相互穿插坐在一起（即不要让所有医生学员坐在一边，所有护士学员坐在另一边）；②避免使用"从医生角度"这样的短语，因为这只会邀请一个专业团体发表评论，护士可能会觉得他们无法对有价值观点的医疗处置做出评论。

"复盘什么"：操作技能培训中的复盘

尽管许多操作技能也需要有效的团队合作和沟通要素，但操作技能是相对于个体学员而言的。将操作技能融入模拟场景的一个关键问题，是操作技能是否嵌入基于人体模型模拟的复杂情境中，还是在部分任务培训器上单独练习。由于操作技能嵌套在复杂情境中，复盘会根据目标而变化。例如，在一个"不能插管，不能通气"的情境中，学习目标可能在认知范畴，与导向环甲膜切开术的决策相关，而非实际操作本身。在这种情况下，复盘者会花时间探讨气道管理的思维构架，而很少讨论环甲膜切开术的技术，除非操作表现不佳，需要进一步讨论和教学。然而，如果病例目标与使用正确的操作进

行环甲膜切开术有关，那么更多的复盘时间将集中在操作技巧上。例如，为操作技能培训设计的强化课程，使用掌握性学习和刻意练习降低了中心导管相关血流感染（central line-associated bloodstream infection，CLABSI）[76]。这项研究表明，刻意练习中心静脉导管置入对学员和患者都有益处[77-78]。与之相似，Hunt 等的 RCDP 方法将高级生命支持流程视为一种操作技能[51]。这些方法强调了如何通过技能挑战性方面的具体反馈，以及重复练习来促进技能习得，努力达到明确的行为标准[79]。

"复盘什么"：基于系统的流程

基于系统的流程是成功的急诊越来越重要的组成部分，并且也可以通过模拟进行实践、培训和复盘[80-83]。模拟情境可以通过多种方式解决系统问题[84-85]。例如，可以为医师开发情境，练习使用新设备，测试急诊室中采用的流程（即对有机磷中毒患者进行去污），或者测试医院其他区域的整体流程（即急性心肌梗死患者需要启动并转移到心导管手术室）。另一个例子是，无效的交接会在患者转运过程中丢失关键信息，从而危及患者的安全[86]。许多个人和机构寻求这些问题的解决方案，其中可能包括标准化交接流程[87]，模拟是测试或实践所选切换方法的有用场所。让您的学员在模拟过程中进行交接过程的转出或接收，并将过程的讨论纳入复盘，可以实现重要的教育目标。当复盘基于系统过程（包括切换）时，可以使用与前面讨论的相同的总体复盘结构，但复盘的重点在于改进系统。通过使用基于系统的模拟，可以产生许多质量改进（quality improvement，QI）想法，识别隐藏的差错和患者安全威胁[80, 83]，并制定临床领域解决未来问题的方法[82]。

除了基于中心的模拟外，原位模拟还提供了额外的机会和挑战。这些机会包括在实际临床环境中进行培训的能力，以及集成基于系统的实践和系统测试的要素的能力[84]。此外，原位模拟还能够让学员识别可能影响真实患者诊疗的系统问题（例如，药物或设备存放地点的物流）。模拟教育者应具有记录这些问题的机制，以确保相关诊疗区域的人员在患者受到伤害之前解决这些潜在的安全威胁。原位模拟提出了一些挑战，例如为情境的发生寻找空间和时间，在繁忙的急诊科尤其如此。同样，寻找进行复盘的固定或临时空间也会带来挑战，因为诊疗

区域并不适合进行深入的对话和反思。原位模拟教育者应该预料到因真实患者的紧急情况而中断学习，因为学员在情境中或复盘时会被呼叫离开。此外，模拟设备与真实患者诊疗用品的交叉放置意味着真正的风险[85]，严格的方案将有助于防止这种混合交叉的潜在危害。

同时照顾多个患者是急诊医学的另一个挑战，可以在模拟和复盘的背景下强调和讨论。为急诊医疗人员设计、运行和复盘多患者模拟案例，将有助于受训者和医疗人员学习和完善在急诊科中执行此任务所需的技能。当复盘 2～3 名患者的多患者模拟课程时，除整体协调照护和资源外，教育者还应围绕每个模拟病人的思维过程展开讨论。但是，当复盘模拟情境涉及许多患者时，例如大规模伤亡场景，则需要花费更多的复盘时间来讨论：①招募、分配和协调资源；②确定患者的优先级、任务和下一步工作；③整体沟通和团队合作，既有当前急诊医疗团队，又有可能尚未到场的增补团队；④对整体环境的态势感知。根据可用于复盘的时间量，可以讨论单个患者管理的各个方面，尤其是如果主题确定为情境中的多个患者照护。

模拟形式影响复盘

模拟形式从相对简单的低仿真任务训练器到更复杂的系统，如高仿真人体模型、标准化或模拟病人，以及结合两个或多个元素（如人体模型和模拟病人）的混合模拟。本书的其他部分介绍了复杂的形式。然而，以下两点突出了模拟形式会影响复盘。第一，嵌入式模拟人（embedded simulated person，ESP）或标准化参与者准备扮演照护者或其他医疗人员[88-91]，可以达到几个重要的目的。例如，在儿科急诊情景下，模拟父母可以提供病例管理所需的基本病史信息，并传达重要的查体发现（例如，"他的脸苍白""他的脚很凉"或"她太困了"，或者"她脸色苍白"），这是在模拟人模型上不可能进行评估的。

第二，模拟情境可能将与 ESP 的沟通作为主要目标，例如处理需要道歉和披露的情形[92]，甚至在与患者互动时修复撕裂伤[93]。经过准备[88, 94]，ESP 可以参与复盘，为学员提供关于以患者 / 家庭为中心的沟通内容和过程的宝贵见解、重要行为反馈。如果模拟父母 / 照护者 / 医疗人员参与复盘，则应指导他们从第一人称的角度分享他们在复盘中的观点[88]，

要牢记实际模拟已经结束，对学员的反馈不应包括在情境中的任何附加情感。

总结

我们探讨了医疗模拟复盘的各个方面，包括与急救医疗环境相关的具体内容。总体复盘结构通常应包括反应、描述、分析和总结阶段，重点放在分析阶段。然而，具体的工具和方法可能会有所不同，并且应该根据参与者群体、学习需求和预定的学习目标进行调整，同时留出空间探讨计划外但有意义的复盘要点。讨论还应强调急诊环境的独特特征，包括个人认知需求、独特的逻辑因素以及基于 ED 团队照护的跨专业和多学科性质。一种模式并不适合所有人，复盘任何一个模拟情境的不同部分不是相互排斥的，因为教育者可能会在一次复盘中询问一些个人思维过程、团队合作和系统问题。复盘是医学模拟的一个基本要素，我们希望这里提供的信息有助于导师制定和实施明智的复盘策略。

参考文献

1. vande Ridder JMM, Stokking KM, McGaghie WC, Cate Ten OTJ. What is feedback in clinical education? Med Educ. 2008;42(2):189–97. https://doi.org/10.1111/j.1365-2923.2007.02973.x.

2. Cheng A, Eppich W, Grant V, Sherbino J, Zendejas B, Cook DA. Debriefing for technology-enhanced simulation: a systematic review and meta-analysis. Med Educ. 2014;48(7):657–66. https://doi.org/10.1111/medu.12432.

3. Yardley S, Teunissen PW, Dornan T. Experiential learning: AMEE guide no. 63. Med Teach. 2012;34(2):e102–15. https://doi.org/10.3109/0142159X.2012.650741.

4. Kolb D. Experiential learning: experience as the source of learning and development. Saddle River: Prentice Hall; 1984.

5. Ahmed M, Sevdalis N, Paige J, Paragi-Gururaja R, Nestel D, Arora S. Identifying best practice guidelines for debriefing in surgery: a tri-continental study. Am J Surg. 2012;203(4):523–9. https://doi.org/10.1016/j.amjsurg.2011.09.024.

6. Ahmed M, Sevdalis N, Vincent C, Arora S. Actual vs perceived performance debriefing in surgery: practice far from perfect. Am J Surg. 2013;205(4):434–40. https://doi.org/10.1016/j.amjsurg.2013.01.007.

7. Husebø SE, Dieckmann P, Rystedt H, Søreide E, Friberg F. The relationship between facilitators' questions and the level of reflection in postsimulation debriefing. Simul Healthc. 2013;8(3):135–42. https://doi.org/10.1097/SIH.0b013e31827cbb5c.

8. Brett-Fleegler M, Rudolph J, Eppich W, et al. Debriefing assessment for simulation in healthcare: development and psychometric properties. Simul Healthc. 2012;7(5):288–94. https://doi.org/10.1097/SIH.0b013e3182620228.

9. Arora S, Ahmed M, Paige J, et al. Objective structured assessment of debriefing: bringing science to the art of debriefing in surgery. Ann Surg. 2012;256(6):982–8. https://doi.org/10.1097/SLA.0b013e3182610c91.

10. Tannenbaum SI, Cerasoli CP. Do team and individual debriefs enhance performance? A meta-analysis. Hum Factors. 2013;55(1):231–45. https://doi.org/10.1177/0018720812448394.

11. Dieckmann P, Molin Friis S, Lippert A, Østergaard D. The art and science of debriefing in simulation: ideal and practice. Med Teach. 2009;31(7):e287–94. https://doi.org/10.1080/01421590902866218.

12. Rudolph JW, Simon R, Dufresne RL, Raemer DB. There's no such thing as 'nonjudgmental' debriefing: a theory and method for debriefing with good judgment. Simul Healthc. 2006;1(1):49–55.

13. Rudolph JW, Simon R, Rivard P, Dufresne RL, Raemer DB. Debriefing with good judgment: combining rigorous feedback with genuine inquiry. Anesthesiol Clin. 2007;25(2):361–76. https://doi.org/10.1016/j.anclin.2007.03.007.

14. Baron RA. Negative effects of destructive criticism: impact on conflict, self-efficacy, and task performance. J Appl Psychol. 1988;73(2):199–207.

15. Eva KW, Armson H, Holmboe E, et al. Factors influencing responsiveness to feedback: on the interplay between fear, confidence, and reasoning processes. Adv Health Sci Educ. 2012;17(1):15–26. https://doi.org/10.1007/s10459-011-9290-7.

16. Kluger AN, Van Dijk D. Feedback, the various tasks of the doctor, and the feedforward alternative. Med Educ. 2010;44(12):1166–74. https://doi.org/10.1111/j.1365-2923.2010.03849.x.

17. Rudolph JW, Simon R, Raemer DB, Eppich WJ. Debriefing as formative assessment: closing performance gaps in medical education. Acad Emerg Med. 2008;15(11):1010–6. https://doi.org/10.1111/j.1553-2712.2008.00248.x.

18. Eppich W, O'Connor L, Adler MD. Providing effective simulation activities. In: Forrest K, McKimm J, Edgar S, editors. Essential simulation in clinical education. Chichester: Wiley; 2013. p. 213–34.

19. Dieckmann P. Simulation settings for learning in acute medical care. In: Using simulations for education, training and research. Lengerich: Pabst; 2009.

20. Wickers MP. Establishing the climate for a successful debriefing. Clin Simul Nurs. 2010;6(3):e83–6. https://doi.org/10.1016/j.ecns.2009.06.003.

21. Rudolph JW, Raemer DB, Simon R. Establishing a safe container for learning in simulation: the role of the presimulation briefing. Simul Healthc. 2014;9(6):339–49. https://doi.org/10.1097/SIH.0000000000000047.

22. Edmondson A. Psychological safety and learning behavior in work teams. Adm Sci Q. 1999;44:350–83.

23. Edmondson AC. Teaming: how organizations learn, innovate, and compete in the knowledge economy. Jossey-Bass; 2012.

24. Edmondson AC. The competitive imperative of learning. Harv Bus Rev. 2008;86(7–8):60–7–160.

25. Cheng A, Rodgers DL, van der Jagt É, Eppich W, O'Donnell J. Evolution of the Pediatric Advanced Life Support course: enhanced learning with a new debriefing tool and Web-based module for Pediatric Advanced Life Support instructors. Pediatr Crit Care Med. 2012;13(5):589–95. https://doi.org/10.1097/PCC.0b013e3182417709.

26. Zigmont JJ, Kappus LJ, Sudikoff SN. The 3D model of debriefing: defusing, discovering, and deepening. Semin Perinatol. 2011;35(2):52–8. https://doi.org/10.1053/j.semperi.2011.01.003.

27. Sawyer TL, Deering S. Adaptation of the US Army's after-action review for simulation debriefing in healthcare. Simul Healthc. 2013;8(6):388–97. https://doi.org/10.1097/SIH.0b013e31829ac85c.

28. Eppich W, Cheng A. Promoting excellence and reflective learning in simulation (PEARLS): development and rationale for a blended approach to health care simulation debriefing. Simul Healthc. 2015;10(2):106–15. https://doi.org/10.1097/SIH.0000000000000072.

29. Kolbe M, Weiss M, Grote G, et al. TeamGAINS: a tool for structured debriefings for simulation-based team trainings. BMJ Qual Saf. 2013;22(7):541–53. https://doi.org/10.1136/bmjqs-2012-000917.

30. Steinwachs B. How to facilitate a debriefing. Simul Gaming. 1992;23(2):186–95. https://doi.org/10.1177/1046878192232006.

31. Cheng A, Hunt EA, Donoghue A, et al. Examining pediatric resuscitation education using simulation and scripted debriefing: a multicenter randomized trial. JAMA Pediatr. 2013;167(6):528–36. https://doi.org/10.1001/jamapediatrics.2013.1389.

32. Ahmed M, Arora S, Russ S, Darzi A, Vincent C, Sevdalis N. Operation debrief. Ann Surg. 2013:1. https://doi.org/10.1097/SLA.0b013e31828c88fc.

33. Eppich WJ, Mullan PC, Brett-Fleegler M. "Let's talk about it": translating lessons from healthcare simulation to clinical event debriefings and clinical coaching conversations. Clin Pediatr Emerg Med. 2016;17(3):200–11. https://doi.org/10.1016/j.cpem.2016.07.001.

34. Fanning RM, Gaba DM. The role of debriefing in simulation-based learning. Simul Healthc. 2007;2(2):115–25. https://doi.org/10.1097/SIH.0b013e3180315539.

35. Fanning RM, Gaba DM. Debriefing. In: Gaba DM, Fish KJ, Howard SK, Burden AR, editors. Crisis management in anesthesiology. 2nd ed. Philadelphia: Elsevier Saunders; 2015. p. 65–78.

36. Mullan PC, Wuestner E, Kerr TD, Christopher DP, Patel B. Implementation of an in situ qualitative debriefing tool for resuscitations. Resuscitation. 2013;84(7):946–51. https://doi.org/10.1016/j.resuscitation.2012.12.005.

37. Dismukes RK, Gaba DM, Howard SK. So many roads: facilitated debriefing in healthcare. Simul Healthc. 2006;1(1):23–5.

38. Hewson MG, Little ML. Giving feedback in medical education: verification of recommended techniques. J Gen Intern Med. 1998;13(2):111–6.

39. Archer JC. State of the science in health professional education: effective feedback. Med Educ. 2010;44(1):101–8. https://doi.org/10.1111/j.1365-2923.2009.03546.x.

40. Estes CA. Promoting student-centered learning in experiential education. J Exp Educ. 2004;27(2):141–60.

41. Dolmans DHJM, De Grave W, Wolfhagen IHAP, Van Der Vleuten CPM. Problem-based learning: future challenges for educational practice and research. Med Educ. 2005;39(7):732–41. https://doi.org/10.1111/j.1365-2929.2005.02205.x.

42. Davis DA, Mazmanian PE, Fordis M, Van Harrison R, Thorpe KE, Perrier L. Accuracy of physician self-assessment compared with observed measures of competence: a systematic review. JAMA. 2006;296(9):1094–102. https://doi.org/10.1001/jama.296.9.1094.

43. Eva KW, Regehr G. Self-assessment in the health professions: a reformulation and research agenda. Acad Med. 2005;80(10 Suppl):S46–54.

44. Smith-Jentsch KA, Cannon-Bowers JA, Tannenbaum SI, Salas E. Guided team self-correction. Small Group Res. 2008;39(3):303–27.

45. Kriz WC. A systemic-constructivist approach to the facilitation and debriefing of simulations and games. Simul Gaming. 2010;41(5):663–80.

46. Kolbe M, Marty A, Seelandt J, Grande B. How to debrief teamwork interactions: using circular questions to explore and change team interaction patterns. Adv Simul. 2016;1(1):29. https://doi.org/10.1186/s41077-016-0029-7.

47. Cheng A, Grant V, Robinson T, et al. The promoting excellence and reflective learning in simulation (PEARLS) approach to health care debriefing: a faculty development guide. Clin Simul Nurs. 2016;12(10):419–28. https://doi.org/10.1016/j.ecns.2016.05.002.

48. Boet S, Bould MD, Bruppacher HR, Desjardins F, Chandra DB, Naik VN. Looking in the mirror: self-debriefing versus instructor debriefing for simulated crises. Crit Care Med. 2011;39(6):1377–81. https://doi.org/10.1097/CCM.0b013e31820eb8be.

49. Boet S, Bould MD, Sharma B, et al. Within-team debriefing versus instructor-led debriefing for simulation-based education: a randomized controlled trial. Ann Surg. 2013;258(1):53–8. https://doi.org/10.1097/SLA.0b013e31829659e4.

50. Eppich WJ, Hunt EA, Duval-Arnould JM, Siddall VJ, Cheng A. Structuring feedback and debriefing to achieve mastery learn-

ing goals. Acad Med. 2015;90(11):1501–8. https://doi.org/10.1097/ACM.0000000000000934.

51. Hunt EA, Duval-Arnould JM, Nelson-McMillan KL, et al. Pediatric resident resuscitation skills improve after "rapid cycle deliberate practice" training. Resuscitation. 2014;85(7):945–51. https://doi.org/10.1016/j.resuscitation.2014.02.025.

52. Schon DA. The reflective practitioner. New York: Harper & Collins; 1983.

53. Wayne D, Butter J, Siddall V, Fudala M, Wade L. Mastery learning of advanced cardiac life support skills by internal medicine residents using simulation technology and deliberate practice. J Gen Intern Med. 2006;21:251–6.

54. McGaghie WC. Mastery learning: it is time for medical education to join the 21st century. Acad Med. 2015. https://doi.org/10.1097/ACM.0000000000000911.

55. Coderre S, Mandin H, Harasym PH, Fick GH. Diagnostic reasoning strategies and diagnostic success. Med Educ. 2003;37(8):695–703.

56. van Merriënboer JJG, Sweller J. Cognitive load theory in health professional education: design principles and strategies. Med Educ. 2010;44(1):85–93. https://doi.org/10.1111/j.1365-2923.2009.03498.x.

57. Cheng A, Morse KJ, Rudolph J, Arab AA, Runnacles J, Eppich W. Learner-centered debriefing for health care simulation education: lessons for faculty development. Simul Healthc. 2016;11(1):32–40. https://doi.org/10.1097/SIH.0000000000000136.

58. Carraccio CL, Benson BJ, Nixon LJ, Derstine PL. From the educational bench to the clinical bedside: translating the Dreyfus developmental model to the learning of clinical skills. Acad Med. 2008;83(8):761–7. https://doi.org/10.1097/ACM.0b013e31817eb632.

59. Croskerry P. A universal model of diagnostic reasoning. Acad Med. 2009;84(8):1022–8. https://doi.org/10.1097/ACM.0b013e3181ace703.

60. Duffy FD, Holmboe ES. Self-assessment in lifelong learning and improving performance in practice: physician know thyself. JAMA. 2006;296(9):1137–9. https://doi.org/10.1001/jama.296.9.1137.

61. Cheng A, Palaganas J, Eppich W, Rudolph J, Robinson T, Grant V. Co-debriefing for simulation-based education: a primer for facilitators. Simul Healthc. 2015;10(2):69–75. https://doi.org/10.1097/SIH.0000000000000077.

62. Eppich W, Howard V, Vozenilek J, Curran I. Simulation-based team training in healthcare. Simul Healthc. 2011;6 Suppl:S14–9. https://doi.org/10.1097/SIH.0b013e318229f550.

63. Anderson JM, Aylor ME, Leonard DT. Instructional design dogma: creating planned learning experiences in simulation. J Crit Care. 2008;23(4):595–602. https://doi.org/10.1016/j.jcrc.2008.03.003.

64. Dreifuerst KT. The essentials of debriefing in simulation learning: a concept analysis. Nurs Educ Perspect. 2009;30(2):109–14.

65. Croskerry P. The importance of cognitive errors in diagnosis and strategies to minimize them. Acad Med. 2003;78(8):775–80.

66. Moulton C-AE, Regehr G, Mylopoulos M, MacRae HM. Slowing down when you should: a new model of expert judgment. Acad Med. 2007;82(10 Suppl):S109–16. https://doi.org/10.1097/ACM.0b013e3181405a76.

67. Schmidt HG, Rikers RMJP. How expertise develops in medicine: knowledge encapsulation and illness script formation. Med Educ. 2007;41(12):071116225013002. https://doi.org/10.1111/j.1365-2923.2007.02915.x.

68. Croskerry P, Singhal G, Mamede S. Cognitive debiasing 1: origins of bias and theory of debiasing. BMJ Qual Saf. 2013;22(Suppl 2):ii58–64. https://doi.org/10.1136/bmjqs-2012-001712.

69. Croskerry P, Singhal G, Mamede S. Cognitive debiasing 2: impediments to and strategies for change. BMJ Qual Saf. 2013;22(Suppl 2):ii65–72. https://doi.org/10.1136/bmjqs-2012-001713.

70. Croskerry P, Petrie DA, Reilly JB, Tait G. Deciding about fast and slow decisions. Acad Med. 2014;89(2):197–200. https://doi.org/10.1097/ACM.0000000000000121.

71. Croskerry P. Cognitive forcing strategies in clinical decisionmaking. Ann Emerg Med. 2003;41(1):110–20. https://doi.org/10.1067/mem.2003.22.

72. Bond WF, Deitrick LM, Arnold DC, et al. Using simulation to instruct emergency medicine residents in cognitive forcing strategies. Acad Med. 2004;79(5):438–46.

73. Schmutz JB, Eppich WJ. Promoting learning and patient care through shared reflection: a conceptual framework for team reflexivity in health care. Acad Med. 2017;92:1555–63. https://doi.org/10.1097/ACM.0000000000001688.

74. Salas E, Sims D, Burke C. Is there a" big five" in teamwork? Small Group Res. 2005;36:555–99.

75. Salas E, Rosen MA, Burke CS, Nicholson D, Howse WR. Markers for enhancing team cognition in complex environments: the power of team performance diagnosis. Aviat Space Environ Med. 2007;78(5 Suppl):B77–85.

76. Barsuk JH, Cohen ER, Feinglass J, McGaghie WC, Wayne DB. Use of simulation-based education to reduce catheter-related bloodstream infections. Arch Intern Med. 2009;169(15):1420–3. https://doi.org/10.1001/archinternmed.2009.215.

77. Barsuk JH, McGaghie WC, Cohen ER, Balachandran JS, Wayne DB. Use of simulation-based mastery learning to improve the quality of central venous catheter placement in a medical intensive care unit. J Hosp Med (Online). 2009;4(7):397–403. https://doi.org/10.1002/jhm.468.

78. Cohen ER, Feinglass J, Barsuk JH, et al. Cost savings from reduced catheter-related bloodstream infection after simulation-based education for residents in a medical intensive care unit. Simul Healthc. 2010;5(2):98–102. https://doi.org/10.1097/SIH.0b013e3181bc8304.

79. Ericsson KA. Acquisition and maintenance of medical expertise: a perspective from the expert-performance approach with deliberate practice. Acad Med. 2015;90(11):1471–86. https://doi.org/10.1097/ACM.0000000000000939.

80. Patterson MD, Geis GL, Falcone RA, LeMaster T, Wears RL. In situ simulation: detection of safety threats and teamwork training in a high risk emergency department. BMJ Qual Saf. 2013;22(6):468–77. https://doi.org/10.1136/bmjqs-2012-000942.

81. Patterson MD, Geis GL, LeMaster T, Wears RL. Impact of multidisciplinary simulation-based training on patient safety in a paediatric emergency department. BMJ Qual Saf. 2013;22(5):383–93. https://doi.org/10.1136/bmjqs-2012-000951.

82. Geis GL, Pio B, Pendergrass TL, Moyer MR, Patterson MD. Simulation to assess the safety of new healthcare teams and new facilities. Simul Healthc. 2011;6(3):125–33. https://doi.org/10.1097/SIH.0b013e31820dff30.

83. Wetzel EA, Lang TR, Pendergrass TL, Taylor RG, Geis GL. Identification of latent safety threats using high-fidelity simulation-based training with multidisciplinary neonatology teams. Jt Comm J Qual Patient Saf/Joint Commission Resources. 2013;39(6):268–73.

84. Reid J, Stone K, Huang L, Deutsch E. Simulation for systems integration in pediatric emergency medicine. Clinical Pediatric Emergency Medicine. 2016;17(3):193–9. https://doi.org/10.1016/j.cpem.2016.05.006.

85. Raemer DB. Ignaz semmelweis redux? Simul Healthc. 2014;9(3):153–5. https://doi.org/10.1097/SIH.0000000000000016.

86. American Academy of Pediatrics Committee on Pediatric Emergency Medicine, American College of Emergency Physicians Pediatric Emergency Medicine Committee, Emergency Nurses Association Pediatric Committee. Handoffs: transitions of care for children in the emergency department. Pediatrics. 2016;138(5):e20162680. https://doi.org/10.1542/peds.2016-2680.

87. Starmer AJ, Spector ND, Srivastava R, et al. Changes in medical errors after implementation of a handoff program. N Engl J Med. 2014;371(19):1803–12. https://doi.org/10.1056/NEJMsa1405556.

88. Pascucci RC, Weinstock PH, O'Connor BE, Fancy KM, Meyer EC. Integrating actors into a simulation program: a primer. Simul Healthc. 2014;9(2):120–6. https://doi.org/10.1097/

SIH.0b013e3182a3ded7.

89. Nestel D, Mobley BL, Hunt EA, Eppich WJ. Confederates in health care simulations: not as simple as it seems. Clin Simul Nurs. 2014;10(12):611–6. https://doi.org/10.1016/j.ecns.2014.09.007.

90. Sanko JS, Shekhter I, Kyle RR, Di Benedetto S, Birnbach DJ. Establishing a convention for acting in healthcare simulation: merging art and science. Simul Healthc. 2013;8(4):215–20. https://doi.org/10.1097/SIH.0b013e318293b814.

91. Kassab ES, King D, Hull LM, et al. Actor training for surgical team simulations. Med Teach. 2010;32(3):256–8. https://doi.org/10.3109/01421590903514648.

92. Raemer DB, Locke S, Walzer TB, Gardner R, Baer L, Simon R. Rapid learning of adverse medical event disclosure and apology. J Patient Saf. 2016;12(3):140–7. https://doi.org/10.1097/PTS.0000000000000080.

93. Kneebone R, Kidd J, Nestel D, Asvall S, Paraskeva P, Darzi A. An innovative model for teaching and learning clinical procedures. Med Educ. 2002;36(7):628–34.

94. Cleland JA, Abe K, Rethans J-J. The use of simulated patients in medical education: AMEE Guide No 42. Med Teach. 2009;31(6):477–86. https://doi.org/10.1080/01421590903002821.

危机资源管理

Martin A. Reznek, Charles Lei, Michael D. Yashar, and Rebecca Smith-Coggins

翻译：张　蕴　陈　志

第 5 章

简介

急诊（EM）的工作环境容易出现医疗资源不能满足医疗需求的状况。为了有效、高效地管理急诊科（ED）出现的这种危机，医务人员必须采取高度组织、基于团队的照护患者的工作方法。我们将团队定义为"由两个或两个以上具有专业知识和技能的个人所组成，每个人都扮演特定的角色，为实现共同的目标，相互依存，共同完成任务"[1]，而团队合作被定义为"能够促进有效处理信息，并最终导致各团队成员及时采取适当行动的行为和态度的集合"[2]。团队培训有益于使急诊团队成为一个发挥最佳功能的整体。Salas 等的研究证明了这一点：团队培训是在医疗环境中优化合作的一种可行的教学策略。[3]

在麻醉和航空业领域，与急诊科类似，同样存在易出现危机状况的工作环境。为了避免和管理这种危机，虽然已经形成了许多团队培训策略，但危机资源管理（crisis resource management，CRM）作为一种更为有效的团队培训方法在这些领域被广泛应用。事实上，对于急诊而言，由于其混乱环境，并且在这种混乱环境中许多承担不同特定技能的人员同时工作，CRM 原则可能更加重要。

危机资源管理的历史

航空业

危机资源管理在医疗保健领域是一个相对新的名词，但在航空业有着悠久的历史。它最初被称为驾驶舱资源管理，该概念的提出是为了解决与"航空系统中与人为因素"相关的安全问题[4-5]。国家运输安全委员会发现，随着 1960—1980 年间引进了更可靠的涡轮喷气式客机，70% 以上的航空事故是由机组人员失误导致，这远远超过了飞机本身的因素和天气原因导致的航空事故[4]。美国宇航局对机组操作和"飞行员失误"进行深入调查后发现，事故更可能是由于团队沟通和协调失误造成，而不是传统上强调的技术问题所导致，比如"操纵杆和方向舵"熟练程度等[4, 6]。具体而言，常见的错误包括"沟通、超负荷工作管理、任务授权、情景意识、领导力和资源的合理配置存在缺陷"。因此，NASA 在 1979 年举办了一次公开论坛，主要邀请政府代表、航空公司机组操作专家、主要航线培训专家参加，旨在讨论他们的研究和培训计划[7]。此后不久，联合航空公司推出了第一个全面的可重复的资源管理培训计划[6]。随着时间的推移，理论逐渐变为现实，名称也由驾驶舱资源管理改成了乘务人员资源管理。

麻醉领域

20 世纪 80 年代末，斯坦福大学的 Gaba 等首次将 CRM 应用于麻醉学科[8]。Gaba 博士和其他人认识到麻醉学和航空领域之间的相似性，并且指出动态决策、人际关系和团队管理对整体安全非常重要[8-9]。Gaba 等发现，在标准化的多事件的场景中，错误最常与人为因素有关，比如操作错误，而不是由于设备故障[8]。于是人们认识到与航空业相似，传统的麻醉培训侧重于技能方面，而很少进行危机资源管理的培训。为了解决这一问题，Gaba、Howard 等于 1990 年开发并实施了第一个麻醉危机资源管理（anesthesia crisis resource management，ACRM）课程，该课程以成人学习理论和危机资源管理原则为中心[10]。迄今为止，ACRM 已被麻醉界广泛采用[11-12]。直到最近，CRM 课程才在护理学、口

腔医学、药学和其他相关医疗健康专业中实施[8]

急诊医学中的危机资源管理

继危机资源管理在航空和麻醉领域取得成功后，包括急诊医学在内的几个高风险医学专业都开始评估CRM培训对医疗团队表现的潜在影响。20世纪90年代，美国国防部开发了MedTeams计划，目标是将框架式的团队合作培训引入急诊医学领域。对急诊科风险管理案例的回顾性研究发现，43%的错误是由于团队合作失败导致，通过正确团队合作可以避免超过一半的死亡和残疾[13]。在一个前瞻性研究项目中，研究人员将航空管理培训课程应用于急诊教育的环境，并开发了一门被称为急诊团队调度课程（emergency team coordination course，ETCC）的教学课程。完成ETCC并实施高效团队合作的急诊科和未完成ETCC的相比，明显减少了错误的发生，并有显著的统计学差异[14]。

当认识到急诊团队培训的潜在益处后，几个小组将模拟培训引入CRM课程中，并开始研究模拟培训对医疗团队表现的影响。2003年，Reznek等开发了一门基于模拟的急诊住院医师CRM课程（EMCRM），使用ACRM作为模板，并添加了急诊科特有的理论[15]。在这一试验性课程中，住院医师参加了一门介绍危机资源管理的教学培训课程，然后在基于高仿真模拟的场景中实践这些理论。参与者对EMCRM给予了极高的评价，并相信获得的危机管理技能将有助于他们的临床实践。

2008年，Hicks等进行了一项需求评估，以确定成功实施急诊心肺复苏所需要的至关重要的特定认知和团队合作技能[16]。他们的研究结果验证了ACRM原则在急诊团队培训中的作用，并强调了纳入急诊危机管理的相关要素，如跨学科沟通、分类和优先顺序以及多个患者的管理。同时他们为加拿大急诊学员开发并实施了一门基于模拟的CRM课程，但是结果显示在改善团队态度和提高非技术技能方面没有统计学意义[17]。

虽然急诊医学教育者和接受CRM培训的学员已经将其视为优化团队合作的重要教学工具，但CRM培训与改善急诊患者预后之间的关系尚未得到证实。在急诊，很难证明CRM培训和急诊不良事件减少存在相关性，更何况是因果关系。这可能需要大型、复杂的多中心协作来获取足够的不良事件数据，因此研究的可能性很小。航空业面临着类似的研究困难，同样没有确凿的证据证明CRM可以拯救生命或飞机[9]。尽管如此，CRM课程是联邦政府在航空业基于表面效度和专家共识而强制实施的。鉴于麻醉和航空业都在CRM方面拥有丰富的经验，并支持将其作为最佳实践，因此，由于急诊和麻醉相似的工作环境和团队合作挑战，在急诊培训中同样应该强调CRM。

急诊医学中的关键问题

在急诊医学中应用CRM的主要目的是防止患者出现不良结局，这些结局通常不是由单一、离散的事件引起，而是由一些潜在因素、系统故障和人类作为或不作为的复杂组合所致。Reason在他的文章《人为错误》（Human Error）中描述了一种"事故因果关系"模型[18]。该模型的总体思路是，事故预防的每一步都存在弱点，类似于瑞士奶酪片上的漏洞[19]。如果没有适当的预防，一组独特的奶酪片可能以直线的方式排列，从而使事故发展的轨迹通过每个预防措施中的一个孔，并最终导致不良后果。虽然为这些弱点建立预防措施（或奶酪片上的漏洞）一开始似令人望而生畏，但乐观地看，该模型的特点是，在潜在的不良事件进展中有多次干预机会，以防止伤害最终降临到患者身上。

急诊危机资源管理主要关注床旁照护者能够有效干预不良事件进展的时间。CRM的关键原则旨在：①促进早期发现不良事件进展；②授权床旁照护者在发现不良事件进展时进行更有效的干预。

危机资源管理原则包括基于系统和个人的策略。虽然通过系统修复来预防每一个不良事件是理想的，但现实是我们目前的医疗服务体系仍然存在缺陷，往往需要通过人为的干预弥补[20]。因此良好的医学知识对于医疗人员有效预防不良事件是必要的，但并不足够，还必须精通危机管理行为，如表5.1所示。

预案与计划

在急诊科，由于我们对疾病状态和损伤拥有足够的医学知识，从而能够处理"来到急诊的任何事情"，我们为此感到自豪。我们在这方面的预案和计

表 5.1　急诊医学中的危机管理核心行为

领域	具体措施
预期和计划	熟悉急诊科设备的位置和操作 识别工作环境的优势和弱点 确立团队成员的角色 制定部门和机构范围的应急预案
沟通	提供清晰、直接和尊重的沟通 闭环沟通：确认信息已被团队成员接收并理解 鼓励团队成员之间开放的信息交流
领导力	确立明确的领导者 平衡自信与谦逊 全局思考"大局" 赋予团队成员发言权
资源意识与利用	激活所有有益的资源，包括额外的人员和设备 认识到每种资源的用途和限制 利用认知辅助工具
工作量分配与寻求支持	尽早寻求帮助。更多的帮助总比更少的好 根据团队成员的能力分配特定任务 不断重新评估团队成员的工作量，如果任务过载或无法完成任务，则重新分配责任
间断重新评估环境	每次干预后重新评估，以确定是否需要进一步行动 保持灵活性，适应新颖和动态的情况
信息意识与利用	监控并利用多个信息来源 在采取行动之前验证信息的准确性
分诊与优先级排序	评估并确定每项任务的紧急程度 采用预定的分诊协议
多患者管理	保持情境意识 成立专业团队来管理每位患者或一组患者
应对干扰和分心	避免专注于非紧急的干扰 指定一个或多个团队成员监控、避免和管理干扰和分心 监控任务饱和度

划都很好，但这种框架式培训并没有让我们为非临床问题做好准备。例如，如果急诊室出现电源故障，你会怎么做？你的团队应该优先考虑什么？什么设备有备用电池？呼吸机是否需要重置？甚至是否需要工作吗？"假设"的列表很长。

可能由于最近发生的大规模恐怖主义袭击和与天气有关的灾难太多了，促使急诊科的预案似乎正在改善。事实上，预案启动必须由医院认证机构授权[21]。然而，持续改进医疗机构和个人预案，对于预防患者伤害至关重要。预案与计划范围很广，从很简单的熟悉医疗设备到制定机构范围内灾难的预案。

沟通

沟通是任何团队成功的关键，团队内必须在不丢失信息量的情况下传递和接收消息。第一，沟通务必清晰，换句话说，传递的消息应该包括除任何附加信息外的所有相关信息；第二，沟通声音应该足够大，让所有预期的接受者都能听到，但不要太大而造成干扰；第三，沟通也应该足够快，这样就不会延迟其他活动，但不要快到它不容易被理解；第四，沟通应该是直接的，理想情况下，沟通者应直接查看预期信息接受者，并用姓名和（或）头衔称呼他们。第五，沟通应该是尊重的，不尊重的沟通可能会分散注意力，也可能会影响未来的团队互动；第六，也是最重要的，有效的沟通应该是闭环式沟通，信息的接收者应向发送者重复他们理解的内容，以确保收到正确的信息[22]。

领导力

有效的团队需要高效的领导力。虽然有许多具体的领导任务在危机资源管理中是必不可少的（在后面的章节中讨论），但本节重点讨论领导者作为有效的危机管理者应具备的全面素质。首先，领导者应该自信和谦逊，这样他才能冷静及时地做出决定，同时认识到团队和自身的局限性；领导者不仅应该乐于接受反馈，而且应该积极征求反馈；领导者应该从全局考虑"大局"，避免关注孤立的细节；领导者应该具有适应能力，以便能够管理异常的和动态的情况；最后，领导者应该善于确定优先级。

另外值得一提的是，有效的领导者需要高效的团队，有效的"追随力"可能和领导力一样重要，尽管它通常很少受到关注。高效的团队成员应该敏锐地意识到他们在团队中的角色。这可能是事先准备好的，也可能在危机期间由领导者进行分配。团队成员应当清楚地了解自己的能力水平，并在团队内部乐于进行反复的交流，以确认是否能够达到胜任工作的需求。他们的专业知识可以更好地用于在危机期间并帮助团队。团队成员应专注于其被分配的任务，并不断通过获取信息调整变更，以确保将与其任务或面临的危机相关的变更传达给领导者和其他团队成员。团队成员应该能敏锐捕捉到并有能力说出他们认为可能与避免危机进展相关的信息[22]。

了解和应用所有可用的资源

团队有效管理急诊危机的资源非常丰富，但团队成员必须了解。这些资源可以分为五类：人员、设备、预案、认知辅助工具和自身。急诊设备和普通员工（护士、辅助人员和其他急诊服务提供者）通常是显而易见的，但是识别非传统资源可能需要动动脑筋。例如，ICU 医生来急诊科某些特定区域可能并不常见，但在真正的危机中，这样额外的专业知识和专业人员可能是最好地管理这种情况的关键因素。了解急诊科和机构（以及整个社区应对大规模危机）内的所有资源至关重要。此外，了解每种资源的用途和局限性也很重要。

人们通常不认为自己是一种资源。就像其他四种资源类型一样，人们必须意识到自己的"有用性和局限性"。个人的知识和技能可能是危机期间最有价值的资产，但确实存在局限性。人们在危机中的表现可能会受到身体限制（如疲劳）或心理限制（如傲慢或不安全感）的阻碍。此外，人类在同一时间有效关注的事务数量也受到限制[22]。

分配工作量及寻求帮助

在危机期间，工作应该分配给团队内所有可用的成员。理想情况下，角色和任务分配的很大一部分可能是预先确定的。运行良好的创伤团队是角色预先规划的典型例子：在患者到达之前，每个成员都有一个指定的角色。然而，在遇到真正危机最严重的时候，预案可能是不够的。这时，团队负责人应不断重新评估团队成员的工作量，以确保没有人的工作量超负荷或执行超出其技能范围的任务。如果团队在知识水平、技能或人力方面受到明显限制，领导者应尽早寻求外部帮助。

对形势的例行重新评估

在危机期间，持续重新评估形势至关重要。团队成员，尤其是团队负责人应定期或者每次干预后重新评估患者。被许多人认为是现代质量控制之父的爱德华兹·戴明博士，支持质量改进的"计划、行动、研究、实施"循环[23]。这一循环在危机管理期间也很有价值，因为人们必须迅速制定和实施一项计划来渡过危机。而每次干预后，必须重新评估情况，以确定是否需要采取进一步行动。

了解和利用所有可用信息

在对患者进行评估和重新评估时，除了生命体征或实验室检查等客观信息外，还有许多主观信息，包括来自同事、患者和家属的反馈。在处理危机采取行动之前，快速评估数据并验证其正确性非常重要。决策速度和验证深度之间的平衡取决于危机的独特要求和每一条信息的重要性。

检伤分类和优先级排序

虽然同时照顾多名急性病患者并不是急诊所独有的，但这是该专业的常见情况。应对大规模的伤亡事件已经制定了许多检伤分类流程[24]。预先规划对于确保所有团队成员了解这些流程并获得认知帮助至关重要。单一患者危机处置可能存在多重任务，需要优先处理。对每项任务的关键性进行快速评估并确定其优先级至关重要。

有效管理多名患者

在涉及多名患者的情况下，危机管理行为变得更加复杂和困难。为了避免不良事件的发生，确保有效的沟通和对周围环境保持警觉变得更加重要。原则依旧不变，但可能需要组建和协调多个团队来管理危机。

有效应对干扰和打断

危机期间管理干扰事项非常重要，应该尽量避免出现非紧急的干扰。一旦出现，应迅速就干扰的紧迫性进行快速、准确的评估，以确定是否可以安全地延迟应对或委托他人干预。当遇到非紧急的干扰来源于人的情况下，团队的目标是快速避免打断和干扰。在安全可行的情况下，团队应注意确保被卷入干扰的个人能够理解团队对他们的关注点和需求，以及团队必须优先处理当前的情况。此外，应向参与卷入干扰的个人保证，处理目前的危机后将及时关注他们的担忧和需求。如果对人为干扰进行短暂干预是不充分的，或者目前的危机表明无法安全地对其进行关注，则团队应了解可帮助阻止干扰升级的其他资源。在安全允许的情况下，应对危机本身之外产生的担忧和需求进行记录，以便以后进行处理。

课程开发：实践考虑

需求评估

危机资源管理为团队在危机情况下提供了一个最佳执行框架。虽然可以在不同行业、专业和机构的 CRM 计划中确定重复出现的主题，但没有通用的 CRM 原则列表。即使在最初描述 CRM 的航空业，飞行机组的培训也因航空公司而异，同样一个标准不适合所有人。在开发 CRM 课程时，个性化培训计划可能会选择强调某些 CRM 原则而弱化其他原则。此外，CRM 课程的范围可能会受到财务或机构约束的影响，比如资金、模拟空间和师资的可用性。因此，在设计 CRM 课程之前，必须首先进行需求评估，以突出特定学员群体和实践环境中最关键的团队合作和危机管理能力[25]。

需求评估应确定和描述需要解决的问题，这有助于聚焦课程目标。这可以通过回顾和了解急诊科关键事件和未成功事件的成因来实现。例如，对几个预后不良的创伤案例进行深入分析可能会发现，没有明确的复苏领导者，创伤和急诊团队的成员会相互打断，下达相互矛盾的口头命令。因此很明显，在本例中，该机构的 CRM 课程应提供有效团队领导力和沟通方面的培训。

通常在有效的团队行为对患者安全和生存起至关重要作用的时候，需要急诊医务人员与许多其他临床专业人员互动。因此，急诊在利用多学科 CRM 培训机会方面具有独特的优势。多学科、跨专业的团队合作培训方法为学员提供了最丰富、最真实的模拟体验，并对阻碍有效团队合作的个人偏见和心态提供了有价值的见解。CRM 课程学习者群体的构成应尽可能反映现实生活中急诊复苏团队的构成。使用上述示例，目标学员最好包括急诊医生、创伤外科医生以及急诊护士和辅助人员。

将 CRM 纳入场景设计

在明确学员的需求后，应创建一门系统地解决每个目标 CRM 原则的课程。开发一个测试许多 CRM 能力的场景可能很有吸引力，尤其是在模拟培训时间和资源有限的情况下。然而，团队合作是一个动态的过程，涉及多人的协调互动以及多种技能和行为的实施。在任何一种情况下，培训全方位的团队合作能力都太复杂了。相反，应设计特定的场景来解决特定的 CRM 原则。通过关注 CRM 概念的定义子集，讲师可以形成一个场景，以最大限度地提高学习效果，并向学员传达关于优化这些团队表现行为的明确信息。因为任何一个场景的范围都是有限的，所以应该开发一组场景，以便有效地培训整套目标 CRM 原则[26]。我们将描述创建这些场景的步骤，并在下面提供一些示例。

CRM 课程开发的下一步是为每个目标团队能力提供具体和可衡量的学习目标。具体学习目标的制定和优先级划分将进一步细化课程内容，并指导模拟场景构建。学习目标包括课程所述内容和希望实现的目标，应该明确地传达给相关人员，如受训人员、讲师、项目主任和系主任。学习目标还提供了复盘和反馈的框架，同时应该是可测量的，以便对目标学习者进行评估。这种可测量性还允许教师证明课程的有效性，进而不断改进课程，以达到预期的教育目标[25]。

在基于模拟的培训中，情境中的事件作为培训的内容。触发事件或关键事件应贯穿整个情境，为学习者提供结构化的机会来练习和展示特定的团队合作和危机管理技能。这些触发事件是场景轨迹中的预定义变化（如模拟病人生理学的变化、标准化病人表现的变化或临床新信息的出现），旨在引发一系列有针对性的反应或关键行动。关键行动应该是客观的、可测量的，并且与场景的预定学习目标相关联。执行预期关键行动的能力或失败表明学习者是否具备目标 CRM 技能[26]。

在制定培训 CRM 能力的模拟场景时，应构建一个在医疗管理上具有挑战性而非疑难的病例。如果病例过于复杂，学习者将花费宝贵的课程时间回顾他们的医疗决策，而不是专注于如何作为一个有效的团队发挥作用。并且应避免在同一门培训课程中同时培训团队合作和任务技能。最有效的 CRM 课程为学员提供了实践团队合作能力的机会，而不是教授新的临床或技术技能[27]。

CRM 培训需要学习者和教师投入时间。大多数团队培训课程以回顾危机资源管理原则的理论课程开始，然后是一系列模拟课程，让学习者在类似于其工作的环境中发展和实施这些认知和行为技能。有效的团队培训不能在一次课程或模拟培训中完成；它需要不断地实践、评估和改进。

预案和计划

在模拟病人到达之前或临床恶化之前，内置的"停机时间"为受训者提供了明确练习其预案和计划技能的机会。例如，在创伤情景开始时，医护人员可以打电话给急诊科（ED），报告他们一名严重受伤的患者在途中，预计到达时间为 10 分钟。这段等待期使团队能够指定特定角色，准备复苏干预（如气道管理、胸管放置和快速输血），并寻求额外资源（如放射技师和创伤外科医生）。标准化病人可以帮助强化在危机情况下制定计划的重要性。在插管之前，扮演主治医师角色的参与者可能会要求住院医师描述其气道管理策略，包括其第一次尝试失败、第二次尝试失败的计划等；或者在一个情境中发生的不可预见的错误（如氧气管未连接到氧气源）可以不进行纠正，以帮助学习者认识到未能预见和计划的后果（如低氧血症加重）。

沟通

在模拟课程开始前，讲师应回顾有效团队沟通的要素（清晰、直接、尊重闭环机制）。还应提醒和鼓励学员练习"有声思考"，这包括清晰直接地表述团队优先事项、管理目标和临床观察。干扰因素，如环境噪声、频繁中断和不尊重团队成员，可以嵌入整个场景，以评估团队保持有效沟通渠道的能力。通常遇到的无效沟通的例子包括"应该有人打电话给放射技师"和"让我们给 1 升生理盐水"等陈述。为了说明这些模糊命令的潜在后果，两名标准化护士在执行任务过程中，可以要求他们都表现为不执行任务，或者两人均表示这个任务的执行者是对方而不是自己。

领导力

模拟的危机情境为培训和评估领导力行为提供了极好的机会。具有动态需求的高复杂性医疗案例对培训领导力提出了挑战，要求他们组织一个多学科团队，适应不断变化的优先事项，并保持对"全局"的把握。精心设计的触发事件可以用来探索一些与领导力相关的有趣问题。如果确定领导者是唯一具备执行必要操作（如气管插管）的技能的个人，那么他们是否应该将领导角色移交给另一个团队成员？领导者如何处理其他团队成员对患者管理的意见？他们是否积极征求反馈？如果患者的临床状况继续恶化，尽管他们做出了努力，但领导者是否谦虚地认识到他们的局限性并寻求帮助？随着更多的人员到达协助复苏，领导者如何利用这些人？如果领导者充分协调复苏，当一名更资深的医生到达并试图接管领导角色时，他们会如何应对？

了解和利用所有可用资源

在每个情境开始之前，向学员提供有关仿真环境中人员和设备可用性的信息。作为一级创伤中心的一部分并可进行导管插入术的急诊室，它的医疗能力与一家小型乡村医院的急诊室非常不同，后者的急诊医生可能是唯一的急诊内科医生。鼓励学员在模拟培训期间携带和使用认知辅助工具（包括袖珍卡片、手册和智能手机）。在模拟环境中储存与现实教育中相同的认知辅助工具，如 ACLS 卡、Broselow 磁带和任何机构特定的应急手册。在整个培训过程中，为学员提供充分的机会体验不同医院资源和认知辅助的有用性和局限性。

分配工作量和寻求帮助

要求同时完成多个任务的场景为学员提供了在危机情况下（例如需要胸部心脏按压、气道管理和血管通路的心脏骤停患者）练习分配工作量和调动额外资源的机会。标准化参与者可以帮助强化不断重新评估每个团队成员有效性的重要性。例如，扮演急诊科技术员角色的演员可能会在疲劳时逐渐进行较慢和较浅的胸部按压，此触发事件应提示学员重新分配工作，并用其他团队成员替换技师。在模拟培训过程中，应分配学员交叉担任医师、护士、技师、药剂师等角色。这使受训人员能够深入了解急诊科复苏团队每个成员的优势和工作量限制。

对形势的例行重新评估

模拟病人状态的突发、意外恶化可用于评估学习者是否正在进行常规患者重新评估。这些变化可以预先确定为发生在患者急救过程中的脆弱期（例如，在放射检查室中，在撕裂伤修复等过程中，或在遥测监视器断开连接或不工作时），并且可以被"毫无戒心"的标准化参与者忽略。患者会继续恶化，直到学习者认识到病情的变化并采取适当的干预措施。

了解和利用所有可用的信息

模拟神志不清、反应迟钝或无法提供可靠信息的患者，使受训者有机会练习从其他来源（如医护人员、亲属、同伴和目击者）收集和整合数据的机会。模拟场景还允许讲师"植入"错误信息，以培训学员交叉检查数据流、识别错误和不准确的信息，并防止不良后果。例如，由于导线断开，遥测监视器上的心脏活动突然丧失，可能会促使一个团队立即开始胸部心脏按压，同时触发另一个团队确认患者仍然清醒，并首先检查脉搏。将这些关键事件添加到场景中有助于加强不断收集和验证信息有效性的重要性，以避免固化错误并提高患者安全性。

检伤分类和优先级排序

模拟有多个危重患者的大规模伤亡事件，使学习者能够利用已经建立的分诊方案练习检伤分类和优先级排序技能。这些概念也可以在单个患者场景中进行培训和评估。例如，在高度复杂的情况下，住院医师可能会要求进行大量的诊断研究和治疗。正如现实生活中一样，这些同时下达的指令很容易挑战标准化护士参与者的能力。护士可以要求学习者对他们的命令进行优先级排序，这应该促使他们考虑每种干预措施的相对重要性，并认识到调动额外资源的必要性。

有效管理多位患者

多名患者的场景非常适合挑战学习者优化其 CRM 全方位原则的实施。在设计这些场景时，重要的是避免医疗团队的能力过大，以至于团队结构解体，每个学习者在不与其他团队成员互动的情况下独立运作。这将阻止学员练习重要的 CRM 行为，如领导力、沟通和工作量分配。一种策略是以交错的方式将患者引入场景，为受训者提供时间来评估每个患者、做出分类决策、寻求帮助、分配角色以及对情况进行常规重新评估。

有效应对干扰和打断

各种各样的干扰因素可以嵌入同一个场景中，用以模拟混乱的急诊工作环境。人为干扰因素，如醉酒患者、悲伤的亲属和来干扰的顾问，为学习者提供了练习降级技术和练习利用非临床急诊室工作人员（包括宾客服务、社会工作者和安保人员）潜在有用技能的机会。其他干扰因素（如断电）挑战学习者保持有效的团队合作行为和减少医疗错误的能力。

复盘

复盘是基于模拟的 CRM 培训的一个重要组成部分（有关复盘的更多信息，请参见第 4 章）。除在场景运行中进行一些内容学习外，在详细讨论该案例的环节也需要学习和强化额外的有意义的内容。这样的复盘应在每个模拟场景之后立即进行。团队合作能力的有效复盘需要足够的时间。一般来讲，分配给复盘的时间应至少等于且最好大于场景运行所需要的时间。

复盘解说人员的作用是促进讨论并引导讨论主题的进行。复盘结构上应尽量减少对任务工作的讨论，应将重点放在团队行为上。老师应尽可能将讨论点与特定的 CRM 原则和学习目标联系起来，并鼓励学员将其观察结果从培训场景中延伸到实际工作环境中所遇到的行为和事件上。在讨论过程中应该允许进行复盘的人员有一定的灵活性，并留出足够的时间来审查场景中的所有关键行动。这可能需要在复盘中进行一段时间的指导，强调有效团队合作，并解决任何被忽视的可改进领域。应该避免只针对参与模拟的学习者进行复盘的倾向。一种策略是向模拟观察者提供在场景运行期间要执行的任务，例如记录模拟参与者展示特定危机管理技能的实例，这样将被动观察者转变为主动观察者，并使他们能够在复盘过程中做出贡献。

如果可以的话，在复盘过程中使用视频回放可以让讲师在模拟中回放实际的事件流程，为学习者提供对其表现的客观反馈。这在 CRM 培训中特别有用，因为它允许学员将案例中微小的非技术方面形象化，并引发关于改进团队合作行为策略的丰富讨论（更多复盘细节请见第 4 章）。

总结

为了有效地管理急诊危机，卫生医疗专业人员必须执行高度组织、基于团队的照护。危机资源管理（CRM）最初是为复杂和高风险的航空领域开发的，目前正被作为一种有效的基于团队的方法，用于避免和管理医疗保健多个领域的危机，包括急诊科。急诊科中的最佳危机管理侧重于 10 种关键的危机管理行为，模拟环境恰恰是培训临床医生这些行为并加强其重要性的理想环境。开发和实施基于模拟的 CRM 课程，包括情景设计和复盘策略，应确保学习者系统地学习、实践和反思这 10 种行为。

参考文献

1. Baker DP, Gustafson S, Beaubien J, Salas E, Barach P. Medical teamwork and patient safety: the evidence-based relation. Agency for Healthcare Research and Quality: Rockville; 2005. Available from: http://www.ahrq.gov/qual/medteam/.
2. Cheng A, Donoghue A, Gilfoyle E, Eppich W. Simulation-based crisis resource management training for pediatric critical care medicine: a review for instructors. Pediatr Crit Care Med. 2012;13(2):197–203.
3. Salas E, Dickinson T, Converse S. Toward an understanding of team performance and training. In: Swezey RW, Salas E, editors. Teams: their training and performance. Norwood: Ablex Pub. Corp; 1992. p. 3–29.
4. Helmreich R, Foushee H. Why CRM? Empirical and theoretical bases of human factors training. In: Weiner E, Kanki B, Helmreich R, editors. Crew resource management. San Diego: Academic; 2006. p. 1–25.
5. Helmreich R, Wilhelm J, Klinect J, Merritt A. Culture, error and crew resource management. In: Salas E, Bowers CA, Edens E, editors. Improving teamwork in organizations: applications of resource management training. Mahwah: Lawrence Erlbaum Associates; 2006. p. 305–31.
6. Helmreich RL, Merritt AC, Wilhelm JA. The evolution of crew resource management training in commercial aviation. Int J Aviat Psychol. 1999;9(1):19–32.
7. Cooper G, White M, Lauber J. Resource management on the flight-deck: proceedings of a NASA industry workshop. Moffett Field: NASA CP-2120, 1980.
8. Fanning RM, Goldhaber-Fiebert SN, Udani AD, Gaba DM. Crisis Resource Management. In: Levine AI, Demaria S, Schwartz AD, Sim AJ, editors. The comprehensive textbook of healthcare simulation. New York: Springer Science & Business Media; 2013. p. 95–7.
9. Gaba DM. Crisis resource management and teamwork training in anaesthesia. Br J Anaesth. 2010;105(1):3–6.
10. Howard SK, Gaba DM, Fish KJ, Yang G, Sarnquist FH. Anesthesia crisis resource management training: teaching anesthesiologists to handle critical incidents. Aviat Space Environ Med. 1992;63(9):763–70.
11. Holzman RS, Cooper JB, Gaba DM, Philip JH, Small SD, Feinstein D. Anesthesia crisis resource management: real-life simulation training in operating room crises. J Clin Anesth. 1995;7(8):675–87.
12. Gaba DM, Howard SK, Fish KJ, Smith BE, Sowb YA. Simulation-based training in anesthesia crisis resource management (ACRM): a decade of experience. Simul Gaming. 2001;32(2):175–93.
13. Kohn LT, Corrigan J, Donaldson MS. To err is human: building a safer health system. Washington, D.C.: National Academy Press; 2000. p. xxi, 287 p.
14. Morey JC, Simon R, Jay GD, Wears RL, Salisbury M, Dukes KA, et al. Error reduction and performance improvement in the emergency department through formal teamwork training: evaluation results of the MedTeams project. Health Serv Res. 2002;37(6):1553–81.
15. Reznek M, Smith-Coggins R, Howard S, Kiran K, Harter P, Sowb Y, et al. Emergency medicine crisis resource management (EMCRM): pilot study of a simulation-based crisis management course for emergency medicine. Acad Emerg Med. 2003;10(4):386–9.
16. Hicks CM, Bandiera GW, Denny CJ. Building a simulation-based crisis resource management course for emergency medicine, phase 1: results from an interdisciplinary needs assessment survey. Acad Emerg Med. 2008;15(11):1136–43.
17. Hicks CM, Kiss A, Bandiera GW, Denny CJ. Crisis Resources for Emergency Workers (CREW II): results of a pilot study and simulation-based crisis resource management course for emergency medicine residents. CJEM. 2012;14(6):354–62.
18. Reason JT. Human error. Cambridge England; New York: Cambridge University Press; 1990. p. xv, 302 p.
19. Reason JT, Hollnagel E, Paries J. Revisiting the "Swiss Cheese" model of accidents. European Organisation For The Safety Of Air Navigation; 2006. Of note the document can be accessed at: https://www.eurocontrol.int/eec/gallery/content/public/document/eec/report/2006/017_Swiss_Cheese_Model.pdf.
20. Jepson ZK, Darling CE, Kotkowski KA, Bird SB, Arce MW, Volturo GA, et al. Emergency department patient safety incident characterization: an observational analysis of the findings of a standardized peer review process. BMC Emerg Med. 2014;14:20.
21. New and Revised Requirements Address Emergency Management Oversight. Joint Commission Perspectives [Internet]. 2013;33(7):[14-5 pp.]. Available from: http://www.jointcommission.org/assets/1/18/JCP0713_Emergency_Mgmt_Oversight.pdf.
22. Gaba DM, Fish KJ, Howard SK. Crisis management in anesthesiology. New York: Churchill Livingstone; 1994. p. xv, 294 p.
23. Deming WE. The new economics: for industry, government, education. 2nd ed. Cambridge, MA: MIT Press; 2000. p. xvi, 247 p.
24. ATLS. Advanced trauma life support for doctors (student course manual). 9th ed. American College of Surgeons: Chicago; 2013. 365 p.
25. Kern DE, Thomas PA, Hughes MT. Curriculum development for medical education: a six-step approach. 2nd ed. Baltimore: Johns Hopkins University Press; 2009. p. xii, 253 p.
26. Rosen MA, Salas E, Wu TS, Silvestri S, Lazzara EH, Lyons R, et al. Promoting teamwork: an event-based approach to simulation-based teamwork training for emergency medicine residents. Acad Emerg Med. 2008;15(11):1190–8.
27. Salas E, DiazGranados D, Weaver SJ, King H. Does team training work? Principles for health care. Acad Emerg Med. 2008;15(11):1002–9.

跨学科团队合作培训

Michael A. Rosen，Xinxuan Che，Aaron S. Dietz，Jessica Katznelson，and Elizabeth Hunt

翻译：单 毅 徐 玢

第 6 章

简介

长期以来（非广义而言），人们都承认团队合作是提供安全和高质量救护的基础。越来越多来自不同来源的证据支持这一观点[1]。团队合作失败是系统故障导致可预防性患者伤害的独立原因和交叉主题。相比之下，有效的团队合作是恢复力的强大源泉[2]。这是一种在错误转化为伤害之前找出错误的方法，是可以为同事提供支持和帮助的有效行为，并在复杂压力环境中管理人际关系。与一般团队合作文献一致，越来越多的医学研究表明，在提供医疗服务的环境中，改善团队合作的干预措施是有效的[3-4]。然而，正如所有改变机构行为的努力一样，团队合作培训也不是注定成功。许多因素会影响特定的团队培训计划能否实现其目标。幸运的是，几十年的研究和实践经验提供了丰富的理论和实践指导。

本章的目的是让制定急诊医学团队培训计划的人员能够利用本团队培训知识库。具体来说，我们将提供一个急诊医学团队合作和团队培训技术的实用概述。为此，我们将提出三个核心目标。首先，团队合作仍然是医疗领域的一个新话题，通用术语仍然未统一；因此，我们将提供一些团队和团队合作的关键定义和概述，这些定义和概述来源于团队培训数十年的研究传统。其次，我们将为影响团队培训有效性的因素引入一个系统框架。这一广阔的视角考虑了课程管理、组织和培训环境、情境、行为评估、反馈和持续改进。最后，我们将总结设计、执行和评估团队培训的关键问题和最佳实践。这些将关注团队培训活动之前、期间和之后的关键任务。

团队和团队合作：一些关键定义和框架

急诊医学涉及高度相互依赖的工作，高质量的结果不仅仅取决于个人临床专业知识的总和。结果受团队成员如何管理相互依赖关系、沟通和协作的影响。如上所述，医学文献中的团队培训存在术语不一致的问题。非技术技能、软技能、团队管理和跨专业能力等术语可以根据上下文指代相同或不同的概念。因此，有必要明确定义这些基本术语的含义：团队、团队合作、团队表现和团队能力。

团队最基本的定义包括两个核心部分：相互依存和共同目标[5-6]。首先，一个团队由两个或两个以上的个人组成，每个人都在某种程度上依赖团队成员来实现他们的目标。这一核心成分将团队与个人集合区分开来。其次，所有成员必须朝着一个共同的目标努力。团队成员可能有一些独特的目标，但他们有共同的责任来实现他们都珍视的内容。

绝大多数团队研究使用某种形式的输入-介质（或过程）-输出模型。如图 6.1 所示，该模型给出了团队合作、团队表现和团队能力的定义[7]。团队输入与团队的稳定属性、团队目标和环境相关。输入包括团队组成（例如团队成员，以及他们的角色、专业知识、个性和其他属性）、机构文化、技术特征以及团队成员完成工作必须使用的工具。团队介质或过程将这些输入转化为输出，它们是团队成员之间的互动，如协调、领导、沟通和支持行为。团队输出是表现导致的最终结果，包括任务输出（如效率、安全、质量）和队员成果，如学习和团队成员满意度。

团队合作是指使团队成员能够实现其集体目标的行为（例如，沟通、领导、支持行为）、认知（例如，共享的思维模型）和情感状态（例如，相互信

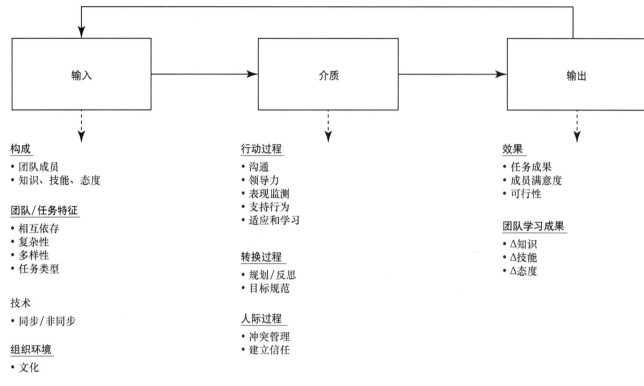

图6.1　团队表现的输入、介质、输出模型

任、集体效能）。它包括团队过程，区别于任务合作，后者是每个团队成员独立完成工作的合作。正如任务合作的任何组成部分（例如，一项特定的临床任务）都可以根据成功完成任务所需的知识、技能和态度（knowledge，skill，and attitude，KSA）来定义，团队合作能力是团队合作中涉及的KSA。团队表现是团队合作和任务合作的总和，团队效能是对团队成果的评估（即任务成果、学习和可行性——团队未来的表现能力）。此外，多学科、跨学科甚至跨专业团队已成为文献中的常见术语。

提高团队合作的方法

团队培训是提高团队合作能力的系统性方法。具体而言，它是一种理论驱动的策略及一套旨在提高团队成员知识、技能和态度（KSA）的教学方法，使其成为有效团队合作的基础，并为团队成员提供使用这些关键KSA的体验机会。

进行团队培训有许多既定的技巧，包括指导团队自我纠正、交叉培训和成员/危机资源管理培训（有关综述请参阅第5章）。例如，指导团队通过团队复盘进行自我纠错，重点是使用明确定义的团队合作模型，以支持团队在给定情境中评估自己的沟通、合作和协调过程[8]。该策略的关键要素是：①围绕团队合作的概念模型而不是事件的线性讨论进行复盘；②讨论团队合作的积极和消极实例；③采用学习导向（即我们做了什么），而不是表现导向（即我们做得怎么样）。交叉培训策略允许团队成员体验其他团队成员的角色和责任。这有助于建立清晰的角色和共享的思维模型，两者都促进协调。成员/危机资源管理（CRM）侧重于培训团队成员如何识别线索和危险信号，以及根据这些线索调整其协调策略和资源分配模式。

团队培训为医务人员提供了学习、完善和实践不同策略以提高团队合作能力的机会。回顾评估文献显示，团队培训可引起学员的积极反应，以及学习（即知识和态度的变化）和工作中的行为变化[3-4, 9]。这些策略可以帮助团队成员培养团队合作能力（例如，知识、行为和态度），这些能力可以在不同团队中推广。这些策略还可以通过分享经验、反思以及整理共享知识和个人知识来促进团队学习。

除培训外，医疗中越来越多地使用机构调整策略，以促进将经过培训的技能转化到日常工作过程中，如机构模式干预（如团队组成、工作流程和任务重设）、标准化沟通方案（如交接、汇集、简报和复盘）、定期的团队自我纠正复盘研讨、同行反馈辅导，以及正式审核反馈流程。虽然这些策略中的每一种都有越来越多的证据支持其作为独立干预措施的有效性，但最佳策略是将培训与更广泛的机构调整成果相结合，以最大限度地将在学习环境中获得的团队工作能力应用于临床工作。

团队培训的系统考量

在设计学习课程时，我们倾向于关注事件本身，以及在所创建的模拟中发生的事情。这无疑是重要的，但如果我们的最终目标是提高实际救护环境中的团队合作质量，这需要更广阔的视角。在正式学习之前和之后发生的许多因素都会极大地影响学习内容及在工作中的应用。

团队合作培训的系统考量包含 6 个核心组成部分：课程管理、机构和培训环境管理、情境设计和管理、表现评估、反馈和持续改进[10-11]。如表 6.1 所示，每个组成部分都是一组旨在实现特定目标的

任务和工具。课程管理的重点是维护培训的整体组织以及与机构需求的联系。机构和培训环境管理涉及评估机构和受训人员，并使其做好准备，以确保培训具有最大成功可能性。情境设计和管理需要确保培训活动提供适当的学习机会。表现评估对于评估一段时间内的改进以及帮助组织汇报研讨非常重要。反馈的重点是通过促进复盘提供纠正反馈的方法。持续改进包括系统地评估和改进培训计划的质量以及全体人员的团队合作技能。

培训多学科团队的最佳实践和技巧

如上文系统考量所述，有效的团队合作培训所涉及的内容远不止实际的学习课程。为了最大限度地发挥培训的影响，我们需要关注实际模拟课程之前、期间和之后发生的事情。下面，我们简要描述了在这些不同时期需要重点关注的一些关键实践。

表 6.1 团队合作培训系统方法的主要组成部分汇总

系统组成	描述	关键任务
课程管理	通过列出高级培训目标并将其与培训活动和机构需求联系起来，为培训计划把握"大局"	1. 针对机构需求确定培训计划（例如，它要解决什么问题？） 2. 确定总体培训目标，并将其与确定的需求联系起来 3. 确定培训呈现方式和用于实现每个培训目标的学习活动
机构和培训环境管理	为基于模拟的团队合作培训提供理解和准备环境的工具	1. 评估机构因素，确保有足够的领导支持和物质资源 2. 评估学员对模拟培训和团队合作培训的看法
情境设计和管理	提供一套标准流程，用于开发和管理单个情境，以满足总体培训目标	1. 以可测量的方式确定并清晰地阐明情境的团队培训目标 2. 确定可用于提供遵循目标团队行为机会的插曲、事件或临床背景 3. 制定与目标团队行为相关的事件集（即执行机会）和情境脚本 4. 试点测试并完善情境
表现评估	提供总体评估模式（即，我们评估什么？以及如何评估？），制定新评估标准的过程，以及使用的具体工具	1. 开发评估工具，重点关注情境中的关键事件和预期的团队合作行为 2. 培训观察员 3. 监控评分者间信度
反馈	提供一套工具、程序和学员发展流程，以确保高质量的团队复盘	1. 通过培训和评估，培养熟练的复盘导师 2. 结合表现评估和技术工具，帮助构建复盘流程
持续改进	为评估整个培训计划及其组成部分的有效性提供了一种方法，重点是提高学习和转化。这就形成了一个持续改进的过程：①学员学习；②教导质量（即复盘简易化）；③培训本身的质量（例如情境）	1. 评估和改进培训内容（即激发学员的反应并吸取经验教训；使用培训评估结果） 2. 评估和改进学员的学习（即保持一段时间内的表现评估历史记录） 3. 评估和改进培训呈现（即为导师提供评估和反馈机制）

培训前会发生什么?

进行团队培训需求分析

跨学科团队培训的第一步是进行团队培训需求分析(team training needs analysis,TTNA)[12]。这可能是团队培训教学环中最关键的过程,因为它影响团队培训的设计、实施和评估。一次好的TTNA将使培训开发人员清楚潜在障碍,以便避免或管理这些障碍对计划的破坏。TTNA有三个并行阶段:①机构分析;②团队任务分析;③人员分析。首先,培训开发人员必须确定机构的策略目标以及机构对培训工作的支持水平。具体来说,团队合作培训计划解决了哪些机构需求?它解决了什么问题?例如,团队合作培训有助于满足管理和教育要求。了解机构的战略目标有助于确定与机构目标相一致的培训优先事项,这一点很重要,因为团队培训的需求可以作为机构使命的关键向领导者宣传。没有机构层面的支持,团队培训就不会成功。培训开发人员应确定关键利益相关者,并确定机构是否准备资助团队培训。为此,培训开发人员还可以查看既往团队培训有效(或失败)的案例,以便更好地了解可能影响培训的外部因素。最后,需要考虑团队培训是否是解决机构问题的最可行的解决方案。也许改进程序或增加工作人员是更实际的选择。除了学术性急诊医学(团队培训计划可以与住院医师教育能力和更广泛的跨专业教育计划的目标相一致)之外,团队培训计划还可以与提高运行效率(如接诊量)需求相一致。

TTNA的第二个组成部分是团队任务分析,以明确团队合作的重要性以及有效团队行为的基础能力。团队任务分析应确定对机构最常见、最具挑战性和最重要的任务。对于这些任务中的每一项,关键的角色、责任和相互依赖程度的理解将提供有效执行KSA所需的信息,转而提高培训的针对性。急救医学团队培训的常见任务包括基本生命支持、高级生命支持和创伤救护。这些代表了在现有培训需求中可以增加更深入的团队关注的方面。

TTNA的第三阶段考虑学员特征。个人的学习风格、动机和技能各不相同。在实施团队培训之前,必须考虑这些因素,以确保所有学员都能通过培训有所收获,并确保培训过程中所学到的经验、教训实际转化到工作环境中[13]。例如,在引入更高级的主题之前,一些学员可能需要先掌握必备的技能。在另一些情况下,学员分析可能显示其对既往培训经历持消极看法,这会影响培训积极性和结果[14]。因此,应将改善或提高积极性的机制纳入培训计划(例如,使学习环境具有吸引力,鼓励学员设定实际目标),并应鼓励积极的团队培训氛围。

在TTNA的支持下,可以使用各种资源来收集数据,例如与同事交谈、观察团队运转以及回顾机构记录(例如,事故报告、工作说明)。此外,应组建一个培训开发团队,使团队培训的设计、呈现和评估与工作要求和机构的策略目标保持一致。理想情况下,该团队应包括临床专家(即一线工作人员)、培训或医学教育专家以及机构领导。包括机构员工在内的该团队成员,可以发挥主人翁精神,向机构中的其他人宣传团队培训的价值[15]。

营造一种促进学习的氛围

除非机构的各个层面都对团队的努力做出有力承诺,否则团队培训就无法蓬勃发展;机构领导者和一线员工的认同至关重要。领导者为建立机构的价值观定下基调,可以向员工传达关于团队培训重要性的积极信息,塑造理想的团队行为,甚至可以通过出席、参与和指导而在团队培训中发挥积极作用。同样,必须尊重学员的时间和可用性。团队合作培训的常见挑战是安排一个多学科团队均合适的培训时间和地点。根据我们的经验,原位模拟是一种可采用的方法,可以克服急诊科人员调度的一些后勤限制。当然,有大量围绕原位模拟和基于中心的模拟之间权衡的研究,但我们的经验是,事先通知/未通知的原位模拟不仅可以加强团队合作技能,而且可以检验工作系统(即政策、流程、部门间沟通、设备)中影响良好团队合作的问题。解决该挑战需要各学科的领导者做出承诺。一个各方均认同的方法是阐明团队培训如何帮助机构更好地实现其目标、学员如何从参与中获得个人利益,以及团队培训对安全和行为表现的潜在影响。

培训环境本身也必须促进学习体验。学员应该乐于提问,并乐于接受他人的反馈。在团队培训中,正面或负面的表现都应该被接受,应该以积极方式而非批评方式指出错误。事实上,鼓励学员犯错误并探索解决方案可以提高将培训中获得的KSA向工作中转化的程度[16]。犯错误为自我反思提供了机会，也为在安全环境中练习纠错提供了机会，在这种环境中，不会产生危及患者安全的后果。

创造能支持团队合作技能转化的条件

模拟培训是建立团队合作能力的基础和高效方法。然而，培训转化（即将在学习环境中获得的能力应用于目标行为环境）始终是学习和开发计划的一项挑战，对于团队合作技能来说可能尤为困难。对将培训和教育中获得的能力应用到工作环境中的

估量存在很大差异。表 6.2 列举了影响培训转化的学员、培训环境和机构特性因素[13, 17]。对于团队培训设计人员来说，重要的是要考虑每一个因素，以及如何做才能最大限度地提高学员在患者救护领域中应用所学知识的可能性。有趣的是，将团队培训的概念和原则整合到真实创伤病例回顾中，可以成为维持团队培训效果的有力方法。作为多学科创伤团队培训和整体质量改进工作的一部分，本文一位作

表 6.2　影响培训转化的因素及团队培训考虑事项汇总

影响培训转化的因素		团队合作培训（TT）考虑事项
学员特性	**自信心**：学员判断自己完成任务的能力	学员对团队合作的总体满意度如何？ 学员是否能够掌握团队合作情境？
	培训前动机：学员在参加培训之前对获得能力的期待水平和强度	您是否有效地展示了团队合作案例（价值）？ 是否存在支持需要团队合作的本地事件？
	实用性认同感：学员对学习机会的评估，对于获取能力将提高表现的可信性评价的认可和认可提高表现的需求，相信应用新技能将提高表现，以及认可应用新技能的实用性	团队合作是如何传达给学员的？ 团队合作能力是否与临床结果明确相关？ 你对团队合作的沟通计划是什么？
	职业规划：学员为个人发展而制定和管理具体计划的程度	团队合作是总体职业发展计划的一部分吗？ 团队合作是否与继续教育相结合？
培训特性	**学习目标**：预期表现的明确沟通、实现条件以及合格标准	学员是否理解在团队合作中对他们的期望？ 学员认为培训是以"评估"为重点，还是以发展和学习为重点？
	内容相关性：学习机会与工作环境相适应的程度，要求学员在这些环境中做出一致的反应	为团队合作选择的情境是否反映了学员认为重要且现实的真实任务状况？ 团队合作情境是否明确强调团队合作？
	练习和反馈：认知和行为训练策略与反馈、强化和补习结合使用的程度	复盘导师是否经过有效培训？ 您将如何使用评估来推动系统反馈和补习？
	错误示例：当学员不能有效地应用他们目前所学的内容时，系统地分享"可能出错的地方"的策略	不良临床结果是否与团队合作失败存在清晰和现实的联系？
机构特性	**氛围调动**：组织中促进或阻碍调动的情况或后果；积极／支持性转化环境包括：存在提示学员使用新技能的线索，使用技能的后果和不使用技能的补习，来自同事和主管的社会支持（激励、反馈等）	是否存在可以强化团队合作行为的工作流程变化？ 有结构化沟通工具吗？集体讨论吗？ 预先简介和复盘注重团队合作吗？ 您能在工作中使用团队合作技能的提醒吗？使用认知辅助工具吗？使用提示清单吗？
	领导支持：领导的支持行为包括讨论新的学习和如何使用新的学习、参与培训、指导以及给予积极反馈和鼓励	在团队合作之前，您如何与领导者互动？ 您是否为领导者提供了加强目标团队行为的共同语言和工具？
	同事支持：同事在多大程度上促进新技能的应用，包括与同事建立联系和分享所学技能的想法	您的同事互助计划是什么？ 您能提供一个讨论会，让人们在参加团队合作后复盘他们的经历吗？
	执行机会：学员有机会在工作中使用他们所学知识的程度	您如何确保学员有机会在工作中使用他们的新技能？采用原位模拟吗？如何指导？

者参与了一个记录创伤病例项目，其中一个被选中作为其中一组。模拟中使用的团队合作评估工具也用于这些视频审查，以强化概念，确定持续的学习需求，并推动改进。

培训期间会发生什么？

确保内容以团队为中心

团队合作模拟必须提供针对团队合作能力的练习机会。这似乎是显而易见的，但团队合作培训计划设计者并不总是清晰地将情境事件与学习目标和团队合作能力联系起来。如上所述，TTNA 应为设计以团队合作为重点的情境提供原始材料。这些对团队任务的分析可以反馈到基于事件的模拟设计方法中。基于事件的方法提供了一种途径，确保给定情境提供了练习目标团队行为的机会[18]。一般来说，该过程包括定义团队能力模型（即第 5 章中的 CRM 或 TeamSTEPPS）、确定并明确说明团队学习目标、确定能够实现学习目标的事件（即需要目标团队行为进行有效管理的情况）、开发事件集和相关预期团队响应列表，以及试点测试、细化、实施和持续评估情境。例如，在 BLS（或高级救治方案）模拟情境中，我们将相互支持的团队能力（即在需要时寻求并提供任务协助）以相对于 BLS 方案的具体术语进行操作（例如，拿背板或脚凳、降低床栏、监测胸外心脏按压质量，并在质量下降时提供帮助）。BLS 方案的大多数方面都为团队成员提供了实践相互支持的机会，但前提是团队成员需要帮助。如果单个团队成员对各自的角色都非常精通，那么高效团队可能不会表现出太多的相互支持。更多的初级学员由于对自己的角色不太精通而可能需要相互支持，但却不会表现出相互支持的行为，因为他们无法察觉自己或团队成员何时真正需要帮助。因此，针对初级学员的评估、反馈和复盘周期可能会侧重于错失提供相互支持的环节（例如，回顾团队成员在紧急救治模拟中遇到的困难，并讨论如何作为一个团队进行管理）。对于专家级学员，可能需要在紧急救治模拟中插入精心设计的事件，以确保团队有机会练习相互支持（例如，使用标准化病人来显示胸外心脏按压不足；设备故障，如除颤仪故障或气道设备丢失）。

使用适当的呈现方式

在较高层次上，培训呈现方式可分为基于信息的（例如，教学法、阅读和向学员提供静态信息的其他形式）、基于演示的（例如，提供可视化的有效和无效表现）和基于实践的（例如，创造条件让学员制定目标能力）[19]。本章重点介绍基于实践的团队培训呈现方式，因为它已被证明是一种强大的学习方法，尤其针对团队合作技能。然而，课堂教学方法（即基于信息的教学方法）也被证明是有用的[20]。理想情况下，各种呈现方式将结合在团队培训计划中，以产生最佳结果。例如，基于信息和演示的方法可能有助于在新学员参加模拟课程之前建立对概念的熟悉度并创建通用术语表，以最大限度地利用团队在实践活动中花费的时间。

在医疗领域，模拟在专用中心和医疗机构内（即原位模拟）进行[21]。基于中心的模拟是一个更受控制的环境，但如果中心在空间上不靠近工作环境，则在后勤上可能更困难。原位模拟为评估工作系统相关问题提供了更多的现实性和机会，但也可能带来意外事件或分心的机会。没有一个最佳的地点选择，但理想情况下，团队合作培训计划应将二者结合起来。例如，在基于中心的模拟中进行初始培训，可以为团队成员提供发展基本能力所需的构架和管控。随着时间的推移，这些可以在原位模拟中得到加强和详细阐述。

培训后会发生什么？

评估团队合作培训计划

如果没有评估，就无法量化团队培训目标和目的是否已实现，甚至在培训开始之前就需要一份评估实施方案。在这个阶段，培训设计者必须考虑评估团队的什么能力、他们应该如何评估、谁将参与评估。显然，这一过程需要充分的考虑和规划。评估工具不能任意选择；评估必须获取有关特定团队能力的信息，以告知是否实现了学习目标（即 TTNA 包含的目标）。不同的评估技术也有其优缺点[22]。自我报告调查对于获取团队相关态度的信息很有价值，但会受到提供者倾向性的影响。观察提供了对团队行为的更客观的描述，但可能消耗更多资源，因为这需要工作人员专门花时间来提供评分、培训评分员，并随着时间的推移监控其可靠性。事实上，应该利用多种形式的评估来提供全面的表现评估报告。

评估计划应包括团队合作的过程和结果评估。

结果评估要求获取与行为质量和（或）数量相关的信息（例如，治疗干预是及时和适当的），以助于解释发生了什么。相反，过程评估要求获取有关特定 KSA 的信息，以解释特定结果发生的原因（例如，雇佣适当的支持人员，有效的团队决策以应对危机）。培训有效性还必须在多个（Kirkpatrick）层面进行评估，包括反应、学习、行为和结果[23]。反应考虑学员是否享受或反感培训体验，而学习则是指培训结果是否改变了知识或态度。然而，行为评估关注的是学员是否将在培训环境中培养的技能转化并应用到实操环境中。最终结果说明机构是否通过培训获得投入回报。

最后，评估必须在团队培训周期的多时点进行（即团队培训之前、期间和之后）。培训前后的表现评估使培训设计者能够证明干预的结果存在可量化的差异。在干预期间纳入评估可能会发现是否需要及早进行调整。

确保团队合作培训转化到工作环境中，并持续一段时间

如果培训期间获得的 KSA 不能转化为工作表现的提高，那么培训项目的整体影响将降至最低。团队合作培训的转化和维持为持续成功创造条件[17]。因此，培训开发人员还必须投入资源，促进团队培训后 KSA 的正向转化和持续保持。例如，学员需要有机会使用他们在培训期间练习的技能，或进行临床实践复盘。尽管表面上看起来容易，但急诊医学的现实情况（例如，日程安排、不可预测的任务）可能会妨碍结构化地使用经过培训的技能或在培训后将团队合作技能应用到各种环境中。此外，机构领导者可以通过确保员工有足够的时间使用学到的技能、塑造理想的团队工作行为以及鼓励和认可有效的团队合作，为持久成功营造氛围。还建议将持续反馈作为培养和强化技能的机制。

维持计划还应包括持续评估和学习机会。KSA 的经常性评估可能会突出相对不足的表现，并建议需要额外的团队合作培训，或者培训本身是否需要修改以纠正不足。额外的学习机会也有助于确保技能不会随着时间的推移而衰退。团队合作培训应持续周期性循环进行。机构可能会采用新的政策、程序，或者新员工可能需要投入到培训内容中。因此，必须根据机构的策略目标不断评估团队合作培训需求，并根据新的需求进行修改。

总结

团队合作在医疗服务中非常重要，特别是在急诊医学中，高度的时间压力、不确定性和复杂性使得协调更加重要。基于模拟的团队合作培训可以成为培养专家、构建高效团队的有力工具。为了最大限度地利用这些学习机会，有必要超越情境和模拟课程本身进行思考。同样，课程设计、组织和培训环境管理以及表现评估等问题也很重要。这是在急诊医学领域开发和实施团队合作培训中激动人心的时刻。该领域既有坚实的证据和实践基础，又有机会探索、创新和发展。

参考文献

1. Weaver SJ, Dy SM, Rosen MA. Team-training in healthcare: a narrative synthesis of the literature. BMJ Qual Saf. 2014;23:359–72.
2. Lyubovnikova J, West MA, Dawson JF, Carter MR. 24-Karat or fool's gold? Consequences of real team and co-acting group membership in healthcare organizations. Eur J Work Organ Psy. 2014;24:929–50.
3. O'Dea A, O'Connor P, Keogh I. A meta-analysis of the effectiveness of crew resource management training in acute care domains. Postgrad Med J. 2014;90:699–708.
4. Hughes AM, et al. Saving lives: a meta-analysis of team training in healthcare. J Appl Psychol. 2016;101:1266.
5. Paris CR, Salas E, Cannon-Bowers JA. Teamwork in multi-person systems: a review and analysis. Ergonomics. 2000;43:1052–75.
6. Shapiro MJ, et al. Defining team performance for simulation-based training: methodology, metrics, and opportunities for emergency medicine. Acad Emerg Med. 2008;15:1088–97.
7. Ilgen DR, Hollenbeck JR, Johnson M, Jundt D. Teams in organizations: from input-process-output models to IMOI models. Annu Rev Psychol. 2005;56:517–43.
8. Smith-Jentsch KA, Cannon-Bowers JA, Tannenbaum SI, Salas E. Guided team self-correction: impacts on team mental models, processes, and effectiveness. Small Gr Res. 2008;39:303–27.
9. Shapiro MJ, et al. Simulation based teamwork training for emergency department staff: does it improve clinical team performance when added to an existing didactic teamwork curriculum? Qual Saf Health Care. 2004;13:417–21.
10. Cannon-Bowers JA, Tannenbaum SI, Salas E, Volpe CE. Team effectiveness and decision making in organizations. San Francisco: Jossey-Bass; 1995. p. 333–80.
11. Rosen MA, Salas E, Tannenbaum SI, Pronovost PJ, King HB. Simulation-based training for teams in health care: Designing scenarios, measuring performance, and providing feedback. InHandbook of human factors and ergonomics in health care and patient safety. CRC Press: Boca Raton, FL. 2016;pp. 602–25.
12. Salas E, Tannenbaum SI, Kraiger K, Smith-Jentsch KA. The science of training and development in organizations: what matters in practice. Psychol Sci Public Interest. 2012;13:74–101.
13. Burke LA, Hutchins HM. Training transfer: an integrative literature review. Hum Resour Dev Rev. 2007;6:263–96.

14. Colquitt JA, LePine JA, Noe RA. Toward an integrative theory of training motivation: a meta-analytic path analysis of 20 years of research. J Appl Psychol. 2000;85:678–707.
15. Lazzara EH, Benishek LE, Dietz AS, Salas E, Adriansen DJ. Eight critical factors in creating and implementing a successful simulation program. Jt Comm J Qual Patient Saf. 2014;40:21–9.
16. Keith N, Frese M. Self-regulation in error management training: emotion control and metacognition as mediators of performance effects. J Appl Psychol. 2005;90:677–91.
17. Grossman R, Salas E. The transfer of training: what really matters. Int J Train Dev. 2011;15:103–20.
18. Rosen MA, et al. Promoting teamwork: an event-based approach to simulation-based teamwork training for emergency medicine residents. Acad Emerg Med. 2008;15:1190–8.
19. Rosen MA, et al. Demonstration-based training: a review of instructional features. Hum Factors. 2010;52:596–609.
20. Rabøl LI, Østergaard D, Mogensen T. Outcomes of classroom-based team training interventions for multiprofessional hospital staff. A systematic review. Qual Saf Health Care. 2010;19:e27.
21. Rosen MA, Hunt EA, Pronovost PJ, Federowicz MA, Weaver SJ. In situ simulation in continuing education for the health care professions: a systematic review. J Contin Educ Health Prof. 2012;32:243–54.
22. Rosen MA, et al. In: Salas E, Frush K, editors. Improving patient safety through teamwork and team training. Oxford: Oxford University Press; 2012. p. 59–79.
23. Kirkpatrick DL. Evaluating training programs. 2nd ed. San Francisco: Berrett-Koehler Publishers; 1998.

基于模拟的测量和项目评估：显示有效性

Rosemarie Fernandez, Adeyinka Adedipe, Elizabeth D. Rosenman, Scott Compton, and Steve W. J. Kozlowski

翻译：聂冬妮　陈　志

简介

急诊医学诊疗的提供是一个动态和复杂的过程，需要高水平的从业人员能力。模拟提供了在现实和相关的背景下培训和评估从业者技能的机会，包括决策、诊断、团队合作、操作技能和人际交往技能[1]。本章涵盖两个重要而不同的主题。在第一部分中，我们讨论了模拟对学习者评估的应用，重点是基于证据的模拟评估的设计和实施过程。在第二部分中，我们将讨论基于模拟的训练结果，即仿真程序评估。图 7.1 强调了我们的讨论如何适应更大型的教育过程。这一教育背景决定了本章的重点；然而，这里概述的过程适用于使用模拟来评估系统、环境和组织实践。

评估科学在过去十年中有了长足的进步，像这样的一个章节无法涵盖所有的细微差别和细节。相反，我们努力为读者提供一个通用的方法和一些最佳实践指南，并提供有意义的示例和对更详细的源信息的参考。

基于模拟的评价

概述

模拟在医学教育中的作用正在增加，这主要是由于要求对医护培训人员进行基于能力的客观评估。这一点在急诊医学中很明显，有必要评估以下方面的临床能力：①很少执行的挽救生命的程序；②罕见疾病的诊断和治疗；③复杂的基于团队的情形。这

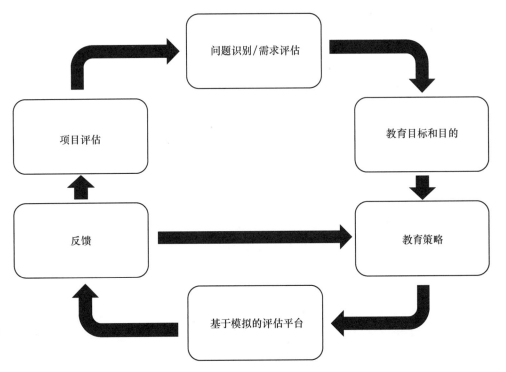

图 7.1 课程设计框架中基于模拟的评估概述

种能力评估应该反映实际的临床表现，而不仅仅是知识回忆。毫不奇怪，模拟在美国毕业后医学教育认证委员会（ACGME）的评估工具箱[2]中得到了很好的体现，并被认为是美国急诊医学委员会批准的维持认证的机制[3]。

医学教育文献证明了使用模拟来评估个人、团队和单位表现的多重优势。设计得当的模拟提供了一种标准化的方法来客观地评估一些临床技能。此外，模拟提供了一个"合成环境"，可以重现部分或全部患者照护体验，从而让教育工作者和研究人员更好地理解不同干预或刺激（如噪声、睡眠剥夺和训练）对表现的影响。

虽然在急诊医学中早期采用基于模拟的评估是令人兴奋的，但我们必须谨慎行事。如上所述，当模拟被适当地设计和应用时，它们可以创建一个真实的、可重复的、可靠的评估"平台"，并得到有效性证据的支持。尽管创建模拟评估可能没有单一的"正确方法"，但应该使用一些原则来指导它们的设计和实现。本章第一部分的目的是提供基于模拟的评估的实际概述。我们将讨论基于模拟的评估平台的每个组成部分（评估目标、场景、指标和编码员／评价者），我们将强调可以独立于所使用的模拟方式的指导原则。我们还将简要介绍一些特别感兴趣的主题（团队评估、系统评估、混合模拟）。总的来说，我们努力提供一个实用的入门，包括建议和例子，以帮助指导您的评估工具包的开发。

基于模拟的评估平台（图 7.2）

当实施基于模拟的表现评估时，教育工作者和研究人员应该将评估视为一个平台，有目的地促进关键行为，然后使用设计良好的指标进行观察和记录。我们不能简单地将床旁使用的基于观察的指标应用于模拟病例。相反，评估的每个组成部分都是仔细构建并集成到平台中的，以确保模拟适合评估目标，并提供观察和捕获关键行为的机会。

同样重要的是，评估的目的最终驱动设计过程。也就是说，应该记住评估的目标是形成性的还是终结性的。虽然我们认为所有的评估都应该为学习者和项目提供有意义的反馈，但如果有一个终结性评估目标，就需要在设计决策中反映出来。最终的结果是一个模拟评估平台，提供与教育目标和目标[5]直接相关的，且提供可靠、诊断性的复杂表现的测

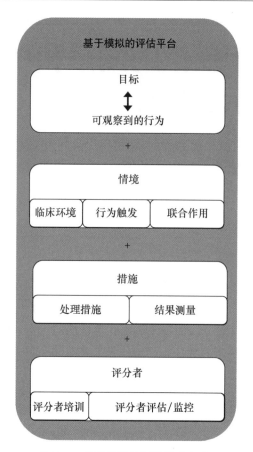

图 7.2　基于模拟的评估平台组成

量。Rosen 等[6]描述了一种与 ACGME 核心竞争力（SMARTER）相关联的基于模拟的评估方法，Grand等[7]提出了基于模拟的测量指南。我们下面提出的方法与 SMARTER 方法一致，但考虑了基于模拟的评估在多种教育和研究工作中的更广泛应用。

评估目标

设定明确的评估目标是开发任何评估工具的关键第一步，因为这些目标将推动其他模拟平台组成部分的设计[8]。对于基于模拟的评估，这一点尤其重要，因为必须确保模拟实际上是适当的评估方法。目标可以来自多个来源，包括正式的需求评估、程序性任务或研究目标。一旦合适，重要的是仔细检查目标以确保它们适合基于模拟的评估[9]。模拟提供了在临床相关环境中查看复杂的动态行为的机会。目标应明确，并反映其表现和行为（例如，"演示脊髓损伤患者快速顺序插管的正确方法"）。专注于纯知识测试的目标（例如，"了解用于快速顺序插管的不同类型的瘫痪患者"）可能不太适合基于模拟的评估。

原则 1：评估目标应明确定义，并适用于基于模拟的评估。

一旦确定了目标，重要的是考虑这些目标如何转化为可观察的行为。如果模拟的目标是客观的表现评估，关键是模拟提供让受训者展示所期望行为的机会。这意味着教育者必须确定临床背景（例如，呼吸困难的心脏骤停患者），并考虑在该背景下你的目标将如何转化为可观察到的行动（例如，使用气管插管装置，为气管切开做准备）。

原则 2：在明确界定的临床背景下，将评估目标转化为可观察的行为。

模拟方式

评估的情境构建首先必须遵循良好设计原则，这样模拟的形式和情境的流程就会提示人们希望评估的行为（参见第 3 章）[10]。表 7.1 列出了各种模拟方式以及各自的优点和局限性。虽然我们强烈主张尽可能保持简单，但我们认识到结合多种类型的模拟的价值，并鼓励教师考虑如何混合模拟以提高他们的评估需求。如果评估的主要目的是衡量医务人员和患者之间的沟通，那么基于标准化参与者（standardized participant，SP）的模拟可能比基于模拟人的模拟更合适[11]。要评估复杂的医疗活动，如复苏，基于模拟人的情境可能更合适。通过合并两种或两种以上类型的模拟（例如标准化参与者和模拟人），允许观察更广泛的临床技能。将任务训练器与模拟人相结合，可以实现由模拟人支持的复杂诊断评估和由任务训练器支持的操作评估。任务训练器通常在受训者口头表达执行操作的愿望时被引入场景。受训者在任务训练器上执行操作，但继续使用模拟人管理"病人"。类似地，标准化参与者和基于模拟人的模拟将允许学员在救治危重"病人"时遇到家人或其他标准化医疗团队成员。在这种情况下，标准化参与者通常被称为扮演者或"同伴"。脚

表 7.1 不同模拟方式的优势和局限性

模拟方式	优势	局限性	例子
标准化病人（SP） 经过训练能扮演病人、家庭成员或医疗团队成员的演员，在提供学习者反馈方面有可能能或没有作用的角色	具有现实的沟通能力 提供精准的"情感" 提供完整体格检查的机会 可以担任辅助角色（家庭成员、医疗团队成员等）	基于单一标准化病人的体格检查结果 不支持： 　侵入性手术训练 　复苏救治	Weiner 等[67]
任务训练器 复制全部或部分技术的技艺。可以是简单的（Foley 导管插入）或复杂的（腹腔镜手术），也可以包括基于尸体的模型	真实复制的侵入性或不舒服的操作 能为学习者提供反馈和表现指标	高仿真度模型是昂贵的，从整个诊疗过程中分离一个操作的组成部分 触觉技术是有限的，会影响物理仿真度	Ma 等[26]
模拟人 全身模型，通常包含一些能力，以复制体格检查结果和支持一些操作训练	允许在重症监护事件中对"整个"病人进行医疗活动 在有限的基础上为所有方面的医疗活动（病史采集，体格检查，诊断，干预）提供机会	高仿真模型价格昂贵 技术缺陷会限制评估的效用 医患沟通和体格检查发现的仿真度有限，因为其中一些是基于固定模板来实现的	Donoghue 等[68] Kim 等[69]
标准化病人＋模拟人	通过提供更加现实的交流，增强基于模拟人的模拟 可以扩展培训，包括以家庭为中心的医疗活动 能在个人和团队评估中提供干扰	标准化病人的培训可能需要大量的时间 增加与模拟相关的成本 需要一个现有的系统来规范标准化病人的招募和培训	Fernandez 等[29, 70]
模拟人＋任务训练器	可以与标准化病人和（或）模拟人结合，提供更全面的评估机会 允许更多的诊断和医患沟通技能与操作／技术技能的结合	从一种方式移动到另一种可能会造成仿真度问题 对技术的依赖增加了技术故障的可能性	Girzadas 等[71] Arora[72]

本化演员在几个角色中发挥作用：①在一个情境和下一个情境中提供固定的、一致的线索；②增加剧本的心理仿真度的模拟行为；③减少与缺乏设备不熟悉相关的表演问题。适当地将脚本化的参与者集成到模拟中对于确保可靠的评估至关重要。Pasucci 等[12]提供了一些关于招募、训练和将标准化参与者集成到基于模拟人的模拟中的指南。

　　原则 3：评估的目标和目的应该决定使用哪种模拟方式（如果有的话）。

情境设计

　　如前所述，评估目标驱动情境流程是至关重要的，即受训人员所遇到的事件的顺序。为了突出这个概念，我们提供以下示例：

　　　　您有兴趣评估您的住院医师对钝器创伤造成严重颅内和颈椎损伤患者的救治能力。您想专门评估以下关键行为：①识别意识水平低下患者插管的必要性；②正确执行插管，包括保持脊椎稳定性；③应用高级创伤生命支持指导评估不稳定的患者；④神经源性休克的病因识别；⑤治疗神经源性休克。

　　让我们考虑两种可能的模拟情境。在第一种情况下，教育者认为如果不提供有效的颈椎固定，患者将会出现呼吸心搏骤停。在第二种情况下，教育者让一个标准化参与者（SP）扮演护士的角色，提醒受训者在插管时固定颈椎。虽然两个情境的背景是相似的，但每个情境的流程是不同的，这将对学员评估产生重大影响。第一种情况是，一个早期的错误（颈椎固定失败）改变了模拟的过程，学员没有机会执行后半部分中预期的行为。对于第二种情况，如果受训者没有达到一个早期目标（颈椎固定），他仍然有机会完成每一个目标行为。换句话说，在第二个情境中，每个行为（和因此产生的测量）都是独立的，不反映先前的表现。

　　上述示例说明了将方法论上健全的原则应用于情境设计的重要性。Fowlkes 等概述了一个创建可概括并产生特定体验的情境的过程[13]。这种基于事件的方法是基于离散事件集的设计和放置在基于仿真的练习中（见第 2 章）。每个事件都与情境的评估目标紧密相关：设计和定位事件集，以引发评价者感兴趣的行为。结果是一系列与评估目标直接相关的、

高度具体的、可观察的行为，可以由训练有素的评价者可靠地进行评估。研究表明，基于事件的模拟设计产生了具有优秀的评分者间信度的结果，而不需要主题专家的大量时间[10]。此外，研究表明，基于事件的模拟系统在内部一致性和跨练习相关性方面表现良好[13]。

　　原则 4：情境设计应采用合理的方法。

　　原则 5：以特定的、可观察的行为为目标的基于事件的模拟提供可靠的、可重复的评估平台。

　　设计良好的基于模拟的评估创造了一个需要采取行动的情境[14]。情境事件始于一个"触发因素"（如生命体征的变化、临床状况的变化、时间），从而产生对行为的需求，如插管或 CPR。一个精心设计的剧本事件序列可以最小化地表现质量的相互依赖性。换句话说，一个事件的体验方式应该与受训者对之前事件的反应无关。每个事件都应该能够提供对表现的独立评估。为了确保场景的进展，可能需要多个"后备触发因素"。例如，插管的诱因可能是持续的、难治性缺氧。如果严重缺氧在一段时间后没有引起预期的行为，病人就会进入嗜睡状态。如果受训者仍未给病人插管，护士 SP 可以提供口头提示，如"医生，我认为这个病人需要插管"。评估者得到了信息，尽管没有进行气道管理，但仍然能够评估插管的表现。模拟的进展适应临床实践／表现的变化，同时仍以系统的方式展开，允许标准化评估。

　　原则 6：情境应该包含事件触发因素，以一种可靠、系统的方式展现给每一个学员，不管其表现如何。

　　原则 7：后备触发因素的设计应确保事件结构贯穿于整个情境中。

　　基于事件的模拟设计的组成部分提供了逼真的训练练习，这些练习可以与具有强大测量属性的可观察表现指标相关联。在图 7.3 中，我们提供了带有不同类型触发因素的事件示例。情境的每个组成部分都必须经过彻底的审查，并收集支持有效性和可靠性的证据。为了最大限度地提高可靠性，情境中的每个非自动化部分，即标准化病人或 SP 都应进行培训，使其达到预定的能力水平，并在整个评价过程中不断进行评估[12, 15]。

　　原则 8：应该培训和评估情境中的"人"这一组成部分。

概述：患者在摩托车事故后出现心动过速，血压正常，对疼痛刺激的反应很小。患者需要插管，出现低血压和心动过速，需要输血。受伤包括股骨骨折和不稳定的骨盆骨折，分别需要夹板和包扎。该场景以团队准入服务结束。

资源：模拟人/护士配合/气道管理工具/心脏监视器/ X线片/ FAST图像

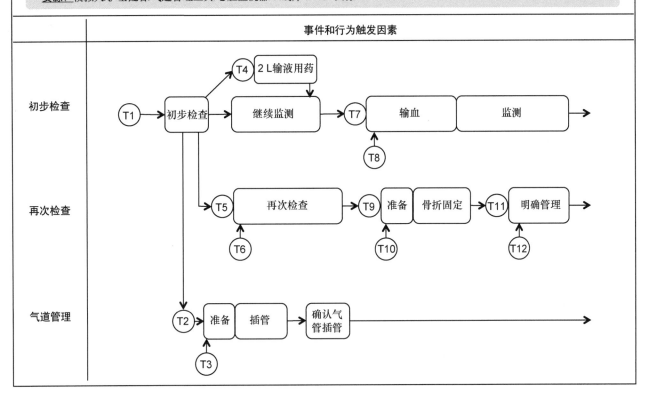

触发因素	类型	描述
T1	强制性临床操作	参与者被带进病房
T2	学习者驱动的临床操作	
T3 (BB)	时间点（如果未开始插管，T=4分钟）	教练提示护士演员说："我认为他需要插管"
T4	学习者驱动的临床操作	学习者识别心动过速并开始液体复苏
T5	学习者驱动的临床操作	初步检查完成后，学习者开始进行再次检查
T6 (BB)	时间点(T=插管后2分钟)	教练提示护士演员说："我们应该给他脱衣服吗？"
T7	学习者驱动临床操作	学习者发现低血压并开始输血
T8 (BB)	时间点(T=2分钟，收缩压<80 mmHg)	教练提示护士演员说"我刚刚检查了他的血压，是75/45 mmHg"。如果还是没有反应，就说："我们应该输血吗？"
T9	学习者驱动的临床操作	学习者诊断不稳定骨盆骨折和股骨骨折
T10 (BB)	时间点(T=场景开始时的10分钟)	教练提示护士演员说"我按规定要了这些影像学检查结果"。如果仍然没有回应，就说"这些看起来需要固定"
T11	学习者驱动的临床操作	学习者需要适当的咨询服务
T12	时间点(T=骨折固定后2分钟)	教练提示护士演员说："我们应该叫人把这个病人送进医院吗？"

图 7.3　带有临床触发因素和行为提示的基于事件的场景示例

评估

一旦情境设计完成，就应该能够列出一组在模拟过程中应该发生的可观察行为。基于事件的情境特性意味着每个事件都与学员的预期动作紧密相连。根据情境的流程，可以预测行为发生的时间，偶尔也可以预测其发生的顺序。预测行为的能力有助于集中测量设计和实现，同时确保测量直接与目标相关联。通过这种方式，评估的目标导向特性得以保持。

在讨论具体类型的定量测量之前，重要的是要区分行为（过程）和结果之间的差异[6, 16]。结果代表无数不同行为的累积结果。例如，给病人插管所花费的时间取决于一些个人行为：正确的用药顺序、准备步骤的执行、与护理人员的沟通、对困难情况的迅速认识等。如果只评估结果（时间），就不能给学员提供具体的反馈。更重要的是，可能会有一些不良的行为（例如，没有及时做好准备），这会导致总时间的减少。仅评估结果并不能说明问题的全部；捕捉行为可以让教育者了解发生了什么以及为什么发生。换句话说，行为测量具有诊断性，有助于构建有意义的反馈，从而改变学习者的行为。教育文献使用的术语是表现（过程）和产品（产出），但概念是相同的[18]。

原则 9：评估应该包括行为诊断性措施，并提供学习者计划性的反馈。

在理解了教育工作者应该衡量离散的行为之后，问题变成了"我们如何评估它？"有几种不同类型的评估工具来衡量基于行为的表现。评估工具的范围从整体（例如，行为锚定量表）到分析（例如，双向细目检查表）[19]。详尽的讨论超出了本章的范围；但是，我们提供了可用工具类型的简要概述，以及它们的优点和局限性。除了更传统的标准（效度和信度）外，我们还考虑可行性和对学习的影响。这些问题是极其重要的，特别是当评估是整合到课程中的形成性经验时。

行为锚定等级量表

行为锚定评级量表（behaviorally-anchored rating scale，BARS）是一种更整体的、宏观的评估工具，它使用数字量表来代表对整体表现质量，或对特定能力表现的判断。BARS 包含具体的行为描述，用以刻画不同水平的表现。一个不好的表现可以被指定

为"1"，描述为不合格的行为表现，而"5"被指定为出色的表现，并以杰出行为的例子来描述。当由经过训练的主题专家使用时，BARS 可以达到较高的可靠性[21-23]。BARS 的优势在于，它能够捕捉到"整个画面"，而不会奖励那些在初级从业者中常见的不必要行为[24]。对于评分者来说，BARS 也不那么麻烦，因为与任务导向的清单相比，需要评分的条目通常更少。总的来说，一些研究者认为，比起详细的检查表[22]，更全面的 BARS 评分能更真实地反映能力。

BARS 评估有几个详细描述过的局限性。基于模拟的研究使用 BARS 评分评估复杂的患者医疗活动，通常需要临床专家作为评分者[25-26]。像 BARS 这样更全面的评分系统，在评分时更依赖于临床专业知识以确保可靠性。临床医生的时间是宝贵的，而且尚不清楚在非临床评估者的情况下，BARS 的效果如何，尽管可能会有一些依赖于行为锚点的特异性、训练的程度和被评估任务的简单性。BARS 评估的另一个限制是，它们可能不会向学习者提供具体的反馈[7]。BARS 评分会告诉学员他们在某一领域的总体表现，但不会就无效或缺失行为提供详细的诊断性反馈。同样地，教育工作者对他们的课程的反馈可能不够具体，无法准确地确定需要重新设计的领域。

行为观察量表

行为观察量表（behavioral observation scale，BOS）与 BARS 相似，都采用数字量表；然而，BOS 的锚点是基于绝对测量，如观察行为的频率，而不是行为的质量（例如，0 ＝从未观察到 10 ＝始终观察到）。受训者预期的行为可能在模拟过程中的多个情境事件中出现。虽然存在高估非频繁事件和低估高频繁事件的趋势，但使用 BOS 仍有可能保持高可靠性和准确性[17]。然而，BOS 很少被用作唯一的评估工具，因为它们无法捕捉到行为的本质。尽管如此，BOS 仍然是一种评估随时间或跨情境 / 事件表现的宝贵方法。

检查表

双向细目检查表经常用于基于模拟的评估。检查表产生可靠和准确的结果，类似于使用 BARS 所获得的结果[27]。检查表提供有关特定预定行为执行的详细信息。除了完整性（例如，未完成、完成、

做得好）外，还可以在检查表中添加条目，以尝试和确定质量。通过添加限定条件，检查表可以为学员的表现提供具体、直接的反馈，并提醒教育工作者课程中的潜在缺陷。我们必须记住，当评分者被要求对一个行为的质量做出判断时，由于评分者漂移、光环效应等造成的潜在误差增加，培训的需要就会增加[7, 28]。

检查表有两个主要的局限性。用检查表测量经常被批评为过于简化。这种衡量方式基于这样一个假设：部分之和等于整体。这意味着根据定义，执行任务越多的学员，技能越熟练。通过这种方式，检查表可以奖励完整度而不是能力[22]。根据设计的不同，检查表可能无法捕获情境中临床上可接受的替代方法[6]。为了解决这个问题，可以对检查表中的条目进行加权，以支持关键的和基于证据的行为，从而适应表现中可接受的变化[29]。权重条目应该通过正式的主题专家流程来完成。除了权衡条目之外，还可以将诸如时间安排等结果测量添加到检查表中，以提供额外的表现信息。

检查表的第二个局限性涉及可能产生需要评分的条目数量过多。随着情境的复杂性增加，行为条目的数量呈指数级增长。虽然使用基于事件的情境设计可以告知评分者何时预期某些行为，但可能需要同时对多个条目评分，特别是当多个能力（例如，医学知识、沟通、团队合作）同时被评估时。在"现场"观察期间，很难管理大型检查表，这使得视频记录成为一个很有吸引力的选择。使用录像来评估学员的表现应与提供即时、实时的培训反馈相平衡[30]。

沟通分析

基于沟通分析的衡量方法已被应用于表现评估，尽管其应用频率不如检查表和 BARS[17]。沟通分析包括根据预定义类别对沟通进行编码，如 Hunziker 等[31-32]的工作所示。在这些研究中，不同类型的领导力沟通或"话语"被分类，并作为表现的衡量标准。沟通分析需要对类别的先验定义，类别的数量最终决定了复杂度[17]。在团队情境中，每个类别都可以进一步扩展，以阐明重要的团队互动。例如，可以捕捉个体发起沟通的角色，以及患者或其他团队成员是否做出回应。沟通分析软件的开发有可能使这种评估自动化，从而减少对人工评估者的需求。沟通分析涉及非常具体的技能，更适合研究，而不

是以教育为重点的应用。

在展示基于模拟的评估中使用的不同类别的测量标准时，我们没有讨论自我评估问卷，因为这些问卷在应用于表现测量时具有显著的有效性[33]。对于基于模拟的评估，没有单一的"最佳"测量设计[34]。模拟专家必须仔细考虑：①具体反馈的需要；②资源可用性（例如，专家评分者、视频记录）；③评估的总体目标（研究评估 vs. 形成性评估 vs. 终结性评估）。

原则 10：在选择测量工具时，应考虑可行性和对教学目标的影响，以及信度和效度。

评分者

评分者的表现对基于模拟的评估有效性的重要性不能被夸大。当评分者是测量系统的一部分时，必须适当注意评分者招募和培训的过程。情境和测量设计方法可以帮助促进准确和可靠的编码响应；然而，如果编码人员没有经过充分的培训，即使是最精心构造的测量工具也容易出错。Feldman 等[35]对这个主题进行了很好的综述。下面，我们将重点介绍需要考虑的重要问题。

在使用评分者进行表现评估时，会出现几个问题，包括：特殊评分、评分者偏见和评分者漂移[36-37]。虽然评分者的偏差会导致大量的错误[28]，但研究结果表明，评分者的培训提高了准确性和可靠性[36, 38]。这强调了投入时间、资源开发和实施健全的编码者培训程序的重要性。在理想状态下，整个评估过程中评分者将被监控，以最大限度地减少评分者漂移和其他对可靠性的威胁[15]。需要进行多少监测将取决于评估发生的时间以及评估的性质（高利害或研究与形成性、以培训为重点）[35]。

原则 11：评分者培训对于基于模拟的评估可信度至关重要。

原则 12：评分者培训和监督的程度应基于评估的目的和表现的性质。

基于模拟的平台集成

一旦您设计并测试了模拟的所有组成部分，就必须集成每个部分并测试平台[7]。尽管在这一点上进行了精心的设计，但仍可能需要进行调整。模拟是否允许对测量工具中的行为进行清晰的观察？是否有需要改进的测量条目？下面是一个简单的例子，强调了为什么仔细的集成是如此重要。

您决定评估气道管理技能，特别是插管期间的正确技术和整个过程所花费的时间。您的方案中有明确的指征提示受训者应该给病人插管，您的测量工具设计用于记录插管所需的时间和正确的操作步骤。然而，当测试整个系统时，您会注意到几个问题。首先，如果受训者没有正确地给病人用药，他可能会有更短的插管时间，导致"更好"的分数，而不是最佳的表现。其次，您的评估表上有一系列的行为，这些行为代表了正确的插管方法。在观看模拟测试时，您意识到您无法可靠地观察其中一些行为，比如测试喉镜上的光线。最后，在对不同级别的学员进行模拟测试后，您意识到您对插管的提示可能不够强烈，因为更有经验的学员要求无创通气，而您无法模拟。

上面的例子说明了模拟组成部分的整合如何揭示可能影响整个系统的可靠性和有效性的问题。最终，系统需要测试的程度取决于评估的目的。如果模拟被用于形成性评估，那么对高度精确性的需求可能不是问题。同样，情境可能包含一些灵活性分数，其中，时间和触发因素可以根据需要进行调整，以适应能力较强或学习困难的学习者。

原则 13：基于模拟的评估平台的各组成部分应作为一个整体进行整合和测试。

有效性概述

虽然对测量效度和可靠性的深入讨论远远超出了本章的范围，但有必要提及这些概念。我们想要强调有效性不是测量的属性。更确切地说，有效性指的是证据（实证的和理论）在多大程度上支持对"评分"的解释。简而言之，你衡量的是你认为你在衡量的东西吗？

效度证据可分为 5 类：内容效度、反应过程效度、内部结构效度、与其他变量的关系效度、结果效度[39]。我们不建议模拟的每个组成部分都有来自每个类别的证据。事实上，一些有效性类别可能与评估设计或目的无关。表 7.2 提供了如何为评估的组成部分建立有效性证据的例子。表 7.2 中的条目反映了开发和初步评估实施阶段。一旦平台被整合，实证测试可以进一步支持基于模拟的评估作为一个整体的预期应用，并提供有效性的额外证据（例如，结果效度、与其他变量的关系效度）。有关有效性和基于模拟的评估的更完整描述，请参见 Cook 等[40]。

原则 14：在设计和实现阶段，为模拟平台收集有效性的证据。

基于模拟的评估开发：保持实用的方法

在编写这一章时，我们努力平衡提出最佳实践方法的愿望和在教育项目中经常使用形成性模拟评估的实际需要。人们可能会在阅读上述所有原则后很容易气馁，因为严格执行每一步都需要大量资源。这个过程并不打算让人望而生畏。虽然我们坚持我们的方法，但请注意，设计和实施过程中每个组成部分的细节和严格程度都应与预期的评估应用相匹配。如果计划对住院医师进行形成性评价，模拟开发可能包括：①创建带有几个基本触发因素的情境；②基于当前临床建议建立一个简单的关键行为检查表；③指导教师观察员观察检查表和情境；④与学习者一起进行模拟，并询问教师以评估他们对整体情境内容和检查表条目的印象。这是设计低利害、形成性评估的可行和合理的方法。

对于高利害的测试和研究，需要一种更加严格的方法，以便从评估分数中得出有意义的结论。有必要从多个来源收集有效性证据。此外，测量误差必须最小化。基于模拟的评估受制于一系列潜在的测量错误，这些错误分为：①考试内容；②评分错误[15]。遵循上述原则将最大限度地减少与考试内容相关的错误[13, 41]。评分者错误最好通过质量保障策略来解决，包括严格的评分者培训、评分者评估和考试安全。Boulet 等[15]对基于模拟的评估中可以用来最小化测量误差的策略进行了很好的综述。

原则 15：将设计和实施的严格程度与评估的目标相匹配。

基于模拟评估的特殊应用

虽然上述原则适用于所有形式的评估，但有一些应用值得特别提及。对每个领域的全面讨论超出了本章的范围，但我们提供了一个高层次的概述，并提供了更深入讨论和示例的资源。

表 7.2　基于模拟的评估开发过程中需要收集的有效性证据示例

模拟组成部分	有效性证据来源	有效性证据的例子	有效性证据收集机制的例子
目标	内容效度	SME 对目标审查（演绎）	请专家就目标的性质提供结构化的反馈（例如，正式问卷或焦点小组），以及它们是否适合评估方式
		进行正式的需求评估，以确定应该解决的目标（归纳）	询问关键利益相关者的代表（项目主管、部门负责人、安全官员等）认为什么是评估的优先事项
		使用标准的评估能力（例如，里程碑）	文献综述、专家推荐、资质要求等
情境	内容效度	SME 对触发因素的审查 SME 对情境进展的审查	请专家就情境的内容、进展和内置行为触发因素提供结构化的反馈
	反应过程	试点测试方案及模拟后审查，以确定： 1. 情境的代表性 2. 在情境中使用的诊断推理 3. 心理仿真度的程度 4. 情境引发的行为 5. 完成情境任务所需的工作负荷与医务人员的比率	情境试点测试后与学习者 / 参与者进行结构化访谈
	内部结构	整个评估过程中情境的可靠性，以确保临床线索和触发因素以标准方式发生在所有学习者 / 参与者，包括技术组件以及 SP/ 演员角色	使用一个简单的检查表来评估每次模拟的质量
测量	内容效度	就有关测量进行 SME 审查，以确保： 1. 反映医疗标准 2. 适合情境和学习者 3. 符合既定目标	请专家就评估条目的性质及其对情境、既定目标、参与者和学习者的适用性提供结构化反馈
		SME 就重要或关键的条目进行审查和排序	请专家评估一个特定的行动或行为对病人的结果有多重要。这些信息可以用来制定一个"关键行动检查表"，或者在一个全面的检查表中权衡条目
		文献综述，以确定现有的测量和相关心理测量学属性	
	反应过程	回顾学习者 / 参与者的测量，以确定他们如何感知情境之间的关系 行为触发和评估条目	情境测试后，结构化访谈学习者 / 参与者
		评估评分者的测量工具以分析： 1. 评分者对条目的理解 2. 意见不一致的地方	在试点测试测量后，与评分者进行结构化审查
		在开始评估前培训和评估评分者	制定并实施对评分者的正式的培训和评估过程
	内部结构	确定评分者间信度	在整个评估过程中收集和分析评分者间信度

SME，subject matter expert，主题内容专家

ACGME 里程碑评估

　　基于新的成果导向 ACGME 下一步认证系统 （NAS）将模拟作为一种潜在的强大的方式，用于跨培训范围的从业者评估。由于模拟提供了标准化的患者医疗体验，它可以增加直接的床旁观察，并帮

助确保所有基于表现的关键里程碑都得到了评估和仔细衡量。如果要以这种方式进行模拟，就必须开发新的情境和测量方法。这种级别的承诺需要来自项目领导者和模拟中心的大量资源。此外，在ACGME里程碑式评估中使用模拟，可能会将模拟的开发和实施从一个形成性的学习环境转变为一个评估高度结构化和可重复的环境。这样的模拟（情境和测量）必须有显著的有效性和可靠性的证据支持，并且必须小心谨慎，尽量减小测量误差。我们建议读者参考Beeson和Vozenilek的一篇文章，其中概述了与基于模拟的里程碑评估相关的一些问题[2]。这篇文章强调了跨专业合作的机会，其中，操作和核心胜任力可以广泛应用，并鼓励探索新的和混合的模拟方式，以实现在单个模拟事件中对多种技能（沟通、操作、诊断）的检查。作者还注意到与基于模拟的里程碑评估相关的几个挑战，包括高成本、技术限制和跨机构评估的可变性。

认证和继续医学教育

模拟具有显著影响医院认证和继续医学教育的潜力。医师资质认证是收集医生资格信息以决定其任命的过程，同时也是明确医师被批准执行特定程序的过程。继续医学教育是对执业医师持续的培训，以保持他们的能力和（或）学习他们领域的新技能。认证和CME是患者安全的关键，因为它们共同确保了医生的能力，并保持医生在他们的实践中使用最新的手段。

对执业医师来说，整合一项新技能常常是一项挑战。专门用于培训的时间是不容易得到的，而培训到一定水平所需的资源和指导是相当可观的。利用模拟的结构化临床胜任力体验可以减少资源密集，并有助于在安全的学习环境中获取高风险的临床技能。一个被广泛采用的新技能的例子是在急诊医学中使用的床旁超声（point-of-care ultrasound，POCUS）。急诊医生使用POCUS诊断危及生命的情况，以协助对时间敏感的侵入性手术的实施。掌握POCUS要求熟练掌握超声图像采集、图像解释并整合到诊疗活动中。急诊医学的超声培训在2003年成为了ACGME的要求，而POCUS目前是急诊医学的核心胜任力之一。以前毕业的医生可能由于缺乏正规培训而无法证明专业能力，这对于寻求医院POCUS资质的急诊医生来说是一个关键障碍[42]。

由医院管理部门支持的精心设计的模拟训练可以帮助医生掌握新技术。当将高仿真超声模拟器和静态超声任务训练器整合到医院的专用流程中时，就可以提供一种可靠的方法来衡量表现和确定需要进一步培训的医务人员。此外，通过在考核过程中进行模拟，可以确保医师的工作准确反映医院的政策和程序。

团队评估

在过去的十年中，团队合作和跨学科合作的重要性在患者质量和安全报告中得到了强调[43-45]。急诊医疗小组（emergency medical team，EMT）是跨学科行动团队，根据定义，在不确定和时间紧迫的条件下需要专业知识[46]。模拟可以复制这些时间敏感度和复杂的紧急医疗救援现场，并提供评估团队表现的机会。模拟使EMT有机会实践关键流程，并有助于诊断关键的团队合作缺陷。有几篇文章描述了基于模拟的团队评估方法[7, 47-48]。

在设计基于模拟的团队评估时，必须考虑几个因素。首先，明确定义希望度量的基于团队的能力是很重要的。使用一个已建立的团队分类法或团队行为的分类，提供了一个更加基于证据的方法来开发测量方法。选择的团队行为应该反映团队的类型和团队操作的环境[16]。例如，用来评估一个急诊科管理团队在日常管理会议中表现的行为可能与用来评估编码团队的有所不同。然而，如果管理团队必须对紧急情况做出反应，他们的行为（和措施）应该与编码团队所展示的更加一致。其次，团队合作评估必须捕捉团队合作和任务工作的结果。也就是说，应该确保测量应捕获到使团队更有效的基于团队的行为（例如，沟通、计划、协调），而不是只关注临床或操作技能表现。团队行为应该是反馈和复盘会议的重点。最后，必须清楚地界定正在衡量的表现水平。是否在团队中对个人进行评估？是否对整个团队进行评估？测量工具能准确地反映这些水平吗？那么分析呢？分析错误级别在基于团队的研究中很常见，需要仔细注意以确保目标、测量项目和分析清楚地界定评估发生的级别[49-50]。

团队训练和评估科学一直以来都是在非医疗环境中进行研究的；然而，这一知识体系现在正被应用于医疗保健领域。虽然这是合理的，也是一个适当的起点，但必须谨慎，因为非医疗团队（如航空机组人员）的某些特征可能是独特的，因此不适用于医疗系统。在医疗团队的培训和评估中纳入团队科学专家是非常值得推荐的[51]。有关团队合作和团队模拟的更多信息，请参见第 6 章。

系统评估

在实际医疗保健环境中进行的原位模拟提供了评价个人、团队、单位和多个单位在组织中如何工作的机会。原位模拟还允许对新设备、协议或工作空间进行评估。例如，Geis 等[52]描述了使用模拟评价一个新的急诊科的患者流量，并识别潜在的患者安全威胁。Buza 等[53]描述了一个旨在评价独立牙科诊所应急响应系统的模拟，揭示了与个体医生、医疗团队和诊所系统相关的信息。因此，模拟在多个层次上提供了重要的反馈，然后可以：①整合为一个变更计划；②重新评估。一些文章概述了使用模拟来阐述和评价系统问题的过程[54-56]。Kobayashi 等[55]特别提出了一个概念框架，用于理解使用模拟进行微系统评价和培训。与基于团队的评价一样，系统级别的评价是复杂的，我们建议利用专家知识并且在可能的情况下参考心理学家的意见[57]。

基于模拟的培训结果：程序性评估

概述

在本节中，我们将重点转向基于模拟的训练结果，并提出这样一个问题："我们如何证明基于模拟的训练的有效性？"一种可能是展示基于模拟的表现的改进。然而，鉴于设计、实施和维持基于模拟的培训工作所需的资源，教育工作者和利益相关者正在推动更全面、"更高水平"的患者成果（如住院时间、医院出院生存率）和系统成果（如感染率、护理留存率）。下面将描述与基于模拟的训练相关的问题，并提供指导原则。

培训评估

培训评估的重点在于确定被培训者是否达到了预期的学习效果。最流行的培训评估框架是 Kirkpatrick 模型，该模型确定了四个水平的结果：学习者反应、学习、行为 / 转化和机构结果[58-59]。反应水平的效果是指学习者如何享受培训经历，并发

展到包括培训相关性的看法和自我评估学习。不幸的是，医生的自我评估通常与观察到的表现指标无关[33, 60]。当试图理解学习者的动机和态度时，反应水平的数据仍然是有用的，并可能提供在更大的课程中学习者如何看待基于模拟经验的深刻理解。学习水平成果是用来评估作为培训直接结果的知识、技能或表现改进的客观测量。笔试和基于模拟的评估是学习水平成果的样例。重要的是要注意，在模拟器上的表现，无论形式如何，都受到对模拟技术的熟悉度，而不是临床内容和测量对象的影响。因此，随着时间的推移，由于对考试的熟悉，教育工作者应该期待一些改进。行为结果特别指评估所学知识或技能在工作（临床）环境中的应用。医学教育越来越重视理解训练设计因素，以促进习得行为在临床环境中的转化。在急诊医学中，临床医疗的不可预测和可变性质使得可靠和有效地转化测量结果非常具有挑战性[61]。最后，第四个水平的效果提供了培训对患者和（或）机构的影响的一些评估。这可能意味着患者水平结果、医疗成本、资源利用等。这些结果往往是最重要的，但也构成了最大的测量挑战，因为有多种因素影响这一水平的效果。

在决定如何评估基于模拟的训练时，重要的是要考虑训练内容的性质。然后可以根据适用于被评估任务的理论来设计测量"系统"[17]。例如，基于模拟的团队培训结果应该根据概念模型来预测测量哪（个人 *vs.* 团队）和什么（态度、行为、结果）。测量的目标（例如，形成性反馈，研究）也将驱动决定使用哪种测量方法。将这些原则应用到培训评估中，确保了一种基于证据的方法，并支持进一步测试学习和表现的概念模型。

原则 16：基于模拟的训练评估应以适合情境的概念模型为指导，并应考虑评估的目的。

培训评估与培训效果

传统的培训评估观点主要关注培训结果[62]。虽然这是有价值的，但我们提醒一点，根据结果评估培训可能仅回答了"培训是否达到目标"的问题，但不能解释为什么达到（或没有达到）目标。一个更现代的观点是培训项目评估侧重于培训的有效性，这不同于培训评估。培训有效性模型试图通过考虑个人、培训和组织因素对成果的影响来理解培训成

功或不成功的原因。为什么这很重要？我们知道，一个组织的文化可以显著地影响行为向工作场所的迁移[63]。例如，当接诊量被置于患者安全之上时，从业者不太可能将新学到的更安全（但耗时更长）的操作方法迁移到手术中。

原则 17：培训评估应以评估培训影响为目标并考虑到可能影响结果的情境因素（个人、环境、组织）。

基于模拟结果的转化方法

转化科学研究最初被定义为进行生物医学研究时"从实验室到临床"的方法，旨在加速将基础科学进展转化为临床应用[64]。教育研究者扩展了转化科学的概念，将严格的临床教育作为改善医疗服务的机制纳入其中[65]。特别是基于模拟的医学教育，被认为是转化科学在教育中的一个例子。转化科学研究将模拟和教育科学从模拟实验室（T1）转化到影响患者诊疗（T2），并最终直接影响患者结局（T3）[66]。正如 McGaghie 等所指出的，设计良好的、主题性的基于模拟的转化科学研究项目利用教育过程来产生可衡量的、持续的临床影响。就像生物医学研究一样，基于模拟的转化研究需要多学科的方法，侧重于由概念模型支持的严格的定性和定量方法。这项工作是值得的。模拟中的转化研究能够显著提高患者、系统和群体层面的医疗服务的质量和安全性。

总结

存在基于证据的最佳实践指南，用于开发基于模拟的评估，这些指南能够产生目标驱动、基于事件的行为测量系统，这些系统具有可靠性、可重复性，并得到有效性证据的支持。收集的有效性证据的程度应反映评估的目的，并与如何解释和利用表现结果相一致。团队和系统模拟等特殊情况提出了额外的挑战，可以由团队和系统科学文献指导。

对基于模拟的干预措施的评估应该超越直接成果，以进一步了解干预措施是否有效。当研究者和教育工作者开始构建一个强有力的知识基础来支持基于模拟的转化研究项目时，这些信息将至关重要。

表 7.3　基于模拟的测量和方案评估的指导原则总结

原则 1：	评估目标应明确界定，并适用于基于模拟的评估
原则 2：	在明确界定的临床背景下，将评估目标转化为可观察的行为
原则 3：	评估的目标和目的应该推动决定使用哪种模拟方式（如果有的话）
原则 4：	情境应该使用方法论上合理的方法来设计
原则 5：	针对特定、可观察行为的事件驱动模拟提供了可靠、可重复的评估平台
原则 6：	情境应该包含事件触发因素，允许临床情况以可靠、系统的方式展开，无论受训者的表现水平如何
原则 7：	后备触发因素的设计应确保情境中事件结构的进展
原则 8：	情境中的"人为"组成部分应接受培训和评估
原则 9：	评估应包括诊断性的行为测量，为学习者和项目提供反馈
原则 10：	在选择测量工具时，应考虑其可行性和对教学目标的影响，以及可靠性和有效性
原则 11：	评分者培训对于可靠的基于模拟的评估至关重要
原则 12：	评分者培训和监控的程度应基于评估的目的和测量指标的性质
原则 13	基于模拟的评价平台的各组成部分应整合并作为一个整体进行测试
原则 14：	在设计和实施阶段收集模拟平台的有效性证据
原则 15：	将设计和实施的严谨程度应与评估目标相匹配
原则 16：	基于模拟的培训评估应由适合情境的概念模型指导，并考虑评价的目的
原则 17：	培训评估应旨在评估培训影响，同时考虑可能影响结果的背景因素（个人、环境、组织）

我们提供了一系列指导原则，总结在表 7.3 中，以帮助教育工作者和研究者的未来工作。

参考文献

1. Spillane L, Hayden E, Fernandez R, Adler M, Beeson M, Goyal D, et al. The assessment of individual cognitive expertise and clinical competency: a research agenda. Acad Emerg Med. 2008;15(11):1071–8.

2. Beeson MS, Vozenilek JA. Specialty milestones and the next accreditation system: an opportunity for the simulation community. Simul Healthc. 2014;9(3):184–91.

3. American Board of Emergency Medicine. [cited September 24, 2020]. Available from: https://www.abem.org/public/stay-certified.

4. Binstadt ES, Walls RM, White BA, Nadel ES, Takayesu JK, Barker TD, et al. A comprehensive medical simulation education curriculum for emergency medicine residents. Ann Emerg Med. 2007;49(4):495–504.

5. Kozlowski SWJ, DeShon RP. A psychological fidelity approach to simulation-based training: theory, research, and principles. In: Salas E, Elliott LR, Schflett SG, Coovert MD, editors. Scaled worlds: development, validation, and applications. Burlington: Ashgate Publishing; 2004. p. 75–99.

6. Rosen MA, Salas E, Silvestri S, Wu TS, Lazzara EH. A measurement tool for simulation-based training in emergency medicine: the simulation module for assessment of resident targeted event responses (SMARTER) approach. Simul Healthc. 2008;3(3):170–9.

7. Grand JA, Pearce M, Rench TA, Chao GT, Fernandez R, Kozlowski SWJ. Going DEEP: guidelines for building simulation-based team assessments. BMJ Qual Saf. 2013;22(5):436–48.

8. Salas E, Cannon-Bowers J. Design training systematically. In: Locke EA, editor. The Blackwell handbook of principles of organizational behavior. Oxford, UK: Blackwell Publishers Ltd; 2000. p. 43–59.

9. Bell BS, Kanar AM, Kozlowski SWJ. Current issues and future directions in simulation-based training in North America. Int J Hum Resour Man. 2008;19(8):1416–34.

10. Fowlkes J, Lane NE, Salas E, Franz T, Oser R. Improving the measurement of team performance: the TARGETS methodology. Mil Psychol. 1994;6:47–61.

11. Levine AI, Swartz MH. Standardized patients: the "other" simulation. J Crit Care. 2008;23(2):179–84.

12. Pascucci RC, Weinstock PH, O'Connor BE, Fancy KM, Meyer EC. Integrating actors into a simulation program a primer. Simul Healthc. 2014;9(2):120–6.

13. Fowlkes J, Dwyer DJ, Oser RL, Salas E. Event-based approach to training (EBAT). Int J Aviat Psychol. 1998;8(3):209–21.

14. Johnston JH, Smith-Jentsch KA, Cannon-Bowers JA. Performance measurement tools for enhancing team decision-making training. In: Brannick MT, Salas E, Prince C, editors. Team performance assessment and measurement: theory, methods, and applications. Mahwah: Lawrence Erlbaum; 1997. p. 311–27.

15. Boulet JR, McKinley DW, Whelan GP, Hambleton RK. Quality assurance methods for performance-based assessments. Adv Health Sci Educ. 2003;8(1):27–47.

16. Fernandez R, Kozlowski SWJ, Shapiro MJ, Salas E. Toward a definition of teamwork in emergency medicine. Acad Emerg Med. 2008;15(11):1104–12.

17. Salas E, Rosen MA, Held JD, Weissmuller JJ. Performance measurement in simulation-based training: a review and best practices. Simul Gaming. 2009;40(3):328.

18. Messick S. The interplay of evidence and consequences in the validation of performance assessments. Educ Res. 1994;23(2):13–23.

19. Hunter D, Jones R, Randhawa B. The use of holistic versus analytic scoring for large-scale assessment of writing. Can J Program Eval. 1996;11(2):61–85.

20. van der Vleuten CPM, Schuwirth LWT. Assessing professional competence: from methods to programmes. Med Educ. 2005;39(3):309–17.

21. Hodges B, McIlroy JH. Analytic global OSCE ratings are sensitive to level of training. Med Educ. 2003;37(11):1012–6.

22. Regehr G, MacRae H, Reznick RK, Szalay D. Comparing the psychometric properties of checklists and global rating scales for assessing performance on an OSCE-format examination. Acad Med. 1998;73(9):993–7.

23. Morgan PJ, Cleave-Hogg D, Guest CB. A comparison of global ratings and checklist scores from an undergraduate assessment using an anesthesia simulator. Acad Med. 2001;76(10):1053–5.

24. Hodges B, Regehr G, McNaughton N, Tiberius R, Hanson M. OSCE checklists do not capture increasing levels of expertise. Acad Med. 1999;74(10):1129–34.

25. Norcini JJ, McKinley DW. Assessment methods in medical education. Teach Teach Educ. 2007;23(3):239–50.

26. Ma IWY, Zalunardo N, Pachev G, Beran T, Brown M, Hatala R, et al. Comparing the use of global rating scale with checklists for the assessment of central venous catheterization skills using simulation. Adv Health Sci Educ. 2012;17(4):457–70.

27. Murray D, Boulet J, Ziv A, Woodhouse J, Kras J, McAllister J. An acute care skills evaluation for graduating medical students: a pilot study using clinical simulation. Med Educ. 2002;36(9):833–41.

28. Hoyt WT, Kerns MD. Magnitude and moderators of bias in observer ratings: a meta-analysis. Psychol Methods. 1999;4(4):403–24.

29. Fernandez R, Pearce M, Grand JA, Rench TA, Jones KA, Chao GT, et al. Evaluation of a computer-based educational intervention to improve medical teamwork and performance during simulated patient resuscitations. Crit Care Med. 2013;41(11):2551–62.

30. Fletcher G, Flin R, McGeorge P, Glavin R, Maran N, Patey R. Rating non-technical skills: developing a behavioural marker system for use in anaesthesia. Cogn Tech Work. 2004;6(3):165–71.

31. Hunziker S, Buhlmann C, Tschan F, Balestra G, Legeret C, Schumacher C, et al. Brief leadership instructions improve cardiopulmonary resuscitation in a high-fidelity simulation: a randomized controlled trial. Crit Care Med. 2010;38(4):1086–91.

32. Hunziker S, Tschan F, Semmer NK, Zobrist R, Spychiger M, Breuer M, et al. Hands-on time during cardiopulmonary resuscitation is affected by the process of teambuilding: a prospective randomised simulator-based trial. BMC Emerg Med. 2009;9:3.

33. Davis DA, Mazmanian PE, Fordis M, Van Harrison R, Thorpe KE, Perrier L. Accuracy of physician self-assessment compared with observed measures of competence - a systematic review. JAMA. 2006;296(9):1094–102.

34. Boulet JR. Summative assessment in medicine: the promise of simulation for high-stakes evaluation. Acad Emerg Med. 2008;15(11):1017–24.

35. Feldman M, Lazzara EH, Vanderbilt AA, DiazGranados D. Rater training to support high-stakes simulation-based assessments. J Contin Educ Health Prof. 2012;32(4):279–86.

36. Lievens F, Sanchez JI. Can training improve the quality of inferences made by raters in competency modeling? A quasi-experiment. J Appl Psychol. 2007;92(3):812–9.

37. Uggerslev KL, Sulsky LM. Using frame-of-reference training to understand the implications of rater idiosyncrasy for rating accuracy. J Appl Psychol. 2008;93(3):711–9.

38. Day DV, Sulsky LM. Effects of frame-of-reference training and information configuration on memory organization and rating accuracy. J Appl Psychol. 1995;80(1):158–67.

39. Downing SM. Validity: on the meaningful interpretation of assessment data. Med Educ. 2003;37(9):830–7.

40. Cook DA, Zendejas B, Hamstra SJ, Hatala R, Brydges R. What counts as validity evidence? Examples and prevalence in a systematic review of simulation-based assessment. Adv Health Sci Educ. 2014;19(2):233–50.

41. Fowlkes JE, Salas E, Baker DP, Cannon-Bowers JA, Stout RJ. The utility of event-based knowledge elicitation. Hum Factors. 2000;42(1):24–35.

42. Nagaraj G, Chu M, Dinh M. Emergency clinician performed ultrasound: availability, uses and credentialing in Australian emergency departments. Emerg Med Australas. 2010 Aug;22(4):296–300.

43. Leonard M, Graham S, Bonacum D. The human factor: the critical importance of effective teamwork and communication in providing safe care. BMJ Qual Saf. 2004;13:i85–90.

44. Kohn L, Corrigan J, Donaldson M, editors. To err is human: building a safer health system. Washington, DC: Institute of Medicine; 2000.

45. Shojana KG, Duncan BW, McDonald KM, Wachter RM, editors. Making health care safer: a critical analysis of patient safety practices. Rockville: Agency for Healthcare Research and Quality,

2001 Contract No.: Evidence Report/technology Assessment No.43 (01-E058).

46. Sundstrom E, Demeuse KP, Futrell D. Work teams: applications and effectiveness. Am Psychol. 1990;45(2):120–33.

47. Rosen MA, Salas E, Wilson KA, King H, Salisbury M, Augenstein JS, et al. Measuring team performance in simulation-based training: adopting best practices for healthcare. Simul Healthc. 2008;3(1):33–41.

48. Shapiro MJ, Gardner R, Godwin SA, Jay GD, Lindquist DG, Salisbury ML, et al. Defining team performance for simulation-based training: methodology, metrics, and opportunities for emergency medicine. Acad Emerg Med. 2008;15(11):1088–97.

49. Kozlowski SWJ, Klein KJ. A multilevel approach to theory and research in organizations: contextual, temporal, and emergent processes. In: Klein KJ, Kozlowski SWJ, editors. Multilevel theory, research, and methods in organizations: foundations, extensions, and new directions. San Francisco: Jossey-Bass; 2000. p. 3–90.

50. Klein KJ, Kozlowski SWJ. From micro to meso: critical steps in conceptualizing and conducting multilevel research. Organ Res Methods. 2000;3(3):211–36.

51. Baker DP, Salas E, King H, Battles J, Barach P. The role of teamwork in the professional education of physicians: current status and assessment recommendations. J Qual Patient Saf. 2005;31(4):185–202.

52. Geis GL, Pio B, Pendergrass TL, Moyer MR, Patterson MD. Simulation to assess the safety of new healthcare teams and new facilities. Simul Healthc. 2011;6(3):125–33.

53. Brooks-Buza H, Fernandez R, Stenger JP. The use of in situ simulation to evaluate teamwork and system organization during a pediatric dental clinic emergency. Simul Healthc. 2011;6(2):101–8.

54. Kaji AH, Bair A, Okuda Y, Kobayashi L, Khare R, Vozenilek J. Defining systems expertise: effective simulation at the organizational level-implications for patient safety, disaster surge capacity, and facilitating the systems interface. Acad Emerg Med. 2008;15(11):1098–103.

55. Kobayashi L, Overly FL, Fairbanks RJ, Patterson M, Kaji AH, Bruno EC, et al. Advanced medical simulation applications for emergency medicine microsystems evaluation and training. Acad Emerg Med. 2008;15(11):1058–70.

56. Kobayashi L, Shapiro MJ, Gutman DC, Jay G. Multiple encounter simulation for high-acuity multipatient environment training. Acad Emerg Med. 2007;14(12):1141–8.

57. Kozlowski SWJ, Grand JA, Baard SK, Pearce M. Teams, teamwork, and team effectiveness: implications for human systems integration. In: The handbook of human systems integration [internet]. Washington, DC: APA; 2015.

58. Kirkpatrick DL. Evaluation of training. In: Craig RL, editor. Training and development handbook. 3rd ed. New York: McGraw-Hill; 1976.

59. Kirkpatrick DL. Evaluating training programs: the four levels. San Francisco: Berrett-Koehler; 1994.

60. Ward M, Gruppen L, Regehr G. Measuring self-assessment: current state of the art. Adv Health Sci Educ. 2002;7(1):63–80.

61. Fernandez R, Vozenilek JA, Hegarty CB, Motola I, Reznek M, Phrampus PE, et al. Developing expert medical teams: toward an evidence-based approach. Acad Emerg Med. 2008;15(11):1025–36.

62. Kraiger K, Ford JK, Salas E. Application of cognitive, skill-based, and affective theories of learning outcomes to new methods of training evaluation. J Appl Psychol. 1993;78(2):311–28.

63. Katz-Navon T, Naveh E, Stern Z. The moderate success of quality of care improvement efforts: three observations on the situation. International J Qual Health Care. 2007;19(1):4–7.

64. Woolf SH. The meaning of translational research and why it matters. JAMA. 2008;299(2):211–3.

65. McGaghie WC, Issenberg SB, Cohen ER, Barsuk JH, Wayne DB. Translational educational research: a necessity for effective health-care improvement. Chest. 2012;142(5):1097–103.

66. McGaghie WC, Draycott TJ, Dunn WF, Lopez CM, Stefanidis D. Evaluating the impact of simulation on translational patient outcomes. Simul Healthc. 2011;6 Suppl:S42–7.

67. Weiner SJ, Schwartz A, Cyrus K, Binns-Calvey A, Weaver FM, Sharma G, et al. Unannounced standardized patient assessment of the roter interaction analysis system: the challenge of measuring patient-centered communication. J Gen Intern Med. 2013;28(2):254–60.

68. Donoghue A, Ades A, Nishisaki A, Zhao HQ, Deutsch E. Assessment of technique during pediatric direct laryngoscopy and tracheal intubation: a simulation-based study. Pediatr Emerg Care. 2013;29(4):440–6.

69. Kim J, Neilipovitz D, Cardinal P, Chiu M. A comparison of global rating scale and checklist scores in the validation of an evaluation tool to assess performance in the resuscitation of critically ill patients during simulated emergencies (abbreviated as "CRM simulator study IB"). Simul Healthc. 2009;4(1):6–16.

70. Fernandez R, Compton S, Jones KA, Velilla MA. The presence of a family witness impacts physician performance during simulated medical codes. Crit Care Med. 2009;37(6):1956–60.

71. Girzadas DV, Antonis MS, Zerth H, Lambert M, Clay L, Bose S, et al. Hybrid simulation combining a high fidelity scenario with a pelvic ultrasound task trainer enhances the training and evaluation of endovaginal ultrasound skills. Acad Emerg Med. 2009;16(5):429–35.

72. Arora S, Miskovic D, Hull L, Moorthy K, Aggarwal R, Johannsson H, et al. Self vs expert assessment of technical and non-technical skills in high fidelity simulation. Am J Surg. 2011;202(4):500–6.

患者安全

Ernest E. Wang, Joanna Davidson, Clare Desmond, Jared D. Novack, Sarah Donlan, and Morris S. Kharasch
翻译：张　蕴　陈　志

第8章

简介

自从 16 年前美国医学研究所发布了"人非圣贤，孰能无过"（*To Err is Human*）的报告以来，学界就一直呼吁建立更安全的医疗环境。特别指出需要加强沟通和团队合作，提倡使用"模拟"这个工具。在过去的 5 年中，大量研究已经证实基于模拟的刻意练习和复盘具有诸多好处。具体而言，模拟训练可以提升临床工作人员的知识素养、技能操作水平并更有利于保护患者的安全[1]。

从 2012 年开始，随着新一代认证系统（NAS）的启动，美国毕业后医学教育认证委员会（ACGME）建立了基于核心胜任力的住院医师评估体系。其中，"急诊医学里程碑计划"是由 ACGME 和美国急诊医学委员会（ABEM）提出的具体举措[2]。该项目定义了 23 个独立的"里程碑"评价指标，为评估住院医师胜任力发展的关键维度提出了框架。其中，20 个核心胜任力可以通过模拟进行评估（表 8.1）。此外，"患者安全"评价指标条款还专门评估住院医师改进操作技能的能力，以优化患者安全。

迄今为止，以患者安全为中心的模拟研究多见于麻醉、重症医学、产科和儿科领域的相关文献，其实这些原则在急诊医学中也是适用的。在这里，我们回顾了当前的文献，并在急诊模拟培训领域提出增强患者安全的最佳方法。

操作安全

自它诞生以来，模拟培训的奠基石就是促进正确、快速、安全地完成关键操作。在过去的 20 年里，住院医师评估和风险管理部门会议中的常用术语就是操作能力和评价指标体系。

表 8.1 适合基于模拟评估的美国毕业后医学教育认证委员会（ACGME）里程碑

紧急稳定（PC1）
专注病史和体格检查的表现（PC2）
诊断性研究（PC3）
诊断（PC4）
药物治疗（PC5）
观察和重新评估（PC6）
处置（PC7）
多任务处理（PC8）
常规操作方法（PC9）
气道管理（PC10）
麻醉和急性疼痛管理（PC11）
其他诊断和治疗程序：血管通路（PC14）
患者安全（SBP1）
系统管理（SBP2）
技术（SBP3）
基于实践的表现提升（PBLI）
专业价值观（PROF1）
责任（PROF2）
以患者为中心的沟通（ICS1）
团队管理（ICS2）

ACGME 通用胜任力：PC—患者护理，SBP—基于系统的实践，PBLI—基于实践的学习与改进，PROF—职业素养，ICS—人际沟通技能

K. Anders Ericcson 开创性地将模拟引进医疗培训，其文章清楚地表明，在医疗实践中，花费大量的时间对操作的质量、指导和精细程度进行反复训练，对掌握技能有直接的影响[3]。简而言之，采用"看一次，做一次，教一次"的方法进行操作培训，不仅不够，反而存在潜在危险，且在伦理上难以接受，特别是存在模拟训练这种替代方案的情况下。

过去的传统观念将经验与成功的操作混为一谈。但是，现在我们都知道，仅仅依靠经验并不能改善医学知识结构[4]或提高岗位胜任力[5-6]。反而是刻意的多次重复练习才能真正提高岗位胜任力。具体来说，如果医务工作者为一个特定的操作项目参加更严格、更长时间的培训，并通过一系列的测试和考核，那么他完成这个操作的质量会更好，患者结局也会更安全。

刻意练习的特点如下：有专业教师的指导、能不断地重复技能练习、有个性化的反馈、能额外训练以纠正错误。由于临床操作需要整合医学知识和心理素质，如果没有足够的刻意练习，是很难获得理想结果的。为了将技能应用到临床实践中，学习者必须熟悉操作的环境，并有机会逐渐掌握解决问题的技能。基于此，提高操作技能的有效措施就是"知识和技能"的培训，因为完成一个操作过程必须掌握这两个方面[7]。

许多模拟研究表明，经过刻意练习，学习者能够获得新的知识和技能，并且更加自信[8]。McGaghie说"医学教育被模拟加持时，被赋予更强大的力量和实用性，这一点毋庸置疑；与传统的临床教育模式相比，刻意练习确实更容易达到技能培训的目标[9]"。我们不禁要问"模拟操作培训是否真的能为患者带来更好的结果？"目前，在急救医学专业这个领域中的研究证据尽管还不够充分，但是也已经取得了一些进展。

Barsuk 等对颈内静脉放置中心静脉导管（CVC）这一操作展开了一系列具有里程碑意义的研究，结果表明，即使是在低仿真训练器上完成的模拟培训依然可以提高临床中操作的成功率和患者的安全性。该研究使用掌握性训练方法学，并在模拟训练后跟踪培训效果。初步结果显示住院医师放置颈内静脉导管的技能得到显著提高，表现为操作流程的正确性提高、引导穿刺针穿刺次数减少、穿刺并发症显著下降[10-11]。跟踪观察发现，在 6 个月和 12 个月后他们仍能够良好地掌握这些技能[12]。以上研究显示，通过模拟训练掌握的重要临床操作技能可以成功地转化为床旁实操能力。进一步分析表明，接受模拟培训的住院医师，实施的颈内静脉置管操作的导管感染率总体显著下降[13]。最后，该研究还证明，由于整体上抗感染的费用下降，从而医疗成本

也同步下降[14]。这组数据清楚地表明，模拟训练可对患者的安全和照护产生重要的积极影响。

另一个来自麻醉领域的例子证明，模拟培训可以提高近期和长期的效果。Kuduvalli 等用 Laerdal SimMan 人体模型[15]向麻醉师展示两种模拟场景——"困难插管"场景和"困难插管，困难通气"场景。在场景中，研究会先对受训者的基本操作能力进行评分，然后根据困难气道协会（Difficult Airway Society，DAS）发布的英国困难插管管理国家指南[16]展开模拟培训。结果显示，完成"困难插管"场景培训后，更多的受训者会在临床中选择使用喉罩建立人工气道，且这种差异会持续很长时间（与未受培训相比较，在培训后 6～8 周和 6～8 个月仍有显著差异）。同时，两组插管的成功率相似，与是否经过培训无关。在完成"困难插管，困难通气"场景培训后，不管是近期还是长期，环甲膜穿刺的技术掌握率和穿刺成功率都有显著改善。这项研究证实，在高压力、高风险情况下使用基于评分的模拟培训能显著改善临床操作效果。

涉及肩难产分娩的产科模拟数据结果显示，模拟培训能缩短产程并减少新生儿损伤。Draycott[17]、Deering[18]、Goffman[19] 和 Croft 等[20] 的开创性研究证明，模拟难产分娩培训能显著改善预后，并为制定国家指南和评分量表奠定基础。诸如医疗保健机构联合委员会和美国妇产科医师学会等认证机构，已大力推荐医院产科急诊在包括肩难产等场景中应用模拟培训。

模拟培训在麻醉和产科中呈现的概念也同样适合应用于急诊医学专业，因为急诊医学也是处于集临床操作多、高强度、高风险于一身的环境。将模拟培训转化为提高临床治疗效果的研究还需要进一步加强，这对保障患者安全有重要意义[21]。

临床医疗的安全

急诊医学的口号是"时刻准备着"。由于种种原因，急诊科患者的安全更易受到威胁。在繁忙的急诊室，每天都要面对医疗过渡管理、重要救治操作、科室人流容量、应急决策强度、各种意外干扰、临床状况的多变和病情的不断变化等。

大多数急诊医生和工作人员都有同感，在急诊室，有些病例非常常见，以至于治疗就如"例行公

事"。当然，为保持高质量的救治标准，对这些"常见"的病例都必须以同质化的高水平技术处理。

相反，有些高危病例在临床急诊中很少见，一旦碰到就会带来巨大的压力，同时还存在这些少见疾病相关问题，诸如诊断困难、临床路径的缺乏和沟通障碍等。这些情况也给管理部门带来了一个特别的问题，因为常规的工作流程很难适用于这些罕见的情况。由此带来的后果就是，患者的救治效果不达标，且不良事件发生的风险增加。问题恰恰就在于如何针对这些少见、高风险的临床场景进行教学和实践训练。模拟培训能解决这个问题，它不仅可以让医生和工作人员体验这些临床场景，而且还能有针对性地训练如何管理这些病例。正如针对手术过程的模拟训练可以提高治疗效果一样，熟悉罕见病例的各种临床表现可以增强临床工作者的识别能力、增加救治能力的信心，还可以反复进行团队合作以及沟通的培训，最终提高患者安全。

多年来，ACLS、ATLS 和 PALS 等标准化课程已将模拟培训融入其课程体系，现在正在纳入"宏代码"（mega-code，大规模的模拟练习，通常用于评估医疗专业人员在心脏骤停等紧急情况下的应对能力）以评估参与者学习情况。困难在于如何证明"模拟"可以转化为更完善的技能掌握能力，并改善患者结局。Wayne 等的一项研究显示，经过模拟增强的 ACLS 课程培训，内科住院医师即使在培训结束后 14 个月再进行测试，依旧能够更好地掌握该技能[22]。在处理临床少见且高风险的场景时，胸有成竹地掌握技能是提高医生和员工信心最重要的组成部分之一。2 年后，同一组人的相关研究证实，他们接受的培训实际上已经转化为临床能力，即在救治真实心脏骤停患者时能更好地遵循 AHA 指南。不幸的是，两组之间最终在生存率上没有差异，这归因于患者病情的潜在严重性不同，而不归因于救治流程的差异。这项研究展示了基于模拟的培训措施是如何影响患者救治效果的[23]。

原位模拟是一种在实际临床环境中进行模拟培训的方法，它可以用来识别错误和发现医疗系统中的薄弱环节。这对新开张医院的流程测试非常有价值。使用原位模拟可以发现诊疗环境中的明显的甚至隐藏的错误，从而进行纠正，避免它们在实际临床工作中发生[24]。在原位模拟过程中，标准化病人或便携式人体模型被放置于临床工作环境，如创伤救治单元或病房中，训练案例在经典的救治区域里，而不是在模拟实验室中，以此完成演练。怎样证明原位模拟和改善患者安全之间真正有因果关系？这是一个非常困难的问题，不过幸运的是，已有研究表明两者之间相关。Andreatta 等[25]在儿童医院引入模拟代码，进行为期 3 年的观察，并在 48 个月内使用高仿真人体模型进行随机模拟急救训练，及时进行复盘和反馈。同期医院的儿科心肺复苏生存率随之增加了 50%，这与模拟心脏骤停培训（mock mode）增加的频率相对应，这一比率稳定了 3 年。这项研究结果表明，系统性、持续性的模拟训练与患者预后显著改善之间存在高度相关性。

同样，Hunt 等开发了一种基于模拟培训的教学方法，称为"快速循环刻意练习"，其目标是快速掌握操作流程和团队协作的技能。这种教学方法使用直接反馈，并允许住院医师获得多次"做对"的机会。具体来说，就是在每个场景之中和结束后，住院医师都会收到具体的反馈；并且相同的场景会不断被重复，直到操作正确为止。参与这项研究的住院医师，在完成儿童生命支持操作的质量关键指标方面有显著改善，如在处理无脉室性心动过速时，从病情发作到开始按压和除颤之间的间隔时间明显缩短[26]。

由于意识到模拟培训在提高并维持医务人员临床操作技能方面有重要作用，医院已经制定具体的方案和培训措施，以对高风险临床事件的治疗效果进行实现可量化的评估。这些将在后文进行讨论。作者所在的医疗体系已经实施了其中几项干预措施。第一个项目是为急诊科医生和医护人员准备的阴道急产培训。该体系包括四家医院，其中有两家没有分娩产房，这两家医院的急诊医生在处理阴道急产时，掌握的临床技能及熟练程度不足，导致信心不足。针对这个问题，设计了相应的干预措施，包括从模拟实验室带一个包括医生、技术员、护士在内的团队到急诊科，选择在早交接班的时机进行原位模拟训练，这样培训了尽可能多的工作人员。在其中一个用作现场模拟的急诊室里，标准化病人扮演分娩中的母亲，房间中还有一具高级模拟人（prompt simulator），工作人员被告知将标准化病人视为急诊病人。这个标准化病人声称自己怀孕了，然后用模拟婴儿扮演急产分娩孩子。房间里的医护人员在以下几个方面的能力将被接受评估，如评估和管理产妇及新生婴儿、团队合作及沟通的有效性、安排转运病人至产科医院效率等。紧接着，担任模拟导师的急诊科医师主持复盘，发现系统存在缺陷（如婴儿保温器无法工作）、工作人员不熟悉设备、涉及脐带绕颈的临床知识欠缺等一系列问题。第二个项目是延误诊断住院患者低血糖状态的临床场景。在护士工作的病房中，模拟和糖尿病教育的工作人员给护士们教授一个标准化低血糖症状的病人情境模拟。在培训结束后，他们展示一个电脑模型，告知护士们如何依照住院患者低血糖最佳实践指南去处理低血糖。随后对护士进行的测试表明，低血糖症的识别准确性和"15分钟内给15克糖"的执行情况有明显改善。追踪随访显示低血糖症治疗改善了17%[27]。

我们有一项很早的患者安全和质量的项目，称为"初始5分钟"计划。该项目以我们的医疗系统中发生病情恶化的住院患者为研究对象，对他们的安全数据进行归纳，得到最常见的5种主诉，据此，我们设计了一些模拟场景来训练护士对这些患者进行早期识别和抢救。另外，我们还对他们进行了SBAR报告的培训，以提高沟通技巧。最初的一轮训练显示，经过培训的医疗楼层其心脏停搏的发生率下降了50%。因此，我们已经将其作为一个定期安排的项目持续进行下去。

我们也成功地在不同的临床环境中应用模拟辅助训练，以推行标准化的病人照护措施，包括模拟标准化产科出血和肩难产训练；在医疗机构使用新设备（即新的可视喉镜）前，让每名急诊医生在新设备上先模拟训练；以及使用"手术室火灾"情境进行团队协作培训。

2013年，我们试行了一个以跨学科模拟为基础的教学培训计划。这个计划由药剂部门发起，希望解决心力衰竭（CHF）患者出院指导和药物治疗问题。我们利用标准化病人进行模拟，对医院的CHF病房护士和药剂师进行训练。培训要求学员使用灵活的沟通方式讨论出院指导及药物治疗，并对理解与否运用反馈的方法进行评估。还要随访患者以评估用药依从性，并跟踪再入院率。我们发现，相对于我们医疗机构其他楼层的慢性心衰患者，在完成培训的楼层，其再入院率有所下降。这种效应持续了大约1年。

2015年，我们新生儿重症监护室工作人员发起了另一个项目，对有特殊需要婴儿的父母开展模拟培训，在他们带孩子回家之前，培训他们如何使用设备（气管造口术、鼻饲管路或其他管道）和处理常见问题（例如呼吸窘迫）。家长和工作人员反馈，参加这一培训可以提升家长对这些婴儿的门诊护理的熟练度和技能。

团队合作的安全性

良好的团队合作对医学实践的安全性至关重要[28]。自2000年发布"人非圣贤，孰能无过"（To Err is Human）以来，提高团队合作和沟通技能一直是医院寻求改善患者安全的主要焦点[29]。团队被定义为两个或两个以上的人组成的小组，他们利用专门的技能和知识以实现共同的目标[30]。团队合作需要以某些知识、技能和态度（KSA）的统一为前提，诸如"磋商"是一种良好的团队合作行为[31-32]。尽管团队中的每个人可能在各自的领域（护理、医学）拥有专业知识，但专家团队通常不会产生专家级的团队合作[33]。在团队成员不经常一起工作的情况下，或者在重症护理或急诊医学（临时团队）等高风险环境中尤其如此。70%～80%的医疗错误可能是由于团队合作和沟通理解不畅所致[34]。在这些情况下，模拟培训已经被广泛用于教授和评估团队合作技能。

模拟也被用来评估和识别团队合作能力。Patterson等在急诊室实施了原位模拟来识别潜在或隐藏的安全错误[35]。他们创建了一个场景，观察多学科医疗团队在城市急诊室的所有班次中应对危急模拟病人的反应。记录的场景和反馈被用来识别医疗安全错误。尽管非操作技术性因素没有显著变化，但结果显示，模拟培训在识别错误和加强团队合作技能方面是有效的。在追求高可靠性时，团队合作是一个至关重要的因素。所有团队成员，无论是护士还是医生，都必须协调一致，以实现对患者的安全治疗目标[36]。

沟通是保障患者安全的重要手段。团队合作不应狭义地定义为在危机时刻（如心脏骤停）聚集在一起的个体行为和行动。它应随处可见，比如医生和护士之间讨论患者治疗，或医生把患者交接给另一位医生时的交流。由于专业实践和文化差异，急诊医生和住院部医师之间的交接往往存在沟通上的障碍，这是由于他们在临床工作中侧重点不同所致[37]。护士和医生之间的沟通不畅通常是由于重要的临床变化未及时共享，创建特定提示和加强特定行为可以减少这两种情况下的沟通延迟和障碍。

2010 年，急诊医学领导委员会认为模拟培训是提高团队合作和沟通技巧的重要工具。许多研究表明，提高沟通能力是衡量团队合作的一个重要内容。Morey 等研究发现，接受模拟培训后，实验组和对照组之间的团队行为质量在统计学上有显著改善[38]。

对团队合作进行知识、技能、态度方面的教学，以及在模拟中刻意练习，都被证明可以提高团队合作效率。Wallin 等完成了如下研究，模拟创伤团队分别先在 5 种不同模拟场景中进行团队技能实践，并接受反馈，在训练前后对医学生进行团队技能评估。结果显示，90% 的监测行为在训练后得到改善[6]。Hunt 等使用原位模拟评估和实践儿科创伤复苏中的团队合作，也有更多的团队合作的模拟项目正在实施，其中一些项目也获得了显著的效果[39]。这两项研究都表明，使用模拟教学和实践团队合作有助于提高团队合作效能。Shapiro 等在现有课程中加入了在模拟环境中进行团队合作干预的刻意练习后，也在临床环境中观察到团队合作技能有提高的趋势。虽然研究结果不具有统计学差异，但这种趋势鼓励使用模拟来进行团队合作教学[40]。

如急诊团队协调课程（ETCC©）和 TeamSTEPPS® 这样的团队合作培训课程使用模拟来实践和强化团队合作。这两门课程都强调了跨学科团队中特定知识、技能和态度（KSA）的重要性。由于医疗和护理教育经常是分开的，当这两组医疗专业人员在没有任何集体实践的情况下被安排在一个团队中时，常常会发生冲突。这些课程是跨学科的，有助于创建一个共享的心理模型，让医学专业人员认识到他们在患者救治方面的共同目标。TeamSTEPPS® 是一门经过验证的课程，旨在帮助教授团队的合作技能[41]。美国医疗保健研究和质量委员会（AHRQ）开发了 TeamSTEPPS®，以改善团队合作的领导力、现场应急的管理能力、相互支持和重要信息的沟通效率等团队合作的重要方面[42]。Lisbon 等表明，在 TeamSTEPPS® 培训后的 45 天和 90 天内，急诊科工作人员的知识和态度得到显著改善[43]。该研究还注意到了磋商的价值。Capella 等的研究表明，TeamSTEPPS® 培训后，临床环境中的创伤团队合作得到改善。它也对患者救治产生了积极影响，缩短了 CT 扫描仪、插管和转入手术室的时间[44]。其实，对团队合作的洞察力是很难被评估的。TeamSTEPPS® 团队洞察力问卷（TeamSTEPPS teamwork perceptions questionnaire，T-TPQ）是高度可靠的测量工具，具有结构效度[45]。整体上，TeamSTEPPS® 已被证明是使用模拟培训来提高患者安全的成功工具。

正如 Eppich 等所述，"成功的团队合作包括良好的沟通，为在动态的、高风险且往往混乱的急诊和重症监护室环境中提供良好的耐受力、有效的救治奠定了重要的基础"[46]。通过提高团队合作，可以减少沟通和其他技能中的错误，从而提高患者的安全性。模拟是教授这些技能并帮助保持它们的最佳方法。

总结

医疗模拟在急诊医学中有着广泛的应用价值，它可以提高临床操作技能、沟通能力、团队合作和临床救治水平。虽然越来越多的证据表明模拟培训改善了患者安全，但临床结果仍然难以确证。在本章研究描述的已证实的积极临床结果的基础上，我们应继续设计研究，以评估模拟培训将在何处产生最佳投资回报和最大的患者安全效应。由于急诊室是一个动态、混乱和高风险的环境，证明模拟培训可以改善患者安全结果的研究，可能会对提高患者医疗服务的整体质量产生巨大影响。

关键要点

- 操作模拟培训可以提高专业能力。研究表明，采用中心静脉置管、难产分娩和困难气道管理等标准化操作流程进行培训可以改善临床结果。
- 在工作环境中进行模拟或"原位模拟"可以识别错误和发现薄弱环节。
- 研究证明，运用原位模拟的方法进行团队合作培训可以改善沟通效果和加强团队合作效能。
- 某些特定的培训项目，如 TeamSTEPPS® 是公开的、成熟的，可以在各种环境中使用。
- 当然，我们还需要进一步的证据和研究以明确模拟教育怎样实现减少临床错误并提高质量等目标。

参考文献

1. Griswold S, Ponnuru S, Nishisaki A, Szyld D, Davenport M, Deutsch ES, Nadkarni V. The emerging role of simulation education to achieve patient safety: translating deliberate practice and debriefing to save lives. Pediatr Clin North Am. 2012;59:1329–40.

2. https://www.acgme.org/acgmeweb/Portals/0/PDFs/Milestones/EmergencyMedicineMilestones.pdf.

3. Ericsson KA. Deliberate practice and the acquisition and maintenance of expert performance in medicine and related domains. Acad Med. 2004;79(10):S70–81.

4. Choudhry NK, Fletcher RH, Soumerai SB. Systematic review: the relationship between clinical experience and quality of health care. Ann Intern Med. 2005;142:260–73.

5. Chapman DM, Marx JA, Honigman B, Rosen P, Cavanaugh SH. Emergency thoracotomy: comparison of medical student, resident, and faculty performances on written, computer, and animal-model assessments. Acad Emerg Med. 1994;1(4):373–81.

6. Barsuk JH, Cohen ER, Caprio T, McGaghie WC, Simuni T, Wayne DB. Simulation-based education with mastery learning improves residents' lumbar puncture skills. Neurology. 2012;79(2):132–7.

7. Wayne DB, Holmboe ES. First do no harm: preserving patient safety without sacrificing procedural education. J Grad Med Educ. 2010;2(4):499–501.

8. Cooke JM, Larsen J, Hamstra SJ, Andreatta PB. Simulation enhances resident confidence in critical care and procedural skills. Fam Med. 2008;40:165–7.

9. McGaghie WC, Issenberg SB, Cohen ER, Barsuk JH, Wayne DB. Does simulation-based medical education with deliberate practice yield better results than traditional clinical education? A meta-analytic comparative review of the evidence. Acad Med. 2011;86(6):706–11.

10. Barsuk JH, McGaghie WC, Cohen ER, Balachandran JS, Wayne DB. Use of simulation-based mastery learning to improve the quality of central venous catheter placement in a medical intensive care unit. J Hosp Med. 2009;4(7):397–403.

11. Barsuk JH, McGaghie WC, Cohen ER, O'Leary KJ, Wayne DB. Simulation-based mastery learning reduces complications during central venous catheter insertion in a medical intensive care unit. Crit Care Med. 2009;37(10):2697–701.

12. Barsuk JH, Cohen ER, McGaghie WC, Wayne DB. Long-term retention of central venous catheter insertion skills after simulation-based mastery learning. Acad Med. 2010;85(10 Suppl):S9–12.

13. Barsuk JH, Cohen ER, Potts S, Demo H, Gupta S, Feinglass J, McGaghie WC, Wayne DB. Dissemination of a simulation-based mastery learning intervention reduces central line-associated bloodstream infections. BMJ Qual Saf. 2014;23(9):749–56.

14. Cohen ER, Feinglass J, Barsuk JH, Barnard C, O'Donnell A, McGaghie WC, Wayne DB. Cost savings from reduced catheter-related bloodstream infection after simulation-based education for residents in a medical intensive care unit. Simul Healthc. 2010;5(2):98–102.

15. Kuduvalli PM, Jervis A, Tighe SQ, Robin NM. Unanticipated difficult airway management in anaesthetized patients: a prospective study of the effect of mannequin training on management strategies and skill retention. Anaesthesia. 2008;63:364–9.

16. Henderson JJ, Popat MT, Latto IP, Pearce AC, Difficult Airway Society. Difficult Airway Society guidelines for management of the unanticipated difficult intubation. Anaesthesia. 2004;59:675–94.

17. Draycott TJ, Crofts JF, Ash JP, et al. Im- proving neonatal outcome through practical shoulder dystocia training. Obstet Gynecol. 2008;112:14–20.

18. Deering S, Poggi S, Macedonia C, Gherman R, Satin AJ. Improving resident competency in the management of shoulder dystocia with simulation training. Obstet Gynecol. 2004;103:1224–8.

19. Goffman D, Heo H, Pardanani S, Merkatz IR, Bernstein PS. Improving shoulder dystocia management among resident and attending physicians using simulations. Am J Obstet Gynecol. 2008;199:294.e1–5.

20. Crofts JF, Attilakos G, Read M, Sibanda T, Draycott TJ. Shoulder dystocia training using a new birth training mannequin. BJOG. 2005;112:997–9.

21. McGaghie WC, Issenberg SB, Cohen ER, Barsuk JH, Wayne DB. Translational educational research: a necessity for effective health-care improvement. Chest. 2012;142(5):1097–103.

22. Wayne DB, Siddall VJ, Butter J, Fudala MJ, Wade LD, Feinglass J, McGaghie WC. A longitudinal study of internal medicine residents' retention of advanced cardiac life support skills. Acad Med. 2006;81(10):59.

23. Wayne DB, Didwania A, Feinglass J, Fudala MJ, Barsuk JH, McGaghie WC. Simulation-based education improves quality of care during cardiac arrest team responses at an academic teaching hospital: a case-control study. Chest. 2008;133(1):56–61.

24. Kalaniti K. In situ simulation: let's work, practice and learn together. Acta Paediatr. 2014;103:1219.

25. Andreatta P, Saxton E, Thompson M, Annich G. Simulation-based mock codes significantly correlate with improved pediatric patient cardiopulmonary arrest survival rates. Pediatr Crit Care Med. 2011;12(1):33–8.

26. Hunt EA, Duval-Arnould JM, Nelson-McMillan KL, Bradshaw JH, Diener-West M, Perretta JS, Shilkofski NA. Pediatric resident resuscitation skills improve after 'rapid cycle deliberate practice' training. Resuscitation. 2014;85:945–51.

27. http://www.northshore.org/globalassets/diabetes/patienteducation/hypoglycemia.pdf.

28. Leape LL, Berwick DM. Five years after To Err is Human: what have we learned? JAMA. 2005;293:2384–90.

29. Kohn KT, Corrigan JM, Donaldson MS. To Err is Human: building a safer health care system. Washington, DC: National Academies Press; 1999.

30. Baker DP, Gustafson S, Beaubien JM, et al. Medical teamwork and patient safety: the evidence-based relation. Agency for Healthcare Research and Quality: Rockville; 2005.

31. Wallin CJ, Meurling L, Hedman L. Target-focused medical emergency team training using a human patient simulator: effects on behaviour and attitude. Med Educ. 2007;41:173–80.

32. Optimizing physician-nurse communication in the emergency department: strategies for minimizing diagnosis-related errors. Proceedings from the CRICO/RMF strategies emergency medicine leadership council 2010.

33. Burke CS, Salas E, Wilson-Donnelly K, Priest H. How to turn a team of experts into an expert medical team: guidance from the aviation and military communities. Qual Saf Health Care. 2004;13(Suppl 1):i96–i104.

34. Courtenay M, Nancarrow S, Dawson D. Interprofessional teamwork in the trauma setting: a scoping review. Hum Resour Health. 2013;11:57.

35. Patterson MD, Geis GL, Falcone RA, LeMaster T, Wears RL. In situ simulation: detection of safety threats and teamwork training in a high risk emergency department. BMJ Qual Saf. 2013;22:468–77.

36. Baker DP, Day R, Salas E. Teamwork as an essential component of high-reliability organizations. Health Serv Res. 2006;41(4, Pt. 2):1576–98.

37. Beach C, Dickson S, Cheung DS, Apker J, Horwitz L, Howell EE, O'leary KJ, Patterson ES, Schuur JD, Wears R, Williams M. Improving interunit transitions of care between emergency physicians and hospital medicine physicians: a conceptual approach. Acad Emerg Med. 2012;19:1188–95.

38. Morey JC, Simon R, Jay GD. Error reduction and performance improvement in the emergency department through formal teamwork training: evaluation results of the MedTeams project. Health Sci Res. 2002;37:1553–81.

39. Hunt EA, Heine M, Hohenhaus SM, Luo X, Frush

KS. Simulated pediatric trauma team management: assessment of an educational intervention. Pediatr Emerg Care. 2007;23(11):796–804.

40. Shapiro M, Morey J, Small S, Langford V, Kaylor C, Jagminas L, Suner S, Salisbury M, Simon R, Jay G. Simulation based teamwork training for emergency department staff: does it improve clinical team performance when added to an existing didactic teamwork curriculum? Qual Saf Health Care. 2004;13(6):417–21.

41. Rosen MA, Hunt EA, Pronovost PJ, Federowicz MA, Weaver SJ. In situ simulation in continuing education for the health care professions: a systematic review. J Contin Educ Health Prof. 2012;32(4):243–54.

42. Using simulation in TeamSTEPPS® training: classroom slides: training guide. Agency for Healthcare Research and Quality (AHRQ). 2008. Available at: http://www.ahrq.gov/professionals/education/curriculum-   tools/teamstepps/simulation/simulation-slides/simslides.html#slide9. Accessed 15 Oct 2014.

43. Lisbon D, Allin D, Cleek C, Roop L, Brimacombe M, Downes C, Pingleton SK. Improved knowledge, attitudes and behaviors after implementation of TeamStepps training in an academic emergency department: a pilot report. Am J Med Qual. 2014. [Epub ahead of print].

44. Capella J, Smith S, Philp A, Putnam T, Gilbert C, Fry W, Harvey E, Wright A, Henderson K, Baker D, Ranson S, ReMine S. Teamwork training improves the clinical care of trauma patients. J Surg Educ. 2010;67(6):439–43.

45. Keebler JR, Dietz AS, Lazzara EH, Benishek LE, Almeida SA, Toor PA, King HB, Salas E. Validation of teamwork perceptions measure to increase patient safety. BMJ Qual Saf. 2014;23:718–26.

46. Eppich WJ, Brannen M, Hunt EA. Team training: implications for emergency and critical care pediatrics. Curr Opin Pediatr. 2008;20(3):255–60.

第 2 部分

模拟模式与技术

标准化参与者

第9章

Jeffrey N. Siegelman, Sidhant Nagrani, Connie H. Coralli, and Douglas S. Ander

翻译：杨　闻　徐　鹏

标准化参与者（standardized participant，SP）已经日益发展为模拟医学的重要组成部分。SP是一个宽泛的术语，用来定义接受了医学相关专业训练后，可以以不同的身份参与模拟各种不同的医学情境的非专业医学人员[1]。通过训练，SP还可以评估学员的表现并给予反馈。当我们使用SP对学员进行评估时，必须保证高度一致的"标准化"。

SP可以扮演各种角色，包括患者、家属、医务人员等。在SP扮演患者角色时，通常认为SP是考官的协助者。他们会通过案例中的角色，将需要考查的情境和挑战展现在学员面前，并会在过程中适时地给学员提供需要的信息和线索。

SP可以被用于各种教学场景。接受过系统训练的SP可以模拟各种医疗和医患沟通的场景，并能够及时给予学员反馈，作为其形成性评价一部分[2-6]。此外，SP可以用来指导学员如何面对更加私密的体检情境，如乳房、骨盆和直肠检查[7]。在客观结构化临床考试（OSCE）中，接受过培训的SP可以使用检查表评估学员的表现[8]。在教学过程中，可以单独使用SP，也可以配合高仿真模拟器共同使用。运用SP可以给学员提供标准化的临床体验，让学员在安全的环境下练习，提升练习效率。在教学过程中，SP可以评估学员的表现，并可以根据教学需要提供不同的学习情境。

标准化病人的使用：形成性作用

目前，医学教育变化的趋势是鼓励医务人员先接受系统的模拟训练，再到临床接触真实患者。促使这一变化发生的原因包括：伦理/道德的因素[9]、基于能力的学员评估[10]，以及不断提升的医疗安全需求[11]。为实现上述目标，模拟教学的方式越来越被认可。在急诊医学（EM）教学中，有大量使用SP的机会为学员提供模拟体验。

沟通技巧教学

概述

几乎所有医疗工作者的工作内容都会涉及采集病史，但是如何让学员有效练习并掌握这项技能一直存在困难。以往，这种训练通常需要在真实患者的协助下才能完成，但有时很难找到既适合教学目标又愿意协助教学活动的患者。而且要求普通患者按照固定的脚本给多名学员陈述病史也不合理。此外，临床上的诊疗行为不能保证每次学员和患者接触的情境都是符合教学需要的。使用标准化病人，可以事前熟悉符合要求的病史，在训练过程中，SP可以根据需要调整自己的行为，帮助学员在安全的环境下接受训练。SP可以在学员进行模拟训练后向学生提供反馈，起到教师的作用。除了诸如采集病史和与患者沟通等相对基本的技能外，SP还有助于训练学员更复杂的技能，例如如何告知坏消息、报告医疗失误和处理情绪不稳定的患者。在一些特定情境中，在急诊医学教学中使用SP具有极大的优势，下面会分别详细介绍。当然，使用SP也存在不少问题，特别突出的是单个SP工作量过大，一个SP要面对大量学员的反复训练。而且，在反复训练中，SP的表现是否能维持标准性和可靠性是一个巨大的挑战，这几乎完全依赖于每个SP的技能和经验。虽然可以通过加强SP的训练改善SP的表现，但是这会增加管理SP的成本，以及单个SP花费的时间成本[12]。

告知坏消息

使用SP可以指导学员学习如何告知坏消息[13]。

想象一下这样的场景：学员必须将诊断出癌症的消息告知患者。我们希望学员能够先做一些铺垫，而不是直接告诉患者被诊断出癌症的消息。然而，在实际案例教学过程中，学员一般不会按照预计的那样去做，也不会运用所教授的技能。于是 SP 就可以根据学员的情况做出符合真实情形且适当的反应，同时可以巧妙地推动模拟案例继续进行下去，又做到不直接引导学员。要达到这样的教学效果，对 SP 的培训是 SP 计划中重要且耗时的组成部分，这样才能最大程度上确保 SP 的标准化。

还有一种坏消息通告是宣布死亡。宣布死亡可能是医生工作中最困难的部分。面对 SP 扮演的亲属，学员可以运用学习到的技巧适当地向亲属告知患者的死亡消息，感受并体恤亲属的悲痛，引导亲属完成医院相关的文书工作及后续的程序[14]。

报告不良事件 / 医疗失误

多种原因造成了不良事件和医疗失误的发生，这些并非都可以预见或防范，不过，它们在大多数情况下不会对患者产生明显的负面影响。然而，告知患者不良事件或医疗事故被认为是医务人员非常珍贵的实践经历，恰当的处理方式既可以履行医师的告知义务，也能继续维持患者和医师建立起来的信任。有效地使用 SP 模拟患者的遭遇，可以训练学员如何向患者报告不良事件和医疗失误[15]。

例如，一名被诊断为尿路感染（urinary tract infection，UTI）的患者出现排尿烧灼感，而医生没有注意患者的青霉素过敏史，就给他使用了头孢菌素。即使事后没有发生不良事件，也建议医生主动告知患者事件的经过。在这种情境中，有效地使用 SP 扮演患者，可以训练学员如何向患者许诺接下来的医疗安全，从而维持患者的信任，学员也能在承认过失的同时得到 SP 的宽慰。

处理情绪不稳定的患者

到目前为止，与情绪不稳定的患者打交道一直是医务工作者最有挑战性的工作之一。无论是在病情评估结果出来前，还是不能满足患者的医疗期望，都会增加患者对病情的焦虑，这时需要医师在最大程度上关注患者的担忧。患者在生病期间的各种经历可能是他们生活中最困难的时刻，这会导致患者的情绪因各种因素的刺激而变得极其不稳定。医务

工作者必须具备保持自己情绪稳定的同时兼顾稳定患者情绪的能力，学员可以通过使用 SP 的资源训练自身的这种能力。例如，SP 可以模拟一名具有攻击性的酗酒患者，以训练学员的应对能力并可及时给予反馈评价[16]。

采集性生活史和询问亲密伴侣暴力问题

采集性生活史是医生面对的敏感却又十分重要的一部分工作。在采集过程中，医师和患者均有可能感受到焦虑、偏见和犹豫不决，有时甚至可能置患者于危险之中，尤其当患者是女同性恋、男同性恋、双性恋和变性人等时。SP 的运用可以训练学员如何使用包容性语言采集性生活史，并能让采集的过程更加安全、更容易被患者接受[17-18]。SP 同样也可以运用于训练学员如何询问亲密伴侣间的暴力问题[19-20]。

团队领导力和协作能力

每次运用 SP 进行模拟教学的时候，其实是一个团队一起练习，成员们共同模拟各种医疗场景，包括诊疗的、手术的或是复苏抢救的场景，或者 SP 扮演同盟者为场景助力的。运用 SP 的模拟教学，可以帮助训练学员的团队领导力及团队协作能力。在团队训练过程中，作为领导者的学员有机会为其他成员分工，并协调整个团队的工作，从而培养其领导力。通过这种团队形式的模拟教学，每个学员都能学习在自己的特定角色中发挥作用，学习如何与团队成员进行交流沟通，从而培养团队协作能力。模拟教学团队中的 SP，可以按照预期的教学目标不露声色地推动案例的发展。例如，在 ACLS 复苏的案例中，如果参加模拟的是真实的、训练有素的护士，会习惯性地重复学员下达的医嘱，但如果是 SP 扮演的护士，则会选择沉默甚至不执行学员下达的医嘱，迫使学员必须去确认医嘱是否被正确执行[21]。

体格检查

性侵犯检查

这种法医性质的检查不是临床医学的学习重点，但在急诊医学中是必备的技能。鉴于这项检查的特殊性质、法律属性和患者的情绪状态不稳定等，这项技能更适合在模拟环境中通过运用 SP 进行训练。SP 可用于培训学员在性侵犯检查中恰当的沟通方式和正确的病史采集技能[22]。

重症监护

有亲属在场的复苏

在这种模拟情境下，SP 可以充当多种角色。本书的其中一名作者创立过一系列针对急诊科住院医师的模拟训练，其中有一个关于婴儿心脏骤停的案例。在该案例中，婴儿复苏的全程都有亲属在场，其中由医务人员作为 SP 扮演护士和婴儿父母。扮演护士和婴儿父母的 SP 让模拟的情境更加真实，结合高仿真的婴儿模型，培训学员如何在有亲属在场的情形下进行复苏。SP 扮演的惊慌失措的父母，能让学员认识到在复苏过程中，除了复苏的责任，还需要学习如何告知病情及安慰亲属。这类训练在培训学员复苏技能的同时，学员通过给团队的不同成员（包括 SP）分配任务，也可培养学员的领导力。虽然没有证据表明在有家属在场的情况下，医生和家属进行良好的互动会有助于复苏的开展，但是有文献指出，这些因素确实会给现场的医生带来压力，这种模拟训练产生的效果值得进一步研究[23-24]。

标准化病人的应用：终结性作用

随着本科和毕业后医学教育的发展越来越倡导以胜任力培养为导向的模式，模拟被更多地应用到各种重要的终结性评价中。作为毕业后医学教育认证委员会认证系统的一部分，每个专业都将 6 项核心胜任力细分为针对住院医师需求的不同子胜任力[10]。在每个子胜任力中，有不同阶段的教学目标，住院医师必须完成该阶段的教学目标后才能进入下一个阶段学习。急诊医学包括 23 个子胜任力，其中，19 个子胜任力已将模拟列为建议的评估方法（表 9.1）。美国医学院校协会认定了一套关于本科生的"毕业胜任力"，即医学生在成为住院医师之前必须掌握的素质和能力[25]。院校医学教育的教学目标正在根据这套标准进行调整。SP 将是教授和评估这些专业能力的非常合适的辅助方法。SP 已经是美国医师执照考试第 2 步技能考试的常规组成部分，用于评估医患沟通、体格检查和人际交往能力[26-28]。

在埃默里大学急诊医学住院医师培养计划中，每半年会进行一次重要的评价，根据考核内容和教学目标，结合高仿真模拟或标准化病人，针对每位住院医师进行单独考核。这要基于住院医师在平时

表 9.1 适合使用标准化病人进行评估的急诊医学的子胜任力

患者照护	人际关系和沟通技巧
PC1：急救措施	ICS1：以患者为中心的沟通能力
PC2：重点病史采集和体格检查的表现	ICS2：团队管理能力
PC3：诊断思路	
PC4：诊断	**职业素养**
PC5：药物治疗	PROF1：专业价值观
PC6：观察和重新评估	
PC7：处理方法	**基于系统的实践**
PC8：多任务处理	SBP1：患者安全
PC9：常规处理流程	SBP2：系统管理能力

就经历过足够的基于模拟或 SP 的形成性评价，才能在做重要评价时更好地适应模拟或 SP 环境。评分者会在另外独立的空间观察学员的临床表现，并根据检查表上的内容进行评分，检查表上观察的条目是依据该阶段的教学目标制定的，还会留出时间给学员做出反馈和总结教学要点。

急诊医学的实习医生和住院医师在学习结束后会参加 OSCE，该考试也启用了 SP[29-30]。SP 在考试中通常扮演病人，有时候也会扮演护士。除了扮演各种不同的角色，经过良好训练的 SP 还可以评估人员的身份评价学员的表现[31]。

嵌入式参与者的应用

护士

运用 SP 扮演护士，尤其是扮演在临床上工作的护士，可以增加案例的真实感，提升学员的沉浸感。在案例中，他们以参与者的身份提供临床知识，增加案例的精准度。此外，可以把控案例的运行，引导案例按照设计的方向进行，顺利达成教学目标。护士可以模拟用药错误的临床情境，并结合各种沟通方式，考查学员控制形势的能力。护士还可以指出评估员可能错过的每个表格或医嘱，如果经过适当的培训，甚至可以完成整个检查表。

根据模拟护士的临床经验和 SP 培训的质量，培训案例的标准化呈现需要消耗不同级别的资源。SP 不仅要学习相关的医学概念，以便能对学员的指令做出正确的反应，还需要知晓怎样按照不同的层级

提供引导。大多数情况下，他们给学员提供的是被动辅助，只是执行命令，而不会主动提供有效的数据或建议。正如我们将在后面详细讨论的，在 SP 扮演角色之前进行培训非常重要。

患者家属

SP 扮演患者家属或目击者可以达到两个主要目的。首先，这种类型的模拟案例可以评估学员的沟通能力和专业能力，特别是涉及评估学员人文关怀方面的特征时，比如讨论是否"停止复苏"或处理有亲属在场的复苏。其次，SP 可以在案例运行中对学员设置各种有意识的干扰。当然，对初级学员而言，案例中设置的干扰因素可能会阻碍学员完成关键的医疗操作，故根据学员的水平不同和教学目标创建不同层级的案例是必要的，如评估多项任务处理能力或沟通策略。案例中的干扰因素是为帮助学员达成教学目标而设置的，干扰因素必须根据学员的实际水平制定，确保不会影响对教学目标的实施。

急诊医疗服务

模拟急诊医疗服务（EMS）情境时，评分者可以在学员交接患者的时候评估学员判读 EMS 报告的能力。但是大多数情况下，EMS 报告可以通过模拟器或虚拟模拟器完成，而不需要使用教学成本较高的模拟教学。

上级医生

在某些情境中，模拟房间里会有 SP 扮演的上级医生（consultant），而不仅是只能发出声音的模拟器。这有助于让学员专注于所评估的技能或行为，不用分心于其他。例如，当测试诊疗镇静能力的时候，如果有骨科的上级医生进行复位操作，那么学员就可以专注于镇静。然而，要训练一个没有医疗经验的 SP 表现得像一个经验丰富的上级医生一样行动和反应，可能非常困难。因此，他们对情境案例的影响可能大于他们的贡献。

患者

在评估高风险性医疗行为的时候，SP 会直接扮演患者，SP 和评分者可以直接评估学员与患者的沟通和专业性。SP 还可用于模拟高仿真模型不能胜任的情境，比如患有神经系统或精神疾病的患者。演绎这些案例要标准一致，要能准确反映出情境中预期的疾病病理，关键是提供系统专业的培训。

此外，在案例运行的时候，如果出现偏离预期教学目标的情况，SP 扮演的患者还可以将案例运行调整回预期目标，这恰恰是能顺利评估学员的关键。

混合模拟

SP 可与高仿真模型结合使用，例如，模拟分娩场景时，SP 扮演的母亲可以表达出分娩的不适并与学员交流，可以在 SP 下方用分段的桌子和床单隐藏产科模拟器，供学员训练分娩技术。同样的情况也可以用于培训学员操作中心静脉置管或胸管，学员在进行操作的同时须与 SP 交流。这类情境案例可以同时评估学员的沟通技巧和必要的精神运动技能。

运用 SP 进行反馈

在模拟的过程中，SP 和学员共同完成模拟的案例，SP 可以更直接地观察到学员对患者的处理，他们能捕捉到其他评分者很难观察到的细节，因此 SP 有资格独立对学员的表现做出书面或口头形式的反馈。

口头反馈

口头反馈通常用于形成性评价，来自 SP 的口头反馈可以即时告诉学员如何提高自己的表现。这些反馈的信息会尽可能客观，同时 SP 也会从参与者的角度，从自己感受到的学员的态度和表现提出细节上的反馈。例如，如果 SP 在有家属在场的复苏案例中扮演家属，他们可以针对学员是否与家属有足够的沟通，并把家属考虑在复苏过程中的表现做出反馈。如果是模拟告知坏消息等困难场景的案例，SP 可以针对同理心、合适的物理距离和眼神交流等做出反馈。对于情境外的评分者来说，完全准确地捕捉并评估这些细微的表现是很困难的，通常置身于模拟案例之中的 SP 更容易给予反馈。

检查表

终结性评价通常用检查表来评价学员的能力水平[32-34]。在作者的教学计划里，每两年有一次终结性评价，评价以模拟案例的形式开展，教师根据观察的条目使用检查表打分，评估急诊医学住院医师的能力。因为与学员之间的距离较近，且录音 / 录像设备有相应的缺点，所以案例中扮演护士的 SP 会独立记录自己的观察，教师通常会根据这些记录修正自己给出的分数。在有些情况下，要求 SP 作为主要评分者，用检查表打分。

SP 项目管理

SP 需要掌握的技能

　　SP 演示一个案例的时候，很重要的一点是要求每次描述的病情、提供的病史以及模拟的身体状态能与标准保持一致。这是对 SP 最基本的要求。另一个基本技能是要求 SP 在案例结束之前，能一直记住每个学员是否完成正确的操作，之后根据自己的记忆使用检查表打分。这往往会随着时间流逝逐渐变得更加困难，也很容易混淆不同学员的表现。因此，必须限制单位时间内 SP 要考查的学员数量，同样，每个学员检查表上的条目也不能太多。检查表的条目越多，SP 需要考查的学员越多，完成检查表的准确性就越低。SP 的第三项重要技能是提供专业的反馈，要求 SP 能以专业的态度，识别并指出学员表现中最需要改进的部分，并给予即时反馈。应该注意的是，关于研究 SP 能力的相关文献并不充分，我们的结论大多来自以往的经验、专家意见和标准化病人教育者协会（ASPE）。

培养训练有素的专业 SP 团队

　　如果您的机构在教学中有应用 SP 的计划，那么应该先建立一支训练有素的专业 SP 团队。SP 项目的负责人可以招募满足特定教学要求的个人，也可以建立一支包括由不同年龄、性别、种族和体型的个体组成的团队。

　　优秀的 SP 可以是来自各种背景的。尽管没有研究涉及，但在选择 SP 的时候是否采用专业演员一直是有争议的。演员接受过专业表演训练，可以扮演各种角色，并习惯根据需求不断调整自己的表演，直至被认可。而非演员（如教师）尽管在表演方面可能需要更多的培训和指导，但他们在细节的把控、记忆的正确性和给出反馈的能力方面要比他们的表演能力更出色。无论 SP 的背景如何，是否能成为优秀的 SP 的关键是要接受系统培训，以熟练掌握各种

技能。许多 SP 团队中既有演员背景的，也有非演员背景的 SP 参与，并能成功地将两者结合使用在各种案例中。

　　刚开始招募 SP 的时候，通常比较容易在演员（表演学校、社区剧团等）中招募到合适的人选。另一个比较合适的群体是退休的教育工作者和学校工作人员。很多团队会在普通人群中发布招募广告，例如"医学生教育需要成人学习者的支持"。一旦 SP 团队发展起来，团队的口碑会吸引很多候选人。

　　成为 SP 的一员大多需要经过以下流程：申请、面试、试演和入职培训。SP 的申请表会收集申请人的基本信息并附照片，同时会询问申请人是否有身体异常。有时还会通过对申请人进行体格检查以评估其身体状况，从而确定他们可能合适的案例，尽管后者不是常规做法。

　　SP 面试时常用的问题：

- 遵循指示的能力
- 可靠性和守时性
- 理解角色的能力

　　作为面试过程的一部分，向申请者展示 SP 的工作视频是很有帮助的，可以让申请者清楚地了解他们将要进行的工作。例如，很多申请人在被要求穿着病号服接受检查时会很惊讶。此外，解释清楚他们会被进行体格检查的范围也很重要，必须让 SP 了解，除了专门被雇佣于做私密部位（如骨盆或男性泌尿生殖系统）体检的 SP 外，一般 SP 在工作中不会涉及隐私部位的体检。

　　面试时还会让 SP 体验简单的模拟案例，让 SP 在案例中评价学员，使用简单的检查表。这类练习可考查 SP 表演、记忆和完成检查表的能力。

　　面试时还可以询问申请人想成为 SP 的动机以及就医经历。那些以前有不愉快就医经历的申请者很少能成为优秀的 SP。我们需要寻找那些想为医学教育做出贡献或想学习一项新技能的申请者。优秀的 SP 往往有教学或教练背景。

为 SP 分配特定角色

　　一旦申请人被选为 SP，在表演、完成核查表和给予反馈等方面给 SP 提供初步指导和实践机会是很有帮助的。当 SP 习得合格的基本技能之后，他们可

以在任何基础且不涉及异常体检的案例中做 SP。给
SP 分配角色时，为了高度还原案例，选择与案例中
患者年龄和性别一致的 SP 是关键。否则，学员在进
行案例模拟时会感到困惑，不能沉浸于模拟的过程，
影响模拟教学的效果。

　　例如，要扮演孕妇，SP 必须是育龄女性。SP 的
体型和瘢痕也是分配角色需要考虑的部分。再如，
有剖腹探查瘢痕的 SP 不适合腹痛的案例，除非该案
例是为考查小肠梗阻设计的。

SP 的培训

　　要想 SP 表现良好，就必须了解他们需要达到的
标准。对模拟而言，针对特定病例的案例培训是必
不可少的，无论在临床医生看来这些案例多么简单。
SP 接受案例培训的时长取决于案例的复杂程度、SP
所需掌握的技能、此次考核是形成性评价还是终结
性评价，如果是终结性评价，是否是对学员高利害
的考试，等等。而对于大多数形成性评价或普通测
试，SP 的案例培训可以在几小时内完成。

　　在 SP 接受培训前，需要提前把案例相关的书面
材料发给他们，以便他们能够学习材料和记忆案例
的细节，充分做好准备后再参加培训。标准化病人
教育者协会网站（www.aspeducators.org）上有大量
的案例模板开放给会员，可以为案例编写提供帮助。
SP 培训师可以将材料整理成表格形式，协助 SP 理
解和消化案例。案例编写的形式要通俗易懂，便于
SP 阅读，应该避免出现专业术语或给出解释。

　　对 SP 的现场培训至少要包括：

- 培训组织要点回顾（日期、时间、学员数量和水平、
  是否需要培训检查表的使用和给予反馈的方法）
- 本次培训的目标概述
- 回答 SP 针对案例提出的问题
- 由培训师或工作人员充当学员，和 SP 进行病史采
  集或体格检查的案例演练。如果有多个 SP 演练同
  一个案例，培训师需要向 SP 明确案例角色扮演的
  标准，做到案例演绎的标准化
- 将模拟的场景作为一个整体进行培训，以确保标
  准化
- 回顾检查表、讨论分级标准
- 讨论、练习反馈和复盘的方法
  其他需要训练的技巧：

- 回顾分析以前的案例视频
- 采用以前的视频练习打分
- 采用以前的视频练习反馈

　　训练 SP 时，还需要培训 SP "无脚本问题"，因
为在案例模拟的时候，SP 永远不知道学员会问什么
或如何问，所以要让 SP 提前做好准备。通常会告诉
SP，当被问及任何没有给予明确答案的问题时，都要
给学员否定回答。同样地，发给 SP 的案例材料中不
应该包含任何否定或否定相关的信息。在这个方面，
将任何否定的内容（即使是相关的内容）包含在提供
给标准化病人的培训案例材料中都是不必要且不可
取的。因为他们只学习肯定的回答，省略所有的"否
定"可以简化培训材料，而标准化病人没有能力区分
哪些是相关的否定信息和哪些是不相关的否定信息。

　　培养标准化病人（SP）准确完成检查表，首先
要有一个设计精确且语言表达准确的检查表，便于
SP 理解，从而不需要他们做出任务判别。病史检查
检查表的二分类格式，例如"通过 / 未通过"易于
SP 完成。如果 SP 需要使用检查表进行评价，那么
必须对他们进行培训，以掌握检查表上每一项体格
检查的所有可接受的方法。这样的检查表将要求 SP
对是否正确完成检体、是否尝试但方法不正确，或
者根本未进行做出不同类型的判断。

　　反复练习对检查表评分，并与"理想评分的检
查表"进行比较总结，可以提高 SP 评分的准确性和
可靠性。"理想评分的检查表"可由教学人员制定，
作为训练检查表评分的"黄金标准"。常用的培训方
式有让 SP 分组练习，相互进行病史采集和体格检
查，然后互相评分，由 SP 培训师或教学人员评估评
分的准确性。

　　如果要 SP 对学员的表现进行反馈或复盘，SP 必
须事先接受培训并反复练习。每个机构都有自己制
定的反馈 / 复盘的方法，会让 SP 反复练习，熟练掌
握这项技能。反馈技能通常是让 SP 观看以往案例的
视频，或是 SP 与培训师练习了案例以后，再进行反
馈的训练。

SP 的安全

　　要对学员强调对待 SP 要和对待真实患者一样，
"不要造成伤害"是首要原则。给 SP 分配角色时，必
须考虑到避免对 SP 造成身体或心理伤害。在进行案

例开发的时候，要考虑到 SP 在长时间进行模拟的过程中可能会受到的有害影响，并将影响程度减至最低。例如，如果案例要求 SP 在模拟过程中表现呼吸异常，SP 很难在整个模拟过程中维持呼吸异常的状态，可以告诉 SP 在案例开始的时候表现呼吸异常，当学员开始做肺部体检时，可以只在必要的时候表现出症状。同样地，还需要考虑反复在 SP 身上进行同一个操作带来的影响，例如 10 名学员依次为 SP 检查髌骨或疼痛感测试。有些检查可能会给 SP 留下瘀斑或引起疼痛，如腹部深部触诊或肝检查，这时必须限制操作的次数，保护 SP。

有些检查可能会对 SP 的身体造成伤害，如角膜反射检查。考试前，应提前告知学员考试中不做这类检查。

虽然有特殊的 SP 群体可以让学员进行特殊部位的检查，如乳房、骨盆、直肠和男性泌尿生殖系统，但这些检查通常不会出现在普通考试中。在考试前，要告知学员在 SP 身上不能做这些检查。然而，如果有这种特殊的 SP 可用于教学，他们对学员的帮助是很大的，例如在考查性侵犯检查的时候。

案例设计的情绪影响也是必须要考虑的。如果案例中要求 SP 扮演情绪激动的角色，如姑息治疗、强奸、自杀、虐待等，提前告知 SP 自己将扮演的角色是很重要的。如果 SP 正在经历或过往有类似的经历，最好不要把这些角色分配给他。有时，一些自愿接受这些角色的 SP 在案例演绎过程中情绪都会受到影响。我们要对这种情形保持警惕并做好准备，在 SP 情绪波动较大时及时终止模拟，平复 SP 的情绪。在案例完成之后，必须和 SP 进行简短的交流或做简单检查，确保他们已经从角色中抽离，情绪稳定后，才能让他们离开。

SP 的工作质量保证

评估 SP 的工作质量是 SP 工作中必不可少的组成部分。常常是通过其他经过培训的观察员、SP 或教学工作人员观察 SP 的工作来完成，并在考核 SP 的检查表上评分。观察员还会使用与 SP 相同的检查表，同步给学员评分，以此判断 SP 评估学员的准确性。观察员还可以评估 SP 的表演能力。

SP 案例与评估材料的开发

教学和评估材料的开发是一个需要各方协作、复杂的过程，需要结合专业临床知识和拥有丰富的实践经验。有明确的教学目标，有助于确定案例设置的场景和评估方法。虽然大致的场景很容易建立，但需要足够的时间对其中的细节和各种设备进行不断调整。

每个案例必须包括：SP 的基本信息（年龄、性别等）、SP 的特征（性格、行为举止、瘢痕、身体畸形等）、完整的案例描述、模拟的场景、道具和（或）其他模拟设备以及所需的临床报告（检验结果、影像结果等）。

评估材料一般包括给 SP 和教学人员使用的检查表和评分工具，以及学员完成课程后的书面任务。

给 SP 的培训材料里也包括指导 SP 怎样为学员做反馈的资料。

SP 项目的管理

训练有素、经验丰富的 SP 培训师和相关工作人员能更加高效地使用 SP。标准化病人教育者协会（ASPE）是 SP 方面的权威机构，制定了 SP 的实践标准，确定和定义了常用术语。他们有一套成熟的 SP 管理体系，据文献记载，该体系已有超过 30 年的研究和实践经验。当出现 SP 相关工作的问题时，参考他们的标准不失为一种好的选择（aspeducators.org）。

SP 可以是兼职性质的工作，或 SP 能力很出众的时候，也可以"独立承包商"的身份被雇佣。确定谁有资格作为"独立承包商"的标准有非常具体的规定，通常由机构的人力资源或法务部门确定哪种类别是可接受的。

SP 项目成功的关键是好政策和好方案，这也是向 SP 和教学人员传达期望的简单方法。SP 项目必须有高度的保密性和专业性。通常会要求 SP 签署同意书和雇佣协议。有一些机构需要调查 SP 的背景。应明确规定并遵守雇佣 SP 和给 SP 分配角色的标准，确保整个过程的公平性。

从一开始就必须制定并向 SP 明确传达关于迟到 / 缺席的规则。考虑到模拟事件的复杂性以及涉及人员众多，任何 SP 相关的项目都必须准备足够数量的训练有素的 SP，尤其是重要的考核，如 OSCE。

通常需要向支付 SP 培训和表演的费用，并保证每次 SP 工作的最低时长，一般是 2 ～ 4 小时。

需要制定薪资标准。一些机构支付所有 SP 相同的薪资。有一些机构支付 SP 的培训费用和表演费用不同，表演费用更高。还有一些机构会制定不同的标准，有经验的 SP 获得的报酬更高。除了涉及乳房、骨盆、直肠和男性泌尿生殖系统检查以外，大多数 SP 的工作是按小时支付，或更多情况是按 SP 工作涉及的"学员数量"支付费用。SP 的薪资标准根据地域不同存在很大差异。

需要针对 SP 的表现做出反馈，提升他们的技能，提高他们的工作表现。最佳的反馈方式是提供 SP 工作的具体示例，和 SP 一起观看，分析示例中的优点和问题。这样，SP 将持续完善个人表现和模拟技能，并提升其评估学员和给予反馈的能力（参见"附录 1，第 9 章补充案例场景"）。

参考文献

1. Cited 2015 8/20/2015. Available from: www.aspeducators.org/node/157.
2. Barrows HS. An overview of the uses of standardized patients for teaching and evaluating clinical skills. AAMC Acad Med. 1993;68(6):443–51; discussion 451–3.
3. Bokken L, et al. Feedback by simulated patients in undergraduate medical education: a systematic review of the literature. Med Educ. 2009;43(3):202–10.
4. Cleland JA, Abe K, Rethans JJ. The use of simulated patients in medical education: AMEE guide no 42. Med Teach. 2009;31(6):477–86.
5. Dayer Berenson L, Goodill SW, Wenger S. Standardized patient feedback: making it work across disciplines. J Allied Health. 2012;41(1):e27–31.
6. Shirazi M, et al. Assessing medical students' communication skills by the use of standardized patients: emphasizing standardized patients' quality assurance. Acad Psychiatry. 2014;38(3):354–60.
7. Hunter SA, McLachlan A, Ikeda T, Harrison MJ, Galletly DC. Teaching of the sensitive examinations: an international survey. Open J Prev Med. 2014;4(1):41–9.
8. Van der Vleuten CPM, Swanson DB. Assessment of clinical skills with standardized patients; state of the art. Teach Learn Med. 1990;2:58–76.
9. Kohn LT, Corrigan J, Donaldson MS. To err is human: building a safer health system. Washington: National Academy Press; 2000.
10. Beeson MS, et al. The development of the emergency medicine milestones. Acad Emerg Med. 2013;20(7):724–9.
11. McGaghie WC, et al. A critical review of simulation-based mastery learning with translational outcomes. Med Educ. 2014;48(4):375–85.
12. Adamo G. Simulated and standardized patients in OSCEs: achievements and challenges 1992–2003. Med Teach. 2003;25(3):262–70.
13. Rosenbaum ME, Ferguson KJ, Lobas JG. Teaching medical students and residents skills for delivering bad news: a review of strategies. Acad Med. 2004;79(2):107–17.
14. Quest TE, et al. The use of standardized patients within a procedural competency model to teach death disclosure. Acad Emerg Med. 2002;9(11):1326–33.
15. Halbach JL, Sullivan LL. Teaching medical students about medical errors and patient safety: evaluation of a required curriculum. Acad Med. 2005;80(6):600–6.
16. Eagles JM, et al. Using simulated patients in education about alcohol misuse. Acad Med. 2001;76(4):395.
17. Tomlinson J. ABC of sexual health: taking a sexual history. BMJ. 1998;317(7172):1573–6.
18. Haist SA, et al. Improving students' sexual history inquiry and HIV counseling with an interactive workshop using standardized patients. J Gen Intern Med. 2004;19(5 Pt 2):549–53.
19. Haist SA, et al. Domestic violence: increasing knowledge and improving skills with a four-hour workshop using standardized patients. Acad Med. 2003;78(10 Suppl):S24–6.
20. Heron SL, et al. Standardized patients to teach medical students about intimate partner violence. West J Emerg Med. 2010;11(5):500–5.
21. Rosen MA, et al. Promoting teamwork: an event-based approach to simulation-based teamwork training for emergency medicine residents. Acad Emerg Med. 2008;15(11):1190–8.
22. McLaughlin SA, et al. Implementation and evaluation of a training program for the management of sexual assault in the emergency department. Ann Emerg Med. 2007;49(4):489–94.
23. Fernandez R, et al. The presence of a family witness impacts physician performance during simulated medical codes. Crit Care Med. 2009;37(6):1956–60.
24. Krage R, et al. Does individual experience affect performance during cardiopulmonary resuscitation with additional external distractors? Anaesthesia. 2014;69(9):983–9.
25. Association of American Medical Colleges. Core entrustable professional activities for entering residency. Washington, DC: Association of American Medical Colleges; 2014.
26. Boulet JR, et al. Using standardized patients to assess the interpersonal skills of physicians. Acad Med. 1998;73(10 Suppl):S94–6.
27. van Zanten M, Boulet JR, McKinley D. Using standardized patients to assess the interpersonal skills of physicians: six years' experience with a high-stakes certification examination. Health Commun. 2007;22(3):195–205.
28. van Zanten M, et al. Assessing the communication and interpersonal skills of graduates of international medical schools as part of the United States Medical Licensing Exam (USMLE) Step 2 Clinical Skills (CS) exam. Acad Med. 2007;82(10 Suppl):S65–8.
29. Wallenstein J, Ander D. Objective structured clinical examinations provide valid clinical skills assessment in emergency medicine education. West J Emerg Med. 2015;16(1):121–6.
30. Wallenstein J, et al. A core competency-based objective structured clinical examination (OSCE) can predict future resident performance. Acad Emerg Med. 2010;17(Suppl 2):S67–71.
31. Swanson DB, van der Vleuten CP. Assessment of clinical skills with standardized patients: state of the art revisited. Teach Learn Med. 2013;25(Suppl 1):S17–25.
32. Hagel CM, Hall AK, Dagnone JD. Queen's university emergency medicine simulation OSCE: an advance in competency-based assessment. CJEM. 2015;18(3):230–3.
33. Hall AK, et al. Queen's simulation assessment tool: development and validation of an assessment tool for resuscitation objective structured clinical examination stations in emergency medicine. Simul Healthc. 2015;10(2):98–105.
34. Sherbino J, Bandiera G, Frank JR. Assessing competence in emergency medicine trainees: an overview of effective methodologies. CJEM. 2008;10(4):365–71.

医学教育的虚拟环境

第10章

William F. Bond and Alexander J. Lemheney
翻译：赵　慧　张晓薇

背景介绍

虚拟现实（virtual reality，VR）是一种计算机模拟的现实模型，包括一个虚拟情境的条件和场景，在这个情境中，参与者可置身其中，并与他人以及虚拟环境本身进行互动。VR 会借鉴电脑游戏中的一些元素，例如 VR 可通过高质量的图像、动画、音效以及与反馈相关的挑战系统来叙事和描绘故事[1-6]。"严肃游戏"一词通常用来区分真实模拟游戏和幻想游戏。VR 医学模拟的鲜明特点在于其临床教学元素丰富、学习目标清晰、临床思维训练和团队协作的探索机会。图 10.1 是近期一个 VR 医学模拟案例的屏幕截图。Graafand 等[7]强调即便有许多商业 VR 医学模拟平台可使用，但这些平台未完全被验证有效。增强现实技术也是如此，该技术是通过使用真实世界的图像或运用大量触觉反馈界面增强参与者的真实感[8]。这个主题很难定义，因为虚拟环境根据开发阶段可以在图形上简单，但包含大量的操作，或者可以在图形上非常详细，但几乎没有操作选择。虽然 Graafand 的论述与我们的主题紧密相关，但 Cook 等在最近的综述中着眼于研究具有子集的"虚拟病人"[9]。Cook 等系统回顾了从 1966 年到 2008 年的文献，选择这些文献是为纳入对照组来比较教育方法。虽然这些研究结果显示，基于 VR 的训练效果不显著，但研究的异质性限制了结论[7]。我们在此推荐近期部分领域中 VR 训练展现出的一些值得关注的地方，如病史采集领域[10-15]和临床决策领域[10, 14, 16-20]。作者认为这是医疗教育中最令人期待的领域之一，其部分原因是对医学教育项目的需求。我们希望引导临床教育工作者与研发人员共同努力，

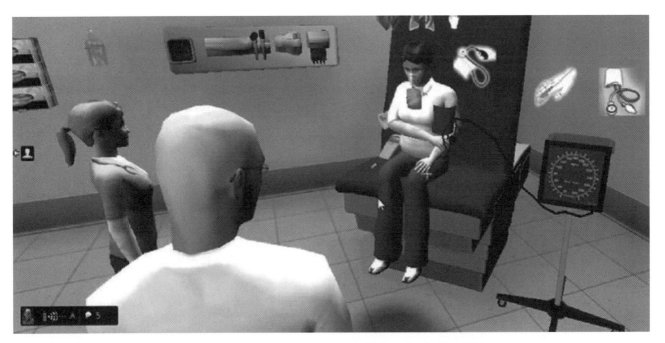

图 10.1　作者在 Avaya Engage 平台上创建的呼吸窘迫 VR 模拟

进行富有成效的合作，使研发的产品可以通过教育研究测试。

参与者通过在 VR 的情境化场景中扮演角色来解决问题，情境化场景可使参与者安全地探索医疗差错、困难操作、患者交接以及其他高风险、容易出问题的情况和过程。用 VR 技术再现上述情境应带有足够挑战性，这可以让他们保持玩家的沉浸感而不会感到枯燥。19 世纪的心理学家 Lev Vygotsky 将学习发生的最佳区间称为最近发展区（zone of proximal development，ZPD）。这个区间是参与者独立解决问题的能力和在更有经验的人指导下解决问题的能力之间的差距[21]。VR 在案例场景描述以及个人自由选择导航和探索形式中都提供了充分的前景。不同选择的积累导致了 VR 环境变化形式的多样性，通常包括患者症状体征和（或）生理的变化。这种可变性反映了患者照护工作本身具有的不可预测的本质、人类行为的复杂性、参与者探索新环境的本能以及整体态势感知能力的提升[22]。就像玩游戏一样，VR 允许参与者不间断地尝试，直到达到预定标准或指导者的标准，然后才能运行更难的案例，这使 VR 成为实现 ZPD 学习的条件。ZPD 中的自动的形成性反馈系统包括：将学习者的答案与专家共识进行比对、满足关键动作要点、时间目标合规、触觉动作纠错及有效的动作组合、允许操作更难案例的通关，以及难度递增的适应性学习。有了自动的数据收集，VR 就能实现更加精细的反馈。例如超出案例要求的实验室检查单细节，考虑到反馈的丰富性，则必须以图形化的方式呈现给学习者，使其能够理解。尽管在医疗领域中一些反馈方法刚处于起步阶段，美国多个授权机构仍一直鼓励自动化反馈的发展。虚拟现实（VR）在复杂度高的病情和（或）罕见病例演示方面可能会受到与模拟人模拟中所见病人相同的偏见。然而，随着平台、标准和案例创作工具的成熟，产生更多样化的案例的机会相对容易。尽管 VR 场景可以设计为单个参与者，但合作模式允许在特定的场景中表现出社交属性，且在这一场景中，学生有自主权；他们扮演积极的角色，为整个训练过程做贡献[23]。在大型多人在线角色扮演游戏（MMORPGs），如《魔兽世界》（Blizzard Entertainment，Irvine，CA）中，这是一个虚拟幻想游戏环境，新玩家通过协作和竞争的社会动态来积累知识。此时，虚拟现实不仅仅是一个游戏场景，还开始发挥学习社区的作用。

参与者通过他们自己的数字化形象，即虚拟角色，在 VR 中进行互动。这个虚拟角色在虚拟环境中完成互动和操作，成为一个人在 VR 中的自我存在。虚拟形象可以是高度个性化的，能通过改变数字化角色的外形、皮肤、头发的颜色以及模拟身体姿态的动画来反映参与者的物理特征。然而，详细定制的外在特征并不是参与者在虚拟环境中找到有意义参与的必要条件。为学员提供相关的角色和虚拟形象的选择，有助于加快培训过程和团队组建。在某些平台上，个人角色的外观显得非常灵活，以至于允许角色滑稽有趣或分散注意力。当然，在某些情况下，我们还是需要高度定制化的虚拟形象。例如在军事应用中，显示与伤口模式相关的特殊防弹衣，或战地医生的全套装备。在 VR 中，身份由图形虚拟表示，虚拟形象的定制可以促进职业身份的探索，特别是对于初期培养阶段的医学和临床学生。操纵虚拟形象或假设为其他外观的虚拟形象，例如医生、护士、患者或家属，可以使参与者探索并深入了解其他临床医生的角色。学员因此可以在同一场景中获得多种视角，还能够对患者的体验有更多的了解。改变虚拟形象还可以通过其他种族和族裔所呈现的特征和特点，进行文化意识的探索。同样，虚拟角色可以在临床团队中进行互换，支持跨专业合作，从而拓宽团队成员的视野和经验。和虚拟世界可出现多个参与者的虚拟替身一样，也可以产生由 VR 中的有限编程或通过二级人工智能（artificial intelligence，AI）程序控制的非玩家角色（non-player character，NPC）。AI 控制的 NPC 可以表现得像标准化病人的演员。然而，这是一项新兴技术，需要功能强大的计算机硬件。AI 控制的 NPC 在本章中不作讨论，以便将重点放在理解如何使用基本的 VR 环境进行医学模拟。

VR 模拟可以构建包括个人、小组和跨专业团队的各种形式。与游戏不同的是，VR 团队协作强调的是通过合作探索和利用彼此的专业知识以解决临床问题。高度视觉化的 VR 环境和形象可通过各种交流方式促进彼此协作，类似于人与人之间的互动。除了语言、非语言和视觉提示，大多数 VR 平台都支持文字聊天功能。当团队参与虚拟现实场景时，他们都可以观察到个人和团队行动的效果（或者将行动反馈可以传递给个人，迫使他将发现传达给团队）。通过虚拟现实技术，虚拟学习环境中的参与者可以通过操纵他们的虚拟化身份完成共享行动，即使他们在现实中可能身处不同的地理位置，也能在虚拟空间中共同参与。

VR 的显著特点

　　对于今天的教职员工来说，这似乎是一项卓越的技术，但对新兴一代的医学和临床学生而言，却已是他们进入工作岗位前的常规体验。以新的方式获取数字化资源正在成为我们日常世界的自然组成部分；学生期待新技术的出现。需要重新思考传统的课堂教学方法；不仅仅因为有新技术可用，更因为新技术如虚拟现实（VR）提供了与学生互动并利用有限资源（如人体模型实验室、尸体、临床实习、新颖场景、时间和资金）的方法。VR 提供了与传统床旁和人体模型实验室相比无与伦比的灵活性和几个优势（表 10.1）。

　　早期研究表明，VR 提供了一个可与传统临床培训相媲美的学习环境[24-29]。作者认为，它是医学教育者在最初设计教学方案时都需要考虑的一种工具。与任何教学策略一样，VR 在特定情况和课程计划下具有某些优势和劣势[30-31]。

VR 作为一种学习环境

　　在虚拟现实中，学习得到了视觉呈现和空间关系的支持，并且与学习对象有交互行为，从而创造了一种与现实世界平行的虚拟空间。学习是一种情境活动，在其中，一个人的思想和行为与他所处的环境密切相关，他在那里经历的瞬间以及所有构成那一刻的元素，成为他理解及应对未来相应情境的手段[32]。在虚拟现实中，更复杂知识的缩写或快捷方式可由虚拟元素代表。例如，作者们创建了几个虚拟现实案例（心脏和过敏反应），目的是向医务人员和临床医生介绍新引入的门诊急救车的使用。这个急救车的设计具有足够的视觉细节，可以代表真实急救车本身以及车上包括药物箱和气道管理用品在内的各种组件。在这些虚拟现实案例中，参与者需要通过虚拟环境中的操作，具体来说就是使用急救车里的各种工具，来应对不同的紧急情况。通过这种虚拟现实案例，参与者可以在模拟的办公室医疗环境中练习应急情况下急救车的使用。虚拟的表

表 10.1　VR 要素的优劣势

要素	优势
持久的空间	参与者可与环境间进行交互 / 甚至更改环境，这些更改可以被重置或持续维持
多人共存	可以是同步或异步的，显然这可以克服时间和空间的限制
沉浸感	背景和对象足够真实，能够让玩家沉浸其中
社会协作	在虚拟社会环境中，参与者可以利用他们熟悉的社会知识、技能和能力
心理安全	虚拟环境增强了匿名性。更愿意冒险尝试。错误行为的后果可以很快纠正

要素	劣势
初始成本	定制化的 VR 环境和复杂的虚拟病人动画（通常通过反复使用和可扩展性来抵消）
虚拟角色	虚拟人物的手势动作有限或没有面部表情；伴随病人身体微小的生理变化很难在视觉上呈现，并且定制这些变化成本非常高昂
用户界面和认知负荷	过于复杂的界面和密集信息，会使参与者感到不知所措
心理自由	与参与任何社交媒体的用户一样，在虚拟环境中，特别是当使用匿名的虚拟角色时，可能会摆脱他们的真实社会身份的约束，而表达不恰当的意见或采取不恰当的行为
接纳	教职员工由于对流行娱乐游戏的了解有限而产生偏见
人际接触和情感联系	使用非生命模型训练，可能会导致人际交往能力和同情心的缺乏

现可以成为与学习者熟悉的事物相联系的隐喻，使学习过程更加生动和易于理解。通过使用虚拟现实技术，学习者可以在一个模拟的环境中进行学习，这个环境与他们已有的知识和经验密切相关[23]。虚拟现实技术有潜力通过不仅提供展示病理生理学的虚拟病人，还可以在繁忙的急诊科、自然灾害、战场或检查室等更广泛的情境中呈现病人，从而重塑医学教育。因此，在虚拟现实技术所创造的情境中学习[32]，能促进学习者在学习相关的关键行为、治疗逻辑、沟通要点或案例完成等方面的学习曲线和时间上实现质的提升[33]。

VR 的优势

　　VR 除了表 10.1 中指出的优势外，另两个值得

注意的优势是 VR 环境的可靠性和在跨专业团队中使用 VR 技术塑造身份的能力。与使用了可编程任务训练器、人体模型和受过训练的标准化病人相比，VR 可以提供更高的可靠性，减少重复同一场景时的不一致性。这种模拟课程之间的一致性有助于更可靠的评估和反馈。可靠性不应被误解为限制参与者自由选择行动方案的能力，即使该行为是错误的，它仅仅意味着模拟场景将以同样的方式呈现给学习者，从而创造更一致的学习体验。

在考虑成本效益时，我们可以看到，虚拟现实技术与建设模拟中心及其设备的成本相比，以及与物理空间的容量限制相比，其可扩展性具备显著的优势。虚拟现实技术的开发成本也可由使用该环境的数百或数千所学校或学习者分摊；因此，一旦创建了合适的学习模式，场景的开发成本仅构成小部分。虚拟现实技术开发在迭代寿命的限制范围内具有高度的可重复使用性。举例来说，如果我们考虑一个学习者对一个虚拟角色进行案例学习，与基于 SP 的教学相比，在现有技术条件下，尽管 SP 可能在展示复杂的沟通方面仍然更为出色，但对于学习者询问虚拟角色一系列问题、选择诊断检查和创建鉴别诊断等基本方面而言，虚拟现实技术的案例可以通过学校图书馆订阅、电子学习接口有效分发，甚至可以是开放获取的，并不需要培训 SP，所有学习者都会获得相同的图像或视频、相同的肺音、相同的反馈等。

参与医疗从业人员的团体能使成员在跨专业的框架内探索和建立他们的身份[32]，人们已日益认识到这一概念的重要性[34]。在我们的一个早期原型中，临床医生在一个简单的快速反应团队案例中被分配了特定的团队角色。随后，多次运行虚拟现实模拟，每次参与者均切换角色，以在不改变虚拟形象的情况下从多个角度参与。在复盘时，大家一致提到的是经历了其他角色的强大体验效果，而不是简单地对这些角色进行假设性的讨论。通过使用虚拟显示，这种角色转换可以快速实现。当在办公室紧急情况下使用这种方法时，会有行政合作伙伴、医疗助理、护士和供应商等多种角色。在复盘过程中，团队成员再次表达了这种多角色体验会对彼此的角色有更深层次的理解和尊重。从效能上来讲，个人在医疗团队中扮演角色的亲身经历，以及在不同角色之间进行的交流、知识和技能水平之间的互动，是一种强大的学习体验[35]。

技术和信息素养

不同的学习者群体能够适应不同的虚拟现实的环境界面。那些之前有游戏经验的人很快就能掌握 VR 界面。研究发现，虽然年轻一代拥有更多的社交媒体使用经验，但年龄并不是预测表现的因素。即使在项目从"第二人生"（Second Life®）转移到 AvayaLive™ Engage（Avaya 公司）创立的更为简单的基于 web 的界面后，学习者依然必须具备基本的计算机素养，包括熟悉安装浏览器插件和使用鼠标导航的能力。研究发现参与者在理解键盘快捷键、需要点击网络呈现的界面来访问图书馆资源，以及进入界面后使用这些图书馆资源的能力等方面存在局限性。此外，与真正的诊疗一样，普通人的工作记忆限制了同时管理活动患者的数量，以及同时管理患者的能力等。

与学员一样，教师在使用技术和信息素养方面可能面临许多相同的问题，甚至更多。尽管许多教师可能已经见过视频游戏或虚拟环境，但他们可能会对将这种技术用于教育的前景感到害怕。教师的担忧可能包括：对其教学时间的竞争需求、采用新教学技术时固有的需要额外的学习曲线、对教育目标的误解以及对新媒体技术的偏见。教师们也可能毫无根据地担心他们需要掌握编程技能。医学教育工作者给予的良好的教学前期分析，将帮助教师了解如何进行课程开发、何时需要他们的专业知识以及需要多长时间。采用案例或情景开发模板对以下方面是非常有帮助的，诸如确定学习目标、可观察的关键动作、捕捉完成标志以及教师作为复盘主持者的观察计划等。教师应该指导确定哪些元素需要最贴近现实，并可以在开发的几个阶段提供反馈，同时需要对游戏图形或逻辑进行编程。任何形式的新模拟对教师来说都存在学习曲线，因此，他们需要时间将这种教育置于更广泛的混合学习环境中（阅读-讲授-虚拟-任务-人体模型-床旁-团队合作）。教师也可能认为 VR 的使用是一种低价值的学习工具，因为它通常用于游戏，而不是教育，事实上，最近的回顾研究表明，教育应用的 VR 还需要大量的验证工作[20]。然而，验证工作总是滞后于任何领域的技术应用，我们期望该技术的许多应用将被证明是有效的教育工具。

VR 设计和开发的实用方法

作者使用并推荐了一种基于设计的快循环方法来开发 VR 场景。基于设计的快循环实验让参与者作为联合制作人参与进来，利用他们的反馈来改进后续版本。这创造了一个动态和渐进的开发过程，迅速地从设计到开发再到实施。基于设计的研究从实际出发，用特定技术、方法或教学方法在特定环境中提供的支持来测试各种迭代设计变化。这些实验侧重于个体学员、其他参与者以及作为一个系统的学习环境；因此，反思性探究的迭代过程完善了设计[36]。设计团队充分探索参与者的满意度、现有价值和需求的兼容性，技术相对易于实现，而无需在使用模式上过度投入资金或精力。

开发高质量的虚拟模拟程序与基于人体模型的模拟器一样需要大量成本。需要有足够的捐赠款项或其他固定财政支出和人力资源来保障开发的进度。建议采用团队合作的方法，由临床医生给出临床模拟所需的准确性要求及培训本身需求的程度，以达到学习目标。临床医生应定期参与虚拟程序的创建过程，帮助指导每个阶段的开发，以确保达到临床学习目标。此外，临床医生可以在已有的虚拟平台中进行纯粹的沉浸式案例创建。

作者强烈建议临床教育工作者尝试 VR 开发。在不到 1 万美元的启动成本和一名兼职本科实习生的帮助下，作者利用 Second Life® 平台创建了概念验证 VR 模拟。通过使用三个不同的平台构建多个 VR 模拟后获得的经验，作者建议考虑以下设计元素：

- 仿真度包括在 VR 环境中重现的音频和视觉组件，代表现实中的工件和环境。仿真度在 VR 中体现在工件与它们所处环境之间的整体依赖关系，包括视觉细节、灯光、颜色和音频值以及音频音质。在一种情况下，作为重大创伤虚拟复苏的一部分，伤口可能是非常基本的（应用敷料止血）；在另一种情况下，它可作为伤口护理管理课程的一部分，是非常详细的（决定去除坏死组织，选择去除方法，去除坏死组织，选择敷料等）。夸张的视觉效果、动画和音频也可以用来吸引注意力而不分散注意力。例如，如果需要教授医疗程序工具包的某些方面，则包含带有交互部件的缩放工具包选项。
- 真实性反映在作为 VR 模拟基础的叙述中，需要

对参与者可信并具有临床价值。与测验题的表面效度一样，VR 模拟的前几个时刻是让参与者参与叙事并在叙事发展到统一临床故事时保持参与的关键。与任何好故事一样，必须通过事件的顺序来揭示一个情节，并使故事和虚拟事实相一致。收集背景信息可能是 VR 练习的一部分，也可以适合诊疗环境的形式提供（分诊记录、术前病史等），这需要从教育者的视角来决定收集数据的过程是否具有教育价值，或者数据的使用是否更符合学习目标，或者两者兼具。

- VR 的一个优点是它允许有意操纵事件的时间流，故意加快无关或减慢您在现实中无法改变的流程、任务或操作。例如，允许对一种癫痫发作进行慢动作回放。玩家可以回到过去找到拥有关键信息的医疗辅助人员，而这些信息本应在场景的早期收集。VR 设计者可以特意分解一个操作过程的步骤，以展示注意事项、关键点或可能的失败点。一个操作过程可能会像在现实生活中一样减慢一个或多个玩家的速度。例如，置入静脉注射泵可能需要花费护士的时间，使他无法作为团队资源使用，动画可以以预定的速度运行表示这一点，或者参与的护士可能必须在特定时间点指导该过程。如果任务不是教育重点，而且太慢，人们可能会失去兴趣。选择即时、近实时或慢动作计时可能会进一步实现学习目标，教育工作者应仔细考虑将时间作为一个变量。还必须将时间放在可用或预期的教育时间范围内。
- 通过界面，参与者操控他们的虚拟形象和虚拟环境——这可能是新 VR 用户面临的最大挑战。与年龄或之前的游戏体验相比，界面的直观性是用户未来使用情况的一个更为重要的预测指标。界面直观性与构成界面的各个方面有关：控制键盘和鼠标映射到游戏世界内的操作，以及 VR 场景搭建、动作触发器、弹出式菜单等。三维物体要么细节太多，要么太小而看不见，要么是需要复杂的操作，这些都会成为阻碍。如果需要放大，参与者需要意识到并知道如何缩放。经编程写入 VR 的控件或动作触发器需要反映真实对应项的行为。
- 界面设计决策必须考虑学员群体。游戏玩家知道"第一视角"这一术语并清楚这个视角与其他视角之间的区别，因此，可能能够轻松切换出入地图视图的界面。许多非游戏玩家或非数字原生代

将难以应对有利位置的快速变化,并需要从不同视角参与界面。与任何游戏一样,频繁弹出的显示栏提供了大量信息,但需要花费时间和重复使用才能理解。当不经常使用任何学习类应用程序(特别是 VR)时,界面仍将是一个问题。VR 应用程序可以为有特殊需求的学习群体提供服务,这种服务需要专用接口,这里不做讨论。

● 参与者期待在虚拟世界中有反馈机制和互动性。所有使用我们的第一代原型的参与者都希望,如果他们偏离正确程序,计算机能给予他们引导。因此,使用支架结构、提示性语言、线索和响应可以引导而不是控制学员;应当在参与者自主采取行动与被迫采取行动之间建立平衡。反馈机制提供了一种方式,让参与者确认已经采取行动,并能继续进行,或者确认由自身行为产生的结果。这有助于因果关系的虚拟展示。反馈可以被操纵(增加或减少),这些与参与者进行模拟前的准备情况以及制定的学习目标有关。

拥有一个简明的开发框架将有助于设计团队朝着成品迈进,尤其是首次在 VR 中进行试验时。图 10.2 中展示了一个从我们的经验中总结出的实用性框架。如图 10.2 所示,附录 2a 中的虚拟设计模板对指导场景开发过程有很大的帮助。

不同学员对现实世界程序一体化需求的程度各异。例如,医学生在学习基础临床病例或解剖学 / 生理学的早期阶段时,不需要根据当地的工作模式进行定制学习环境。然而,学员越接近真实的临床环境,就越需要与真实环境相似的虚拟工件。管理人员、教育工作者和临床医生都可以参与进来,以确保实现与团队需求相关的约定学习目标。

每次定制都会附带成本。例如,选择定制整个虚拟现实游戏引擎可能会产生巨大的资金成本以及开发时间和长期所有权成本。然而,简单地创建一些环境工件(逼真的心电图机、医院或诊所地板、墙壁和家具的颜色和纹理)的成本会更低。所有这些成本都应该根据其教育价值来制定。如果我们不是专门教授特定设备的仪器操作,如前面提到的心电图机,那么一个可识别心电图机的简略虚拟表示形式就足够了。当一个对象作为 VR 模拟环境的一部分,但与明确的学习结果无关时,购买现有的数字表示形式可能比创建它的成本更低。

显然,作为教育工作者,我们希望投资定制与学习目标相关的项目。例如,如果您希望参与者能

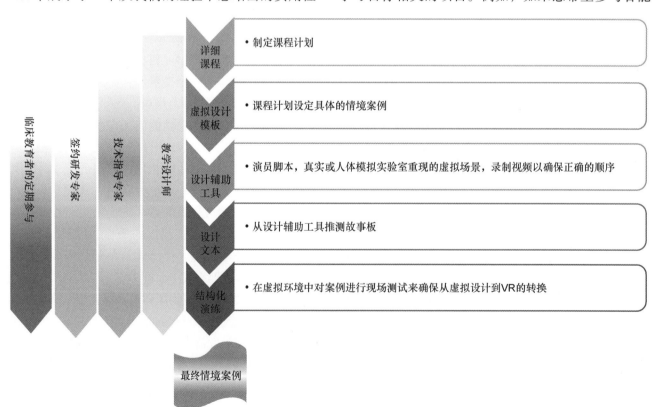

图 10.2   VR 设计框架的示意图模型

够点击患者信息并观察到提示病情危及生命的皮疹，那么这种程序一体化是值得的。同样，与完成关键任务相关的工件，例如虚拟打结或给予特定药物，必须准确且有框架，以便更清楚地了解这类操作是否完成。

电子病历（electronic medical record，EMR）或电子健康记录（electronic health record，EHR）是程序一体化的关键之一。电子病历已被广泛运用于住院部所有工作流程中，并且正在迅速融入所有门诊系统。因此，创建有代表性的电子病历产品是合理的。同样，学习目标应该推动程序一体化的程度。对于医学生而言，具有正确分类功能的通用电子病历可能是合适的，而身处于这种工作环境中的护士则会从访问虚拟环境中的沙盒电子病历中获益。链接到此类记录可以通过网页界面完成，这些界面充当着 VR 到实际电子病历平台的虚拟门户。如果所有使用者都是同一个沙盒电子病历接口，那么电子病历中时间不同步问题应该最小化。

设计团队应至少包括一名首席教学设计师、具有临床背景的专业人员（医生、护士等）和一名教学技术人员。需考虑的其他开发因素还应包括预算、设计所需时间、目标客户、教学目的以及向参与者和教师提供支持的技术水平。

有几种 VR 产品可提供灵活、经济和强大的培训平台。对于那些对开发程序感兴趣的人，研发者建议从低成本、易于访问和支持良好的平台开始。此外，如果尚未这样做，你将在动态创建的多人游戏场景中获得直观的见解，并通过探索流行的 MMORPGs 获得乐趣。

VR 在急诊医学教育中的应用

VR 已被证实在早期应用于应急准备[25]、压力和创伤下的分诊[24-25, 29]、克服心理障碍（一切来自工作压力下的负面情绪）[37]、客观结构化临床考试（OSCE）[38-39]、外科手术[40-41]、解剖模型[42]、医疗差错、患者交接、跨学科培训[43]，以及取代现场患者就诊等方面[44-45]。如前所述，如果要用于终结性评价而不是形成性评价，每个情境都需要学术工作者来确定可靠性和有效性。作者观察到了在 OSCE 中使用 VR 评估培训进程、跨专业和团队协调等方面的潜力[46]。

除了作为检查表或检测之外，VR 还是一种通过检查运行 VR 模拟的计算机服务器上积累的数据来观察行为的新手段。一些 VR 平台将记录所有参与者与其他用户及物体之间的互动。教育工作者可以决定学员的核心关注点，这可能会展示出性能问题，明确可能发生的错误点，或指出场景设计中存在的缺陷。运行 VR 的服务器可以捕获各种数据：玩家鼠标停留在虚拟物体上的时间、点击次数、通过复杂动作的最短路径、反应时间、视觉焦点、音频日志、音频传输、玩家与所有事物和所有人的互动。教育研究人员需要投入时间并与专家（如人因工程师和认知心理学家）合作，才能理解这种新的数据流。

VR 开发的案例研究

研发者在 Second Life®（SL）这款虚拟网络游戏中展示了人类对虚拟现实的探索。虽然有其他 VR 程序可用，但 SL 仍然是最受欢迎的程序之一。各类用户将其运用于娱乐、教育、市场研究、通信和建模。SL 是 VR 新手的绝佳切入点，它得到了大型国际社区、几个 wiki 网站、易访问的开发人员和强大市场的支持。目前，对 VR 的大部分研究都是基于 SL 的，可以通过 Linden 实验室的客户端程序或任何第三方浏览器免费访问。部分 SL 客户端接口有构建虚拟对象所需的全部 3D 建模工具，以及用于对这些对象的交互性脚本进行编程的语言。使用 SL Marketplace 网站被证明是一种非常经济的方法，可以获得带有基本动作脚本的初始 3D 物体，比如椅子、床、建筑物和其他物体。研发者还能使用 SL Marketplace 网站联系第三方开发人员定制或构建专用产品来满足我们的需求。图 10.3 描述了作者在 SL 平台上创建的 ST 段抬高型心肌梗死（STEMI）VR 模拟场景。

研发者在 SL 中创建的第一个 VR 模拟是对住院患者跨学科模拟中心的再现。VR 模拟是一种结构化的学习活动，旨在让新参与者在第一次活动之前熟悉实验室设施、政策、协议，并在第一次使用前设定预期目标。参与者以 4 人一组的方式在 VR 中进行模拟，并有一个非临床的虚拟世界指南提供基本支持。最后，由一名临床医生主持复盘，复盘内容包括有关 VR 设计的问题。来自这些早期参与者团体的反馈被前馈到下一次迭代中，并用于建立作者继续

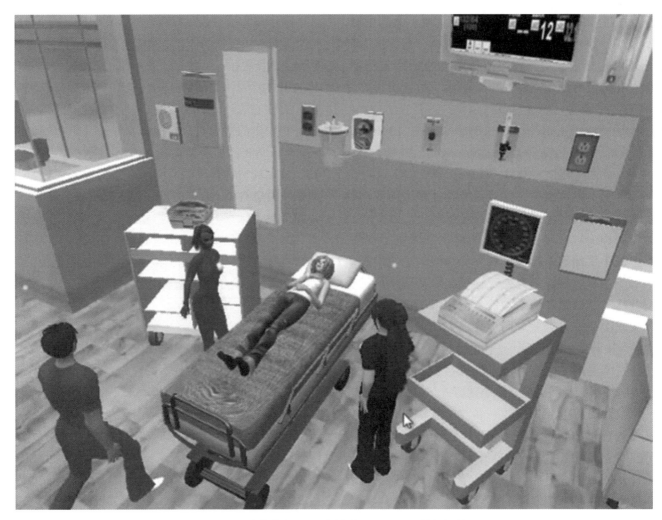

图 10.3　由作者在 SL 上创建的 STEMI VR 模拟场景

遵循的迭代设计为基础的定性方法。我们在 SL 上创建的第二个 VR 模拟是用来培训快速反应团队处理 STEMI 的。第一个 VR 模拟被用作 VR 模拟前的培训。第二个 VR 模拟的显著特征包括设计了具体的临床角色并要求团队合作来成功完成场景模拟。STEMI 模拟需要参与者全身心投入其中并积极地相互配合。

我们使用的第二个平台是 AvayaLive™ Engage 网站。我们转而投入这个平台，是因为它提供更简单的 web 浏览器界面，只需要下载一个插件。与 SL 一样，我们发现使用 AvayaLive™ 的主机版有显著的便利。该平台稳定可靠，具有良好的语音网络协议（VOIP）质量。基于浏览器的用户界面操作更简单，在快速的培训后，用户就能够参与第一次 VR 模拟。与 SL 不同的是，AvayaLive™ 环境支持使用行业标准工具构建的 3D 物体，这使它们可以被高度复制到新的兼容环境。然而，需要权衡的是，研发者要么承包 3D 开发，要么使用比 SL 更复杂的 3D 建模和

动画工具来构建专业知识。如果研发者能力只限于开发环境，则可能需要联系供应商来处理某些 3D 集成问题。作者在 AvayaLive™ 中创建了 4 个 VR 模拟案例，展示了高风险和容易出现问题的诊所医疗紧急情况。在这一方面，有一个关键的决策点：是继续开发 VR 环境和编写脚本的技术工作，还是只专注于临床内容？尽管技术发展非常成功，我们还是决定转到第三个平台，以扩大我们的案例库，同时进一步降低版权成本。

研发者使用的第三个平台是 ClinicSpace™（Innovation in Learning，Los Altos Hills，CA）的自定义版本。这个平台是为医疗保健学习高度定制的托管方式，使我们能够专注于临床脚本的研发和微小环境的改变，而不是整体环境的开发。研发人员在该平台上完成对基础环境的所有初始设置，并且创建一大组临床对象。这个平台能接受多个用户和浏览器的访问，配有案例创作工具，并集成了身体状况驱

动的生理学模型。图 10.4 展示了标准 ClinicSpace VR 学习环境创造的住院病房场景。

标相关的影响。

技术问题

在大多数游戏和 VR 应用中，本地 PC 和中央服务器都需要完成不同程度的计算。如果您的医院内网络使用的是本地 PC 系统并且所配置的是小计算能力模式，则应该选择与该模式相应的应用程序。同样，医院内网络常有首选的浏览器，通常不是最新版本，这可能会影响功能。您还应该与数据安全员讨论所有 VR 平台，以确保平台符合您所在机构的安全要求。计算机（尤其是显卡）可能也是一个限制因素；然而，如果没有足够的带宽，上述两种影响因素将无关紧要。同样，通过平台播放视频文件时，应考虑流畅播放所需的带宽。VOIP 通常用于游戏引擎环境中，可能会受到带宽性能的影响，从而影响对话、环境和身体发出特定声音的音频清晰度，进而阻碍学习。如果对象或 NPC 角色要完成某些任务，则必须测试这些任务以确保它们能可靠地执行。如上所述，模拟的真实程度取决于与学习目

教师、机构和背景

我们对虚拟世界的研究表明，有了最初的良好体验，年龄不再是教师的限制。大多数教师愿意接受模拟技术，特别是那些已经从事过其他形式模拟的教师。这些教师已经接受自己作为复盘引导者，而不仅是基础知识传授者的角色，他们倾向于把模拟教学看作一种让学习者探索新知识并挑战自身能力的方法。

教师可能很难有时间开发虚拟环境和（或）在教育中使用虚拟现实技术。参与以模拟人为基础的课程开发和执行的激励机制已经经历了几十年的发展（并将继续发展）；我们必须论证 VR 技术所提供的教育价值。研发者们通过带领高层领导者［高管、部门主席、信息技术（IT）领导］在虚拟世界中穿行，成功地获得了他们的大力支持。鼓励高层领导者参与缩小规模的模拟，让他们直观地发现 VR 不仅仅是游戏。

将本文所讨论的基于设计的快循环研发方法与

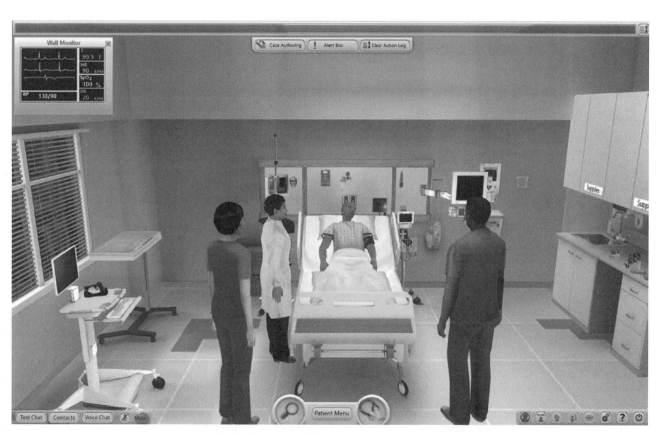

图 10.4 标准 ClinicaSpace™ VR 学习环境创造的住院病房场景

发展性评价策略良好结合，可以在复杂和不确定的环境中启动和评估变更计划的有效性。研发评估尤其适用于创新及程序重新设计，它将有助于构建概念和测试概念，并快速反馈、调整、改进，甚至在必要时提早终止失败的研发工作。

与任何项目一样，如果在项目后期引入多个涉众，范围蔓延可能会成为一个问题。在开发之前，关键利益相关者应该参与进来；此外，每个新阶段的利益相关者都可以在适当的时间进行评估。研发者们建议提前并在整个项目随着需求确定和变化时与机构 IT 部门进行协商。拥有指定的 IT 联系人可以在快速发展的技术领域中提供连续性技术支持。

总之，VR 在医学教育中的应用是一个令人期待的前沿领域，发展和学术研究的时机已经成熟。作者鼓励虚拟现实教育项目的新手尝试和体验虚拟现实技术，以获得第一手经验。通过采用基于设计的快循环方法，VR 教育设计团队可以在合理的时间和资金投入下构建体验，并将 VR 环境或场景付诸实践。需要考虑的几个关键点：

- 开发良好的 VR 模拟可以自动向个人和团队反馈，并且符合既定的学习理论。
- 指导者可以通过可见、不可见或观察平台的方式参与。
- VR 模拟的研发工作需要付出巨大的努力，并具有独特的优势和挑战。
- 使用结构化的研发方法和设计框架有助于确保模拟案例向虚拟环境转换。
- 仿真度、真实性、时间性、界面设计和反馈机制等关键设计特征都有助于学习者的整体体验。
- 如果需要研发环境、角色和场景等多个方面，则需要投入大量工作。
- 如果选择一个已建立的平台并利用其构建案例，模拟教育工作者可以快速创建有意义的学习体验。
- 应该考虑技术和安全需求、初始开发成本和平台订阅成本。

参考文献

1. Amory A, Naicker K, Vincent J, Adams C. The use of computer games as an educational tool: identification of appropriate game types and game elements. Br J Educ Technol. 1999;30(4):311–21.
2. Crawford C. The art of computer game design: Washington state Universtity; 1984. Available from: https://www.digitpress.com/library/books/book_art_of_computer_game_design.pdf.
3. Deterding S, Sicart M, Nacke L, O'Hara K, Dixon D, editors. Gamification. Using game-design elements in non-gaming contexts. CHI'11 extended abstracts on human factors in computing systems: ACM; 2011.
4. Khan R, Plahouras J, Johnston BC, Scaffidi MA, Grover SC, Walsh CM. Virtual reality simulation training for health professions trainees in gastrointestinal endoscopy. Cochrane Database Syst Rev. 2018;(8):CD008237.
5. Wouters P, Oostendorp H, Van der Spek D. E. Game design: the mapping of cognitive task analysis and game discourse analysis in creating effective and entertaining serious games. Proceedings of the 28th annual European conference on cognitive ergonomics; Delft. Netherlands: ACM; 2010. p. 287–93.
6. You F, Liu J, Guan X, Wang J, Zheng Z, Tam P. An optimized player taxonomy model for Mobile MMORPGs with millions of users. Advan Human-Comput Interaction. 2011;2011:9.
7. Graafland M, Schraagen JM, Schijven MP. Systematic review of serious games for medical education and surgical skills training. Br J Surg. 2012;99(10):1322–30.
8. Barsom EZ, Graafland M, Schijven MP. Systematic review on the effectiveness of augmented reality applications in medical training. Surg Endosc. 2016;30(10):4174–83.
9. Kononowicz AA, Zary N, Edelbring S, Corral J, Hege I. Virtual patients - what are we talking about? A framework to classify the meanings of the term in healthcare education. BMC Med Educ. 2015;15:11.
10. Bergin R, Youngblood P, Ayers MK, Boberg J, Bolander K, Courteille O, et al. Interactive simulated patient: experiences with collaborative E-learning in medicine. J Educ Comput Res. 2003;29(3):387–400.
11. Hubal RC, Kizakevich PN, Guinn CI, Merino KD, West SL. The virtual standardized patient. Simulated patient-practitioner dialog for patient interview training. Stud Health Technol Inform. 2000;70:133–8.
12. Maicher K, Danforth D, Price A, Zimmerman L, Wilcox B, Liston B, et al. Developing a conversational virtual standardized patient to enable students to practice history-taking skills. Simul Healthc. 2017;12(2):124–31.
13. Stevens A, Hernandez J, Johnsen K, Dickerson R, Raij A, Harrison C, et al. The use of virtual patients to teach medical students history taking and communication skills. Am J Surg. 2006;191(6):806–11.
14. Vash JH, Yunesian M, Shariati M, Keshvari A, Harirchi I. Virtual patients in undergraduate surgery education: a randomized controlled study. ANZ J Surg. 2007;77(1–2):54–9.
15. Schittek Janda M, Mattheos N, Nattestad A, Wagner A, Nebel D, Farbom C, et al. Simulation of patient encounters using a virtual patient in periodontology instruction of dental students: design, usability, and learning effect in history-taking skills. Eur J Dental Educ: Off J Assoc Dental Educ Eur. 2004;8(3):111–9.
16. Fleiszer D, Hoover ML, Posel N, Razek T, Bergman S. Development and validation of a tool to evaluate the evolution of clinical reasoning in trauma using virtual patients. J Surg Educ. 2018;75(3):779–86.
17. Forsberg E, Ziegert K, Hult H, Fors U. Assessing progression of clinical reasoning through virtual patients: an exploratory study. Nurse Educ Pract. 2016;16(1):97–103.
18. Kleinert R, Heiermann N, Wahba R, Chang D-H, Hölscher AH, Stippel DL. Design, realization, and first validation of an immersive web-based virtual patient simulator for training clinical decisions in surgery. J Surg Educ. 2015;72:1131–8.
19. McCoy L, Pettit RK, Lewis JH, Allgood JA, Bay C, Schwartz FN. Evaluating medical student engagement during virtual patient simulations: a sequential, mixed methods study. BMC Med Educ. 2016;16:20.
20. Triola M, Feldman H, Kalet AL, Zabar S, Kachur EK, Gillespie C, et al. A randomized trial of teaching clinical skills using virtual and live standardized patients. J Gen Intern Med. 2006;21(5):424–9.
21. Vygotsky LS. In: Cole M, John-Steiner V, Scribner S, Souberman E, editors. Mind in society : the development of higher psychologi-

cal processes. Oxford, England: Harvard University Press; 1978.

22. Graafland M, Bemelman WA, Schijven MP. Game-based training improves the surgeon's situational awareness in the operation room: a randomized controlled trial. Surg Endosc. 2017;31(10):4093–101.

23. Bruner JS. Acts of meaning. Cambridge, England: Harvard University Press; 1990.

24. Alverson DC, Saiki SMJ, Kalishman S, Lindberg M, Mennin S, Mines J, et al. Medical students learn over distance using virtual reality simulation. Simul Healthc. 2008;3(1):10–5.

25. Andreatta PB, Maslowski E, Petty S, Shim W, Marsh M, Hall T, et al. Virtual reality triage training provides a viable solution for disaster-preparedness. Acad Emerg Med Off J Soc Acad Emerg Med. 2010;17(8):870–6.

26. Cook DA, Hatala R, Brydges R, Zendejas B, Szostek JH, Wang AT, et al. Technology-enhanced simulation for health professions education: a systematic review and meta-analysis. JAMA. 2011;306(9):978–88.

27. Dev P, Heinrichs WL. Learning medicine through collaboration and action: collaborative, experiential, networked learning environments. Virtual Reality. 2008;12(4):215–34.

28. Spooner NA, Cregan PC, Khadra M. Second life for medical education. eLearn. 2011;(9):4.

29. Youngblood P, Harter PM, Srivastava S, Moffett S, Heinrichs WL, Dev P. Design, development, and evaluation of an online virtual emergency department for training trauma teams. Simulat Healthcare: J Soc Simulat Healthcare. 2008;3(3):146–53.

30. Gorbanev I, Agudelo-Londono S, Gonzalez RA, Cortes A, Pomares A, Delgadillo V, et al. A systematic review of serious games in medical education: quality of evidence and pedagogical strategy. Med Educ Online. 2018;23(1):1438718.

31. Maheu-Cadotte MA, Cossette S, Dube V, Fontaine G, Mailhot T, Lavoie P, et al. Effectiveness of serious games and impact of design elements on engagement and educational outcomes in healthcare professionals and students: a systematic review and meta-analysis protocol. BMJ Open. 2018;8(3):e019871.

32. Lave J, Wenger E. Situated learning: legitimate peripheral participation. Cambridge, England: Cambridge University Press; 1991.

33. Zajtchuk R, Satava RM. Medical applications of virtual reality. Commun ACM. 1997;40(9):63–4.

34. Interprofessional Education Collaborative Expert Panel. Core competencies for interprofessional collaborative practice: report of an expert panel. Washington, D.C.: Interprofessional Education Collaborative; 2011.

35. Dewey J. Experience and education New York, NY: Simon and Schuster; 1938 lecture, 1997 republication.

36. Barab S, Squire K. Design-based research: putting a stake in the ground. J Learn Sci. 2004;13:1):1–14.

37. Manganas A, Tsiknakis M, Leisch E, Ponder M, Molet T, Herbelin B, et al. JUST in time health emergency interventions: an innovative approach to training the citizen for emergency situations using virtual reality techniques and advanced IT tools (the VR tool). Stud Health Technol Inform. 2004;103:315–26.

38. Andrade AD, Cifuentes P, Mintzer MJ, Roos BA, Anam R, Ruiz JG. Simulating geriatric home safety assessments in a three-dimensional virtual world. Gerontol Geriatr Educ. 2012;33(3):233–52.

39. McGrath J, Kman N, Danforth D, Bahner DP, Khandelwal S, Martin DR, et al. Virtual alternative to the Oral examination for emergency medicine residents. Western J Emerg Med. 2015;16(2):336–43.

40. Ridgway PF, Sheikh A, Sweeney KJ, Evoy D, McDermott E, Felle P, et al. Surgical e-learning: validation of multimedia web-based lectures. Med Educ. 2007;41(2):168–72.

41. Satava RM. Identification and reduction of surgical error using simulation. Minim Invasive Ther Allied Technol. 2005;14(4):257–61.

42. Levinson AJ, Weaver B, Garside S, McGinn H, Norman GR. Virtual reality and brain anatomy: a randomised trial of e-learning instructional designs. Med Educ. 2007;41(5):495–501.

43. Berg BW, Wong L, Vincent DS. Technology-enabled interprofessional education for nursing and medical students: a pilot study. J Interprof Care. 2010;24(5):601–4.

44. Conradi E, Kavia S, Burden D, Rice A, Woodham L, Beaumont C, et al. Virtual patients in a virtual world: training paramedic students for practice. Med Teach. 2009;31(8):713–20.

45. Cook DA, Erwin PJ, Triola MM. Computerized virtual patients in health professions education: a systematic review and meta-analysis. Acad Med. 2010;85(10):1589–602.

46. McGrath JL, Taekman JM, Dev P, Danforth DR, Mohan D, Kman N, et al. Using virtual reality simulation environments to assess competence for emergency medicine learners. Acad Emerg Med Off J Soc Acad Emerg Med. 2018;25(2):186–95.

第11章 任务训练器在急救模拟中的运用

Jared Kutzin, Antoinette Golden, and Michael Cassara

翻译：伍军华　王西富

简介

专业技能对于急诊医学实践是至关重要的，故任务培训对于所有急诊医学从业者的初始和持续专业教育至关重要。任务训练器，也被称为局部功能训练模型，旨在让学习者将他们的练习专注在患者救护的具体关键要素上，而不是专注于能反映整体的临床状况的高仿真模拟人上。局部功能训练模型需专注于设计能让临床医生完全理解或执行的特定操作。在最严谨的层面上，从事任务培训的模拟教官在高度复杂的教学工作中必须保证一个主要目标：设计使有能力的、独立的急救人员，在没有预演的情况下随时迅速准备、安全地处置受伤或危重患者的程序。而且，在许多情况下，一些关键急救技能训练的程序设计从培训到实际运用可能持续长达数十年。因此，任务培训是所有综合急诊救护模拟教学计划的重要组成部分，可以提高并持续保持基本技能能力和专业准备。

任务训练

在认知心理学文献中，技术技能通常被定义为任务。Wood 将任务描述为"一种具有某种可识别目的或方向的行为模式"，受到信息线索的影响，并产生可测量的结果（产品）[1]。任务训练①被定义为"使用模拟方式来帮助学习完成一项（或多项）技术技能或程序的过程，为达到这个目的需采取一系列的步骤"[2]。任务训练能"帮助不同水平的学习者，使之能将认知知识和技术技能融入安全、有效、有序的精

确行动"[3]。这种形式的任务训练被称为全程任务训练②。全程任务训练意味着对整个任务的指导，包括每一个子任务的专业技能与非专业技能，如在裂隙灯下进行角膜异物取出手术的同时与患者保持沟通。

急诊医学教育中最常见的任务训练应该更准确地区分为部分任务训练③，它是关于"使用合成的、生物的或其他（例如基于虚拟或计算机的）训练器作为模型学习技能或程序的关键要素"[4-5]。部分和全部任务训练可以作为混合模拟的一部分或整合其他模拟形式。随着学习者在练习中不断提高，为使培训更加真实，可用全部任务训练替代局部任务训练。

任务训练器可以是多种形式的。传统任务训练器使用合成物或仿生物。历史上，在仿生组织出现之前，经常使用尸体的训练器和生物训练器。它包括完整或部分的人和动物尸体（例如，未保存、新鲜冷冻和甲醛溶液固定过的人的尸体），以及其他非生物标本（例如，煮熟的鸡蛋和水果）。在以前的文献描述中，使用活体动物和刚刚去世的患者作为生物任务训练器是民用和军用医疗卫生教育活动的一部分，但由于伦理、道德和成本的考虑，在当代基于民用模拟的技术技能教学中使用的频率较低[6-7]。

基于计算机屏幕和虚拟平台也已被描述并成功地用于模拟教育，重点是学员技能的获得和评估。在急诊医学模拟导师教学过程中，复杂和低仿真的合成局部任务训练器是最常用的两种任务训练模式。复杂的局部任务训练器包括与学习者互动并提供即

---

① 在医学教育中，程序模拟、程序任务训练和程序训练这几个术语可互换使用。——译者注

② 其他可互换的术语包括综合任务训练、综合程序训练、以运动技能为重点的综合程序训练、全程程序训练、和整体任务训练。——译者注

③ 其他可互换的术语包括单项任务训练或程序任务训练。——译者注

时生理反馈的虚拟现实（VR）和触觉训练模型（例如，呼吸音、发绀、材料对缝合反应的实时反馈变化）。低仿真的合成任务训练器包括塑料、橡胶或硅胶模型，用于气管插管或开胸等技能。低仿真合成任务培训器可能不会及时向受训者提供提示和暗示，这会降低感知的仿真度。然而，新兴技术已能为低仿真合成任务训练器在某些特定任务提供反馈，例如心肺复苏期间的按压深度和频率。相反，其他任务训练模式（例如，基于计算机屏幕的模拟器、标准化病人和技术增强的人体模型模拟器）已被更多地描述，这也可能为整个任务训练提供机会[8]。急诊医学模拟导师应根据可用的资源、工作人员、学员、特定课程和教学目标选择任务培训模式。

任务训练器可用于促进学习、培训和效果评估[9-10]。有多种任务训练器可供选择，包括练习静脉留置术、CPR、基础和高级气道技术、中心静脉导管置管术、胸管放置术、心包穿刺术、躯干超声技术等。与高仿真人体模型相比，简单的、低技术含量的人体模型的优势在于它们的便携性、易于储存、可重复练习以及相对较低的费用。局部任务训练器还可用于教学敏感部位（如乳房、直肠或阴道）的体检技巧或侵入性检查（如缝合、外周和中心静脉导管放置或腰椎穿刺）。

人体标本

人体标本（解剖）实验室为医学训练、观察和重复训练提供了一个受控的环境[11]及用模型和超声进行动手练习的机会。它虽然昂贵，但能提供最逼真、最准确的人体解剖，比塑料人体模型、计算机模拟器或动物模块更适合教授侵入性手术。尽管与真实的患者相比，传统甲醛处理的标本在组织或人体标记的真实感上仍然受到限制，但用合成模型复制模拟人体标本仍具有挑战性。近期，随着人体标本制作准备方面的进步，Thiel Soft-FX 固定法保留了患者的自然外观和手感，最大可能地提高了训练的仿真度[12]。可以在人体标本上实施的侵入性手术包括：中心静脉通路（锁骨下、颈静脉和股骨）、环甲膜切开、骨内通道建立和输液、眼部造口术和静脉切断术。此外，它还可以观察各参与者对于一般预防措施的应用能力。虽然使用人体标本需要手术衣和手套，但演示其应用并不需要使用人体标本来评估参与者的表现。然而，使用人体标本授课可能会

引起争议，成本也会高得令人望而却步。再加上人体标本日益稀缺，一些医学院被迫寻找替代教育方法，如虚拟现实和 3D 软件应用程序，用于教授解剖学、生理学和侵入性技能[13]。

基于屏幕的虚拟现实技术

虚拟现实（VR）模拟器展示了解剖学和生理学及其与临床技能的关系。在学员参加模拟培训课程之前，VR 模拟器可以提供独立的、非同步的教学视频学习机会。通过使用 VR 模拟器，可首先引导学习者执行培训任务的各个部分，然后进行独立的练习（操作），最后对学员全过程培训完成情况进行评估[14]。

通过 VR 模拟器训练再转化到手术室，与接受标准化训练的受训者相比，VR 模拟器参与者的平均错误更少，胆囊解剖更快，成功率更高，也更不可能损伤胆囊或非目标组织[15-16]。外科专业已经显示了VR 模拟器训练的潜在好处，特别是基于屏幕的训练[17-18]。VR 模拟器很可能对急救医疗技能（流程）培训提供帮助，包括纤维喉镜检查、可视喉镜辅助插管和精准超声治疗[19]。

基于屏幕的学习可以采取多种形式，包括单人游戏和多人游戏。美国心脏协会（AHA）的 HeartCode® 在线项目是利用基于屏幕的学习为急救人员提供最常见任务培训的形式之一，该项目教授基础生命支持（BLS）、高级心脏生命支持（ACLS）和儿科高级生命支持（PALS）的认知和批判性思维部分。这些程序允许学员根据屏幕上提供给他们的信息选择操作，学员必须在正确的时间选择每个任务，才能成功完成每个场景任务，学员先使用在线课程，后在技能验证课程中展示所学技能。在线课程也是任务培训的一种形式，因为它允许学员在验证过程中展示每一项技能，然后再进行整体演示。

塑料、橡胶、硅胶模型

塑胶任务训练器在各大（或小）模拟公司都可购买，许多公司提供大量目录并详细说明该类产品的功能。任务训练器包括中心静脉导管训练器、气道训练器、Foley 导管训练器、骨内（IO）和静脉（IV）针插入训练器、脐动/静脉训练器等。这些训

练器的价值在于，它们没有体液，运输方便，一致性好，可提供各个单项技能的学习机会，以保证学员能完全沉浸在患者诊疗环境或高仿真模拟培训所需的认知和技能中。如果使用市面上可以买到的任务训练器，模拟者应该采取一些基本步骤（方法）来延长训练器的使用寿命。这些方法包括：在训练器发出提示时使用润滑喷雾剂、在两次使用之间排空所有血管、储存在阴凉干燥的地方、避免使用大口径器械（例如，中心静脉导管置入训练中使用的 Cordis 或扩张器，或者使用比推荐的要大的 ET 管）。模拟中心管理员应定期安排更换零部件，并与供应商合作，明确保修计划或更换计划，并最大限度地减少在最后一刻购买替代设备的费用。

低成本、低仿真的替代产品

任务训练器有很多低成本的选择。有多篇已发表的文章显示模拟教师自己开发培训学员所用的相关产品，包括心包穿刺术、环甲膜切开术、腰椎穿刺、缝合、围生期剖宫产、胸腔造口术和开胸手术[20-22]。这些低成本任务训练器还包括用"排骨"和"垃圾桶"模拟开胸手术、用各类电子硬件模拟腰椎穿刺术、用明胶和气囊模拟心包穿刺。这类任务训练器虽然制作起来往往很有趣，但这些"自己动手"（DIY）仿真器往往缺乏真实感，而且制造和重新制造仿真器以供重复使用所需的时间可能比商业上可获得的训练

器更多。低成本的 DIY 任务训练器对以下方面最有帮助：不经常实施的教育计划（即每年 1～2 次）；供学员短时间内使用；作为其他任务训练器的辅助工具，特别是大量学员参加时。假如在一次会议中，某些特殊任务训练器难以购买，可以制造特定任务训练器供参会者使用，如一个将在数周内病情恶化且能真实提供短时间内超声检查的明胶心包穿刺训练器。

模拟教师可以通过回顾当地或国家的研讨会和海报演示来找到建造 DIY 任务训练器的技巧，这些研讨会和海报演示通常提供了容易遵循的建造技术。模拟教师应该与临床专家合作，确保他们自制的训练器在临床上是准确的，并应该举行一次"实践会议"，以发现任何缺点和排除任何限制。文献中介绍了一个花费约 100 美元建造的异常勃起 DIY 任务训练器，Dai 等用热狗和红藤糖构建了一个 DIY 训练器，发现它是一种有效、廉价和可重复性的方法，可以指导急诊医生如何处理异常勃起[23]。

急救护理模拟课程

使用任务训练器进行练习是许多急救培训的理想选择。表 11.1 列出了急诊医务人员任务培训计划中包含的一些较常见的技能。

两种不太常见的技能是膝关节穿刺术和关节注射。这些为急诊住院医师开发的新颖模拟课程，是使用模拟任务训练器教授这些技能的。虽然急救人

表 11.1 急诊救护所需的通用技术技能

基础气道 经口（普通）喉镜 口咽气道 鼻咽气道 袋阀面罩	心包穿刺术	腰椎穿刺	中央静脉导管插入
高级气道 视频直视喉镜 弹性牙床探条	开胸手术	心肺复苏术（CPR）	经皮起搏
外科气道 环甲膜切开术（手术和塞尔丁格路径）	静脉内和骨内注射	查体技能	经静脉起搏
穿刺减压	导管插入	心音识别	穿刺术
胸管置入	超声技能	呼吸音鉴别	胸腔穿刺术
切开引流	急产	缝合	呼吸机管理
围生期剖宫产	（阴道）侧切术		

员通常专注于挽救生命的技能，例如气道管理和静脉 / 骨内通路，但帮助治疗和预防使人衰弱的疾病（例如化脓性关节炎）的技能也同样重要。在西奈山急诊医学住院部，住院医师每年的日常工作中都会接触到膝关节穿刺模拟器。获得急诊医学认证并具有运动医学资质的教学委员会促成了这个课程的设置，是为了确保急诊医学住院医师具备识别和治疗这种相对罕见疾病的能力。

在开发模拟任务训练器相关课程时，应明确总体目标是技能介绍、形成性评价还是终结性评价。如果课程旨在为医学生或实习生介绍操作，例如腰椎穿刺，则应该包括该过程的适应证和禁忌证、潜在风险以及整个工作的准备和过程的描述。课程应给予充足的时间提问、设备准备与检查、介绍、操作培训所需的任务训练器。

形成性评价课程包括"即时"培训或刻意练习课程，以更新或提高学习者的技能。即时培训可能包括在重症监护轮换之前的插管任务培训，或在临床执行 LP 程序之前立即练习 LP 程序。Kessler 等开发了一个用于儿科腰椎穿刺的即时和就地培训的课程[24]。虽然他们发现成功率没有差异，但在流程措施方法和行为上确实有所改善[24]。

刻意练习课程侧重于微调和提高学习者的技能。刻意练习课程能给学习者提供即时的、描述性的反馈。课程可以提供学习者需要完成的条目检查表以及指导老师应教授的条目。重点应该是描述性的和客观的（即进行多次、低效的运动来切开）以提示评估者对操作技术提供修改建议。Hunt 等率先使用了快速循环刻意练习（rapid cycle deliberate practice，RCDP），专注于复苏技能的前 5 分钟[25]。他们的研究发现，使用这种教学方法教授技能可以改善临床结局，例如基本生命支持（BLS）技能和除颤时间[25]。

最后，终结性评价通常用于高利害操作，例如插管或中心静脉导管培训，使用整体评分标准或任务培训器标准化准备的检查表。在评估过程中，操作技能应有限制或者不存在"教学"和"反馈"。必须对评分者进行适当的培训，以在整个评估过程中保持一致性。

第二个新颖的模拟课程是针对急诊护士的（后来扩展到住院医师和医师助理），结合了超声和"幻影"的使用，使学习者能够学习技术并练习在超声引导下插入外周静脉注射[26]。该形成性培训利用动手实践的主动学习环境和刻意练习的方法来满足学习者的需求。虽然急诊护士使用超声引导静脉注射已有 15 年了，但在全国范围内的采用仍极其有限[27-28]。将任务训练器纳入课程，可提高护士获得新技能的能力，从而改善患者护理、减少处理时间并提高护士的形象。使用任务训练器的培训表明，人们对该技术的信心提高了，增加使用超声来进行外周静脉注射也减少了对中心静脉置管等侵入性操作或其他突发操作的依赖，例如骨内（IO）通路。为确保满足患者的需求，添加了一部分终结性评价以确保患者从这个计划和技术中受益（表 11.2）。

成本考虑

虽然对任务训练器产品的全面审查超出了本章的范围，但每位模拟专家在购买培训产品之前都应进行尽职调查，包括要求展示任务训练器，并有机会练习要进行的程序操作、全成本核算，包括初始购买价格、消耗品 / 更换部件成本和预期使用寿命，以及最终用户的真实评价。有时候某些销售产品的宣传图片看起来很诱人，但这并不能代表产品有好的解剖结构与感觉。虽然下面列出的所有模拟产品都是合成的，但材料的质量、解剖学的准确性和操作的准确性差异很大。

我们可以找到多个模拟训练产品在临床上不准确的实例。不准确之处包括模拟腰椎穿刺训练器的设计不允许针头完全穿过蛛网膜下腔，导致 100% 成功获得模拟脑脊液或气道人体模型，这些模型过于僵硬且难以插管，因此无法给新手学习者提供逼真的体验。其他问题包括局部任务训练器上的针减压部位位于第 3 肋间隙而不是第 2 肋间隙，并且当插入静脉注射导管时，充满液体的体模不会产生闪回。模拟产品保真度的重大失误会威胁到学习者和讲师的参与（"认同"）以及任务培训体验的整体教育效果。

虽然价格并不总是代表更好的产品，但不同价位的模拟器之间存在明显差异。要在购买前彻底评估每个选择是否符合模拟专家的最佳利益。一些模拟器供应商会将产品带到您的设备中进行测试和评估，这是评估潜在产品时必不可少的步骤，因为它允许潜在学习者接触任务产品、专家提供反馈以及模拟人员测试产品的质量、真实性、易用性和预期寿命（表 11.3）。

表 11.2   部分任务训练器产品的比较

训练器类型	大约成本	优点	缺点
未经防腐处理的尸体	$800 ~ 3000	降低刚性和现实特性	使用期短 传染病风险 组织顺应性 监管要求 专业的设施和员工
防腐尸体	$800 ~ 3000	可以比未防腐的尸体使用更长时间	质地偏刚性 组织质地、一致性和手术平面的损失 难闻的气味 监管要求 专业的设施和员工
软防腐（泰尔尸体）	比传统防腐成本高 10% ~ 20%	更持久的组织保存 尸体可以不用冷藏保存在塑料袋中 保留尸体的颜色、皮肤柔软度、关节灵活性和筋膜完整性	监管要求 专业的设施和员工
动物模型	因动物和部位不同而异	为焦虑和患者护理需求准备方面模拟患者的最佳方法	需要 IRB 批准 获取和饲养动物的成本很高 监管要求 专业设施和工作人员（包括麻醉） 伦理问题 获取和饲养动物的成本很高
活体器官	因部位不同而成本不同	仅限于没有伦理问题时 使用外部泵可以模拟活动性出血 比活体动物模型便宜	监管要求 专业的设施和员工
虚拟现实	因模拟器而异	对特定技能有用（即手术）	有限的触觉组件，从而限制功能和使用（即 IV 开始） 有限的竞争力
合成组织	$40 000 ＋	可重复使用 高仿真度 没有伦理问题	无化学品
塑料、橡胶、硅胶	成本相差很大，取决于任务和制造商	耐用 可重复使用 许多训练器可用于模拟许多操作 供应商和竞争众多 看起来像是它要代表的身体部位	有限的仿真度 解剖正确性可能有限 一个模拟器能够执行 1 ~ 3 个任务（如胸管训练器可能不允许插管）
DIY 模型	价格不同（通常低成本）	低成本 可以创建多个以方便大组学习	需要时间来制作和确保真实感 要求学习者"不怀疑真实性"

表 11.3   市售任务训练器举例

训练器	制造商	性能	成本	受众
气道管理	Laerdal	基础和高级气道	$$$	院前急救服务提供者、护士、医学生、住院医师、主讲教师
	Gaumard	基础气道、高级气道和手术气道	$$ ~ $$$	
	TruCorps	基础气道、高级气道和手术气道	$$$ ~ $$$$	
	Simulab	基础气道、高级气道和手术气道	$$$	
	Simulaids	基础和高级气道	$$	

训练器	制造商	性能	成本	受众
导管插入术训练	Limbs and things	可互换的男性 / 女性解剖结构	$$$	护士和住院医师
	Gaumard	可互换的男性 / 女性解剖结构	$	
	Laerdal	可互换的男性 / 女性解剖结构	$$	
	Simulaids	男性 / 女性训练器	$$	
	Kyoto Kogaku	可互换的男性 / 女性解剖结构	$$$	

$ ＝小于 500 美元
$$ ＝ 501 ～ 999 美元
$$$ ＝ 1000 ～ 2500 美元
$$$$ ＝大于 2500 美元

参考文献

1. Wood RE, Mento AJ, Locke EA. Task complexity as a moderator of goal effects: a meta-analysis. J Appl Psychol. 1982;72:416–25.
2. International Nursing Association for Clinical Simulation and Learning (INACSL). Standards of best practice: simulation. Clin Simul Nurs. 2016;12(S):S5–S12. https://doi.org/10.1016/j.ecns.2016.09.005.
3. Hashimoto D, Phitayakorn R. Procedural training. In: Palaganas J, Maxworthy J, Epps C, Mancini M, editors. Defining excellence in simulation programs, vol. 2015. Philadelphia, PA: Wolters Kluwer. p. 227–34.
4. Center for Immersive and Simulation Based Learning (CISL). Simulation Modalities Available: Part-task Physical Trainers. 2019. Available from: https://cisl.stanford.edu/explore-simulation-based-education/simulation-modalities-available.html.
5. Epps C, White M, Tofil N. Mannequin based simulators. In: Levine A, DeMaria S, Schwartz A, Sim A, editors. The comprehensive textbook of healthcare simulation, vol. 2014. New York: Springer; 2015. p. 209–32.
6. George AP, De R. Review of temporal bone dissection teaching: how it was, is and will be. J Laryngol Otol. 2010;124(2):119–25. https://doi.org/10.1017/S0022215109991617.
7. Human Tissue Authority. Human Tissue Act 2004. Available at: http://www.hta.gov.uk/legislationpoliciesandcodesofpractice/legislation/humantissueact.cf. Updated 2004.
8. Jones F, Passos-neto CE, Freitas O, Braghiroli M. Simulation in medical education: brief history and methodology. 2015;1(2):56–63.
9. Konia M. Simulation a new educational paradigm? J Biomed Res. 2013;27(2):75–80. https://doi.org/10.7555/JBR.27.20120107.
10. Carroll JD. MJC. Medical simulation: the new tool for training and skill assessment. Perspect Biol Med. 2008;51(1):47–60.
11. Rush S, D'Amore J, Boccio E. A review of the evolution of intraosseous access in tactical settings and a feasibility study of a human cadaver model for a humeral head approach. Mil Med. 2014;179(8 Suppl):24–8. https://doi.org/10.7205/MILMED-D-13-00484.
12. Thiel W. Die Konservierung ganzer Leichen in natürlichen Farben [The preservation of the whole corpse with natural color]. Ann Anat. 1992;174(3):185–95.
13. Gholipour B. Disappearing bodies. Scientific American. 2019; 321(4):12–5. https://doi.org/10.1038/scientificamerican1019-12.
14. Davies J, Khatib M, Bello F. Open surgical simulation--a review. J Surg Educ. 2013;70(5):618–27. https://doi.org/10.1016/j.jsurg.2013.04.007.
15. McLaughlin S, Fitch MT, Goyal DG, et al. Simulation in graduate medical education 2008: a review for emergency medicine. Acad Emerg Med. 2008;15(11):1117–29. https://doi.org/10.1111/j.1553-2712.2008.00188.x.
16. Seymour N, Gallagher A, Roman S, Al E. Virtual reality training improves operating room performance: results of a randomized, double-blinded study. Ann Surg. 2002;236:458–64.
17. Thijssen AS, Schijven MP. Contemporary virtual reality laparoscopy simulators: quicksand or solid grounds for assessing surgical trainees? Am J Surg. 2010;199(4):529–41. https://doi.org/10.1016/j.amjsurg.2009.04.015.
18. Wang P, Becker AA, Jones IA, et al. Virtual reality simulation of surgery with haptic feedback based on the boundary element method. Comput Struct. 2007;85(7–8):331–9. https://doi.org/10.1016/j.compstruc.2006.11.021.
19. Wang EE, Quinones J, Fitch MT, et al. Developing technical expertise in emergency medicine - the role of simulation in procedural skill acquisition. Acad Emerg Med. 2008;15(11):1046–57. https://doi.org/10.1111/j.1553-2712.2008.00218.x.
20. Kalivoda E, Sullivan A, Bunting L. A cost-effective, rapidly constructed simulation model for ultrasound-guided pericardiocentesis procedural training. J Emerg Med. 2019;56(1):74–9. ISSN 0736-4679, https://doi.org/10.1016/j.jemermed.2018.09.010.
21. Nadir, N-A, LeClair CB, Fischer M, Craddick M. The bubble-wrap peritonsillar Abscess model. J Educa Teach Emerg Med. 2017;2(1). uciem_jetem_33767. Retrieved from: http://escholarship.org/uc/item/4cr2j0b9.
22. Nadir N, LeClair CB, Ahmed A, Podolej G. The Casserole perimortem caesarean section model. J Educa Teach Emerg Med. 2017;2(3). Retrieved from https://escholarship.org/uc/item/04h6h5v2.
23. Dai J, Ahn J, Cannon S, Walsh T, Ostrowski K. Acute ischemic priapism management: an educational and simulation curriculum. MedEdPORTAL. 2018;14:10731. https://doi.org/10.15766/mep_2374-8265.10731.
24. Kessler D, Pusic M, Chang T, et al. Impact of just-in-time and just-in-place simulation on intern success with infant lumbar puncture. Pediatrics. 2015;135(5):e1237. https://doi.org/10.1542/peds.2014-1911.
25. Hunt EA, Duval-Arnould JM, Nelson-McMillan KL, et al. Pediatric resident resuscitation skills improve after "rapid cycle deliberate practice" training. Resuscitation. 2014;85(7):945–51. https://doi.org/10.1016/j.resuscitation.2014.02.025.
26. Dirsa YC. 022 how to start a nurse ultrasound IV access training program w/Bret Nelson. MD Resus Nurse Podcast and Blog Published on September. 2018;12. Date accessed January 2, 2020. Available at: https://resusnurse.com/2018/09/12/022-how-to-start-a-nurse-ultrasound-iv-access-training-program-w-bret-nelson-md/.
27. Feinsmith S, Huebinger R, Pitts M, Baran E, Haas S. Outcomes of a simplified ultrasound-guided intravenous training course for emergency nurses. J Emerg Nurs. 2018;44(2):169–75. https://doi.org/10.1016/j.jen.2017.10.001.
28. Oliveira L, Lawrence M. Ultrasound-guided peripheral intravenous access program for emergency physicians, nurses, and corpsmen (technicians) at a military hospital. Mil Med. 2016;181(3):272–6. https://doi.org/10.7205/MILMED-D-15-00056.

第12章

模拟人

David A. Meguerdichian
翻译：关天悦　王西富

基于模拟人的模拟教学

基于模拟人的模拟教学需要使用制式的人体模型为学员重现接诊患者的场景，这些人体模型形式多种多样，既有最基本的单项任务训练器，也有复杂的依赖计算机控制的高仿真人体模型。一般来说，这些模型是根据它们的功能和仿真度进行分类的。

过去几十年，急诊医学（EM）教育工作者一直使用基本款的单项技能训练模型，如采用专门用于训练气管插管的头部模型和心肺复苏模型来教授急救技能[1]。近年来，有的制造商已经开发出更接近于真实患者特性和生理表征的模型。这些栩栩如生的模拟人由集成计算机和电机构成，由复杂的数学模型驱动，可以由教师远程操作。与单纯的模拟人不同，这些设备可以让学员同时获得视觉和听觉感知，并能提供一些重要的量化生理或病理生理指标，如血压、脉搏和血氧饱和度等，这些指标可以显示在心电监护仪上。

在过去的二十年里，模拟人越来越受到人们的青睐，这是因为它们可以替代动物和临床患者，用作医学学习和实践的工具（图12.1）。同时，模拟人作为一种教具，不受住院医师值班时间限制的影响，且部分解决了由于医生教学时间的减少而造成的培训时间不足的问题。自从美国医学研究院发布"人非圣贤孰能无过：建立一个更加安全的医疗系统"的报告以来，对患者安全的关注日益增加，在这种情况下，模拟人的发展为容错率较低的医疗行业提供了一个可重复练习和安全实践的平台[2]。

模拟人教学的历史

随着其他高风险、以团队协作为基础的职业使

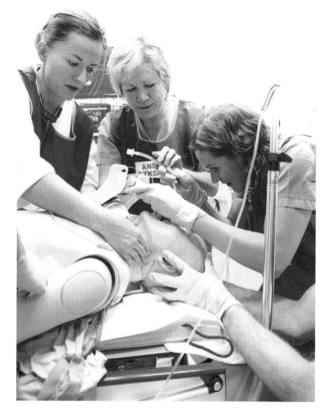

图12.1　团队正在利用SimMan 3G® 模拟人进行气管插管的教学培训（图片由挪度医疗提供。保留所有权利）

用模型的经验越来越丰富，并卓有成效，在医学领域采用模拟教学以及设计相应的模拟人则应运而生。航空、军事和核能行业都已经开发了适用于本行业的模型，旨在将学员置于真实情境中，以随时获得关于他们决策的反馈信息。由于飞行模拟器的使用，飞行员的技术掌握度获得具有循证基础层面上的改善。医疗模型的开发及其在医学教育中的应用，是将模拟应用于另外一个高风险且以技术为本的职业的合适选择[3]。一些早期的医学模型旨在满足这一需求，并为许多现代设备奠定了基础（表12.1）。

表 12.1 早期模型：早期模型的列表，有助于现代设备的发展

模拟人	诞生年代	设计者	描述
Resusci Annie	20 世纪 60 年代	Asmund Laerdal	一种内置弹簧的心肺复苏训练装置，可模拟胸外按压和气道管理，可以在气道上直接操作以实现通气
Sim One	20 世纪 60 年代	Stephen Abrahamson Judson Denson	仿真的计算机控制装置，具有呼吸、眨眼、瞳孔变化等高仿真特性
Harvey	1968	Michael Gordon	完整尺寸的模拟人，能够显示符合 27 种心脏疾病的体征
CASE（综合麻醉情景模拟）	1987	David Gaba	具有波形发生器和计算机的模拟人，可以用于调节生命体征，在模拟手术室的环境中模拟紧急情况
GAS（Gainesville 麻醉模拟器）	20 世纪 80 年代	Michael Good JS Gravenstein	具有精密的模拟肺部结构的模拟人，可以模拟麻醉分布，并用于教授麻醉中紧急情况及危重病例的管理

20 世纪 60 年代初，塑料玩具制造商挪度（Laerdal）生产了第一个现代医用模拟人，取名"Resusci Annie"。按照今天的标准，该模拟人的基础款会被归类为局部任务训练器，设计专门用于人工给氧的实战训练[4]。在给它安装弹簧和后座力系统后，就可以利用它进行胸外按压训练，升级为教授心肺复苏的教具。

大约十年后，南加州大学的 Stephen Abrahamson 博士和 Judson Denson 博士发明了第一个人体仿真模型。开发这个名为"Sim One"的模拟人是为了帮助麻醉住院医师的培训。这种早期的设备也具备一些高仿真的特征，包括可眨眼、有对光反射的瞳孔、可活动的下颌和可模拟心肺循环的胸部[4-5]。这是第一个用于医学培训的计算机智能模型。不幸的是，由于高昂的软件费用和对传统学徒式培训模式的习惯性依赖，这种设备没有得到广泛的应用或大规模生产。

在以患者安全为根本目标的驱动下，两个不同的团队分别创建了旨在改善团队培训和患者医疗质量的模拟人。在斯坦福大学医学院，David Gaba 博士创建了综合麻醉情景模拟（comprehensive anesthesia simulation environment，CASE），将波形发生器和虚拟仪器连接到一台 Macintosh 电脑（苹果麦金塔电脑）上，整合成一个可以通过调节生命体征变化来模拟紧急事件的模拟人[4]。Gaba 利用他们的模拟人来观察和评估团队在紧急事件处理中的协作能力和有效性[5]。由此同时，佛罗里达大学盖恩斯维尔分校也有一个团队，由 Michael Good 教授领导，发明了 Gainesville 麻醉模拟器（Gainesville anesthesia simulator，GAS）。该团队的目标是创造一种模拟器，帮助学员理解、识别和处理麻醉中的紧急事件[4-5]。除了目标不同外，这两种设备的操作方式也有所不同，前者是由教师操控的，而后者则是由计算机程序控制，可以既对教师、也对学员的操作进行反馈[4]。这两种模型都在 20 世纪 90 年代实现了商业化，不过，由于这些设备的成本很高，它们的应用受到很大限制。

进入 21 世纪，许多制造商开始提供中等仿真度的模型。这些模型具有某些特定或定制的功能，且成本低于高仿真人体模型，从此成本的控制就不再成为问题[5]。其中包括 Laerdal 的第一个 SimManmo 模拟人和 Medical Education 科技公司的第一个急救模拟人。其他公司，如 Gaumard Science 公司设计创制了首批全仿真的产科模拟人；Kyoto Kagaku 公司正在创造一个更加多样化和不断扩大的模拟人市场。如今，这些多样化的、价格适中的模型已经在美国乃至全球大多数医学教育培训机构中广泛使用。

模拟人的编程原则

许多因素能对高仿真模拟人设计的模拟场景产生影响，包括事件发生的时间顺序，以及编程的复杂性，而且这是任何模拟场景在运行之前必须确定的关键因素。

而且我们必须把即将要参与互动学员的因素考虑进来，因为他们已经掌握的知识和管理模拟案例的能力，将比其他任何因素的影响都更具有决定性。案例反馈讨论的实际需要决定了课程时间的安排，

这部分通常需要占到总课程一半至三分之二的时长。由于这些因素的存在，有时需要加快模拟情境中纳入的事件的进程，以便在规定的时间内达到预期的结果和教学目标。例如在真实的临床情景中需要花一个多小时完成的液体药物的推注，在模拟情景中只需几秒到几分钟就可完成。在这一点上，我们必须达到一种微妙的平衡，以确保不会由于事件发生太快或太慢而导致场景真实性、学员注意力和教学课程目标的缺失。

使用高仿真模拟人模拟的情景可以是操作者预先编程的，也可以是由模拟导师"实时操作"的（图 12.2）。预先编程的模拟人需要操作者在模拟情景开始之前进行输入和操作。在这种情况下，操作人员必须对病例的医学背景和模拟操作有实际的了解，或者有助手随时提供帮助。在计划阶段，操作员可以将生理变化、生命体征异常、噪声和查体结果编程到模拟人软件中。可以编程控制模拟的恶化时机、速度以及对预期干预的反应。必须注意避免

在这一阶段对干预措施做出不切实际的反应，以保持案例的真实性。尽管初始编程和设置阶段可能会很耗时，但编程案例的好处在于，它标准化了案例本身以及教授和评估学员的过程，同时不需要实时调整模型。

编程的另一个优势在于它可以模拟事件的发展趋势。利用模拟人软件能模拟变化的特征，操作者可以在指定的数秒钟到数分钟内改变临床表现和生命体征（图 12.3）。这一特征十分关键，因为它可以防止生命体征过快变化，以至于出现不符合实际的生理改变（表 12.2）。通过正确的编程和使用模拟人软件，可以在其他场景中复制和重现常见的流程，为将来的编程节省时间。其中常见的例子包括通过静脉输液改善心动过速，或通过给模型补充氧气来改善低氧血症。

另一种形式的可编程模拟人是自主模拟器。这种设备可以在没有操作员的情况下完成干预性反馈，这依赖于数学算法建模，基于特定的干预措施，以

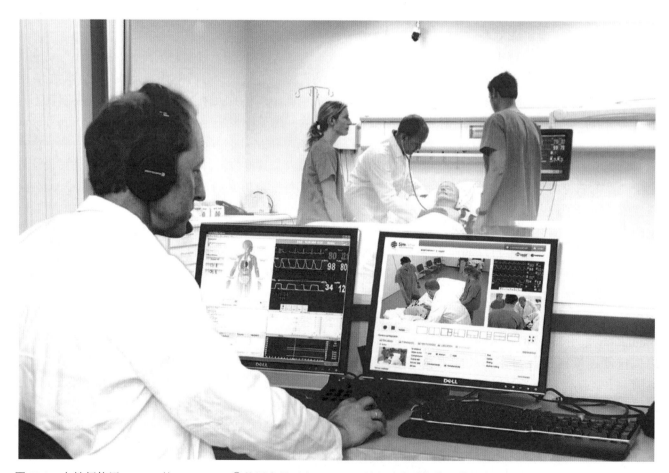

图 12.2　由教师使用 Laerdal 的 SimMan 3G® 的用户界面和 SimView 界面"实时操作"模拟病人互动（照片由挪度医疗公司提供。保留所有权利）

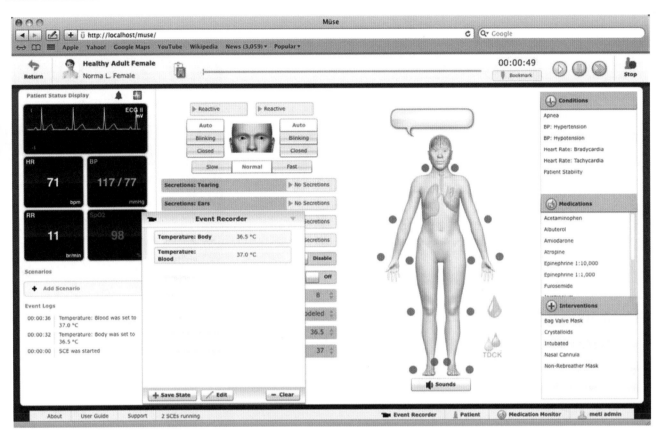

图 12.3 CAE 医疗保健的 Muse® 用户界面，允许对事件进行记录和趋势分析（图片由 ©2016 CAE 医疗保健提供。保留所有权利）

表 12.2 趋势分析：有效利用趋势及其通过临床干预产生真实生命体征变化的示例

趋势描述	结果
休克	心率在 3 ~ 5 分钟内逐渐增加 10 ~ 15 次 / 分，血压在 3 ~ 5 分钟内逐渐下降 10 ~ 15 mmHg/min，呼吸频率在 3 ~ 5 分钟内逐渐增加 5 次 / 分，呼气末二氧化碳分压在 3 ~ 5 分钟内逐渐下降 3 ~ 5 mmHg/min
静脉输液	1 ~ 3 分钟内心率逐渐下降 5 ~ 10 次 / 分，1 ~ 3 分钟内血压逐渐升高 5 ~ 10 mmHg/min
给氧	在 30 ~ 60 秒内血氧饱和度逐渐增加 5%/ 分钟，在 1 ~ 3 分钟内呼吸频率逐渐降低 2 ~ 5 次 / 分
使用升压药（如多巴胺）	1 ~ 3 分钟内血压逐渐升高 5 ~ 10 mmHg/min，1 ~ 3 分钟内心率逐渐增加 5 ~ 10 次 / 分

触发模拟人的相应的生理学变化（图 12.4）。这些设备多属于计算机模拟器，它们使用复杂的数学模型来模拟生理和药理学的变化。在自主模拟器中，数学方程可以帮助定义操作者设计的事件，以及由学员实施的干预性反应。有了这些设备，模拟器可以

模仿创建真实的生理反应，并减轻操作员大部分的现场工作量，然后可以将注意力转移到对学员的观察和评估上。例如，如果教授者准备模拟一个酒精戒断患者的病例，他们可以对模拟人进行编程，使其在设定的一段时间内血压升高、心动过速。自主模拟器不再依赖操作员在使用过程中手动改变生命体征，而是根据静脉输液和服用苯二氮䓬类药物的反应自动调整这些参数，所有这些都旨在对抗酒精戒断引起的交感神经过度兴奋。CAE Healthcare 销售的模拟病人（human patient simulator，HPS）和 METIman 等设备将药理系统加入他们的模拟人和软件中，记录静脉注射和吸入药物，当学员给药时，会引起自动的剂量依赖性反应（图 12.5）。同样地，这些设备可以在有多种干预措施和生理参数发生重大变化的情况下完成复杂的计算。自主模拟器的广泛应用不仅受到设备成本高昂的制约，还受制于需要更多的操作员完成控制。

编程方法还有另一种选择，即可以在模拟器上完成"实时"操作。这种方法在一些简单的场景下非常有效，不怎么需要改变模拟器或其生理功能。

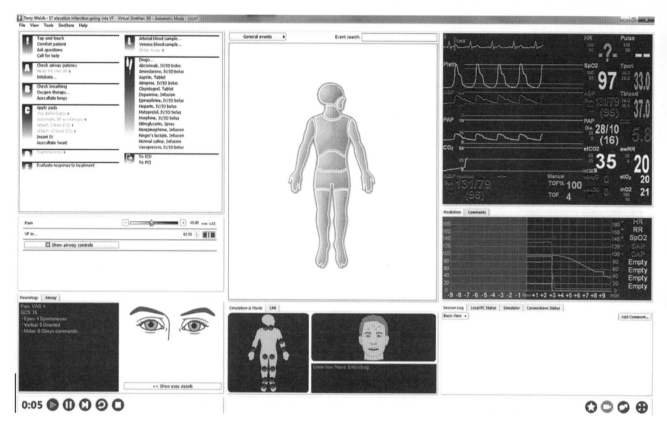

图 12.4　Laerdal 在自主模式下运行的 SimMan 3G® 用户界面（图片由挪度医疗公司提供。保留所有权利）

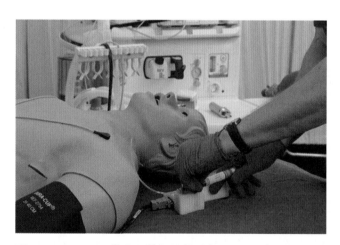

图 12.5　CAE HPS® 病人模拟器使用条形码技术作为其药物识别系统，该系统能够识别所施用药物的浓度和剂量

例如，要表现一个房颤患者的快速心室率改变，只需要操作人员调控心脏的速率和节律即可做到。学员进行药物干预或除颤指令时，操作者只需要对生命体征进行实时调整即可。此外，"实时"操作也使导师能够控制时间，并使初学者有更多机会识别和应对所呈现的医疗状况。例如，在出现明显低氧的情况下，操作者可以为新医学生提供更多的时间来识别和应对各种状况，而不是让模拟系统随着情况

的发展而变得更加复杂，并按照一种更加接近真实的、基于时间的生理反应方式来执行模拟器的程序。由于这些和其他不太复杂的情况的影响，"实时操作"模型的工作人员可以轻松地平衡处理模拟器的管理工作与作为教师的观察职责。

作为介乎于"编程化病例"和"实时化病例"之间的一种模式，我们利用模拟器中的嵌入式程序，通过点击一个按钮，就可以使临床情景自动改善或恶化。许多平台允许通过在软件中单击一个"改善"按钮，使其在指定的时间内产生预设的变化。这些快捷按钮允许在指定的时间内，对人体生理变化进行可控制的改变，而不需要操作人员在案例中操作。

高仿真模拟人的特点

高仿真模拟人的核心是这些设备具有固有特性和更高层次的功能，有助于再现人体生理和解剖上某些方面的特征。这些模拟人的高仿真特性旨在赋予塑料人体模型以真人质感，提供与真实患者类似的视觉、触觉和听觉反馈（表 12.3）。

表 12.3　常见高仿真模拟器功能：许多现代全尺寸成人高仿真模拟人具有的功能列表

高仿真成人模拟人的共同特点
无线连接
心电监护
可触及脉搏（颈动脉、股动脉、桡动脉、肱动脉）
心电图传输
喉痉挛
气道梗阻
二氧化碳检测
对光反射
眨眼
静脉注射
骨髓腔注射
胸腔穿刺
胸腔闭式引流

心血管系统

在大多数高仿真模拟人中，我们可以在几个特定的解剖位置，如颈动脉、股骨和桡骨区域测量脉率和强度。这个特性对于学员正确识别脉搏，尤其是在急救的情况下是至关重要的。借助模拟人的软件，这些参数可以随着临床情景的变化而调整。除了脉搏，可在模拟人前胸部的典型位置闻及心音。一般说来，每个高仿真模拟人都有一个丰富的数据库，其中包含各种心音、心电图波形和相应的脉搏

频率，最高可超过 200 次 / 分。模拟人使用心电图电极或直接连接到真实的心电图机来模拟心电图（图 12.6）。同样地，也会在模拟人的前胸壁上安装符合解剖位置的金属电极，用于除颤（图 12.7）。大多数高仿真模拟人会记录所受电击的能量水平和次数，一旦达到一定的预设阈值，就可以设置为自动转换。这些功能对于教授同步和非同步电复律，以及急诊医学学员在心脏起搏方面的知识非常有用。高仿真模拟人非常适合用作心肺复苏练习和评估（图 12.8）。该设备可以检测按压深度、回弹和频率，产生可触摸脉搏，并将质量数据发送到操作人员的计算机以供反馈。

市场上有几种模拟人是专门为更专注于心血管系统的模拟教育而设计的。其中一个例子就是 Harvey 的 The Cardiopulul Patient Simulator，这是挪度医疗公司目前推出的一款产品，最初由 Michael Gordon 博士在 1968 年创造，其目标是提供一款能够全面教授床旁心脏评估技能的模拟人[4]。该设备逼真地模拟了四个经典区域的听诊情景，模拟了心脏杂音以及心前区搏动感。这是一种介于局部任务训练器和高仿真模拟人之间的设备。

呼吸系统

高仿真模拟人具备内置机械技术，有助于模拟呼吸生理过程的几个关键特征。大多数设备都能模拟双侧和单侧胸壁的起伏。同样，这些模拟人的顺应性和阻力水平各不相同，这使得它们在教授哮喘

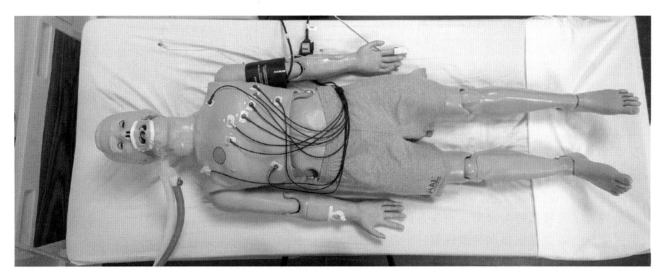

图 12.6　HAL®S3201 演示实施真实 ECG 采集的能力（照片由 ©2016 Gaumard Scientific 提供。保留所有权利）

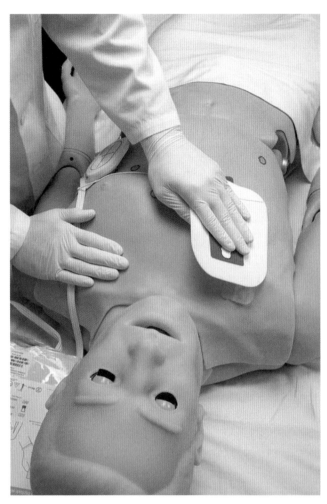

图 12.7　Hal®S3201 展示用于除颤训练的前胸壁贴上的除颤垫（照片由 ©2016 Gaumard Scientific 提供。版权所有）

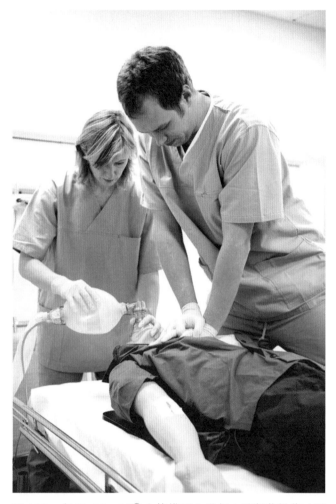

图 12.8　在 SimMan 3G® 人体模型上进行心肺复苏操作（照片由挪度医疗公司提供。版权所有）

或慢性阻塞性肺疾病（COPD）及其急性发作的病例时非常有价值，因为这些因素对于模拟这些患者的情况至关重要。大多数设备能够产生正常和异常的呼吸音，听诊可以在胸背两侧进行。潮气量、血氧饱和度和呼吸频率等参数可由操作员通过模拟人软件界面进行调整。

　　一些模拟人具有先进的呼吸系统，使它们的功能更接近真实的患者。例如，HPS 可以根据临床情况自动排出二氧化碳，接着可以检测到呼气末二氧化碳的量，并将这些变化实时反馈给学员（图12.9）。有些模拟人，如 HPS，可以通过生成的二氧化碳波形图来测量，而另一些模拟人则简单地提供一个定性的输出，例如比色二氧化碳检测。除了通过测量的方式来模拟呼吸窘迫，一些人体模型还可以通过嘴唇上的蓝光来显示发绀现象。更高级的呼吸系统功能包括对呼吸机支持模式（如持续气道正压和压力支持通气）做出反应。有些模拟器甚至可

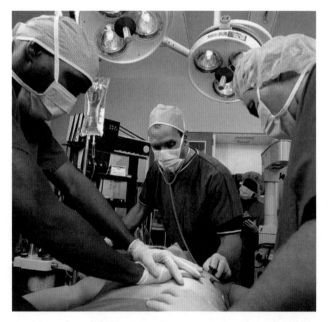

图 12.9　模拟人的呼吸状态可以通过学习者听呼吸音或使用 HPS® 模拟人呼气末二氧化碳监测来评估（照片由 ©2016 CAE Healthcare 提供。版权所有）

以被调整配置，模拟呼吸机设置出现故障，从而让学习者练习解决这种常见的、真实世界中可能发生的情况。

气道管理

麻醉学和急救医学领域的教育工作者是创建高仿真模拟人的主要推动力量，因此大多数人体模型能实现高仿真的气道管理。一般说来，模拟人可以为气道管理提供适当的体位变化，包括压额、下颌抬高、推举下颌和下压环甲软骨操作。除此之外，这些模拟器还可以通过口腔和鼻腔途径进行球囊面罩通气和气管插管（图 12.10）。操作人员可以通过模拟气道各种情境来考核学员，包括舌肿胀、牙关紧闭、喉阻塞、喉痉挛或支气管痉挛等。通过将软质上颌义齿换成硬质的牙齿，或者通过限制模拟人的颈部活动范围，可以进一步增加模拟情境的真实度。

这些模拟人有多种功能，可以帮助教师指导学员解决困难气道或插管失败的问题。若将气管导管误置于食管内，则可以模拟胃扩张。如果有不当的插管操作，模拟器通常会自动向学习者提供反馈。例如，气管若插入食管，会导致听诊时胸腔呼吸音减弱，而气管插管至右侧主支气管会导致单侧胸壁上升。如果无法进行经口腔或经鼻腔插管，并且患者属于无法插管无法通气的情况，大多数高仿真的人体模型允许通过可替换的颈部皮肤进行气管切开术或环甲膜穿刺术（图 12.11 和图 12.12）。通过计算机软件，可以记录气道管理和插管的关键操作步骤，

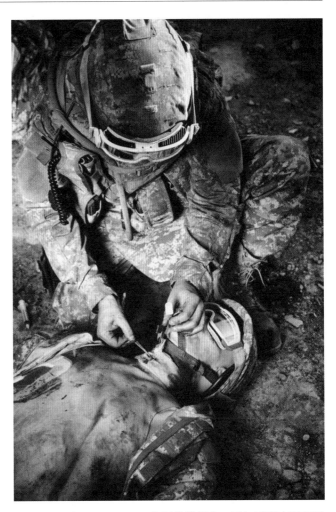

图 12.11 采用 CAE Caesar® 创伤模拟人，因气道阻塞行环甲膜穿刺术（照片由 ©2016 CAE Healthcare 提供。版权所有）

并加以时间水印记录，以便在复盘中进行回顾。

其他高仿真模拟功能

除了标准的气道、呼吸和循环组件外，高仿真人体模型还有一系列其他功能和界面功能，旨在增强模拟体验。

声音

大多数高保真模拟人都有内置的扬声器，连接到无线麦克风上，允许操作员或助手扮演患者的角色，并为病例提供重要的病史。将模拟人转变为标准化病人，增强了与学习者之间的互动。然而，只有在学习者接受并能够暂时摒弃怀疑态度的情况下，这一点才可能实现，这样当声音从一个没有表情或嘴唇动作的模拟人中发出时，他们才不会产生怀疑，

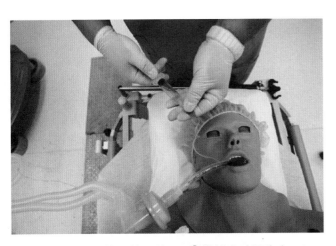

图 12.10 用于插管后管理的 HPS® 模拟人（照片由 ©2016 CAE Healthcare 提供。版权所有）

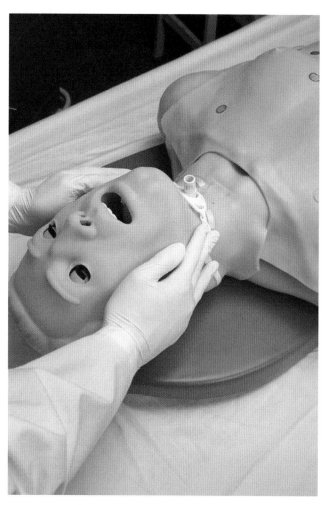

图 12.12　Hal®S3201，通过可更换的颈部皮肤放置气道（照片由 ©2016 Gaumard Scientific 提供。版权所有）

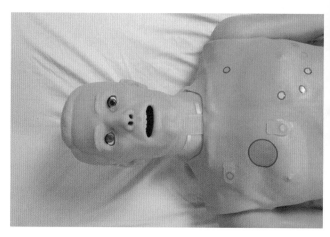

图 12.13　HAL®S3201 可演示瞳孔对光反射，包括放大和缩小（图片由 ©2016 Gaumard Scientific 提供。保留所有权利）

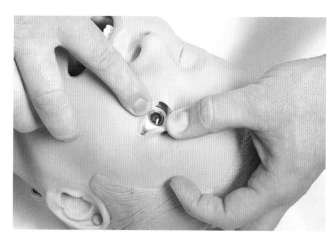

图 12.14　SimMan 3G® 可编程瞳孔反射演示（照片由挪度医疗公司提供。保留所有权利）

毕竟这种情景通常不会发生在经典的病史采集过程中。有些型号带有预先录制好的声音，如咳嗽声音。模拟器还可以产生其他声音，包括各种身体的声音，如心脏、肺部和肠道发出的声音。所有这些预先录制或编程好的声音都可以由模拟场景触发或由操作员激活。

眼球活动的设置

许多人体模型的眼球具有高级功能，学习者可以使用这些眼球活动来评估失能状态和意识水平。有些模型会自动眨眼、睁开和闭合。有些甚至有瞳孔，且在光照下会收缩和放大，也允许瞳孔进行适应性调节（图 12.13）。编程也可以改变瞳孔反射的速度（图 12.14）。这些功能虽然先进，但有时看起来很机械化，因此学习者需要再次暂时将真实性搁置，以便与模拟人进行互动。

肢体 / 关节

人体仿真模型的四肢包括一定活动度的关节。单轴旋转结构通常见于腰椎、膝盖和脚踝。三轴结构通常见于颈部、肩部、臀部和手腕。四肢上还有触诊脉搏的位置。例如，挪度医疗公司的 SimMan 3G 模型可在左上臂区、双侧桡侧区、双侧股区、双侧腘窝区和双足背上方触及脉搏。除此之外，一些模型提供额外的肢体模型，可以模拟创伤性损伤，比如伴有出血的断臂或断腿。

血管通路

大多数高仿真模拟人在指定的区域设计了静脉注射通道。静脉置管通常在一侧肢体上进行穿刺，而且通常可以通过真实的血液回流来进行确认。常见的通路包括肱静脉、头静脉、贵要静脉和肘前静脉。一些成人模型和大多数儿童模型能够模拟建立骨髓通路的位置,最常见的部位是胫骨。这一特点是非常关键的,尤其是在模拟急救场景中使用这些人体模型时,因为学习者可以体会到在这种紧急情况下骨髓腔穿刺的简易性和有效性。

操作技能和干预措施

高仿真模拟人具有训练学员完成侵入性操作的功能,这对急诊医学至关重要。某些核心操作技能,如穿刺减压、胸腔穿刺置管术、心包穿刺术、环甲膜切开术和尿管置入术,都可以在这些模拟人上完成(图 12.15)。总的来说,用局部任务训练器进行上述操作训练效果更显著,因为这些模型是特制的,专为所教授的具体的技能而设计,通常更容易完成准备工作以供学习者轮流使用。当然,由于模拟人的局限性,这些操作的真实感可能会有所欠缺。例如,SimMan 3G 模型可以在正确的解剖位置进行穿刺减压,但制造商会建议使用比我们临床中实际使用小一点的针头(如 22 号或更小)进行操作,以延长胸部皮肤和气囊的寿命。尽管如此,在高仿真模拟人上进行操作的设定,允许教师将相应的关键注意事项纳入模拟情景,进一步增强案例的真实性。

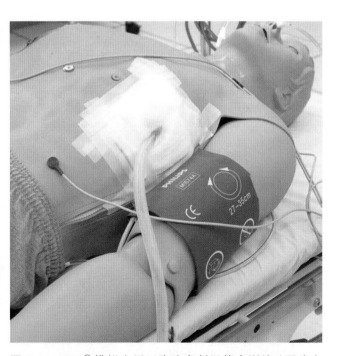

图 12.15 HPS® 模拟人用于胸腔穿刺置管术训练(照片由 ©2016 CAE Healthcare 提供。保留所有权利)

患者监护仪

与临床类似,大多数模拟人都配有床旁监护仪。这些设备可以显示模拟人的血压、血氧饱和度、呼吸频率、脉搏和呼气末二氧化碳分压。一些程序甚至通过该设备允许操作员根据要求列出与情景相关的关键图像,如影像学图片和心电图监护仪的报警功能,来增强情景的真实感。该设备上显示的生命体征,是从负责操控的计算机主机输入和设定的,操作员可以通过编程运行或"实时"更改相关指标。

药理管理与药品识别系统

某些特制的模拟人包含有药物识别系统。在这些模拟人中,可以对药物自动做出真实的、与剂量相关的反应。例如有一种利用条形码的技术,可以通过自动识别注射器上贴有的条形码标签,识别其中的药物,以及药物的浓度和剂量。内置的软件包括一个广泛的药品库,并允许模拟人对所给药物做出反应。另一种模拟人允许操作者手动登记所用药物及其浓度,或通过使用扫描识别标签自动登记。这些高级模型可以让学习者亲身体验他们给模拟病人施用的药物对病人的影响,从而更好地理解药物的作用和效果。

影响高仿真模拟人使用的因素

模拟人具有上述所有先进和仿真的功能,而这些功能明显增加了模拟情境的真实性。尽管如此,我们还必须考虑以下几个因素,有助于指导在教育计划中选择使用何种模拟人模型,或者在建立一个新的模拟中心时选择何种模拟人模型。

成本

在考虑使用高仿真模拟人时,需要讨论的一个主要因素是购买设备及其相关模块的成本。一个模拟人的初始采购成本从 3 万美元到 20 多万美元不等。一般来说,模拟人的成本会随着其中的高级功能的增加而增加。额外费用可能包括场地成本、用于场景的模拟人耗材、用于模拟医院工作环境的相关耗材、录制设备和员工工资。后者是关键,因为经过适当培训的模拟人员可以帮助实时排除故障和解决技术问题。最后,和任何机器一样,模拟人也可能需要维护和维修方面的费用。

为了兼顾这项技术的成本和效益，Iglesias-Vazques 等比较了使用高仿真模拟人和标准训练模型进行的高级生命支持课程的获益。这项研究显示，使用高仿真模拟人进行培训时，通过测试的学员数量略有增加，但总体成本显著增加，比传统模型成本高 3.77 倍[6]。Lapkin 等对护理教学进行了类似的分析。基于成本效益分析，作者得出结论，在患者照护、临床思维、知识获取和学员满意度方面，中等仿真度的模拟人比高仿真度的模拟人更有效，成本也更低[7]。

由于医院和大学日益紧缩的预算和财政预算限制，在决定使用或购买高仿真模拟人时，放在首位考虑的往往是成本。指导教师和管理者必须为他们的部门确定最佳的培训方案，并制定一个兼顾未来教育需求、升级和维护成本的长期计划。为了抵消模拟人的成本，许多机构利用赠款、专项拨款、外界捐款以及将模拟人出租给其他机构的形式[8]。

便携性

一般来说，大多数模拟人将被安置在固定的位置，通常位于模拟中心或教育部门的会议室内。然而，随着技术的进步，其中一些设备实现了无线化，因此更便于携带。除此之外，一些设备现在都有可充电的内置电池和更小的压缩机，以便于携带。尽管这些设备是可移动的，它们的重量仍然在 75 ～ 85 磅之间，需要用储存容器或医院担架运输。希望进行现场培训或模拟编程的教育工作者可以考虑购买这些便携设备（图 12.16）。通过将模拟人运送到实际的临床现场，在真实的工作环境中使用此教学设备，可以提高学员的体验真实性。这种现场模拟也节约了模拟临床工作环境所需的成本。最后，从成本分担的角度来看，便携性还可以带来额外的好处。比如几个中心或机构可以共享该设备，从而共同承担模型的购买和维护费用。

教学价值和技能培训

在教学开始前，应进行需求评估，以确定根据当前的教学任务实施哪种模拟教学方式。教学者应根据学员以往的生活和教学经历，选择与学员的专业知识水平相匹配的模拟度。高仿真模拟人可以给教师提供模拟的生理参数，并可反复进行临床和操作干预[1, 9]。这些特征允许学员作刻意练习，然后由教师主导复盘，这有助于学员通过主动学习巩固核心的教学概念。局部任务训练器通常是更便宜和更专注于特定技能的设备，当训练的唯一目的是培

图 12.16　使用 CAE Caesar® 模拟人等无线便携式设备，现场培训增加了学员的模拟体验（图片由 ©2016 CAE Healthcare 提供。保留所有权利）

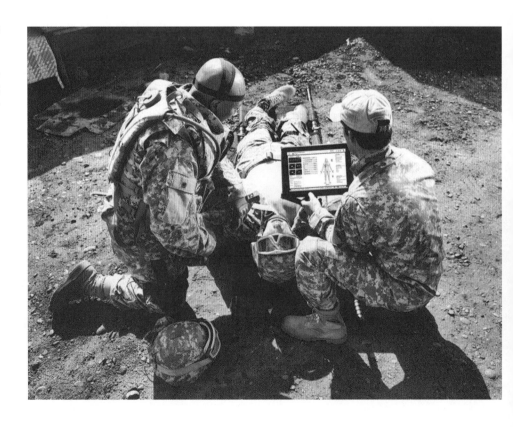

养学生在特定操作中的自信心和心理素质方面的能力时，可以选择使用。高仿真模拟人也可用于基于病例的场景模拟中进行操作教学，鼓励学员决定何时执行关键操作，以及如何将其融入病例的整体医疗照护中[1]。如果教育课程更多的是为了教学或评估询问病史、体格检查、医患沟通或专业技能，标准化病人是一个比模拟人更好的选择（第9章）[10-13]。比如，在进行死亡告知或告知坏消息时，即使用最先进的技术，也很难用塑料模拟人复制所涉及的人际互动和情感反应。因此，基于学习目标和目标人群，教师可以决定高仿真模拟人是否是最佳的教学工具，或是选用其他教具更为合适。了解不同类型的学员和目标所需的仿真度是值得未来做教学计划时重视的领域。

高仿真模拟人在适应和满足多种教育目标需求方面具有明显优势[14]。模拟人可用于呈现具有一致性和重复性的典型病例和临床观察的结果[9]。它们还能逐步加大难度，让主导的教师能够适应学员的教育水平需求，并争取进一步提高学员的能力。此外，基于模拟人的模拟案例为学员提供了一个体验和处理系统性问题的机会，而这些问题可能超出了

医疗活动的具体细节[14]。例如，学员在管理危重病模拟人时，可以排除设备故障或无法与重要会诊人员保持联系的问题。

基于这个理念，模拟人在培训危机资源管理中也特别有用。这是从航空公司和军事领域采用的类似的培训系统中改编而来的，侧重于有效的沟通技巧、积极的团队互动和适当的资源利用[15]。在模拟环境中或在实际临床区域内放置的模拟人，可以为团队提供机会，以促进复杂的、目标导向的团队合作行为培训（图12.17）。通过使用精心设计的病例和适当调整模拟人，结合强大的反馈，这些课程可以为团体教育、减少错误和提高患者安全性提供绝佳的解决方案[16-17]。同样，模拟人及其模拟情景的灵活性，有助于再现复杂混乱的场景，从而强化团队的资源管理技能培训。

局限性和不良影响

理解高仿真模拟人的局限性是成功开展教学活动的关键。在任何模拟场景中，学习者都需要暂时抛开现实，因为即使最高仿真度的模型也无法完全复制现实。模拟人的塑料质感，以及心音和呼吸音

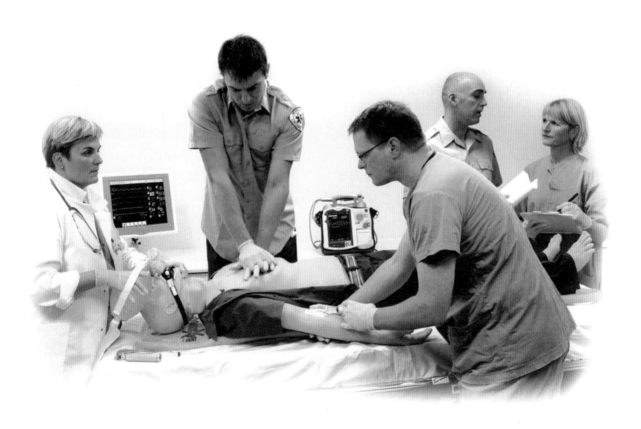

图 12.17 使用挪度医疗公司的 SimMan 3G® 为医疗小队提供的危机资源管理和团队培训（图片由挪度医疗公司。保留所有权利）

的机械特性，限制了它的真实感。此外，在临床场景中，我们根据患者的外在表现来治疗他们。许多事情非常依赖一些非语言性线索，例如皮肤颜色、精神状态、呼吸幅度或焦虑的状态等，而这些即使用最好的技术也无法完全复制。最近出现了新的试图弥补这一差距的技术，比如通过使用蓝光来显示发绀的模拟人、能够多汗的模拟人等。即便如此，由于这些高科技模型本身并不完善，用它们去培养模式识别的能力仍然是一个巨大的挑战，而模式识别技能对于危重患者的迅速识别和处理是至关重要的。导师和学员都必须意识到模拟人的使用也有不良影响，当模拟人或模拟场景不完善，如加速计时和缺少人体颜色变化，导致获取不正确的知识时，就会发生错误[9, 15]。承认这些局限性并进行适当的复盘，是克服这些限制并成功使用高仿真模拟人进行教学的关键。

使用模拟人的循证证据

随着高仿真模拟人的发展和其在医学教育领域的应用，围绕这一主题的文献主要关注这些设备对学员及其技能学习的影响。研究表明，相较于其他教学手段，学员更喜欢使用高仿真模拟人，并且对更真实的模拟人有更高的满意度[18-27]。除了满意度之外，教育工作者，如 Bond 等认为，高仿真模拟人可以用来评估学习者的患者诊疗技能、沟通能力、基于系统的实践能力、危重病评估能力、操作技能以及学员的人际交往能力[28]。因此，高仿真模拟人已被用于教授和评估诸如肩难产[29]、小儿高级生命支持（PALS）[30]、成人高级生命支持（ACLS）[31]、重症监护患者护理[32]和脓毒症的目标导向治疗等[24]。这些模型还被证明可以提高学员的操作技能，包括腹腔穿刺[33]、中心静脉导管置入术[34]、纤支镜插管术[35]和一般气道管理[36-38]。当然，问题仍然存在，主要是高仿真度是否与更好的培训获益相关，因为有研究表明，高仿真模型和低仿真模型在技能习得方面没有差异[18-19, 39-40]。在最终得出确切结论之前，根据学员类型、课程的教学目标和可用的资源选择合适的模拟人是个不错的决定。

当基于模拟的培训使得临床领域的患者诊疗质量得到改进时，便最终证明了使用这些模型的效果和价值。例如，与标准训练相比，高仿真模拟人训练培训更符合 ACLS 方案[41]。在另一项研究中，航空医疗人员在完成困难气道模拟课程后，气管插管成功率更高，低氧窒息事件次数更少[42]。同样，在基于模拟的培训之后，培训和临床环境中的气道管理技能都得到了改善[43]。高仿真模拟还显示，经过模拟人训练后，重症监护患者得到了更好的医疗照护[32]。儿科文献还表明，在接受模拟教学之后，学员在患者照护和疼痛管理方面的能力得到了提高[44-45]。进一步的研究表明，模拟人训练可以改善临床诊疗效果，这将是此类资源密集型教育模式持续增长和资金来源的关键。

模拟人的种类

目前，生产高仿真模拟人的公司包括 CAE Healthcare、Laerdal Medical 和 Gaumard 等。每家公司都有各种不同年龄段的便携式模型，可以用可替换的生殖器官代表男性或女性。表 12.4 中的对比视图描述了一些可用的模拟人的示例。

SimMan 3G

SimMan 是由挪度医疗（Laerdal）公司销售的首款全尺寸、计算机操作、无线、可移动的高仿真模拟人之一。最新版本的 SimMan 3G 具有几个先进的功能，旨在提高仿真度（图 12.18）。这个装置可以模拟出血、肌肉痉挛、眼睛的分泌物排出、通过药物识别系统自动对药物做出反应，该系统已登记有药物的数量、类型和给药速度。此外，SimMan 3G 还可以提供心肺复苏的实时反馈，并允许学员执行操作，如骨髓腔穿刺和穿刺减压。除了 SimMan 3G 以外，Laerdal 还提供其他一些高质量的模拟人，可以从他们的在线网站 SimStore 购买到模拟内容和课程。

Human Patient Simulator（HPS）

人体病人模拟器（HPS）是 1996 年首次投放市场的成人人体仿真模型（图 12.19）。它支持麻醉和医疗气体的使用，并实现真正的氧气和二氧化碳气体交换。HPS 是第一个提供真实生理监护仪的设备。它还允许进行机械通气，并附带 50 多个模拟临床场景。此外，该设备还配备了能模拟对光反射的瞳孔、具备眨眼能力的眼球、可触摸的脉搏、可以排尿，以及通过优化的药物识别系统对药物进行自动反馈。HPS 也因其先进的生理编程而闻名。

表 12.4　Comparison of features for high fidelity mannequins

功能		HAL 3201 (Gaumard)	Trauma HAL S3040.100 (Gaumard)	SUSIE S2000 (Gaumard)	HPS (CAE)	METIman (CAE)	CAESAR (CAE)	APOLLO (CAE)	SimMan 3G (Laerdal)	SimMan 3G Trauma (Laerdal)	SimMan Essential (Laerdal)
解剖/大体	完整躯体	Y	Y	Y	Y	Y	Y	Y	Y	Y	Y
	无线	Y	Y	Y	N	Y	Y	Y	Y	Y	Y
	真实监护仪	Y	Y	Y	Y	Y	N	Y	Y	Y	Y
	自主运行	Y	O	O	Y	N	Y	N	N	N	N
	药物识别系统	Y	N	O	Y	Y	Y	Y	Y	N	N
	预制教案	Y	Y	Y	Y	Y	Y	Y	Y	Y	Y
神经系统	眨眼	Y	Y	Y	Y	Y	Y	Y	Y	Y	Y
	瞳孔反射	Y	Y	Y	Y	Y	N	Y	Y	Y	N
	抽搐/抽动	Y	Y	N	Y	Y	N	N	N	N	Y
气道部分	面罩通气	Y	Y	Y	Y	Y	Y	Y	Y	Y	Y
	仰头抬颏	Y	Y	N	Y	Y	Y	Y	Y	Y	Y
	口/鼻插管	Y	Y	Y	Y	Y	Y	Y	Y	Y	Y
	置管深度	Y	N	Y	Y	N	N	N	Y	N	N
	喉痉挛	Y	Y	Y	Y	Y	Y	Y	Y	Y	Y
	喉咽肿胀	Y	Y	Y	Y	Y	N	Y	Y	Y	Y
	舌肿胀	Y	Y	Y	Y	Y	N	Y	Y	Y	Y
	牙齿缺如	N	N	N	Y	Y	N	Y	Y	N	N
呼吸系统	自主呼吸	Y	Y	Y	Y	Y	Y	Y	Y	Y	Y
	单侧胸起伏	Y	Y	Y	Y	Y	Y	Y	Y	Y	Y
	胸腔闭式引流管	Y	Y	N	Y	Y	Y	Y	Y	Y	Y
	粗针减压	Y	Y	N	Y	O	Y	Y	Y	Y	N
	肺参数及胸顺应性	Y	N	N	Y	Y	N	N	Y	Y	N
循环系统	静脉留置针	Y	Y	Y	Y	Y	Y	Y	Y	Y	Y
	血压测量	Y	Y	Y	Y	Y	N	Y	Y	Y	Y
	颈动脉搏动	Y	Y	Y	Y	Y	Y	Y	Y	Y	Y

续表

功能		HAL 3201 (Gaumard)	Trauma HAL S3040.100 (Gaumard)	SUSIE S2000 (Gaumard)	HPS (CAE)	METIman (CAE)	CAESAR (CAE)	APOLLO (CAE)	SimMan 3G (Laerdal)	SimMan 3G Trauma (Laerdal)	SimMan Essential (Laerdal)
循环系统	肱动脉搏动	Y	Y	Y	Y	Y	Y	Y	Y	Y	Y
	桡动脉搏动	Y	Y	Y	Y	Y	Y	Y	Y	Y	Y
	股动脉搏动	Y	Y	Y	Y	Y	Y	Y	Y	Y	Y
	腘动脉搏动	Y	Y	Y	Y	Y	Y	Y	N	N	N
	足背动脉搏动	Y	Y	Y	Y	Y	N	Y	N	N	N
	肌内注射	Y	Y	N	Y	Y	Y	Y	Y	Y	Y
	骨内注射	Y	Y	Y	Y	N	Y	Y	Y	Y	Y
	实时反馈心肺复苏	Y	Y	Y	Y	Y	Y	Y	Y	Y	Y
	除颤	Y	Y	Y	Y	Y	Y	Y	Y	Y	Y
	起搏	Y	Y	Y	Y	Y	Y	Y	Y	Y	Y
	心电显示	Y	Y	Y	Y	Y	Y	Y	Y	Y	Y
	心音	Y	Y	Y	Y	Y	Y	Y	Y	Y	Y
消化 / 泌尿系统	过度通气后胃膨隆	Y	Y	Y	Y	Y	N	Y	Y	Y	N
	尿管	Y	Y	Y	Y	Y	N	Y	Y	Y	Y
	可更替的生殖器官	Y	N	N	Y	Y	N	Y	Y	N	Y
	肠鸣音	Y	Y	Y	Y	Y	N	Y	Y	Y	Y
创伤	出血及止血	N	Y	N	N	Y	Y	Y	Y	Y	N
	外伤患肢	N	Y	N	N	Y	Y	N	N	Y	N

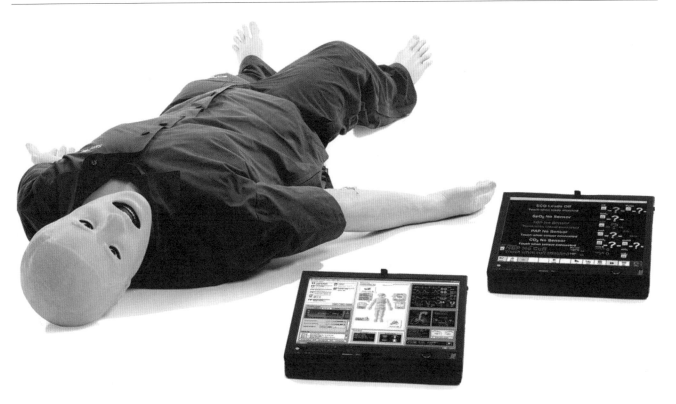

图 12.18　SimMan 3G®（照片由挪度医疗公司提供，版权所有）

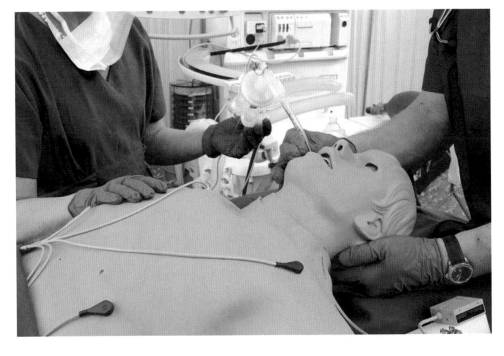

Caesar

　　Caesar 是由 CAE Healthcare 开发的，用于模拟创伤、灾难救护和战场救护（图 12.20）。它是为训练军事和急救人员而设计的，配备了 1.4 升容量的血液储存袋和 6 个出血口，可以模拟大量出血。此外，

Caesar 配备了止血带传感器，允许学习者使用止血带控制出血。Caesar 装备了无线连接，包括背部在内的所有关节都有完整的活动性，可以在该模型上进行多种创伤相关的干预操作，如胸腔穿刺置管术。模拟人本身可以抵抗恶劣环境，甚至支持水洗去污，

图 12.20　CAE Caesar® 创伤病人模拟人（照片由 ©2016 提供 CAE Healthcare。保留所有权利）

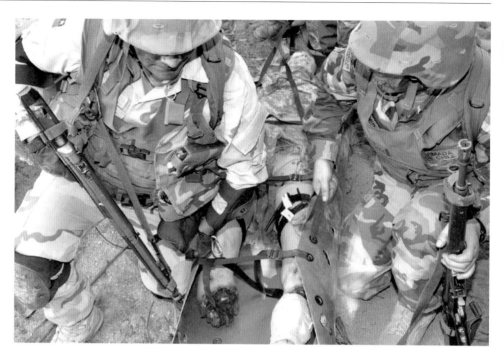

因此非常适合在野外训练中使用。

Noelle

　　Noelle S2200 Victoria 是 Gaumard 最新款的母婴分娩模拟人（图 12.21）。这个模拟人允许学习者体验从分娩开始到新生儿的娩出及产后护理的全过程。Victoria 是完全无线的，可以通过它的预编程场景库模拟出低风险到高风险的分娩过程。学习者可以体验正常分娩、肩难产、臀位分娩和剖宫产的过程。该设备还配备了一个无线连接的足月新生儿，可以

模拟发绀、心动过缓和呼吸急促等窘迫症状（图 12.22），该功能通过训练学员学习及练习新生儿复苏来提升经验。Gaumard 还生产了几个标准化的、无线高仿真模拟人、一个女性模拟人，以及一个中档的诺埃尔（Noelle）分娩模型，该模型缺少 Victoria 模型的一些高仿真功能。

儿童仿真模拟人

　　销售成人模拟人的制造商也生产一些儿童模拟人。大多数人儿童版模拟人和成人版共用同一个操

图 12.21　Noelle® S2200 维多利亚母婴健康院新生儿模拟系统（照片由 ©2016 戈马尔科学公司提供，保留所有权利）

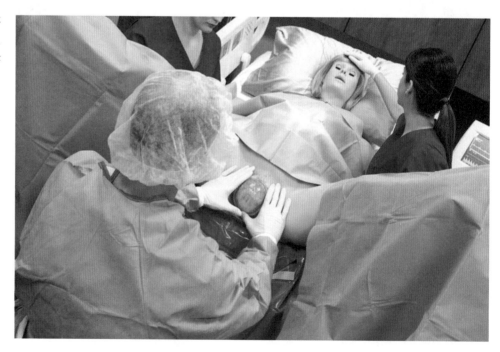

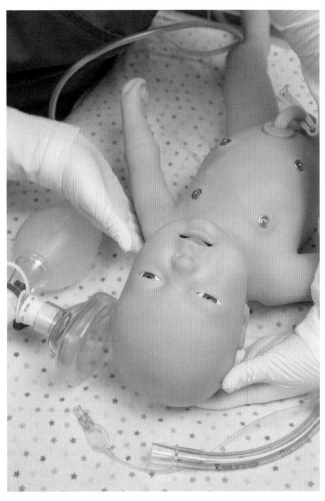

作平台。不同的设备有不同的特点，包括相应年龄的声音、可触摸的前囟、可以插管的脐带，以及通过蓝光模拟发绀的功能。SimBaby（Laerdal）（图 12.23）、Pediatric HAL（Gaumard）（图 12.24）和 PediaSIM（CAE Healthcare）（图 12.25）是市场上可以买到的模型。

总结

　　虽然不能替代与真实患者的接触，但高仿真模拟人为临床实践患者的诊疗提供了一个安全且近乎真实的方式。近二十年来，这些设备在急诊医学领域的应用呈指数级增长。这些设备的心肺和神经系统可以显示出实时的生理反馈及体征。连接的监视器和嵌入式传感器提高了仿真度，甚至大多数模型实现了一定程度的自动化。通过其仿真度以及学习者的刻意练习及复盘，这些模拟人成为在各种临床和非传统环境中教授临床知识、操作和团队训练技能的理想设备。成本、场地以及适合学员和教学目标所需的适当仿真度是重要的考虑因素。随着技术的进步，设计模拟人的目标将聚焦于开发具有更多可动态变化的功能，以更好地贴近现实，降低它们的局限性。同时有必要继续对模拟人进行深入研究，以证明其使用的合理性，评估其最有效的使用场景，并确保在这些设备上开展的教育工作能够改善临床患者的诊疗质量和安全。

图 12.22　Tory®2210 模拟器演示发绀（照片由 ©2016 Gaumard Scientific 提供。版权所有）

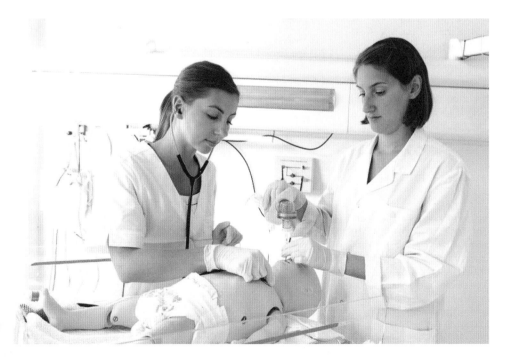

图 12.23　SimBaby® 病人模拟器（照片由挪度医疗公司提供。版权所有）

图 12.24　儿科 HAL® 患者模拟器（照片由 ©2016 Gaumard Scientific 提供。保留所有权利）

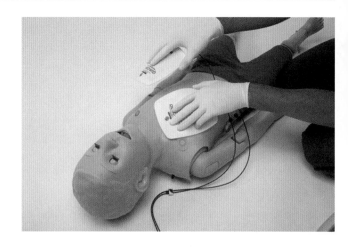

图 12.25　儿童患者模拟器（照片由 ©2016 CAE 医疗提供，保留所有权利）

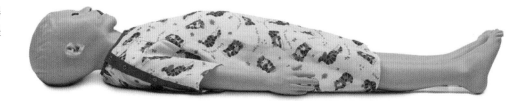

参考文献

1. Ten Eyck RP. Simulation in emergency medicine training. Pediatr Emerg Care. 2011;27(4):333–41; quiz 342-4.
2. Institute of Medicine (US) Committee on Quality of Health Care in America. 2000.
3. Issenberg SB, McGaghie WC, Hart IR, et al. Simulation technology for health care professional skills training and assessment. JAMA. 1999;282(9):861–6.
4. Cooper JB, Taqueti VR. A brief history of the development of mannequin simulators for clinical education and training. Postgrad Med J. 2008;84(997):563–70.
5. Rosen KR. The history of medical simulation. J Crit Care. 2008;23(2):157–66.
6. Iglesias-Vazquez JA, Rodriguez-Nunez A, Penas-Penas M, Sanchez-Santos L, Cegarra-Garcia M, Barreiro-Diaz MV. Cost-efficiency assessment of advanced life support (ALS) courses based on the comparison of advanced simulators with conventional manikins. BMC Emerg Med. 2007;7:18.
7. Lapkin S, Levett-Jones T. A cost-utility analysis of medium vs. high-fidelity human patient simulation manikins in nursing education. J Clin Nurs. 2011;20(23–24):3543–52.
8. Durham CF, Alden KR. Enhancing patient safety in nursing education through patient simulation. In: Hughes RG, editor. Patient safety and quality: an evidence-based handbook for nurses. Rockville (MD): NBK2628 [bookaccession]; 2008.
9. Meguerdichian DA, Heiner JD, Younggren BN. Emergency medicine simulation: a resident's perspective. Ann Emerg Med. 2012;60(1):121–6.
10. Farrell SE. Evaluation of student performance: clinical and professional performance. Acad Emerg Med. 2005;12(4):302e6–10.
11. McGraw RC, O'Connor HM. Standardized patients in the early acquisition of clinical skills. Med Educ. 1999;33(8):572–8.
12. Quest TE, Otsuki JA, Banja J, Ratcliff JJ, Heron SL, Kaslow NJ. The use of standardized patients within a procedural competency model to teach death disclosure. Acad Emerg Med. 2002;9(11):1326–33.
13. Maran NJ, Glavin RJ. Low- to high-fidelity simulation - a continuum of medical education? Med Educ. 2003;37(Suppl 1):22–8.
14. Menon S, Kharasch M, Wang EE. High-fidelity simulation-based emergency medicine. Dis Mon. 2011;57(11):734–43.
15. Fritz PZ, Gray T, Flanagan B. Review of mannequin-based high-fidelity simulation in emergency medicine. Emerg Med Australas. 2008;20(1):1–9.
16. Rosen MA, Salas E, Wu TS, et al. Promoting teamwork: an event-based approach to simulation-based teamwork training for emergency medicine residents. Acad Emerg Med. 2008;15(11):1190–8.
17. Shapiro MJ, Gardner R, Godwin SA, et al. Defining team performance for simulation-based training: methodology, metrics, and opportunities for emergency medicine. Acad Emerg Med. 2008;15(11):1088–97.
18. Campbell DM, Barozzino T, Farrugia M, Sgro M. High-fidelity simulation in neonatal resuscitation. Paediatr Child Health. 2009;14(1):19–23.
19. Lee KH, Grantham H, Boyd R. Comparison of high- and low-fidelity mannequins for clinical performance assessment. Emerg Med Australas. 2008;20(6):508–14.
20. Ten Eyck RP, Tews M, Ballester JM. Improved medical student satisfaction and test performance with a simulation-based emergency medicine curriculum: a randomized controlled trial. Ann Emerg Med. 2009;54(5):684–91.
21. Cherry RA, Williams J, George J, Ali J. The effectiveness of a human patient simulator in the ATLS shock skills station. J Surg Res. 2007;139(2):229–35.
22. Gordon JA, Pawlowski J. Education on-demand: the development of a simulator-based medical education service. Acad Med. 2002;77(7):751–2.
23. Gordon JA, Wilkerson WM, Shaffer DW, Armstrong EG. "practicing" medicine without risk: Students' and educators' responses to high-fidelity patient simulation. Acad Med. 2001;76(5):469–72.
24. Nguyen HB, Daniel-Underwood L, Van Ginkel C, et al. An educational course including medical simulation for early goal-directed therapy and the severe sepsis resuscitation bundle: an evaluation for medical student training. Resuscitation. 2009;80(6):674–9.
25. Takayesu JK, Farrell SE, Evans AJ, Sullivan JE, Pawlowski JB, Gordon JA. How do clinical clerkship students experience simulator-based teaching? A qualitative analysis. Simul Healthc. 2006;1(4):215–9.

26. Ten Eyck RP, Tews M, Ballester JM. Improved medical student satisfaction and test performance with a simulation-based emergency medicine curriculum: a randomized controlled trial. Ann Emerg Med. 2009;54(5):684–91.

27. Wang EE, Beaumont J, Kharasch M, Vozenilek JA. Resident response to integration of simulation-based education into emergency medicine conference. Acad Emerg Med. 2008;15(11):1207–10.

28. Bond WF, Spillane L. The use of simulation for emergency medicine resident assessment. Acad Emerg Med. 2002;9(11):1295–9.

29. Crofts JF, Bartlett C, Ellis D, Hunt LP, Fox R, Draycott TJ. Training for shoulder dystocia: a trial of simulation using low-fidelity and high-fidelity mannequins. Obstet Gynecol. 2006;108(6):1477–85.

30. Donoghue AJ, Durbin DR, Nadel FM, Stryjewski GR, Kost SI, Nadkarni VM. Effect of high-fidelity simulation on pediatric advanced life support training in pediatric house staff: a randomized trial. Pediatr Emerg Care. 2009;25(3):139–44.

31. Rodgers DL, Securro S. Jr, Pauley RD. the effect of high-fidelity simulation on educational outcomes in an advanced cardiovascular life support course. Simul Healthc. 2009;4(4):200–6.

32. Schroedl CJ, Corbridge TC, Cohen ER, et al. Use of simulation-based education to improve resident learning and patient care in the medical intensive care unit: a randomized trial. J Crit Care. 2012;27(2):219.e7–13.

33. Barsuk JH, Cohen ER, Vozenilek JA, O'Connor LM, McGaghie WC, Wayne DB. Simulation-based education with mastery learning improves paracentesis skills. J Grad Med Educ. 2012;4(1):23–7.

34. Barsuk JH, McGaghie WC, Cohen ER, Balachandran JS, Wayne DB. Use of simulation-based mastery learning to improve the quality of central venous catheter placement in a medical intensive care unit. J Hosp Med. 2009;4(7):397–403.

35. Binstadt E, Donner S, Nelson J, Flottemesch T, Hegarty C. Simulator training improves fiber-optic intubation proficiency among emergency medicine residents. Acad Emerg Med. 2008;15(11):1211–4.

36. Rosenthal ME, Adachi M, Ribaudo V, Mueck JT, Schneider RF, Mayo PH. Achieving housestaff competence in emergency airway management using scenario based simulation training: comparison of attending vs housestaff trainers. Chest. 2006;129(6):1453–8.

37. Voscopoulos C, Barker T, Listwa T, et al. A comparison of the speed, success rate, and retention of rescue airway devices placed by first-responder emergency medical technicians: a high-fidelity human patient simulation study. J Emerg Med. 2013;44(4):784–9.

38. Kory PD, Eisen LA, Adachi M, Ribaudo VA, Rosenthal ME, Mayo PH. Initial airway management skills of senior residents: simulation training compared with traditional training. Chest. 2007;132(6):1927–31.

39. Knudson MM, Khaw L, Bullard MK, et al. Trauma training in simulation: translating skills from SIM time to real time. J Trauma. 2008;64(2):255–63; discussion 263-4.

40. Hoadley TA. Learning advanced cardiac life support: a comparison study of the effects of low- and high-fidelity simulation. Nurs Educ Perspect. 2009;30(2):91–5.

41. Wayne DB, Didwania A, Feinglass J, Fudala MJ, Barsuk JH, McGaghie WC. Simulation-based education improves quality of care during cardiac arrest team responses at an academic teaching hospital: a case-control study. Chest. 2008;133(1): 56–61.

42. Davis DP, Buono C, Ford J, Paulson L, Koenig W, Carrison D. The effectiveness of a novel, algorithm-based difficult airway curriculum for air medical crews using human patient simulators. Prehosp Emerg Care. 2007;11(1):72–9.

43. Rosenthal ME, Adachi M, Ribaudo V, Mueck JT, Schneider RF, Mayo PH. Achieving housestaff competence in emergency airway management using scenario based simulation training: comparison of attending vs housestaff trainers. Chest. 2006;129(6):1453–8.

44. Augarten A, Zaslansky R, Matok Pharm I, et al. The impact of educational intervention programs on pain management in a pediatric emergency department. Biomed Pharmacother. 2006;60(7):299–302.

45. Shavit I, Keidan I, Hoffmann Y, et al. Enhancing patient safety during pediatric sedation: the impact of simulation-based training of nonanesthesiologists. Arch Pediatr Adolesc Med. 2007;161(8):740–3.

第13章 急诊医学模拟的特效化妆技术

Michael J. Falk，Shannon McNamara，and Kevin L. Pohlman

翻译：关天悦 王西富

简介

特效化妆技术（moulage）是一种在模拟人和标准化病人身上制造伤口、皮疹和其他体征的技术，以提高模拟病例的真实感。恐怖电影和其他戏剧作品中，会使用类似的技术来展示伤口，包括从穿刺伤到腹腔开放伤口等各种情况。本章将为模拟教育者提供指南，介绍如何在急诊医学中常见的模拟场景中模拟各种体征。

Moulage 也被翻译成蜡模技术，起源于 19 世纪晚期，当时蜡模被用于记录和教授梅毒、麻风病和肺结核的皮肤病学表现[1-2]。如今，特效化妆技术被用于医学模拟，为学习者提供一个真实的学习环境，在这个环境中，考试遵循"所见即所得"的理念，以增加场景的物理、认知和情感的真实性。使用特效化妆技术模拟体格检查发现的体征可以让学习者更充分地沉浸在相应的临床场景中，从而使他们在模拟训练中表现得更接近于临床实际情况。

教育者已经出版了在各种环境中应用特效化妆技术的书籍，并得到广泛应用。皮肤科医生使用特效化妆技术来评估[3]和提高[4]医学生对标准化病人体检中黑色素瘤病变的识别能力。急诊医生使用血液特效化妆技术来评估医生[5]和患者[6]在各种情况下如何估算失血量。重症医学专家开发了一种特效化妆技术，用以模拟全层胸壁烧伤，该模型也允许学习者练习如何进行焦痂切除术[7]。医学教育者使用一种低成本的烧伤化妆技术来为本科生演示烟雾吸入性损伤和浅表、部分和全层的烧伤[8]。另一门护理本科课程包括使用特效化妆技术来训练挫伤的分级和复习其基本的生理机制[9]。

运用特效化妆技术需针对特定场景设定相应的学习目标。例如，在大规模伤员事件中，学员需要根据有针对性的查体对患者进行检伤分类，体格检查结果应与分诊目标保持一致。在学习处理消化道出血时，特效化妆技术可以用来展示出血的程度，以指导处置决策。在初步快速评估和初步评估后详细检查的创伤场景中，特效化妆技术可以侧重于常见的异常损伤，如胸壁皮下气肿和枪伤。在未明确毒物的中毒场景中，特效化妆技术可以模仿类似出汗的物理现象，这可能会引导学习者注意到特定的中毒征象。

特效化妆技术的应用是以真实模拟为理论基础的，包括虚拟契约（fiction contract）。虚拟契约是建立在学习者和教师之间的一种协议，学习者同意将模拟情境视为与处理真实病患同样的情境，而不评判场景的真实度，同时教师将使场景尽可能真实，以满足所期望的学习目标[10]。

在模拟教学中，有几个因素决定了模拟的仿真性。Dieckmann[10]应用社会心理学的框架来描述模拟中的三种现真实度类型：物理仿真度、概念仿真度和情感仿真度[11]。在一个涉及模拟人的场景中，模拟人的外观、气味、触感和声音以及环境代表了物理现实。概念仿真度包括案例如何演变，即患者的生命体征和病情如何对不同的干预和事件做出相应合理的变化。例如，如果病人失血过多，血压就会降低。情感仿真度包括学习者对情景的整体反应，包括他们在情感上的体验感或投入程度。

模拟情境的仿真性与学习者的参与度之间的关系如何呢？由于训练目标不同，有些场景可能需要使用特效化妆技术，而另一些则可能不需要。例如，以团队培训为重点的场景，物理仿真度对于实现预期的学习目标可能不太重要，但是如果是操作技能方面的个体培训，物理仿真度对于改善训练结果可能至关重要[11-12]。Dieckmann 认为，仅仅增加物理仿真度本身并不一定能改善学习效果，更重要的是为每一个特定的情景匹配相应的真实程度[10]。

特效化妆技术的价值在于提高学习参与度。特效化妆技术的目标并不是完全模拟现实生活中出现的每一种临床情况，而是为学习者提供足够的物理线索，让他们可以积极地参与到该模拟希望表达的临床场景中，以达到预期的学习效果。

模拟教育要求教师投入大量的时间。特效化妆技术可以简单地重复实施，相应地就可以节约时间的投入，从而提高培训效率。目前市场上有各种不同价位的产品可满足不同预算的从业者的使用需求。这些额外的投入会给场景增色不少，对教师和学习者来说都是一个有趣的过程。

基础蜡膜工具包

以下设备和配方将向您展示如何为各种常见的急救场景制作简单、低成本、逼真的蜡膜。市场上有许多预制蜡膜工具包出售，价格各不相同，可以提供相应的材料资源。或者您可以从以下物品清单中购买单独的材料。性价比最高的方法是购买基本的工具包，并根据需要补充其他材料。

- 液态乳胶：市场上有售，用在基底层，保护模拟人的皮肤免受染色或其他损伤。
- 液态皮肤：可根据需要制作，用于模拟撕裂伤和其他皮肤病变。但有个较大的缺点是不能承受物理接触。
- 模拟血液：下文会给出配方
- 木灰或碎木炭粉
- 各种刷子棉球和化妆用具
- 压舌板或冰棍木棒
- 一次性杯子或搅拌碗
- 手套
- 各种穿刺模拟材料（热塑聚碳酸酯碎片、碎木头、模具刀、骨头模具）
- 燕麦片
- 凡士林
- 各种色盘（Ben-Nye 或类似产品）
- 剪刀
- 乳霜
- 甘油

- 喷雾瓶
- 面巾纸
- 湿巾 / 婴儿湿巾
- 抗酸片
- 各种绷带
- 预制的模拟气味（商业制造；模拟粪便喷雾、模拟呕吐喷雾）
- 为模拟人准备的几件"一次性"T恤
- 一个大号的标准工具箱：可以在任何家装店或打折工具店购买

蜡膜技术的配方与操作指南

在本节中，读者将找到一些"液态皮肤"的配方和技术，这些技术可以用来制作模拟案例中需要的特效。这只是一部分技巧，读者应该注意到的还有许多其他的特技效果和制作方法。学习和提高这些技能的最好方法就是去实践，要勇于尝试新事物。只有通过反复的试验才能真正培养出这些技能。

对于一些常用的技术，我们将会提供循序渐进的方法和多种不同的配方。以下将讨论具体技术和技巧。

液态皮肤的制作

液态皮肤

用途：用以制作模拟撕裂伤、穿刺伤和枪伤的基底层。

材料：凡士林、婴儿爽身粉、丙烯酸肉色涂料。涂抹在液态乳胶上，用来保护模拟人。

用于模拟人或模拟病人：

（1）将凡士林放入加热的容器中。应使用双层蒸锅加热，或者放在微波炉中加热 10 秒来融化凡士林。可以重复这个步骤，直到凡士林融化至黏稠的溶液（图 13.1a）。

（2）向融化的凡士林中加入 2 ～ 3 ml 丙烯酸肉色涂料和 1/4 ～ 1/3 杯婴儿爽身粉（图 13.1b）。

（3）彻底混匀，直至混合物变得类似于蛋糕糖霜，如果需要，可以再额外添加一些婴儿爽身粉和一汤匙的玉米淀粉，以获得最浓稠的混合物（图 13.1c）。

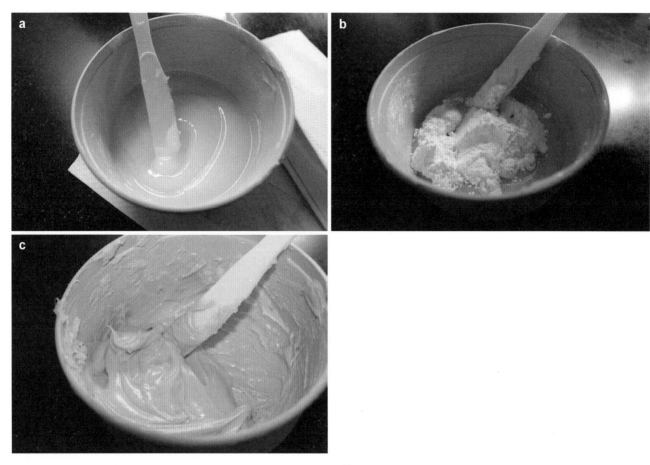

图 13.1　液体皮肤

配方:(a)从加热的凡士林开始。(b)加入色彩鲜艳的颜料和婴儿爽身粉,以增加颜色和稠度。(c)混合时加入婴儿爽身粉或玉米淀粉。即为"假皮肤"

擦伤 / Ⅰ 度烧伤

材料:液体乳胶、眼影、纱布。

在模拟人或模拟病人身上使用:

(1)用化妆棉将液体乳胶涂抹在你需要化妆的地方。应该完全覆盖在模拟人的表面,但只需要覆盖薄薄的一层,大约 5 分钟后就会变干。

(2)用纱布(2×2 或 4×4)涂抹化妆品(通常是眼影或腮红)。你需要用到不同深浅的红色呈现出擦伤的"深度",并模拟擦伤的质地(图13.2a)。

(3)一旦达到了所需的颜色或者外观,就可以用纱布在伤口上面"轻拍",从而使外观更接近所需要呈现出来的效果(图 13.2b)。

(4)卸妆时,将肥皂水涂抹在纱布上,然后轻柔地擦拭清洗该区域(图 13.2c)。

(5)专业提示:如果在液体乳胶中混入一些猫砂,然后再涂抹,会给擦伤带来"路面擦伤"①的质感和触感。

瘀伤 / 血肿

材料:液体乳胶、眼影。

用于模拟人或模拟病人:

(1)如前文提到的制作"擦伤"方法一样涂抹液态乳胶。

(2)用化妆绵涂抹眼影(通常最好使用红色、蓝色和灰色)。你需要把不同的色调混合在一起,以获得想要的不同时期瘀伤的颜色。

(3)专业提示:你需要练习如何将各种颜色混合在一起,然后花时间去尝试不同颜色之间的组合。

------

①　路面擦伤,类似于在路面或混凝土上被拖拽后造成的皮损。——译者注

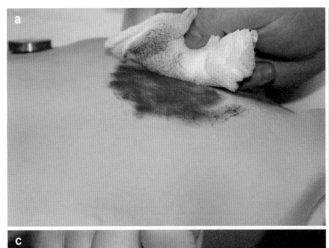
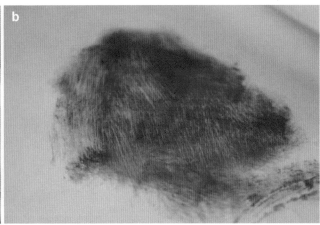
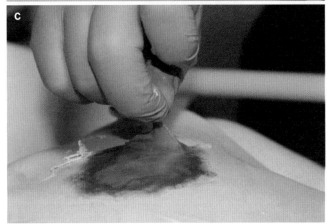

图 13.2 擦伤 / Ⅰ度烧伤
（a）用红色化妆品刷拭模拟人。（b）使用纱块获得想要的伤口。（c）用肥皂水清洗

要学习如何调色，以获得想要的效果。

（4）按照上面的方法，用肥皂水和纱布清洗。

撕裂伤

材料：液体乳胶、液态皮肤、模拟血液。

用于模拟人或模拟病人：

（1）涂抹液体乳胶以保护模拟人的皮肤。

（2）取适量的"液态皮肤"制剂，涂于所需部位（图 13.3a）。

（3）中央区域多倒一点液态皮肤，涂抹边缘使其平滑过渡到模拟人的皮肤。

（4）用粗糙、笔直的物体（压舌板或塑料刀），在中央区域制造一个范围较大的凹陷区域或"切口"（图 13.3b）。

（5）将血液涂在中央凹陷处，让少量血液从侧面漏出，从而模拟伤口活动性出血（图 13.3c～e）。

（6）专业提示：可以通过在澄清的肥皂水中加入红色的食用色素，来获取你想要的颜色，从而制

作出"血液"。如果在其中加入少许黑色，则可以仿制出陈旧的血迹。因为洗涤剂比模拟血或其他类型的假血更浓稠，同时可以更好地固定在原位。本章节中还会介绍一个包括洗涤剂制作血液的配方。

（7）若要用玻璃或其他异物模拟出"穿透伤"的效果，你可以取一块有机玻璃或者塑料，把它从"伤口"的中心部分插入，剩下的部分从伤口伸出来，然后用人造血液轻轻拍打，从而模拟出出血的效果（图 13.3f, g）。

（8）专业提示：你可以用来模拟出几乎任何一种穿透伤或者复合骨折。使用一根旧的、断裂的鸡骨头或小直径的聚氯乙烯管来模拟出开放性骨折；用折叠的铝箔来模仿"弹片"；当然，你也可以用其他相关的异物。

（9）简易撕裂伤化妆：用纱布卷和绷带包裹所需区域，然后在纱布上涂上模拟血或者人造血液。在模拟案例进行的过程中，标准化病人可以描述伤口的性质。

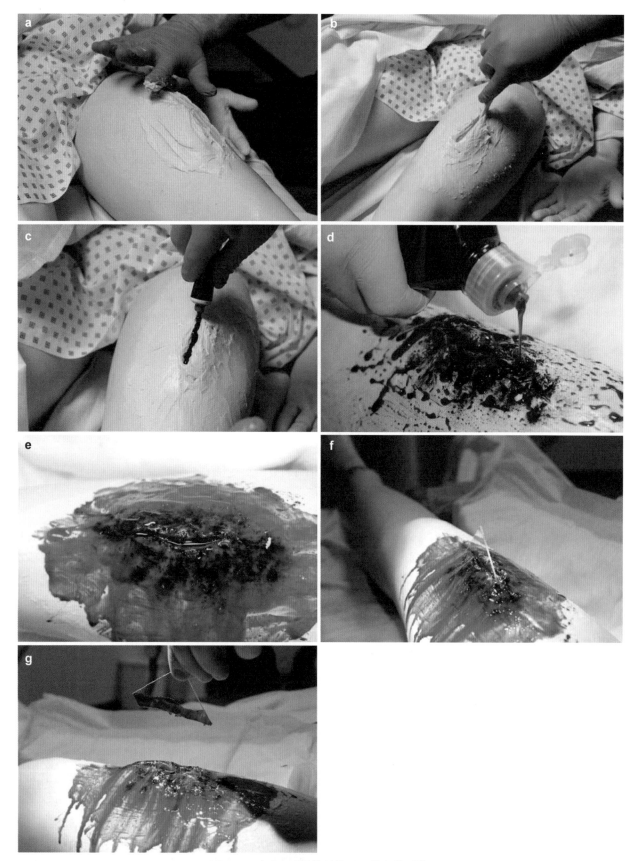

图 13.3   在有 / 无异物的情况下模拟撕裂伤

（a）将"液态皮肤"涂在所需部位（选择的特定部位）。（b）使用压舌板或类似物，造成"撕裂伤"。（c）将模拟血倒入"裂伤处"。（d）如果在模拟血涂抹之前和之中涂上灰烬或"烟灰"，会使伤口显得很"脏"。（e）在大腿上完成的"脏"的撕裂伤。（f,g）插入一块塑料或"有机玻璃"充当异物。当然，也可以用骨头、木头或金属块来制造出其他想要的效果

枪伤（GSW）

材料：液体乳胶、液态皮肤、木炭粉、模拟血液。

用于模拟人或者模拟病人：

（1）将液体乳胶覆盖在模拟人或模拟病人准备化妆的区域上，并要确保覆盖区域外有明显的边缘，然后让其干燥。

（2）取一点液态皮肤制剂，涂抹在该区域上（图 13.4a）。

（3）使用手指和（或）压舌板，将液态皮肤塑造成枪伤的样子（图 13.4b）。

（4）用手指按压液态皮肤，制造一个 1/8 ～ 1/4 英寸深的凹陷来模仿出枪伤中央的凹陷。

（5）用压舌板或压舌板磨平边缘，融入并模拟皮肤。烟灰可以通过将木炭磨粉，然后撒在上面来呈现。

（6）将"烟灰"轻轻撒在"皮肤"上，模拟出枪伤粉末的"点状"效果（图 13.4c）。

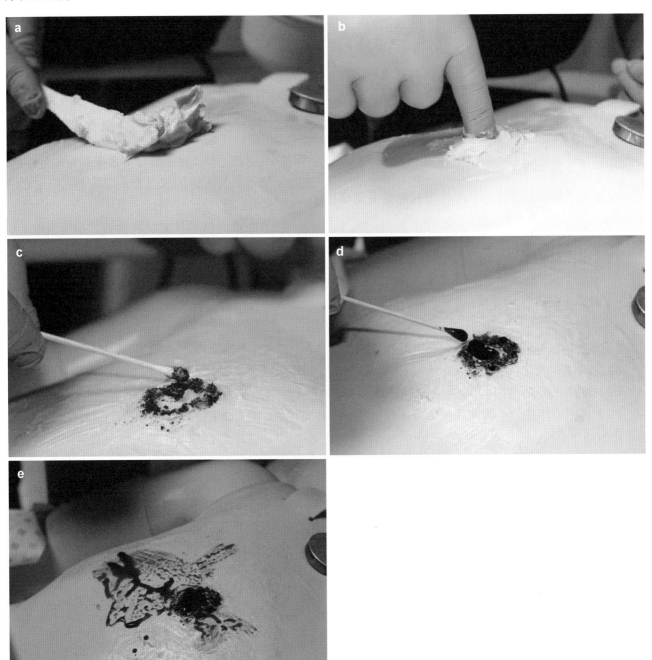

图 13.4　枪伤

（a）将液态皮肤敷于目标部位。（b）用手指制造"弹孔"。（c）在边缘涂上假烟灰。（d）将假血放入洞中。（e）在周围涂抹一些假血以完成"枪伤"模拟

（7）将少量血液和"烟灰"置于中央凹陷处混合，以达到预期的效果（图 13.4d，e）。

（8）用纱布和肥皂水清洗模拟人。

（9）专业提示：在模拟案例开始之前，如果你在血液中加入少量小苏打，伤口就会"起泡"，这样你就可以很好地模拟出"张力性气胸"的伤口。

（10）专业提示：在模拟案例结束后，永远记得第一时间清除这些特效化妆产物！否则，它们会变干、变硬，这样会损坏模拟人，并在模拟人的皮肤上留下永久的污渍。

（11）可供替代的枪伤模具：使用从化妆工具包中提供的预制枪伤模具，安置在模拟人的目标位置上。在"枪伤"的中心加入少量模拟血液或人造血液，然后在"枪伤"上放入小苏打来模拟"张力性气胸伤口"。

功能性静脉通路（IV）

首选用于模拟患者，亦可用于没有静脉通路模拟功能的手臂的模拟人上。

（1）准备物品。

1）2 个留置针

2）2 块透明敷料（如 Tegaderm 等）

3）1 个或 2 个 4×4 棉垫

4）一卷胶布

5）空的静脉补液袋（500 ml 或者更大的）

6）至少有一个接口的静脉导管

（2）将静脉导管连接到静脉补液袋（图 13.5a）。

（3）将 1 个留置针连接到静脉导管末端并夹闭（图 13.5b）。

（4）将 1 个留置针（Saline Lock）连接到导管的最远端（最好靠近管路末端）（图 13.5c）。

（5）将带有开口的留置针放在你想要的静脉通路位置（通常是左或右肘前）（图 13.5d1）。

（6）用 1 个或 2 个 4×4 的棉垫垫覆盖在与静脉导管连接的留置针上。要注意的是，静脉导管（包括在末端夹闭的留置针）都应该藏在衣服下面（图 13.5d2）。

（7）在衣服下面用胶布固定静脉注射管路（图 13.5e ～ g）。

（8）将空的静脉补液袋放在低于患者的位置，以便引流和液体流动（最好是在椅子或担架下）（图 13.5h）。

模拟血液

材料：红色食用色素、蒸馏水或蓝色浓缩洗涤剂。

1. 静脉补液袋 / 血袋的使用：每 500 ml 蒸馏水混合约 10 滴红色食用色素。根据所需颜色的深浅可以加入更多的食用色素。

2. 在制作过程中使用

（1）找到蓝色浓缩洗涤剂。

（2）每 100 ml 洗洁精中加入 5 滴红色食用色素。

（3）根据所需的颜色深度加入适量的食用色素。

（4）提示：这样可能会染色，所以如果要在模拟道具上使用，你需要考虑先在模拟人上涂一层薄薄的液体乳胶。

呕吐

通用用途：

（1）将燕麦片（最好是带有水果颗粒的燕麦片，比如葡萄干）与适量的水混合，以达到比正常的燕麦片更稠的浓度。

（2）您可以添加其他小块食物，如玉米粒，以获得所需的效果。

（3）要获得更好的液化 / 乳化质地，可以加入少量干奶酪。

（4）需要模拟气味，可以将 1/4 杯磨碎的帕尔玛奶酪与少量柠檬汁混合，浸透奶酪，就可以产生呕吐物的气味，通常用 2 ～ 3 汤匙。

瘀伤

在模拟人或模拟病人上的使用：

（1）选用红色和蓝色的化妆色盘，来模拟合适的瘀伤颜色。

（2）较小、较新的的瘀伤可以涂成粉红色，而较深、时间较长的瘀伤可以加点蓝色。

（3）特效化妆套件非常有用，但一个和两个单独的化妆色盘其实就足够了。例如，Ben-Nye 就是一个常用的模拟和特效化妆品品牌。

（4）为保护模拟人，化妆前应涂上一小层液体乳胶。

水疱

在模拟人或模拟病人上的使用：

（1）在皮肤上涂一层薄薄的液体乳胶，这一层将充当皮肤和模拟材料之间的屏障。

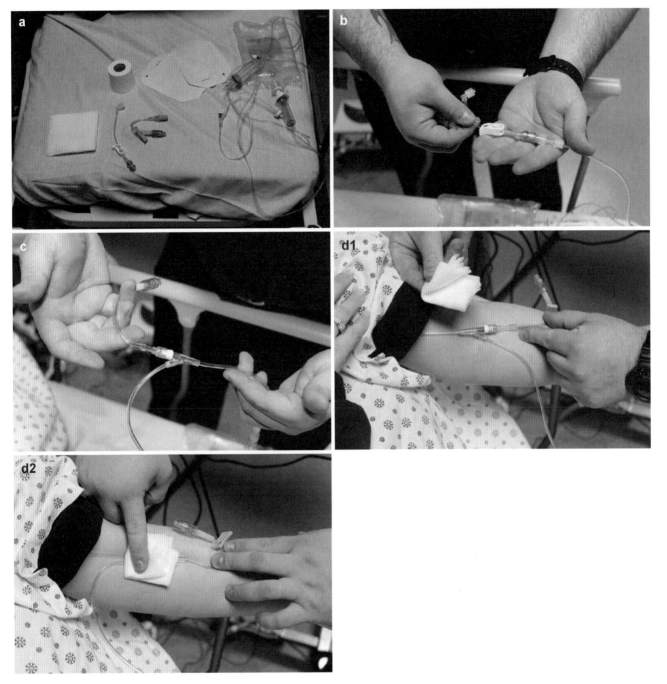

图 13.5 功能性静脉通路

（a）制作功能性静脉注通路所需的材料。（b）将留置针卡在滴管的末端并保持关闭。（c）将第二个留置针连接到 Y 形连接部件。（d1～2）将胶布贴到所需位置。（e）确保将多余的静脉注射管路粘贴在皮肤上。（f，g）用胶布和敷料固定静脉注射管和其余部分。（h）将空的补液袋和静脉注射管路连接在一起。确保将补液袋放在患者的下方，以确保静脉通路通畅

（2）如有需要，使用浅色的化妆品为周围区域模拟水疱红肿的形态，以模拟炎症。

（3）滴加一角硬币大小（如有需要，可以再大一点）的凡士林或超声啫喱（凡士林更浓稠，保存时间稍长）。

（4）用一层薄纸，轻轻按压啫喱周围的区域。

（5）清除多余的纸巾。

出汗

在模拟人或模拟病人上的使用：

（1）将 3 份甘油和 1 份水混合在喷壶中。

（2）喷在需要的部位，但对模拟人敏感部位，如

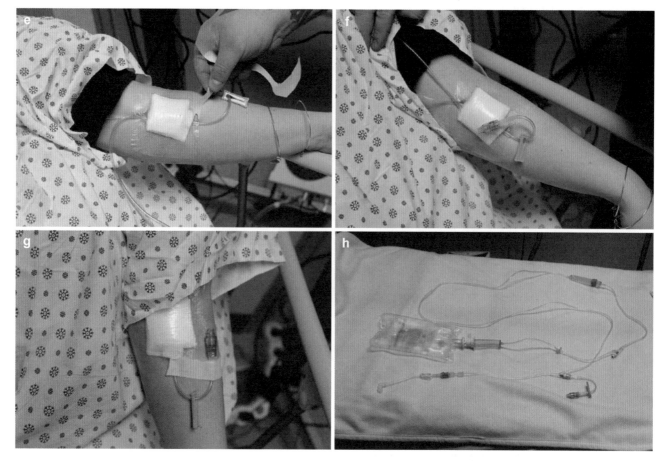

图 13.5 （续图）

眼睛或电子接口要小心。

发绀

在模拟人或模拟病人上的使用：

（1）涂抹一层非常薄的乳霜或无香味的护手霜。

（2）从色盘上取蓝色轻轻上色以达到预期效果。

静脉内渗液

在模拟人或模拟病人上的使用：

（1）在静脉注射部位涂抹少量液态皮肤。

（2）用透明敷料覆盖。

（3）在静脉注射部位周围刷上少量红色化妆品，以模拟渗漏刺激的效果（如果需要）。

尿液

只适用于便盆或导尿袋（请勿用于模拟器系统）：

（1）将水和黄色食用色素混合成所需的颜色。

（2）如果想让尿液颜色更深，可以将几袋茶叶泡在水里，直到得到想要的颜色。

（3）为了模拟尿液气味，每半加仑尿液混合物

加入约一茶匙氨水。

（4）可以通过在混合物中加入几滴全脂牛奶来模拟出"混浊"的尿液。

皮下气肿

用于模拟人：

（1）在大小为 1 夸脱①的塑料三明治袋里装满脆米麦片。

（2）或在 1 夸脱大小的塑胶三明治袋内填满很细碎的花生。

（3）在模拟人胸部皮肤下放置一个或多个小气囊。

血便

用于便盆或尿布：将樱桃派与巧克力布丁混合，直到达到所需的稠度。

烧伤

在模拟人或模拟病人上的使用：

---

① 1 夸脱 = 0.946 升。——译者注

（1）对于Ⅰ度烧伤：在需要模拟的部位，从化妆色盘上涂抹红色阴影可以。

（2）对于Ⅱ度和Ⅲ度烧伤：在皮肤上涂抹一层厚一点的液体乳胶，等待其干燥。一旦接近干燥，通过牵拉部分区域的液体乳胶，做出蜕皮的效果，从色盘中选择红色进行涂抹。选择黑色阴影或木炭，以显示出烧焦的区域。加入少量模拟血液，根据需要擦在皮肤上。

总结

特效化妆技术是一种在高仿真模拟培训中营造真实感的重要技术，它可以为模拟案例增添更多的真实感。选择性地使用与教学目标相匹配的特效化妆技术，可以使学习者变得更积极参与，同时显著改善他们的体验感。然而，正如 Dieckmann 和其他学者指出的，这种对于真实感的追求，不应该影响学习者的整体体验。例如，使用液态皮肤做出来的伤口很容易因为触碰而损坏，如果学习者在模拟案例中触碰伤口，就会让"这种仿制的伤口"变得十分脏乱。只有当学习者不需要像在创伤复苏场景中那样去移动或滚动模拟人时，才可用到这种技术。虽然可替换的预制伤口模具不够真实，但在某些特定场景下，由于它们能耐受更多的操作，反而会被选用。

请记住，对于所有的化妆技术（无论是瘀伤、擦伤还是烧伤），都需要在模拟培训的场景中持续使用，并根据需要做出相应的调整，从而把真实感放大到最大程度，同时将对学习者体验的不良影响降到最低程度。

参考文献

1. Worm AM, Hadjivassiliou M, Katsambas A. Syphilis depicted by the Greek moulages: a picture of skin manifestations in former times. J Eur Acad Dermatol Venereol. 2007;21(9):1234–8. PubMed PMID: 17894711.
2. Bray FN, Simmons BJ, Falto-aizpurua LA, Griffith RD, Nouri K. Moulage the decaying art of dermatology. JAMA Dermatol. 2015;151(5):480. PubMed PMID: 25693165.
3. Goulart JM, Dusza S, Pillsbury A, Soriano RP, Halpern AC, Marghoob AA. Recognition of melanoma: a dermatologic clinical competency in medical student education. J Am Acad Dermatol. 2012;67(4):606–11. PubMed PMID: 22281164.
4. Wanat KA, Kist J, Jambusaria-Pahlajani A, et al. Improving students' ability to perform skin examinations and detect cutaneous malignancies using standardized patients and moulage. J Am Acad Dermatol. 2013;69(5):816–7. PubMed PMID: 24124813.
5. Ashburn JC, Harrison T, Ham JJ, Strote J. Emergency physician estimation of blood loss. West J Emerg Med. 2012;13(4):376–9. PubMed PMID: 22942938.
6. Strote J, Mayo M, Townes D. ED patient estimation of blood loss. Am J Emerg Med. 2009;27(6):709–11. PubMed PMID: 19751629.
7. Foot C, Host D, Campher D, et al. Moulage in high-fidelity simulation-a chest wall burn escharotomy model for visual realism and as an educational tool. Simul Healthc. 2008;3(3):183–5. PubMed PMID: 19088654.
8. Swan NA. Burn Moulage made easy (and cheap). J Burn Care Res. 2013;34(4):e215–20. PubMed PMID: 23702856.
9. Smith-Stoner M. Using moulage to enhance educational instruction. Nurse Educ. 2011;36(1):21–4. PubMed PMID: 21135679.
10. Dieckmann P, Gaba D, Rall M. Deepening the theoretical foundations of patient simulation as social practice. Simul Healthc. 2007;2(3):183–93. PubMed PMID: 19088622.
11. Rudolph JW, Simon R, Raemer DB. Which reality matters? Questions on the path to high engagement in healthcare simulation. Simul Healthc. 2007;2(3):161–3. PubMed PMID: 19088618.
12. Beaubien J, Baker D. The use of simulation for training teamwork skills in health care: how low can you go? Qual Saf Health Care. 2004;13(Suppl 1):i51–6. PubMed PMID: 15465956.

第 3 部分

急诊医学模拟实践

针对急诊科医疗主任和管理人员开展的模拟训练

第14章

Thomas Nowicki，Alise Frallicciardi，and Amy Flores

翻译：葛炯杉　刘继海

背景

急诊科（ED）主任肩负着保障患者和员工安全的重任。2008年，ACEP 急诊科主任职责小组委员会成员发布了有关急诊科主任的多项职责建议[1]。这些职责包括促进跨学科合作、督促医务人员的继续教育、坚持施行质量保障和风险管理计划，以及确保急诊科的工作效率和诊疗量[1]。所有这些要素都可以借助模拟教育和培训加以补充，使急诊科成为保障患者及医护人员更安全的地方。本章将提供一些建议与想法，以帮助急诊科主任或管理人员将模拟教学融入他们的日常工作中。

医学中的模拟训练起源于航空业中的机组资源管理（CRM）培训。20世纪80年代，航空管理机构分析了多起不良事件，发现机组人员即使个人业务精湛，但当他们面临"复杂且多变"的动态环境时，也无法有效地支配他们的资源。因此，机组资源管理（CRM）培训应运而生。该培训项目效果显著，现在已成为美国航空机组人员上岗前必须接受的培训项目。值得注意的是，目前并没有随机试验的研究结果来支持 CRM 作为必修课程带来的益处。CRM 涉及多项内容，包括"全任务模拟"和后续复盘[2]。这种类型的培训可以在安全且沉浸式的环境中强化团队合作相关的能力培养，并能替代高风险场景[3]。以航空业为蓝本，麻醉学在20世纪90年代初期开展了麻醉危机资源管理（ACRM）课程，依据的是与航空危机资源管理类似的原则。和飞行员或急诊医师类似，麻醉医师工作的手术室也是高强度、高风险的，工作中涉及需要与多个不同学科的人员共同迅速、准确地做出关键决策[2, 4]。此后，通过 ACRM 培训项目成为某些机构针对麻醉医师的强制性资格认证要求。也有研究提出某些麻醉医师

在参加课程培训后针对医疗事故的保险支付费用明显降低[5]。最终，鉴于急诊室也面临类似的高风险工作环境，这种模拟培训项目也逐渐应用到急诊医学领域[6]。

2008年和2017年，美国急诊医学会发起共识会议，讨论并完善了模拟教学未来如何应用于不同阶段的急诊医学教育，包括本科教育、研究生教育和继续医学教育（CME）等。涉及的主题包括模拟教学如何用于评估学员的个人能力，如何在执业医师资格认证、持续专业认证和继续医学教育中发挥作用、有效地实施团队培训计划，以及如何克服相关挑战的问题。从更广泛的角度来看，他们还讨论了如何更好地整合模拟教学，以从整个医疗体系的角度来提高患者安全。会议最终确定了模拟医学领域后续研究的重点，其中的众多概念将在本章中进行阐述[7-8]。

最佳实践

原位模拟

在许多模拟中心，大部分培训都是在培训设施内进行的。与实际患者医疗环境相比，在模拟中心环境中进行培训有许多优势，例如标准化以及相对封闭化的培训环境。原位模拟通常用于描述在模拟中心之外、在实际临床环境中进行的培训。通常将模拟培训设备（模拟人或任务训练器）运送到临床环境中进行练习。原位模拟可以深入了解操作和系统中的问题，这些问题在急诊室等高风险环境的日常操作中可能无法甄别。在模拟中心开展的培训中，这些问题也不容易识别，因为完全复制临床环境的工作流程和操作并不容易。而识别这些问题又

非常重要，它们有助于避免危及患者安全的事件发生。例如，在罗德岛医院急诊科进行的一项研究中，原位模拟用于测试新急诊室开放前针对重症患者抢救的场景。这是一项小型研究，包括在抢救室进行的两次模拟场景，参与者组成一个小型多学科团队，其中包括急诊主治医师、住院医师、护士和急诊技术人员。识别出的问题包括设备位置不合理和操作流程不充分的情况，这些问题在新的急诊科开放之前得到了纠正[9]。这些类型的模拟训练也可以作为例行演练进行，以确保医疗实践符合标准并有助于发现新问题。

模拟病人的救治也可以在急诊室或医院的不同区域开展，以测试医疗体系对于突发紧急情况是否有充足的准备。可以在急诊科非复苏室内进行演练，以模拟在所有复苏室都已占用的情况下可否满足危重患者复苏的需求。医院或办公室的负责人可以在一些平时不太容易遇到紧急情况的区域进行模拟演练，以确保这些区域在真实紧急情况发生时有足够的能力和预案来应对。这些培训不仅可以练习和评估医学知识和技能，还可以测试设备布局和可使用性。例如，在牙科诊所进行的演练中，发现急救推车上虽然贴有正确的标签，但没有库存，并且缺少重要的复苏设备，如球囊面罩。发现这样一个可预防的错误可以有效避免在真正的紧急情况下出现不良后果。这些只是模拟教学如何帮助测试临床环境准备情况的一些示例。

另一项在辛辛那提儿童医院医疗中心急诊科进行的研究评估了在繁忙的临床环境中使用原位模拟识别"潜在安全威胁"（latent safety threat，LST）并加强了团队合作。培训最初是自愿的，但在项目实施到一半时，急诊科的领导者意识到该项目提供的培训效果非常好，后面他们要求所有医务人员均参与培训。该项目涉及在临床轮班期间运行模拟临床案例，以识别威胁患者安全的系统性问题。为了在模拟案例运行过程中不危及真实患者的安全，有必要进行适当的事先规划。在研究项目实施之前，组织者会见了急诊科领导者，讨论了如果急诊科患者数量或严重程度有可能危及患者安全的情况下及时"叫停"的机制。患者和家庭宣传委员会代表急诊室患者参与支持这项研究，认为这一做法有助于促进医疗机构提供"更安全的医疗服务"。在模拟演练之前，需要提前通知急诊科护士长并确认演练不会

遇到意外的阻碍。模拟演练包括医疗创伤病例，这些案例的来源包括一些即将发生而没有真正发生的"不良事件"或来自一些季节相关的案例，例如冬季可能发生的体温过低。演练和其后举行的复盘都被限制在 10 分钟以内完成。在研究过程中，每进行 1～2 次原位模拟演练，就会发现一个 LST。找到的潜在威胁包括缺少重要设备、药物缺失以及医疗接诊单元人员不足。组织者发现这些演练非常有价值，因为急诊科主任有针对性地解决了 LST 所识别出的问题，使急诊科成为一个更安全的场所[10]。

与上述研究的目的类似，模拟演练可用于识别医疗中那些不常见患者诊疗中的系统性问题。例如，在有可能接诊儿童严重创伤患者的成人一级创伤中心实施模拟演练，需要严密的跨学科沟通、团队合作和系统化的流程，以妥善照顾他们的患者。为了协调平稳的运作，可以每个月举行一次演练，以了解急诊科在这些不常见患者来诊时可能遇到的问题。严重的儿童创伤需要包括急诊科主治医师、住院医师、急诊科护士和技术人员、创伤外科团队（包括住院医师、主治医师、小儿外科团队和急诊儿科护士）等多学科专业人员的响应。每个月进行一次演练，以识别系统性问题。在这些演练中发现设备缺陷或知识不足比在实际患者诊疗过程中发现错误更有利，因为后者可能会造成影响患者安全的不良事件。

在规划原位模拟时，分析模拟项目所造成的潜在影响至关重要。众多模拟项目的目标是改善患者照护和员工表现，而不是阻碍它们。例如，在医院的某个区域计划开展针对某个代码急救响应的模拟演练时，重要的是参与演练的员工要明确了解这是一次模拟演练，以防止引发其他非预期的响应，例如火警或警察的出动。务必认真分析演练的目标，以确保不使用那些与实现目标不相关的重要资源。如果演练的目标是测试病房护士对某一个案例的急救预案情况，则不需要召集全院响应。认真考虑对患者照护、员工和意外成本的干扰也非常重要。规划原位模拟需要大量的资源准备和分析[10]。

为了使模拟演练的目标与理想的环境相匹配，模拟演练的实施地点就显得非常重要。当在实际临床环境中进行时，原位模拟演练显然具有一些优势。它可以更有效地测试在模拟中心可能不容易发现的环境和系统问题。虽然培训通常用于帮助识别急诊科或医院场景中的问题，但将原位模拟项目在医疗

系统之外的地点进行培训可能也具有挑战性。由于设备和人员易于转运，设有模拟中心的医院可以更轻松地扩展其服务，在其模拟中心附近的实际临床区域中进行原位模拟。像养老院等机构外的场所，也可能会从模拟教育中获益匪浅，但是考虑到成本、设备和经验丰富的培训人员等因素可能成为项目实施的障碍，这可能会给这些场所开展这种培训带来很大挑战。为了克服这个问题，一些模拟中心可以提供"移动模拟单元"。移动模拟可用于在远离模拟中心的地点举行的培训或演练，通常需要运输所需设备和人员来完成。移动团队可以在实际临床空间内或在专门的培训室（如教室）内提供原位模拟培训。

康复医疗机构（skilled nursing facility，SNF）根据其医院再入院率进行评估，减少不必要的再入院对这些机构来说非常重要。运用罚款的手段可促使机构完成额外培训以改善照护质量，从而在不影响这些 SNF 患者的照护质量和安全的情况下减少不必要的再入院次数。其中一个解决方案是派遣一个"移动模拟团队"到当地 SNF，以解决可能导致社区居民被不必要地送回急诊室或再入院的事件。这种类型的移动模拟项目已在文献中予以介绍，这也为其他项目的复制和扩展提供了契机[11]。在这个系统中，此过程涉及组织一支具有模拟专业知识和医学背景的专业团队，例如护士、医生和医院管理人员。该团队到访当地的康复医疗机构，利用他们的患者和环境数据找出该特定场所的主要问题，随后，SNF 的医务人员将接受模拟培训课程，针对发现的具体问题开展模拟培训，从而避免不必要的再入院。医院对此类培训项目很感兴趣，因为这帮助他们降低了 30 天再入院率，这种收益对双方都是有益的。

虽然在模拟中心举办此类培训也可以为 SNF 的员工提供优质的教育，但利用移动团队的模式也有其独特的几个优势。通常而言，培训最重要的障碍之一是经费不足，许多康复医疗机构的预算有限，无法支持员工在模拟中心参加昂贵的定期培训。同样，在 SNF 开设专门的模拟培训中心所需的投资巨大。因此，采用移动团队实施模拟培训，可利用更少的资源去配置培训的团队人员和设备，这就使得在医疗机构外开展培训变得更加容易。当然，这可能需要额外的设备，例如运输的车辆，将会显著增加此类项目所需的启动资金。这些成本考虑对于确定最佳策略很重要。从长远来看，这种类型的投资

和项目可以通过为员工提供培训并最大限度地减少他们的员工的差旅费用和支付相应时间的带薪工资，这无疑可以节约机构的开支。移动团队可能还有其他优势，类似于前面提到的在急诊室发现环境和系统性问题的例子。这些"原位培训"的优势在 SNF 的环境下也同样适用。例如，如果要求 SNF 的护理团队取回除颤器等必要的医疗设备，则原位模拟培训可以评估工作人员在实际环境中及时有效取回物品的能力。这种好处不仅限于关于如何使用除颤器的基本培训/评价。通过这种培训，还可以发现在紧急情况下可能会需要但目前缺失、损坏或摆放不当的设备[12]。将模拟教育、复盘以及测试环境、系统和设备问题的能力相结合会非常有帮助。

虽然此类计划的总体目标可能是减少不必要的再入院，但培训团队准确衡量预期结果可能是具有挑战性的，尤其是在短时间内。在此过程中选择多个"指标"可能很有价值。可以选择各种结果指标进行跟踪，可以是自我效能调查等软指标数据，也可以是急诊室转诊率或医院再入院率等硬指标数据。这些类型的项目还可以作为需求评估，帮助确定与培训最终目标一致的重要培训机会。如果培训在模拟中心进行，则可能会错过其中一些机会。例如，在一个旨在降低充血性心力衰竭（CHF）再入院率的培训项目中，培训课程发现了这么一个问题。培训课程开展了初始的需求评估，以指导最初的培训，重点是基本的患者评估技能和对轻度充血性心力衰竭（CHF）患者的治疗方案的循证。该课程还专门制定了静脉注射（IV）呋塞米的方案。培训课程对员工执行该方案的能力也进行了评估。然而，在实施这些培训的过程中，发现受训人员无法正确识别此类患者并执行该治疗方案。在受训人员应该开始执行该方案时，许多人却不能遵照执行，将模拟病人转诊到急诊室。在复盘过程中，培训老师与受训人员探讨了这个问题，发现许多员工要么没有接受过培训，要么不愿意为患者留置静脉通路。这导致他们接诊的病人为了建立静脉通路及后续进一步检查而几乎自动被转诊到急诊室。这也被认为是执行该方案的一个重大障碍，并且这个问题以前没有被该机构认识到。识别这样的问题虽然很简单，但却有助于安全地降低此类患者的再入院率。在这种情况下，研究者开设了额外的培训课程，该培训并未在最初的培训计划中，这项额外培训是帮助工作人员

更高效地留置静脉通路，从而可以加强对该方案的依从性[13]。

灾难／流行病应对

　　模拟训练也可用于协助应对灾难情况。以致命性疾病的暴发，如埃博拉病毒病为例。当 2014 年埃博拉病毒感染在美国引起关注时，许多医院和机构求助于他们的教育／模拟中心来协助开展筹备工作。美国针对埃博拉病毒病患者的诊疗尚缺乏被广泛接受的临床路径。例如，个人防护设备的使用不规范，许多医院只能自行制定应对措施。不同机构提出了各种防护设备组合，从标准的接触与飞沫预防措施到化学／生物制剂防护服。

　　哈特福德医院就是一个例子，该医院利用他们的模拟中心与当地及国家的专家合作，开发"增强型个人防护设备套件"（enhanced personal protection equipment kit，EPPE）[14]。这个防护设备套件的开发并不难，难的是在短时间内对大量工作人员进行有效的培训。由于该项技能流程对可靠性和安全性有高要求，因此仅仅采用"临时"培训策略是不够的。该模拟中心制定了一个培训流程，在该培训项目中，他们创建了一个核查表，基于该核查表制定了培训流程和教学计划，从介绍 EPPE 的正确穿脱步骤，到练习穿脱并针对发现的问题进行实时改进，直至达到标准。接受培训的医疗人员被要求提供有关该流程的反馈，以帮助改进和明确每个步骤。每次上课后，立即对核查表进行修订，并将这些修订内容加入下一节课的内容中。在一个长周末，其间每天 24 小时循环提供时长 2 小时的课程。这种模式为多班次的医疗人员的培训在时间上提供了极大的灵活性。这个方法还快速完善了流程。模拟人员认为，如果以经典的方法实施培训，这个过程可能需要数周或数月才能达到最终目标。在医务人员接受了防护设备方面的培训后，还在实际环境中开展额外的原位模拟，以测试接诊埃博拉病毒病患者时是否能够很好地应对。这种原位测试成为医疗机构准备应对埃博拉病毒病患者的重要组成部分。最终在该州进行了一次大规模演习，涉及多个地点，这些地点同时出现了预先计划好的模拟的埃博拉病毒病患者。要求在这些地点对这些患者进行适当的筛查、隔离，然后将其运送到特定的医疗机构。这种大范围的演习暴露了许多预想外的问题，然后将这些问题进行改进并纳入应对流程和预案中。例如，正式 EPPE 穿戴过程的培训计划是强调医务人员一定要采用缓慢而有条不紊的方式以避免错误。而在演习期间，只有在模拟病人到达接收医院后，医务人员才收到通知启动穿戴流程。这就导致当实时接收此类患者时，医院工作人员的响应延迟，虽然患者已经到达救护车区，但由于医院接收人员还没有完成防护装备穿戴，模拟病人不得不在车里等待，直到接收人员完成自我防护。为了解决这个问题，对应急预案进行了改进，要求在患者到达之前要提前通知接收团队，以便他们有足够的时间安全地穿上他们的装备并提前到达，等待接收患者[14]。虽然这些细节可能已经预先计划并且整合到系统响应中，但由于响应过程的复杂性，单纯的书面上的预案很难做到完美。诸如此类的演习有助于在安全的环境中发现可纠正的错误并改进流程，而不会给患者带来风险。

团队表现／跨学科交流

　　在急诊科，超强的沟通和团队合作能力对于在时刻变化、高风险的环境中保障患者安全至关重要。在具有类似挑战性环境的其他专业中，已经实施了更为正式的团队合作培训项目，特别是在麻醉和妇产科领域[2, 15]。这些培训项目是基于风险管理机构已结案的医疗事故索赔案例和不良事件记录而制定的，在许多案例中可以发现，团队合作不力和沟通不畅是重要的原因。这种类型的培训起源于航空业，在航空业中，技术熟练的机组人员在少见的危机情况下无法成功统筹资源或协助团队沟通。在 2001 年 Gaba 等的论文中，在描述麻醉危机资源管理课程时，他们提到了麻醉住院医师培训中存在有关关键决策和危机资源管理的几个不足，其中包括"在挑战性情况下缺乏非技术技能的系统培训"和"无法在具有挑战性的情况下很好地结合操作性技能和非操作性技能"[2]。麻醉和妇产科领域的团队合作培训实际上是非常成功的，有研究表明参加了这类正式课程培训的医生在医疗事故保险费方面的支出明显减少[6, 15]。

　　正式团队合作培训这一主题被推到重要的地位始于 1999 年美国医学研究所（IOM）发布的"人非圣贤，孰能无过"声明，他们在声明中指出，每年有大量医疗错误导致患者死亡。在分析导致死亡的错误时，发现团队的沟通和合作不畅是重要的原因。在此之后，多个小组制定了正式的团队合作培训计划，试图避免这些错误以提高患者安全性[16]。这些项目包括由国防部领导的 TeamStepps™ 项目，专门针对急诊科的、由 Morey 等于 2002 年领导的 MedTeams™ 项目[4, 16]。这些项目虽然不是专门针对模拟教学的，但已经证明，在提高员工的沟通能力和团队合作技能方面非常有益。急诊医学的模拟教学和团队合作培训领域有巨大的发展潜力。2004 年，Shapiro 等完成了一项研究，他们从 MedTeams™ 项目中挑选了已经接受过正式团队合作培训课程教学培训的人员，并将他们随机分为两组。在对团队合作技能进行干预前评估后，实验组进行了一天的高仿真模拟训练，主要关注团队合作和沟通等非技术性技能。干预后，他们在急诊室接受观察，并再次评估他们的团队合作行为。结果发现，实验组在模拟训练中有积极的体验，并认为对他们的教育很有帮助。尽管可能是由于研究参与者人数非常有限，差异并不具有统计学意义，但实验组的团队行为有改善的趋势。这种类型的模拟训练也存在许多挑战，因为很难证明它们对患者结局改善有直接效益。目前，关于这些团队合作技能退步速度有多快，以及需要多长时间进行一次加强培训才能维持这种培训的效果等方面的数据还非常有限[17]。虽然这类工作可以带来显著的好处，但开发模拟教学团队合作培训也面临资源和时间等方面的挑战。正如急诊室对不良事件的多项分析所引用的那样，正式的团队合作培训本身很重要。模拟教学提供了一种独特的方式来创建可以练习这些技能的环境。

计算机模拟

在医学教育中，关于模拟的描述最常用的形式包括标准化病人、模拟人、任务训练、基于屏幕的培训形式乃至虚拟现实训练。虽然不是本章的重点，但计算机模拟确实是一种不同形式的模拟。全国范围内的急诊科一直在努力应对不断增加的患者数量，这对医疗系统提出了需求，有时会导致资源不堪重负，并导致急诊科患者堵塞、拥挤和等待时间过长[18-19]。这些问题可能会存在潜在的患者安全问题以及财务支出增加等方面的不良后果[17]。

为了提高运营效率，已经开发了数学和计算机模拟模型来帮助预测急诊科可能不堪重负的情景[18]。

我们可以通过 Hurwitz 等开展的一项研究来简明地阐述。2014 年，他们开发了模拟患者就诊模型以预测急诊科拥挤情况，这一模型是基于全国急诊患者就诊平均水平、各个急诊室患者就诊的估计时间以及通过采访急诊科工作人员了解患者就诊流程这三方面的信息推演出来的[18]。完成所有准备工作后，把获得的"预测"值与实际值进行比较分析，以评估模型的准确性。开发和优化模型后，可以引入不同的变量来检查额外消耗的人力、物力和其他资源的影响。例如，在"有全国平均临床服务水平的急诊科室"中增加一名全职医生并进行了测试，结果是急诊留观时间的平均值减少，但是如果在一个"具有全国平均学术水平的急诊科室"中增加，则留观时间没有显著变化。另外，还可以调整不同的模型场景以查看它对等待时间的影响，包括多种变化，例如添加 5 张急诊病床或 2 名护士等。当然，这些计算机生成的模型存在局限性，这些模型存在许多假设，包括患者到达时间的波动、入院分诊时间的差异等可以忽略不计[19]。在当下急诊室过度拥挤、急诊医疗需求不断增加而资源有限的时代，尽管有许多不同的培训项目可供使用，且这些项目可能并不完美，但仍然可能是有价值的。随着这些计算机模型的改进，它们越来越多地用于设计新设施和了解现有设施变更所造成的影响。基于屏幕的模拟请参阅第 10 章。

挑战和应对策略

为了更好地利用或运营模拟中心，了解它们面临的挑战是非常重要的。早期的医疗模拟培训设施的发展在一定程度上是为了应对来自多个方面的压力，这些压力包括对医院系统日益严格的监管、住院医师的培训时间减少以及对患者安全的不断增长的期望。因此，花费了大量的时间和精力来说服管理者、投资者和学术界这种形式的教育培训是值得投资的。然而，对于领导者来说，在模拟培训领域还缺乏足够的证据去证明培训本身产生的价值。有趣的是，在航空工业中，并没有随机对照研究来支持模拟培训，但它却被广泛采用。尽管模拟医学现在得到了更广泛的接受和支持，但现实情况是大多数模拟中心仍然需要记录或提供证据以在财政支持上证明其存在的合理性。这些方面的考虑对于急诊科主任决定是否开发或使用培训设施很重要。在商业世界中，投资回报率（return on investment，ROI）分析通常用于决定是否应该进行某项投资。这个概念可能无法完美地转化到医学模拟领域。一个典型的企业专注于财务回报，而很少有医疗模拟中心能做到盈利运营。模拟中心产生的更多是一些难以用金钱来量化的价值。虽然企业也认为非财务回报（例如提高品牌知名度或公众对公司的认知度）很重要，但这些回报通常却是模拟中心最重要的价值衡量标准。为了防止混淆，术语"期望回报率"（return on expectation，ROE）经常被引用作模拟中心的专用术语。

模拟中心提供的价值衡量标准可大致分为产生的直接收入、成本节约的间接收入、非经济价值。模拟中心提供的收费 CME 课程是通过支付学费的客户产生直接收入的示例。其他项目可以通过削减成本和提高运营效率为机构提供间接的经济利益。例如在有关教授留置导尿的课程，该课程的目标是降低感染率。如果导尿管相关尿路感染带来的成本消耗是已知的，而感染率可以通过培训来降低，则这些数据可用于确定该培训项目对机构的财务影响。这种类型的课程可以为机构在总体上节省财务开支。尽管这两个例子可以明确地说明模拟培训的结果会增加医院的净利润，但获得初始财务资源的支持来开发这些可节省成本的项目依然非常困难，因为这些常常被视为回报不确定的投资。

越来越多的案例表明，模拟训练通过降低并发症发生率和不良事件为医院系统节省成本。并发症是潜在的与住院费用降低相关的主要因素。在急诊科，许多高风险、低频率的操作是在不太理想的条件下进行的，且并发症发生的风险很高。例如中心静脉导管（CVC）如果放置不当，可能导致导管相关的血流感染（CRBSI）。这些感染可能导致患者的预后不良，包括需要在重症监护病房住院、总住院时间更长以及住院费用增加。已有多项研究验证了 CVC 置管模拟医学课程的优势，这些课程培训可降低并发症发生率，更具体地说，CRBSI 发生率有所减少[20-21]。例如，在 Barsuk 等于 2009 年进行的观察性队列研究中，内科和急诊科住院医师在进入重症监护病房（ICU）之前完成了 2 小时的 CVC 置管模拟培训课程。该课程包括理论课程和实践培训，随后进行测试，住院医师必须达到及格分数，否则

需重新测试，直到达到该及格分数。随后，在干预后的 16 个月内跟踪 CRBSI 发生率，与干预前 ICU 组和同一医院的对照 ICU 组相比，干预后 ICU 组的 CRBSI 率更低[21]。在 Cohen 等于 2010 年完成预研究后进行了成本效益分析，估计每年净节省超过 700 000 美元（按 2008 年美元汇率计算），这是模拟培训干预带来的 7∶1 的回报率[22]。这只是低频率但高风险操作的一个例子，可以在模拟中进行培训，并有可能降低医院成本。

模拟项目的非财务回报可能难以量化，目前正在开发 ROI/ROE 工具，期望将这些因素纳入模拟中心以实现对一个机构的整体价值的评估。如果能获得所有形式的价值并尽可能客观地报告它们，这对于模拟中心的开发和维护也是至关重要的。患者安全和满意度、员工士气和能力、团队合作的改善、培训效率的提高和学术生产力的提高等回报可能无法轻易转化为现金。以招聘为例，在招募医学院和住院医师项目的过程中，人们普遍认为将模拟医学纳入其培训计划的医院会对申请者更有吸引力。在对住院医师申请者进行非正式的后续跟踪时，他们经常将强大的模拟培训项目作为选择住院医师培训项目时的重要考虑因素。这是一个可能增加住院医师培训计划价值回报的示例，但是模拟培训中心所属的医院可能会面临难以量化这种回报并证明成本合理的难题（表 14.1）。

与监管机构的关联

模拟医学常常被纳入住院医师培训项目，以补充住院医师教育中高风险、低频率操作的培训。除了住院医师培训之外，模拟医学教育还被用于定期考核在该部门工作的执业医师的技能以及认证或资格证书。现在已经有用于操作技能维持认证的沉浸式模拟培训课程。医院可以提供多种丰富的课程项目以培训和保持各种操作技能的水平，例如中心静脉导管置入、心包穿刺术、胸腔闭式引流、环甲膜切开术、腰椎穿刺术等。即使该机构不要求定期培训来保持这些操作技能的水平，也可以在每个月的部门或员工会议期间举行更多的非正式交流，将它们用作形成性评价而促进学习过程和技能保持。2008 年，Vozenilek 和 Gordon 发表了一篇论文，描述了以模拟为基础的继续医学教育（CME）课程，专门用于培

表 14.1 教育、模拟和创新中心（CESI）的投资回报率

ROE 类别	ROE 指标
财务（节省）	医疗事故责任保费降低
	降低护理难度
	减少并发症和医疗错误的风险
	减少培训时间或成本
	减少指导人员时间成本
	减少患者住院时间
	减少可预防的再入院
	其他
财务（收入）	培训收入（内部项目）
	培训收入（外部项目）
	设施租赁
	承包计划——直接拨款、联合开发
	专业服务 / 咨询
	A/V 设施（虚拟培训、会议）
	其他
患者结局	增强患者安全
	缩短住院时间
	减少再入院率
	提高患者满意度评分
	改善患者结局（特定项目）
	其他
员工	提高技术能力
	提高沟通能力
	促进团队合作、信任和信心
	更高效的培训
	帮助确保遵守流程
	满足 CME/ 资格认证要求
	员工招聘 / 满意度
	其他
行政 / 风险管理	"平衡计分卡"核心指标
	针对管理的高优先级领域目标（例如安全官员）
	整个医疗系统中的标准化
	提高声誉和品牌目标
	赠款
	增长模拟项目市场份额和能力
	学术 / 研究 / 出版物
	社区服务
	其他

经哈特福德医院 CESI 许可修改

训操作技能，从而为进行"低风险的评估、反馈和基于实践的改进"提供了一个良好的环境[23]。这种类型的模拟教育不仅对于低频率操作的任务培训有用处，而且对认知培训也很有用。这些低频率操作包括困难的创伤气道管理以及在镇静过程中出现并发症，如误吸或心脏骤停等场景。模拟训练提供了一种独特且逼真的方式，可以让受训者在安全、受控和可重现的环境中反复练习这些情境案例和技能操作。

模拟技能训练的另一个例子是急诊超声。鉴于超声的使用已成为主流，并且在某些情况下已成为急救医学领域的标准诊疗行为，超声模拟可以作为重要的检查手段并使每个人更快上手。虚拟现实（VR）的超声训练器已被开发出来，并用于超声教学，以帮助学员学习如何结合超声检查结果来协助诊断。这些虚拟现实训练模型可以显示异常并模拟探头放置的方向和位置。这些技术对于不太能熟练使用超声的医师非常有帮助，特别是在他们距离结束住院医师培训时间已经很久远的情况下。VR 训练模型甚至可以用作评估急诊医生超声技能的辅助工具。成功的培训可以提高学习者的熟练程度，增加使用床旁超声诊断的准确性和质量，从而推动将这项服务计入费用，并在患者的治疗中实现更好的效果。

模拟培训是可推广的，不仅限于针对医生的培训，它们已迅速成为护理教育和评估的重要方式。一家机构对护理能力评估日的项目内容进行了改进，每年在这个评估日中，都会确认整个医院的护理人员知识和技能。旧的计划依赖于多个站点，每个站点都包含一个单一内容，例如如何使用除颤仪。该机构的模拟中心开发了一个新项目，该项目整合了其中几个站点，形成了一个真实的患者诊疗环境，团队必须在其中抢救心脏骤停的患者。这个新开发的课程要求护理团队能够像在真正的患者诊疗中那样流畅地进行抢救流程。有趣的是，在刚开始，发现通过这种新的评估方法的合格率显著下降。护士的整体知识和技能可能保持不变，但由于新模型中包含新的评估指标，例如团队合作、沟通和医疗决策，这些指标无法通过旧的方法进行评估，因为在旧方法中，每个技能都被细分为一个单独的站点。人们认为这种新模式可以更准确地评估护士的实际临床能力。护士必须通过这个以患者为中心的模拟

测试结果来衡量培训计划，即模拟病人的存活率。这个新项目的另一个重要变化是，护士是作为成员之一团队而不是个人来评估的。也就是说，如果模拟病人没能活下来，整个团队就失败了。当一个团队没有通过时，会提供额外的培训，并允许他们重新测试，直到通过测试[24]。此类项目虽然不一定被用来认证某些资格，但随着使用频率的增加，在未来可能会被用评估高利害操作。

结论和要点

　　基于模拟的医学教育已变得司空见惯，并开始产生客观影响，包括患者结局和财务效益，例如降低医疗事故保险费。尽管取得了这些进展，但仍有许多悬而未决的问题需要进一步研究、开发和探索。急诊医学会共识会议等团体已尝试整理出许多相关问题。

　　在设计模拟项目时，重要的是要考虑模拟的地点和类型，以更好地匹配项目的目标。在实际医疗环境中进行的原位模拟可用于评估那些可能会遗漏的因素。这种类型的模拟培训可深入探索医疗运行在传统认知以外的因素，包括环境、团队调动和设备。原位模拟可识别在传统模拟中心无法识别的因素，并可以深入揭示系统问题。移动模拟是一个不断发展的领域，它有助于促进原位模拟，特别是对于那些常规情况下没有资源进行模拟培训的专业医疗机构等场所。

　　运营模拟中心的一个主要挑战是需要证明模拟中心存在对医疗机构的价值。开发和维护模拟中心的成本可能很高。这项投资的某些回报很容易跟进，例如培训项目的直接利润。然而，与直观的回报相比，其他回报可能不那么明显。目前没有关于如何跟进和报告这些回报的标准。许多中心专注于开发可广泛应用的投资回报率（ROI）或期望回报率（ROE）工具。

　　虽然大部分模拟教育都侧重于"低利害项目"评价和形成性评估，但随着模拟的不断发展，它们也会涵盖"高利害项目"的评估。这种类型的模拟培训正不断出现在认证和认证维持的课程中。模拟培训的教育领域不断发展壮大，它势必可以帮助急诊科主任应对如何保持急诊科安全、高效运行等各种挑战。

关键要点

1. 模拟可以帮助急诊科主任应对许多现有的管理中面临的挑战。
2. 原位模拟可用于识别在模拟环境中可能无法识别的缺陷，如流程、环境、设备和其他系统故障。
3. 移动模拟团队使模拟培训能够在大型模拟中心之外进行，并扩大这种教育模式的影响范围。
4. 模拟教学可用于培训灾难响应和识别致命的系统错误。
5. 模拟教学可以有效地用于各种环境下的团队训练。
6. 基于计算机的模拟程序可用于协助建立人员配备和患者流程管理模型。
7. 模拟中心必须考虑项目的投资回报或期望回报，以证明其存在的价值。
8. 模拟可用于医务人员的认证、许可、资格认证维持和其他"高利害"环境中的评估。

参考文献

1. Subcommittee on Emergency Department Director Responsibilities, Emergency Medicine Practice Committee. Emergency Department Director Responsibilities, Information Paper. ACEP, 1998.
2. Gaba DM, Howard SK, Fish KJ, Smith BE, Sowb YA. Simulation-based training in anesthesia crisis resource management (ACRM): a decade of experience. Simul Gaming. 2001;32(2):175–93.
3. Lateef F. Simulation-based learning: just like the real thing. J Emerg Trauma Shock. 2010;3(4):348–52.
4. Morey JC, Simon R, Jay GD, Wears RL, Salisbury M, Dukes KA, et al. Error reduction and performance improvement in the emergency department through formal teamwork training: evaluation results of the MedTeams project. HSR. 2002;37(6):1553–81.
5. Hanscom R. Medical simulation from an insurer's perspective. Acad Emerg Med. 2008;15(11):984–7.
6. Havardmedsim.org [Internet]. Boston: Center for Medical Simulation; 2015. Available from: https://harvardmedsim.org/about-history.php.
7. Gordon JA, Vozenilek JA. SAEM simulation task force and interest group, Technology in Medical Education Committee. 2008 academic emergency medicine consensus conference, the science of simulation in healthcare: defining and developing clinical expertise. Acad Emerg Med. 2008;15:971–7.
8. Bond W, Hui J, Fernandez R. The 2017 academic emergency medicine consensus conference: catalyzing system change through healthcare simulation: systems, competency and outcomes. Acad Emerg Med. 2018;25(2):109–15.
9. Koayashi L, Shapiro MJ, Sucov A, Woolard R, Boss RM III, Dunbar J, et al. Portable advanced medical simulation for new emergency department testing and orientation. Acad Emerg Med.

2006;13(6):691–5.

10. Patterson MD, Geis GL, Falcone RA, LeMaster T, Wears RL. In situ simulation: detection of safety threats and teamwork training in a high risk emergency department. BMJ Qual Saf. 2013;22(6):468–77.

11. DeFriese GH, Welsh PG. Taking in-service learning technologies into nursing homes: the Duke Endowment supports patient care simulator training in North Carolina skilled nursing facilities. NC Med J. 2010;(2).

12. Greco S, Faienza J, Nowicki T. In-situ simulation in skilled nursing facilities. Acute care geriatric nursing collaborative. Farmington, CT; 2016.

13. Watkins A, Nowicki T. Skilled nursing facility simulation training to reduce unnecessary hospital readmissions for congestive heart failure. In: Center for Education, simulation and innovation. Hartford, CT unpublished; 2014.

14. Lavanchy C, Peacock R, Nowicki T. ECRI Webinar: Ebola – Medical Devices and Personal Protective Equipment Preparedness. Accessed at: https://www.ecri.org/components/HDJournal/Pages/Ebola-Equipment-Preparedness.aspx. Presented 3 December 2014.

15. Gardner R, Walzer TB, Simon R, Raemer DB. Obstetric simulation as a risk control strategy, course design and evaluation. Sim Healthcare. 2008;3(2):119–27.

16. King HB, Battles J, Baker DP, Alonso A, Salas E, Webster J, et al. TeamSTEPPS™: team strategies and tools to enhance performance and patient safety.

17. Shapiro MJ, Morey JC, Small SD, Langford V, Kaylor CJ, Jagminas L, et al. Simulation based teamwork training for emergency department staff: does it improve clinical team performance when added to an existing didactic teamwork curriculum? Qual Saf Health Care. 2004;13(6):417–21.

18. Huritz JE, Lee JA, Lopiano KK, McKinley SA, Keesling J, Tyndall JA. A flexible simulation platform to quantify and manage emergency department crowding. BMC Med Inform Decis Mak. 2014;14:50.

19. Hoot NR, LeBlanc LJ, Jones I, Levin SR, Zhou C, Gadd CS, et al. Forecasting emergency department crowding: a prospective, real-time evaluation. J Amer Medical Informatics Association. 2009;16(3):338–45.

20. Burden AR, Torjman MC, Dy GE, Jaffe JD, Littman JJ, Nawar F, et al. Prevention of central venous catheter-related bloodstream infections: is it time to add simulation training to the prevention bundle? J of Clin Anesthesia. 2012;24(7):555–60.

21. Barsuk JH, Cohen ER, Feinglass J, McGaghie WC, Wayne DB. Use of simulation-based education to reduce catheter-related bloodstream infections. Arch Intern Med. 2009;169(15):1420–3.

22. Cohen ER, Feinglass J, Barsuk JH, Barnard C, O'Donnell A, McGhagie WC, et al. Cost savings from reduced catheter-related bloodstream infection after simulation-based education for residents in a medical intensive care unit. Simul in Healthcare. 2010;5(2):98–102.

23. Vozenilek JA, Gordon JA. Future directions: a simulation-based continuing medical education network in emergency medicine. Acad Emerg Med. 2008;15(11):978–81.

24. DeCastro A, Nowicki T. Vision for the future: nursing competency program using simulation. 2nd annual tri-state simulation symposium. New York, NY; 2018.

第15章　本科医学教育中的模拟教学

Douglas S. Ander, Joshua Wallenstein, Alyssa Bryant, and Kim Fugate

翻译：刘　畅　陈志桥

背景

在医学教育中使用模拟教学并不是一个新概念，新的模拟技术正不断进步并逐步融入医学教育。除了用于教授和评估基本临床和操作技能外，模拟教学还用于其他教学领域，如模拟生理功能、团队合作、患者安全和医患沟通等。模拟是一个广义的术语，包括计算机程序、高仿真模拟设备、单项技能训练模型、标准化病人等。高仿真度的模拟教学可以给学生提供更有吸引力和价值的学习体验。

模拟能在无法直接参与患者诊治的情况下帮助学生完成患者的诊治过程的培训。尽管医学教育联络委员会（Liaison Committee on Medical Education，LCME）发布的最新标准对医学院在教育方面提出了更多的要求和目标，但基本规定并没有改变，那就是医学院必须为医学生提供同质化的教育，这些规定被定义为"不论医学生在哪个医学院接受教育，都要保证他们的学习经验是相似的，以确保医学生实现相同的学习目标（标准8.7）"[1]。模拟医学教育让急诊医学的教师能够为所有学生提供平等学习的机会，从而有利于达到教学目标。例如，急诊患者由于罹患疾病的严重程度不同，且病情多半不断地在动态变化，故并非每个学生都有机会参与患者心肺复苏抢救或使用球囊面罩进行通气，但每个学生都可以通过模拟培训完成这一诊治过程。

最近，美国医学院校协会（American Association of Medical Colleges，AAMC）的一项调查[2]显示，模拟医学教育在医学院中的使用率相当高。这项对133所医学院的调查（问卷回收率为68%，90所）显示：在一到四年级的教学中，分别有84%、91%、94%和89%的医学院使用了某种形式的模拟教学。对急诊实习安排在医学院的学校，65%的实习时间使用了模拟教学，对急诊实习安排在教学医院的学校，71%的实习时间使用了模拟教学。模拟训练在医学院的主要用途是实现教学目的（86%）、对教学效果进行评估（71%）、改进教学质量及促进相关的研究（40%）。

模拟训练在实习教学中发挥着重要作用。2014年发表的一项于2010年进行的研究表明，对急诊医学实习导师进行调查发现，75%的受访者将模拟教学纳入他们的教学计划中，每轮实习的平均模拟教学时间为5.0±3.8小时。在本次调查中，没有描述模拟训练的具体类型，但受访者指出模拟训练主要用于诊断和治疗的教学[3]。另一项对共计75个急诊实习项目的调查发现，有25%的教学时间使用了模拟训练[4]。虽然这些研究完成时间距今已有数年，但它们仍说明了模拟训练确实在急诊教学中发挥重要作用。

在急诊医学教学中使用模拟训练的循证证据越来越多。研究显示，与传统的教学方法相比，学生认为模拟训练的体验更好[5-6]。研究也表明，模拟教学可以提高学生的知识、技能和信心水平[7-11]。Steadman等注意到，与基于问题的学习形式相比，接受模拟训练的学生在急诊患者评估和管理方面表现得更好[10]。而另外一些研究则未能发现基于模拟的急诊教学和普通急诊教学之间的差异[12-13]。虽然模拟训练在急诊教学中的作用不是决定性的，但将模拟培训纳入教学计划中，可以作为课堂教学的替代和补充，且在更大的医学教育范围内检验模拟教学的作用时，得到的数据也更能支持其有效性。Cook等在他们的荟萃分析中发现，当将模拟教学与非模拟教学进行比较时，结果显示模拟教学具有略微的优势[14]。因此，文献是支持模拟教学的有利作用的。

最佳实践

模拟教学的目的是将学生置于他们可能无法亲身参与的临床场景中，并将这些场景标准化。对于不常见的临床场景或操作，或者出于对患者安全考虑不能让学生参与的临床危急情况，模拟教学显得尤其有价值。与在急诊室旁观诊疗过程，或在课堂听取案例演示相比，模拟教学允许在安全环境中模拟患者诊治过程，让学生有机会实际处理"患者"，这提供了非常好的教学机会。

急诊医学临床指导教师协会（Clerkship Directors of Emergency Medicine，CDEM）要求经过 4 年的急诊医学学习后，学生应该具备以下几个方面的岗位胜任力和操作技能[15]，包括：建立静脉通路，气道管理，心律失常识别与处理，胃肠道疾病、泌尿生殖系统疾病、骨科疾病、感染性疾病的诊断预处理，创伤管理和伤口护理等。通常在为期 4 周的急诊实习期内，学生不一定能够接触到所有这些病例以及相关的临床操作。模拟教学使学生有机会学习这些内容。例如，笔者所在的医院实施了一个模拟教学项目，利用临床技能实验室和几个高仿真模拟医学课程来帮助实现上述急诊医学的教学目标。学生必须掌握的一些操作技能都可以在临床技能实验室中进行训练，如缝合、骨折夹板外固定和基本的气道管理等。模拟教学也可提供机会，让学生顺利学习急诊复苏（成人和儿童）和中毒急救等内容，弥补了不是每个学生都能在实习期内正好碰到这些患者的缺憾。

另一所机构在 2011 年为急诊医学的学生制定了第三年的教学大纲[16]，并随后发布包括教学方法和教学评估在内的课程指南[17]。在该课程中，模拟作为教学方法和评估方法可以实现更多的教学目标。最近的一项研究运用模拟教学来教授医学生如何进行死亡告知，结果显示学生的知识、心理舒适度和信心都有所增加[18]。还有研究旨在教导学生碰到意识障碍患者时，如何进行准确的评估，这也是急诊医学学习的核心目标之一。同样，该研究也观察到学生在知识、心理舒适度和感知能力方面有类似程度的提高[19]。这些研究尽管没有直接证明模拟教学可以完全替代传统的临床医学实习，但它们表明模拟教学可以作为一个有效的工具去教授学生的核心知识。

成功开展模拟课程的关键因素

关于模拟教学所必需的环节和资源在本书的其他章节有详细介绍。本节将讨论本科医学教育所特有的一些因素，特别是了解目前可供使用的资源，以及该如何将模拟教学与所在机构的教学任务和教学目标有机结合起来。

资源

一个成功的本科模拟课程既需要懂专业、有经验的领导者，也需要一批愿意付出时间并且有才华的骨干教师。专业的领导者可以将一整套知识和技能的要素以团队整合的方式融合起来。团队组成应该包括一名或多名专业从事模拟教学和评估的教师，还需要有能够明确抓住教学目标的教师。因为完成急诊医学实习，不仅包括本学科的实习目标，还包括跨学科的学习目标。在许多科室，理想的团队应至少包括一名急诊科实习导师和一名模拟教学导师，模拟教学导师负责案例设计、技能操作和案例复盘等环节，而实习导师对学习者的知识基础和临床技能培训更为熟悉，他们负责制定、督促及实现该课程目标。能够拥有像上述这样一名专业从事急诊医学模拟教学的导师是最理想的，但条件不允许时，非专职的模拟教学导师也可以接受。

虽然专业的领导者至关重要，但一个成功且可持续发展的本科生模拟课程还需要一群敬业且才华横溢的核心教师。团队的规模取决于很多因素，包括学生的数量和课程的频率。与为期 3 年或 4 年的研究生项目不同，急诊医学实习通常为期 4 周，有些甚至短至 2 周，大部分课程会在一个学年中反复进行。该学年可能从 8 个月到 12 个月不等。LCME 要求医学院为学生提供同质化的教学和考核，这就要求重复开展的模拟课程具有一致性。当学生的数量和课程的重复次数超过了教师的能力范围时，学院会安排更多的教师参与教学。这些教师应该充满教学热情，具备良好的教学能力，愿意奉献时间。他们应该是制定教学内容方面的专家，并且对核心学习目标有清晰的了解。此外，教师应该接受复盘反馈能力方面的专业训练，具备相应的模拟教学技能，以胜任模拟教学的工作。

了解手头上所能利用的资源对于创建模拟教学课程至关重要。拥有大型模拟教学中心的学校或培训中心能够完成更多培训项目，并实现更多的课程目标。即使您的机构缺乏这些资源，也可以完成很多模拟教学项目，但必须对教学目标进行调整和修改，以更好地匹配可用资源。从全国（美国）的范围去看，运作模拟中心的方式取决于财政资源的状况。每个机构在设施、设备和人员配备方面的投入都不同。2011 年，AAMC 进行了一项调查，以了解医学院和教学医院对模拟教学的投入[2]。大多数医学院和教学医院都建设有集中的模拟中心，其占比分别为 77% 和 59%。除了在模拟中心内进行标准的模拟教学外，很多模拟教学在医疗场所内进行，包括急诊、门诊和住院病房等。绝大多数模拟中心是由医学院（87%）资助的，其他资金来源包括捐赠 /基金会、中心提供的课程或服务产生的收入、慈善事业或多种来源的组合。这意味着在某些情况下，模拟课程可能需要为使用模拟中心付费。模拟中心的人数平均为 8.1 名全职员工，中位数为 5 名全职员工。涵盖多种职位类型，如管理员、课程导师、课程作者、项目主管、教师、培训师、运营经理、研究人员、技术员等。这项调查表明，没有一种统一的模式来运行模拟中心，每个中心都是独一无二的，计划开设模拟课程的教师需要了解其所在机构的模拟中心的设施、设备、人员配备和成本的情况。

教学任务

课程整合

为本科教学开发一个成功的模拟课程，最重要的步骤是将模拟教学与课程学习目标相整合。例如，学习目标为"在本课程结束时，学生将能够掌握如何对危及生命的室性心律失常进行诊治"。那么在这种情况下，模拟项目应包括高仿真模拟心室颤动，要求学生能评估患者、识别危及生命的心律失常并运用电击除颤进行治疗。预先制定清晰的学习目标并与课程整合是成功进行模拟教学必需的前置条件。我们机构有一个案例，在第 4 年实习期间使用模拟课程教授毒理学。模拟教学取代了传统的课堂学习。在实施这些课程之前，我们制定了一套学习目标和与之对应的形成性评价要点（表 15.1）。

无论是现有的还是全新的课程，通常都应有一套教学目标。一旦制定出教学目标，模拟课程的负责人需要与课程开发人员合作，找出最佳的模拟教

表 15.1 "中毒"的学习目标和关键评价点

在模拟课程结束时，学生应该能够：

A. 主要目标

1. 掌握并展示处理疑似不明药物过量的成年患者的能力
2. 识别常见的中毒症状

B. 次要目标

1. 讨论不明药物过量的诊断流程，包括测定血清对乙酰氨基酚和水杨酸盐水平
2. 理解胃排空的方式
3. 讨论如何恰当地使用活性炭
4. 讨论如何正确使用清除药物技术，如大剂量的活性炭、灌肠和血液透析
5. 掌握闭环沟通方式

C. 关键评价点

1. 测量疑似药物过量患者的体温
2. 从患者家属或院前急救系统获取患者的用药史
3. 正确识别中毒症状
4. 下达恰当的实验室检查医嘱，包括测定血清对乙酰氨基酚和水杨酸盐水平
5. 考虑给予活性炭和山梨糖醇
6. 不要使用吐根糖浆，不要洗胃
7. 不要服用氟哌啶醇
8. 当毒物是缓释制剂时，考虑使用灌肠或大剂量活性炭
9. 将患者收入 ICU
10. 请肾内科会诊以明确是否需要血液透析

学整合方式。这个过程需要分步完成。需要考虑的重要内容包括：需要什么类型的模拟教学、教学场地、模拟器类型、仿真程度，以及要使用的评价方式。Motola 等研究者发表了一种将课程与模拟教学相结合的框架[20]。他们将模拟项目分为四个阶段，包括计划、实施、评估和修订。无论是否使用这个框架，都需要提前与课程开发人员沟通，以明确模拟教学的所有细节。

形成性评价与终结性评价

在开发课程时，需要注意一个关键因素，就是明确模拟教学的目的是用于形成性评价还是终结性评价。为保证终结性评价的可靠性与有效性，必须采用更加正式、标准且可重复的流程，并保护考试

的安全性,当然这些措施也在灵活性和创新性方面限制了课程中案例教学的潜力。以伤口缝合技能的教学为例,一个相对容易的方式就是使用废弃的持针器、剪刀、过期的缝合材料和猪脚来完成缝合技能的教学。此种情况下,每个学生的学习成本都较低,并且只需要相对较少数量的老师来实施,甚至可以由高年级学生和住院医师进行,从而进一步减轻教师的工作负担。但如果是进行标准的缝合技能终结性评价,且要保证评估的同质性,则需要更多的资源。正式评估应在标准化环境中由训练有素的评估人员进行,这通常无法在急诊诊室环境中完成,评估员必须观察学生的表现,并使用标准化和经过验证的评价表来评估学员表现。如有必要,可以把学员的表现录制下来供教师观看或评价,但这会额外增加成本或占用更多的资源。为确保可靠性和有效性,这种评估越严格,需要消耗的资源就越多。

挑战与解决方案

在现有或新课程中建立模拟课程尽管具有挑战性,但还是有一些解决方案可用于克服这些障碍。一项对实习导师的调查显示,限制医学生模拟教学的主要障碍是教师教学时间有限(88.7%)和临床医学课程的学时不足(47.2%),当然,财政预算不足和能支付的技术费用有限也是制约模拟在急诊医学教学中使用的因素[4]。

正如调查所指出的,还有一个巨大的挑战就是教师没有足够的时间来进行模拟教学。由于模拟教学自身特性和教师所肩负的其他职责,教师带领学生进行模拟教学的时间会受到限制。有几种方法可以帮助克服这些障碍。比如可以将较大规模的模拟培训用于形成性评价的教学场景,尽管这不是最优的方案。通常情况下,一个基于案例的模拟学习小组仅有 3 ~ 4 名学员,教师可以考虑组织更多的学员形成更大规模的小组,并让学员轮流进行模拟操作。如果在模拟教育中为观察者提供了明确的角色说明、观察者工具,并在复盘中纳入他们的观点,则可以增强他们的学习效果,提高他们的观察和评估能力[21]。如果有多个导师,则可以设置多个站点,并且让学生小组在站点之间轮换。其次,模拟导师并不一定是教师,住院医生、高年级学生或经过适当培训的教职员工都可以承担这一职责。此外,无论

是使用单项技能训练模型还是高仿真模型,培训前后设置和清理这些模型都将耗费大量的时间,如果有专职的员工负责模型的管理,将会明显节约教师的宝贵教学时间。

在为期 4 周的实习期间腾出额外的模拟教学时间是一件困难的事情。一种最佳解决方案是用模拟教学代替经典的讲座式教学。与其使用 PPT 来教授儿科急症,不如通过几个儿科模拟场景,将模拟教学用于翻转课堂学习(课堂外自主学习课程内容,而课堂时间则用于进行讨论、互动和实践性活动)。教师可以预先提供讲义或相关文献供学生课前学习,然后使用模拟教学来强化案例材料的临床部分。

对于大多数教师来说,模拟课程的成本也可能是影响模拟教学的一个重要因素。当教师想大规模使用高仿真模型时,就会产生高昂的成本。使用高仿真模型会明显增加时间和金钱的成本消耗,包括开发案例的时间、昂贵的模拟设备、雇用标准化病人等。对于仍在尝试掌握基本技能阶段的初学者来说,是否使用高仿真模型可能无关紧要。与真正需要高仿真模拟来学习更高阶技能的有经验的学习者相比,新手仅仅只需要较低仿真度的模型就可以完成技能学习[22]。一篇综述文章比较了低仿真与高仿真模型的学习效果,发现高仿真与低仿真模拟之间没有显著性差异[23]。

场地也是模拟教学的限制因素之一,教师可能没有进行模拟教学的场地或者场地有限,而利用任何现有场地都可能需要额外的通勤时间。将整个模拟教学的时间集中到 1 天会有助于解决通勤的问题。不过时间集中会因为学生太多而导致可用模型数量不足,此时还需要设置多个站点让学生轮换进行学习。例如,学生可以先在低仿真模型上练习,然后轮换到高仿真模型室进行全面的患者诊疗过程的模拟学习。如果有模拟设备但没有专门的模拟中心,那么模拟可以在医院进行。当在医院进行模拟教学时,应准备额外的设备和耗材,以最大限度地降低医院的成本。在医院进行模拟教学时要特别注意安全性,确保模拟教学不会干扰患者的正常诊治过程,用于模拟教学的药物和设备不会误用于患者诊疗。这需要课程导师和医院管理者之间提前进行沟通、协调以获取必要的支持,确保安全和高效的原位模拟。

与监管机构衔接

模拟可以在急诊医学中作为一种有价值的机制，帮助医疗机构和医护人员达到特定的监管标准。LCME 是医学院的认证机构，如前所述，其要求医学院做到"不论医学生在哪个医学院接受教育，都要保证他们的学习过程是相似的，以确保医学生达到相同的学习目标（标准 8.7）"[1]。其另一标准（标准 6.2）指出，"医学院制定学习目标，应明确医学生需要学习的疾病类型、需要掌握的临床技能和预期的应对能力，并为学习提供适当的临床学习环境"。一旦课程明确了要学习的疾病或临床问题，学生就需要接触相关类型的患者或学习相应的技能。由于真实临床病例的病情不断变化，学生可能无法在临床实习中看到所有类型的患者和学习所有的临床操作。而模拟教学可为他们提供相应的临床实践机会，帮助医学院满足这些监管标准。例如，学生可能没有机会在临床实践中接触到主动脉夹层患者，但可以通过模拟案例完成学习。同样的方法也适用于气管插管等临床操作。

标准 8.6 还要求对临床学习的完成情况进行监督，"医学院应建立一个集中的监督系统，监督并确保所有医学生能完成医学教学项目中所需的临床学习任务，并纠正发现的缺漏"。模拟课程再次提供了一种标准化的方法，确保所有学生都能学习到教学计划所要求的疾病类型。

模拟教学，尤其是在使用标准化病人（SP）时，还可用于教授和评估沟通技巧。关于沟通技巧的标准（标准 7.8）指出，"医学院应确保医学课程包括沟通技巧方面的具体指导，因为它涉及与患者及其家人、同事和其他医务人员的沟通"。标准化病人提供了一个独一无二的方式来教授沟通技巧。标准化病人除了通常扮演的病人角色之外，他们还可以扮演病人家属、上级医生、护士或任何其他医务人员的角色。

示例案例（参见附录 1，第 15 章补充案例场景）

参考文献

1. Liaison Committee on Medical Education. Accreditation standards. Available at http://www.lcme.org/. Accessed 20 Dec 2017.
2. Passiment M, Sacks H, Huang G. Medical simulation in medical education: result of an AAMC survey: September 2011. Washington, D.C.: Association of American Medical Colleges; 2011. p. 42.
3. Khandelwal S, et al. State of undergraduate education in emergency medicine: a national survey of clerkship directors. Acad Emerg Med. 2014;21(1):92–5.
4. Heitz C, et al. Simulation in medical student education: survey of clerkship directors in emergency medicine. West J Emerg Med. 2011;12(4):455–60.
5. Takayesu JK, et al. How do clinical clerkship students experience simulator-based teaching? A qualitative analysis. Simul Healthc. 2006;1(4):215–9.
6. Nguyen HB, et al. An educational course including medical simulation for early goal-directed therapy and the severe sepsis resuscitation bundle: an evaluation for medical student training. Resuscitation. 2009;80(6):674–9.
7. McCoy CE, et al. Prospective randomized crossover study of simulation vs. didactics for teaching medical students the assessment and management of critically ill patients. J Emerg Med. 2011;40(4):448–55.
8. Ten Eyck RP, et al. Improved fourth-year medical student clinical decision-making performance as a resuscitation team leader after a simulation-based curriculum. Simul Healthc. 2010;5(3):139–45.
9. Ten Eyck RP, Tews M, Ballester JM. Improved medical student satisfaction and test performance with a simulation-based emergency medicine curriculum: a randomized controlled trial. Ann Emerg Med. 2009;54(5):684–91.
10. Steadman RH, et al. Simulation-based training is superior to problem-based learning for the acquisition of critical assessment and management skills. Crit Care Med. 2006;34(1):151–7.
11. Franc-Law JM, et al. The effectiveness of training with an emergency department simulator on medical student performance in a simulated disaster. CJEM. 2010;12(1):27–32.
12. Gordon JA, et al. A randomized controlled trial of simulation-based teaching versus traditional instruction in medicine: a pilot study among clinical medical students. Adv Health Sci Educ Theory Pract. 2006;11(1):33–9.
13. Schwartz LR, et al. A randomized comparison trial of case-based learning versus human patient simulation in medical student education. Acad Emerg Med. 2007;14(2):130–7.
14. Cook DA. How much evidence does it take? A cumulative meta-analysis of outcomes of simulation-based education. Med Educ. 2014;48:750–60.
15. Manthey DE, Ander DA, Gordon DC, Morrissey T, Sherman SC, Smith MD, Rimple D, Thibodeau LG. Emergency medicine clerkship curriculum: an update and revision. Acad Emerg Med. 2010;17(6):638–43.
16. Tews MC, et al. Developing a third-year emergency medicine medical student curriculum: a syllabus of content. Acad Emerg Med. 2011;18(Suppl 2):S36–40.
17. Tews MC, et al. Implementing a third-year emergency medicine medical student curriculum. J Emerg Med. 2015;48(6):732–743 e8.
18. Lamba S, et al. Structured communication: teaching delivery of difficult news with simulated resuscitations in an emergency medicine clerkship. West J Emerg Med. 2015;16(2):344–52.
19. Sperling JD, Clark S, Kang Y. Teaching medical students a clinical approach to altered mental status: simulation enhances traditional curriculum. Med Educ Online. 2013;18:1–8.
20. Motola I, et al. Simulation in healthcare education: a best evidence practical guide. AMEE Guide No. 82. Med Teach. 2013;35(10):e1511–30.
21. O'Regan S, Molloy E, Watterson L, Nestel D. Observer roles that optimize learning in healthcare simulation education: a systematic review. Adv Simul. 2016;1(4):1–10.
22. Alessi SM. Fidelity in the design of instructional simulations. J Comput Based Instr. 1988;15(2):40–7.
23. Norman G, Dore K, Grierson L. The minimal relationship between simulation fidelity and transfer of learning. Med Educ. 2012;46(7):636–47.

毕业后医学教育中的模拟教学

第16章

Charles N. Pozner and Andrew Eyre

翻译：杨建中　陈志桥

简介

急诊医学是一门复杂且具有挑战性的专业。急诊医生不仅需要对每个急症患者做出判断，努力稳定和治疗病情，还需要对快速到达的大量患者进行合理化的分诊管理。在急诊医学培训项目中，住院医师必须具备多项技能，包括操作技能、团队合作、沟通技巧、医学知识的掌握和多任务处理等。随着医学模拟已逐渐成为一种受欢迎的、令人兴奋的、有效且有价值的教育工具，这些特点也使得它能满足急诊医学住院医师的培训要求[1-2]。

1999 年，毕业后医学教育认证委员会（Accreditation Council for Graduate Medical Education，ACGME）建立了"成果评估项目"，并将患者照护、医学知识、专业素养、基于系统的实践、基于实践的学习、人际关系和沟通技能确定为所有毕业后医学教育培训项目的 6 种"核心胜任力"[1, 3]。该项目的执行，开启了一个多步骤、长周期的毕业后医学教育的再审视和改进过程，以确保它符合论证标准。这一项目的主要目标是"加速教育结果导向的 ACGME 认证"[4]。这个重组后的体系被称为"下一代认证体系"（Next Accreditation System，NAS），并于 2013 年在急诊医学培训项目中开始实施，它是由 ACGME 和美国急诊医学委员会联合创建的，被称为急诊医学发展的里程碑项目。该项目提供了一种方法，可评估受训学员在急诊医学培训中所掌握的专业核心技能和不断完善的状况。此外，它也是受训学员的一个评估系统，通过对 6 个核心胜任力的 23 个重要阶段（每 1 个阶段被称为 1 个"里程碑"）进行分类评估，使得 ACGME 和执行该项目培养出的医生一定是训练有素的。该里程碑项目确认并建议把模拟作为评估多种培训的里程碑的有效方法[5]。因此，模拟教学

在住院医师的教育和评估中发挥的作用也变得越来越重要[1-2, 6]。

随着模拟教学在急诊医学培训和继续教育中的重要性不断增加，它也获得了国内外急诊医学领域各种组织的认可。2009 年，美国急诊医学学术委员会（Society of Academic Emergency Medicine，SAEM）成立了模拟医学学院。同样，美国急诊医师学会（American College of Emergency Physicians，ACEP）教育委员会也建立了一个模拟医学小组委员会[2]。现今，SAEM 和 ACEP 的全国性会议都涵盖了模拟医学相关的学术活动。2009 年，SAEM 模拟医学学院和急诊医学临床指导教师协会（Clerkship Directors in Emergency Medicine，CDEM）、急诊医学住院医师主任委员会（Council of Emergency Medicine Residency Directors，CORD）还建立了一个公共使用的图书馆，包括了医学考试中的面试部分和模拟案例[2]。在这些急诊医学组织、委员会和会议的共同推动下，模拟医学在住院医师培训中的重要地位终于得到确立。

与所有专业一样，急诊医学培训项目在提供全面、高质量的住院医师培训教育的同时，也面临着许多挑战。过去，美国住院医师培训制度对住院医师的工作时长只是有一定的限制。与那个时候相比，现在他们的工作时长更短、治疗的病例数也更少，因此实际上完成的医疗操作也更少，尤其是在非本专业轮转时。同样，由于医疗模式的发展导致患者的安全更加受到关注，因此，"看一个，做一个，教一个"的在实际患者身上进行学习训练的模式越来越难以被人接受[7]。甚至是新手直接参与手术或抢救，导致患者的安全没有保障，故这种摸索着学习和简单的"边学边干"的学习模式逐渐被摒弃[8-9]。此外，技术的发展和医学实践理念的改变（即强调

尽量减少侵入性手术的理念）对急诊医学实践产生了巨大影响，使得侵入性操作和手术的机会有所减少。例如，可视喉镜的广泛使用降低了气管插管失败率，从而减少了环甲膜穿刺术的需求和操作次数。诊断性腹腔灌洗大多被床旁超声（FAST）检查所取代。由于床旁超声的发展，心包穿刺术这种过去既用于诊断又用于治疗的技术的使用频率也大大降低。当这类操作和手术已经变得不那么普遍时，住院医师在培训期间获得的机会也相应减少，但住院医师培训制度须确保他们的学员能够掌握急诊医学要求的所有核心操作，包括技术的和非技术的。在这种两难的情况下，模拟为这些操作的培训提供了很好的解决方案[8-9]。

模拟教学可以让学员在不接触患者的情况下开展学习和实践，同时避免了不良事件的发生[8-9]。这样，在模拟学习的过程中，住院医师可以犯错误，在专业上得到成长的同时，并不危及患者的安全。同样地，在这样一个总的工作时间和患者接触时间都减少的时代，模拟教学可以确保受训人员接触和掌握各种类型的疾病，并可以学习到出现频率极低但对患者有重大影响的操作技术。我们无法控制在急诊科值班期间，哪些类型的患者将会出现；但我们可以建立各种不同类型的模拟场景，让受训者有机会面对各种情况，帮助他们获得多样化的经验，从而提高处置各种急诊场景的能力。模拟拥有多种多样灵活的教育方法，包括单项技能训练模型、大型团体场景案例、个性化辅导课程、住院医师评估、在线学习模块和标准化病人应用等，能够从认知、心理、行为多方面达成教学目标。

作为医院的"窗口"服务单元，急诊科和急诊医务工作者常常是处置各种新发意外或威胁的第一道关口。因此，诸如大规模伤亡处置或传染病隔离等模拟应急演练，会有助于应对地方性或全球危机突发事件的不断出现。同样地，模拟教学还可以用于补救或解决个人、团体或机构在培训中心碰到的个性化问题。由于模拟教学具备灵活性、易于接受和有效性的特点，因此几乎所有的急诊医学培训项目都在不同程度地使用它，而且随着技术的不断进步、新的教学方式的引入和模拟教学熟悉程度的增加，它也将会越来越多地应用于各种培训项目。

最佳实践和成功项目

作为一种成熟的教学方式，模拟教育在急诊医学培训项目中新的/创造性的应用不断涌现。过去，许多住院医师培训项目并不怎么使用模拟教学，如今因其灵活性并能为学员提供海量学习机会以及成长经验，而被广泛接受。本节将重点介绍急诊医学住院医师培训项目中一些成功的模拟教学应用案例。

新墨西哥大学的 3 年制课程[10]

为了满足为期 3 年的急诊医学住院医师培训的需要，新墨西哥大学的 Steven McLaughlin 等开发了一个综合性的、以案例为基础的模拟课程，强调逐步增加的复杂性和学习者的责任（McLaughlin[10]）。在模拟项目开始时，住院实习医师将会接受简单的课程介绍并明确学习目标。接着，实习医师在第 1 年必须完成 5 个模拟病例的学习，每个病例都围绕着一个突出急诊医学的核心主题展开，如急性心肌梗死、过敏反应和气道管理。同样，学生在第 2 年仍需完成 5 个案例，只是它们在临床上显得更为复杂，并开始增加多种社会、伦理的要素和基于医疗系统的问题，如设备故障、患者拒绝诊疗和出现医疗错误等。第 3 年的课程，病例将变得更为困难和极具挑战性，学习者还要处理诸如多患者场景、意外的手术并发症和某些管理问题等。此外，三年级的住院医师还会被安排去协助教师、低年级学员共同处理案例，以打磨自己的教学、监督和复盘总结的能力。

哈佛大学的 4 年整合课程[11]

2004 年，布莱根妇女医院 / 马萨诸塞州总医院哈佛急诊医学住院医师培训项目启动了一个为期 4 年的课程，将基于模拟的学习模块完全与教学计划相整合。住院医师课程被划分为几个核心模块，每个模块的学习在 2 年内完成；因此，住院医师在 4 年的培训计划中，有 2 次机会接触整个课程。课程确定了每个模块的学习目标，并相应匹配了最佳的教育策略，如单项技能训练、互动小组讨论、基于计算机的模拟或基于场景的案例。这个模拟课程通常需要 3 ～ 4 小时，取代了许多讲座式的教学课程，一般每隔一周举行一次，住院医师们会轮流参加 3 ～ 4 个这样的模拟课程站点。课程的组别可以按年级划分，高年级住院医师也可按照技能差异度划分。对高年级住院医师而言，每个教学场景围绕 2 个模拟案例展开，辅以程序化的活动或其他小组活动。这些情景案例的设计不仅能让学员讨论和复习特定病例的管理，还能让积极参与的、"善教的"学生来主动讲解相关的新内容。每个模拟课程都是由一名课程导师在模拟中心课程专家的指导下设计完成的，同时也会招募更多教师作为各站点的候补力量。虽然本课程需要教师和模拟中心付出非常多的时间和精力，但该模式对学习者来说益处良多。除了采用生动且引人入胜的案例学习取代枯燥的传统讲座外，这种整合的模拟课程还能促进住院医师在培训中接触到基于沟通、有效组织、医疗系统的实践和领导力的相关知识，并得到反复训练。

住院医师训练营

随着模拟课程应用的增加，为了进一步提高训练流程的效率，在住院医师开始培训或担任新的职责时，许多专业开发并实施了一种集中的学习课程，也称"强化训练营"。许多急诊医学培训中的 GME 项目都采用了这种方法，如在布莱根妇女医院 / 马萨诸塞州总医院引入的哈佛急诊医学住院医师项目就为即将到来的实习生启动了一个"强化训练营"[12]。这个强化训练营为期 2 天，该项目要求与教师密切合作，强化实习生的培训，让他们具备掌握急诊核心技能操作的能力，包括气管插管、腰椎穿刺、中心静脉置管、胸腔引流、动脉置管、腹腔穿刺和外周静脉通路的建立。此外，还要求他们在实习期间定期返回模拟中心，反复练习这些操作。这些课程不仅使学习者温故而知新，还能够让他们分享实际的临床经验并提出问题。虽然大多数传统的"强化训练营"都是短期独立进行，但这种特殊的项目为学习者提供了一种完整的学习体验，从课程前的阅读和复习开始，到成立一个核心技能操作的工作坊，之后则是定期的练习课程。

多任务模拟教学

急诊医生通常需要同时处理多个患者，包括危重症或外伤患者。这就需要急诊医生掌握一些与众不同的专业技能，如同时处理多位患者、确定分诊的优先级、合理分配任务和资源等。传统的单个患者模拟场景虽然能支持临床和团队合作技能的学习，但通常不能用来培训学生在接诊多名同时就诊的患者所需的技能。许多住院医师项目已经着手开发涉及多名患者的情境，来自布朗医学院的 Leo Kobayashi 等提供了他们的"多任务模拟场景"描述和指南[13]。尽管设计和建立多名患者同时就诊的场景需要较多的资源，且比传统的单个患者场景更复杂，但它们为学习者提供了一个更真实的临床再现性，且能帮助教师关注多任务目标的执行情况。

高级学员模拟课程

鉴于他们的许多毕业生将进入学术界，哈佛急诊医学住院医师项目还要求第 4 年住院医师担任"承担教学任务的高级学员"。在这个为期 4 周的任务期间，他们除了完成规定的教育科目外，还需要额外指导急诊科的初级住院医师、协助他们完成临床操作，并个性化指导某些病例的诊疗。作为这个项目的一部分，每个住院医师都由一名导师指导，负责设计和组织一次为轮转医学生和医生助理学员提供的模拟课程[1]。高年级住院医师通过这个课程接触到模拟教学的"另一面"，具体来说，他们会学习到如何评估每个学员掌握知识的差异性，并制定特定目标，设计和编写一个模拟案例，与模拟专家一起操作高仿真模型，以及主持复盘会议等。在指定的导师和课程专家的帮助下，住院医师将在模拟课程结束时获得实时反馈，该计划能培养高年级住院医师掌握设计和构建一个成功的模拟课程所需的必要技能。

大规模伤亡事件

随着世界自然灾害和人为灾害的增加，急诊医学住院医师越来越有必要接受应对和处置大规模或多重伤亡事故的医学培训。急诊医生应能制定可行的计划，执行有效的分诊，优化整合的资源，并保持清晰和有效的沟通，以便在紧急情况下提供安全和有效的反应。鉴于在培训期间，住院医师都不太可能实际参与大规模伤亡抢救事件，显然，医学模拟能弥补这一缺憾。哈佛急诊医学住院医师项目采用模拟教学的方法，在灾难和大规模伤亡事件模块中引入了一些相关的主题，例如，需要训练住院医师穿脱不同级别的个人防护装备；训练他们使用现有设备对一名模拟病人进行消洗；另一个新的模块会要求住院医师完成快速分诊大量患者的任务，这种能力在大规模事件中是必须具备的，这些模拟病人包括演员和模型，从未受伤的旁观者到病情危重的儿童，他们表现出各种各样的主诉和伤情。这个训练会指导学习者在资源不足、不能以标准方式提供医疗诊治的情况下做出应有的决策。

发病和死亡讨论会

发病和死亡讨论会（morbidity and mortality conference，M&M 会议）是一种病例讨论会，旨在分析医疗差错和回顾患者意外事件，侧重于改进医疗质量和持续教育。传统上，为了使 M&M 会议更具有互动性和吸引力，通常由一名住院医师准备案例，并向教师和其他住院医师汇报，然后进行讨论。美国西北大学急诊医学部的研究证明，将模拟教学纳入这种历史悠久的传统案例讨论会是可行的[14]。在这种新的案例汇报会上，住院医师不再是简单地口头汇报病史、体格检查、生命体征和相关实验室检查，而是尝试使用真实的患者数据重现病例，并试图重现病例涉及的多角色之间的互动和交流情况，然后将这个案例制作成视频形式并展现给其他住院医师和教师，讨论关键节点，邀请大家参与讨论，通过观众的反馈来评价住院医师在一些临床核心胜任力上的表现。该项目对参与研究的住院医师进行了全面的调查，发现"升级版"的 M&M 会议普遍受到欢迎，并能使多方获益。虽然模拟教学并不适用于所有的教学课程，但它和其他互动策略可以一起提升传统被动学习方式的教育内涵，它的多功能性和适用性使其在不同教育环境中都具有很大的潜力。

住院医师评估

模拟教学是一种非常有价值的工具，同时它也是一种很好的评估方法。它能够以标准化和可重复的方式评估学习者，而这一点在实际的临床环境中往往是不可能的。除了操作技能外，模拟还可以用于评估一些 ACGME 的核心胜任力，如沟通技能、医学知识掌握程度和医疗决策能力。一些培训项目采用模拟教学来评估决策能力和精神运动技能，并作为评判医务人员晋升的先决条件。如果使用评估工具，如核查表、观察者评分量表和其他指标等做这一类评判，你会发现它们出乎意料地难以使用，因此必须事先进行严格的审查验证。正如 Bond 所指出的那样，虽然这种评估可能非常有益，但是如果用

于资格认证或晋升，其设计和实施必须极其谨慎[6]。

挑战和解决方案

挑战

与实施任何新方法一样，住院医师培训项目面临着与模拟教学相关的各种挑战，最显著的是是否拥有合适的模拟技术。模拟通常被认为是一种技术，但实际上它是一种教育策略。尽管投入一些资金是必要的，但这也造成了一个普遍的误解，即为了成功地运用模拟教育，人们对该技术进行了过度的投资。事实上，这项技术本身远不如开发课程的人和教授课程的导师重要。下面介绍将模拟整合到住院医师项目中的一些常见问题和可能的解决方案。

接受度

成功实施模拟教学通常需要自上而下的方法。因为成功引进模拟教学需要一些资金、空间，以及教师时间和精力的投入，所以必须获得管理层的支持。由于模拟教学广泛的成功应用，这些因素的限制已经变得越来越小。然而，在制定一个可持续的方案时，医院和（或）部门领导的承诺保障至关重要，领导层需要认识到在模拟方面增加资源（包括教职员工）的投入，可以放大它带来的教育收益。所以，在与管理层接触时，项目负责人首先应非常清楚执行该项目的必要性。在模拟医学领域，尽管制定一个全面性的发展战略是应该的，但是由于管理层一般还没有足够的知识、技能储备来理解这种策略，因此，我们要避免在项目早期将这种全面的战略计划一次性呈现出来。笔者建议先选一个容易被管理者、教师和住院医师接受和理解的项目开始试行，且这个项目应该预计能够顺利完成，并能展示显而易见的价值。然后利用这一项目的成功，促使人们乐于接受更多的项目。

花费

如果您的机构中已经有一个模拟设施，那么将模拟培训纳入住院医师培训计划的边际成本是可以负担的。如果您的机构没有模拟可用的资源，您必须考虑开发自己的资源或使用当地的校外资源，这时候则必须考虑每种选项所需要的成本。如果使用

本地资源，则需要考虑包括模拟设备、场地、支持设备和工作人员等在内的成本。如果使用校外资源，则需要考虑使用设施的费用以及运输物流所需的额外时间和费用。当然，还可以考虑运用现场模拟的方式，这就必须考虑到模型、一次性设备和临床场地的使用成本。无论哪种选择，我们都必须考虑课程建设和师资培训的成本，以及教职员工为每个课程准备和授课所需的时间。

时间

讲座一直是急诊医学课程的传统教育策略。虽然也非常有效（一个教师可以给 5 ～ 5000 名参与者授课，具体取决于礼堂的大小和其音频设备的质量），但与这种被动学习的大型讲授式教学相比较，模拟教学更有可能使学习者在主动参与的小组学习中受益。然而，模拟教学带来的增强的收益必须与它所消耗的额外师资以及实施时间之间取得平衡。准备一个全新的模拟课程应该与准备一个讲座消耗的时间类似。然而，如果没有非教职员工预设模拟器以及做好准备工作（并清理模拟场地），完成模拟课程所需的时间可能远比讲座长。因此，保障模拟培训计划的成功实施通常需要适当的支持人员来完成这些辅助工作。

我们还必须考虑实施一个模拟教学项目所需的教师数量（以及耗费的时间）。与基于讲座的教学形式相比，实施模拟课程通常需要更多的教师。例如，如果针对 30 ～ 40 名住院医师完成一个 3 小时的讲座课程，那么只需要教师花 3 小时来讲授即可。如果课程采用模拟培训的方式来呈现，那就通常首先会把住院医师分成 4 组，每组 8 ～ 10 人，每组住院医师在各模拟站点之间按顺序轮换，这就需要增加 3 名教师，每名教师 3 小时，总时间从 3 小时增加到 12 小时。故在考虑应用模拟教育的方法时，我们必须考虑到这一点，这不是一件很简单的事情。因此笔者认为，虽然以讲座为基础的教育方式是一个高效率的方法；但模拟教学采用小组、基于成年人学习的模式带来的收益，足以弥补额外消耗的成本。

课程开发

就像任何获得成功的课程一样，为获取最大的收益，设计一个模拟课程通常需要通盘考虑。许多人认为，设计模拟课程最多就是开发一个模仿实际临床情境的场景。当然，在某些情况下，可能确实如此。然而，考虑到学习者的构成混杂，他们的知识差距不一样，这就需要专门制定特定的教育目标，以缩小这些差距。这一点是模拟课程开发中极其重要的一步，但却常常被忽视和低估。一旦确定了教学目标，就可以围绕着这个目标设计场景以满足学习者的需求。这些准备非常充分的工作可以保障学习者在参加模拟课程时获得预期的指导。临床医生通常接受的培训并不涉及完成这些准备工作所需要的技能，它们只能在具有模拟教育课程开发背景的专家的指导和支持下完成。同时为了将模拟教学的优势最大化，也必须对课程和教师进行评估。

教师发展

对师资的培训是否成功往往是项目执行成败的分水岭。模拟教学和讲座式教学有几个不同的特点。虽然与床旁互动教学有类似的地方，但更需考虑模拟教学具有的不同特点。在讲座中，讲师单方面推动信息的传递；在进行小组模拟教学时，信息的流动是多向的，有时甚至能将讨论引向教师都未曾预料到的领域。在这样的情况下，教师需要承认自己依然对专业知识有欠缺，这可能会让临床医生感到不安。通常这样的问题可以通过对课程的精心设计来弥补，就是运用基于目标的模式来开发课程，将教学目标与课程紧密结合，以实现在模拟情境的过程中，让学习者在可预测的节点碰到可以掌控的问题。虽然大多数急诊医生会学习并掌握精神运动技能以及相关知识的课程，但是，那些最适合通过模拟教学来传授的非技术性技能，却常常不在经典的医学专业技能讲授范围内。因此在大多数情况下，需要对刚接触模拟的教职员工进行相应的培训和指导，以帮助他们完成课程开发和课程讲授相关的工作，这一点常常被忽视，但它对于成功实施课程来说恰恰是非常重要的。

课程示例

模拟课程设计必须满足项目本身、学习者和（或）教师的特定需求，并有时间、设备和资源的保障，这样才能顺利完成。虽然课程的设计和实施方式多种多样，但以下这个肺部疾病的示例课程描述了如何设计一个住院医师需要完成的 3 小时的模拟课程（见"附录 1，第 16 章补充案例场景"）。在这个课程中，住院医师被分为 4 组，每组内的经验水平都不大一样；课程进行期间，各个小组将在不同的站点之间轮换（表 16.1）。

技能站 1：胸腔穿刺和引流管置入

教学目标：在本站点结束时，受训者应能够达到以下标准：

- 了解并口头陈述胸腔穿刺引流的适应证
- 识别胸管和猪尾引流管的标志
- 掌握胸腔穿刺置管引流术

课程描述：受训者首先参加 1 节简短的讲座（不到 10 分钟），讨论胸腔穿刺置管的适应证、怎样选择胸腔引流管类型和大小，明确相关的解剖标志，以及掌握穿刺步骤。然后，受训者在教师的监督和指导下，使用单项技能训练模型或高仿真模型完成胸腔穿刺置管引流的练习。

技能站 2：肺部超声检查

教学目标：在本站点结束时，受训者应能够：

- 掌握肺超声检查的基本操作技术
- 识别肺超声检查中常见的异常表现
- 了解并陈述胸腔穿刺术的适应证
- 掌握超声引导下的胸腔穿刺技术

课程描述：受训者首先参加一个简短的讲座（约 20 分钟），讨论肺超声检查技术、肺超声检查的常见标志表现（包括肺滑动、肺点、胸腔积液、A 线和 B 线）、胸腔穿刺术的指征，以及如何使用超声引导完

成胸腔穿刺术。然后，受训者在教员的监督和指导下，使用单项技能训练模型或高仿真模型完成该技术的训练，并得到实时反馈。

技能站 3：呼吸机管理

教学目的：在本站点结束时，受训者应能够：

- 熟悉呼吸机常见参数的设置和调校
- 掌握呼吸机相关并发症
- 识别并解决各种呼吸机警报

课程描述：受训者首先完成呼吸机知识的简要复习和概述，包括在哪里读取特定的数据、在哪里查看设置以及如何调整设置。然后，受训者将面对一个简易的病人场景，按指令解决呼吸机的 1 个报警问题，并适当地调整呼吸机参数。最后，会给受训者提供一套呼吸机参数记录，要求其将这些参数变化与特定病情的病理生理变化进行关联分析。

融入现有课程体系

模拟教学是一种有价值的、灵活的且越来越受欢迎的医学教育工具，是有力的床旁教育的辅助手段。但它并不是床旁教育的替代品。考虑到这个因素，设计模拟课程或将模拟教学融入现有课程体系中时，必须首先检视现有的教育方法，对模拟的需求进行评估，以确定应该将模拟教学与哪些部分进行整合。虽然模拟可以满足的教育需求非常丰富，但也有一些教学内容并不适合采用模拟教学的模式。

课程设计者应首先决定哪些内容更适合使用模拟教学、哪些内容可能更适合使用其他教育方式

表 16.1　课程大纲示例

时间（分钟）	站点名称	说明	学习者	教师
20	模拟案例 1	肺栓塞导致 COPD 加重	第一组（对半分组，一组最多 5 名住院医师）	1
20	模拟案例 2	肺炎导致 ARDS	第一组（对半分组，一组最多 5 名住院医师）	1
40	技能站 1：胸腔穿刺术和引流管插入	胸腔穿刺和引流管的放置与单项技能训练	第二组（最多 10 名住院医师）	1
40	技能站 2：呼吸机管理	练习呼吸机管理和报警时的故障排除	第三组（最多 10 名住院医师）	1
40	技能站 3：肺部超声	肺部超声的教学与实践	第四组（最多 10 名住院医师）	1
10	总结评估	完成基于计算机的评价	所有住院医师	1

（例如讲座、讨论、自主学习等）[11]。正如 Bloom 分类法所述[15]，讲座是传播知识的有效工具，但模拟教学在知识的应用和更高层次的思维上有独到的优势。此外，对模拟课程所需的时间资源有深入的了解也非常重要。这些因素从宏观上有助于制定课程必需的总体类型，例如，如果您无法获得足够质量和数量的单项技能训练模型，那么构建基于模拟的课程就没有意义了；或者，反过来说，如果获得高仿真模型、单项技能训练模型、超声设备和标准化病人等易如反掌，那么模拟课程的设计也就非常可行。同样地，如果一个住院医师每年只能完成几小时的模拟教学，而不是每周都有的课程，那么项目和课程设计的结局将会有很大的不同。

　　模拟课程设计还有另一个重要影响因素，就是需要足够的教师参与，有效地实施模拟课程需要教师进行周详的计划和准备，以及十分专注和全身心的投入。以操作培训为例，学习者需要接受密切的监督和指导，在理想情况下，教师与学习者的比例越大越好。对于模拟场景，很多学习的成效取决于复盘和讨论质量的高低。因此，需要各种策略来鼓励教师参与这项工作，同时提供必要的工具或平台，以顺利实施这个对很多人来说仍然陌生的教育模式。

　　随着模拟教学的不断普及，可以利用的资源会变得越来越多，也会有更多的模型可以参考。有的课程适合用模拟教学来完成，而有的课程只需要偶尔使用模拟。如果您希望在课程中纳入模拟教学或加强其应用，谨慎的做法是预先调查其他机构是如何运用模拟教学这个工具的，以作参考。最后，模拟教学课程的成败和细节至少部分受制于教育本身的需求、可及的资源、赞助机构的承诺等。

参考文献

1. McLaughlin S, Fitch MT, Goyal DG, Hayden E, Kauh CY, Laack TA, et al. Simulation in graduate medical education 2008: a review for emergency medicine. Acad Emerg Med [Internet]. 2008;15(11):1117–29. https://doi.org/10.1111/j.1553-2712.2008.00188.x.

2. McLaughlin S, Clarke S, Menon S, Noeller T, Okuda Y, Smith M, et al. Simulation in emergency medicine. In: Levine A, DeMaria Jr S, Schwartz A, Sim A, editors. The comprehensive textbook of healthcare simulation SE – 20 [Internet]. New York: Springer; 2013. p. 315–28. https://doi.org/10.1007/978-1-4614-5993-4_20.

3. Kavic MS. Competency and the six core competencies. JSLS. 2002;6(2):95–7.

4. Nasca T, Philibert I, Brigham T, Flynn T. Special report the next GME accreditation system—rationale and benefits. N Engl J Med. 2013;366(11):1051–6.

5. Beeson M. ACGME_ABEM emergency medicine milestones. The Accreditation Council for Graduate Medical Education and The American Board of Emergency Medicine Milestone Project. 2013. Available https://www.abem.org/PUBLIC/_Rainbow/Documents/EMMilestonesMeeting4_Final1092012.pdf. Accessed Apr 27, 2013 [Internet]. Available from: https://www.acgme.org/.../Milestones/EmergencyMedicineMilestones.pdf.

6. Bond WF, Spillane L. The use of simulation for emergency medicine resident assessment. Acad Emerg Med [Internet]. 2002;9(11):1295–9. Available from: http://www.ncbi.nlm.nih.gov/pubmed/12414484.

7. Tichansky D, Morton J, Jones D, editors. The SAGES manual of quality, outcomes and patient safety. New York: Springer-Verlag; 2012. Preface (V).

8. Small SD. Thoughts on patient safety education and the role of simulation. Virtual Mentor United States. 2004;6:3.

9. Ziv A, Wolpe PR, Small SD, Glick S. Simulation-based medical education: an ethical imperative. Simul Healthc [Internet]. 2006;1(4):252. Available from: http://journals.lww.com/simulationinhealthcare/Fulltext/2006/00140/Simulation_Based_Medical_Education__An_Ethical.10.aspx.

10. McLaughlin SA, Doezema D, Sklar DP. Human simulation in emergency medicine training: a model curriculum. Acad Emerg Med. 2002;9(11):1310–8.

11. Binstadt ES, Walls RM, White BA, Nadel ES, Takayesu JK, Barker TD, et al. A comprehensive medical simulation education curriculum for emergency medicine residents. Ann Emerg Med [Internet]. 2007;49(4):495–504.e11. Available from: http://linkinghub.elsevier.com/retrieve/pii/S0196064406021433.

12. Eicken J, Eyre A, Thompsen T, Huanchuari N, Pallin D, Meguderdician D. Procedure learning bundle: an innovative procedure curriculum to enhance competency of Emergency Medicine Residents. Poster Presentation at the Council of Residency Directors in Emergency Medicine (CORD) Annual Meeting. New Orleans; 2014.

13. Kobayashi L, Shapiro MJ, Gutman DC, Jay G. Multiple encounter simulation for high-acuity. Acad Emerg Med. 2007;14(12):1141–8.

14. Vozenilek J, Wang E, Kharasch M, Anderson B, Kalaria A. Simulation-based morbidity and mortality traditional case-based presentations. Acad Emerg Med. 2006;13(1):48–53.

15. Krathwohl DRA. Revision of bloom's taxonomy: an overview. Theory Pract [Internet]. Routledge. 2002;41(4):212–8. https://doi.org/10.1207/s15430421tip4104_2.

第17章 模拟在急诊护理持续职业发展中的应用

Jared Kutzin，Krista Kipper，and Wendy Dahl

翻译：陈志桥　金晓晴

模拟最早在护理领域中的运用可以追溯到 1910 年，当时，Hartford 医院护理培训学校的兰黛·萨瑟兰校长要求当地的玩偶制造商——蔡斯夫人制作一个可供受训者练习基本护理技能的人体模型[1]。萨瑟兰对他们一直使用的"假人"感到不满意，她想要一个更真实、更耐用并且可供护理专业学生来训练床旁护理技能的"人体模型"[1]。护理培训应用模拟教学已有 50 多年的历史，目前医学模拟的形式可以追溯到斯蒂芬·亚伯拉罕森博士时期。1967 年，亚伯拉罕森与南加州大学（USC）的同事一起创建了第一个计算机控制的模拟病人，取名为"Sim One"[2]。随着计算机技术的进步，开始可以对生理参数进行编程，模拟人也变得越来越复杂[2]。虽然当时作为历史上的第一个应用程序只是间接与急诊护理的需求相关，但在医疗服务领域中使用模拟培训的历史悠久。

鉴于急诊护士必须掌握的知识和技能的特点，急诊护理中的模拟教学是一种自然而然的选择。然而，确定模拟教学首次专门用于急诊护理培训的时间点却十分困难。文献综述并没有清楚地明确急诊护士首次使用模拟的时间点，原因之一可能是急诊科的跨学科性质，以及急诊护士会参与各种模拟培训，从基本技能培训到灾难应对模拟训练，这些模拟训练基本上是由联合委员会、州卫生部门或其他监管机构所要求的。关于急诊护理模拟教学的最早报告之一来自 1999 年急诊护理学会科学大会上展示的一张海报。这张由帕特里夏·莫顿展示的题为"急诊护理教学患者模拟实验室的开发和运行"的海报，概述了通过模拟实验室进行急诊护理教学的 4 项建议[3]，分别是：

1. 为护士提供模拟培训作为教学方法
2. 在医疗机构和护理院校之间建立合作关系，以共享模拟实验室的学习资源
3. 增加使用模拟教学作为考核护理能力的方法
4. 进行研究以评估模拟教学法的收益

如今，急诊护士可能参与的最常见的模拟课程是美国心脏协会（AHA）的基本生命支持（BLS）、高级心脏生命支持（ACLS）和儿科生命支持（PALS）课程。BLS 课程侧重于高质量的心肺复苏（CPR），是基于彼得·萨法尔博士 20 世纪 60 年代在复苏方面的研究而开发出来的[4]。1958 年，萨法尔博士和比约恩·林德博士找到莱尔达尔公司，想要开发一种可以用于模拟练习人工呼吸和复苏技能的工具。这次会议之后，复苏安妮（Resusci-Anne）人体模型被开发出来[5]。由于每 2 年就要使用它对护士进行一次心肺复苏培训，所以大家对这个模拟人非常熟悉。

尽管 Resusci-Anne 人体模型可能是最常用的模型，但对于急诊科护士来说，它只是模拟教学的开端。其他模拟形式包括单项技能训练模型（如用于静脉穿刺训练的上肢模型、尿道置管模型）、高科技人体模型、标准化病人、基于计算机的模型和虚拟现实模型。这些模式中的任意一种都可以用于急诊护士以训练并提高其专业知识和技能水平。

除了使用模拟教学的 AHA 课程外，急诊护理协会（ENA）的创伤护理核心课程（trauma nursing core course，TNCC）和儿科急诊护理课程（emergency nurse pediatric course，ENPC）也使用了各种模拟形式。从历史上看，这些课程中的模拟教学通常采用更注重理论知识而不是实际操作的技能站形式。这些技能站通常使用静态模型（低技术），要求学员口头陈述他们将要执行的动作。虽然在 TNCC 或 ENPC 课程既没有高科技的人体模型，也没有高仿真的沉浸式环境，但它们的使用仍然越来越广泛。由

于护士常常需要完成这些课程规定的训练，将 TNCC 和 ENPC 课程与技能训练站进行整合，还可以显著提升教育课程的质量。所以与其他科室工作的护士相比，急诊护士更有可能接触到模拟训练。

近年来，越来越多的论著详细介绍了模拟在急诊护理中的使用。这些急诊护理模拟教学的证据来自院校，以及由教师为护理本科生提供的急救培训课程，包括呼吸或心脏骤停的情况。学生需要模拟处理呼吸或心脏骤停的现实场景，通过对模拟人进行适当的急救和复苏操作训练，来提高他们在实际急救工作中的应对能力。随后，这项培训也被作为急诊科和其他可能发生紧急情况的科室的新员工上岗培训课程[6-7]。已有研究证实，不管是从临床教育工作者的角度，还是新护士的角度来讲，模拟都具有很高的价值[6]。进一步的研究表明，使用标准化病人还能提高急诊护士使用急诊严重指数（emergency severity index，ESI）快速准确分诊的能力[8]。其他研究已经证明模拟培训在儿科急诊环境中的价值，包括它既可以增加知识的留存度，也能提高护士识别和干预重症儿童患者的能力[9]。也有研究支持模拟可以提高对《脓毒症治疗指南》的依从性[10]。

模拟教学本身不断地在发展，它们在急诊护理教育中的应用也不容忽视。急诊模拟教学的发展也受到资源、专职人员和教育人员的时间以及课程开发人员想象力的限制。本章的剩余部分将描述成功实施的几个急诊护理项目案例：

1. 急诊分诊
2. 创伤中心建设
3. 急诊预案
4. 心脏骤停预案响应系统测试
5. 心脏骤停复苏的快速循环刻意练习

急诊分诊

全国各地的急诊护士需要对急诊患者进行快速准确地分诊。美国的急诊每年有超过 1.2 亿人次就诊，其中只有 18% 的患者能够在 15 分钟内就诊，大多数患者需要在医院的候诊室等候[11]。由于患者在候诊室等候的时间越来越长，分诊是否高效、准确变得至关重要。过度分诊和分诊不足的问题都会对患者和医疗系统造成威胁。过度分诊浪费了稀缺资源，并且占用了其他受伤或疾病更严重患者的床位[11]。分诊不足会使患者等待时间延长，并有可能在候诊室等待时出现病情恶化[11]。急诊科对患者进行分类的目的是根据患者的病情优先级对患者进行排序，以确定哪些患者需要立即干预、哪些患者可以等待就诊。急诊严重指数（ESI）是一个 5 级响应的预检系统（5-category system），最初于 1999 年开发，在 2000 年早期得到广泛传播和采用[12]。将患者分入 5 级（低优先级，不需要资源）和 1 级（需要立即进行可以挽救生命的紧急干预措施）相对容易，但对位于 2、3、4 级的患者分类则存在很大难度。通常情况下，4 级患者可以在急诊科的非紧急区就诊，而 2 级患者需要在到达后几分钟内就诊。3 级患者通常是被认为相对稳定，可以短时间等待，但仍需要及时就诊并提供相应的医疗资源。错误地将患者分为更高或更低的级别可能导致医疗护理的效率低下或不及时。急诊严重指数的分诊最好由经验丰富、了解急诊医疗条件和治疗所需资源的急诊护士进行[11]。分诊是一项非常重要的技能，许多急诊科规定，正式入职少于 6 个月的新护士不允许承担分诊工作。

因此，对急诊护士进行培训和指导，使其熟悉分诊的流程和规则，这种培训和引导对于急诊护士在急诊科中的表现成功与否至关重要，并有助于确保患者就诊时得到及时、准确的评估和优先级安排，从而有助于维护患者的健康和安全。在位于美国中西部的大型城市一级创伤中心"健康伙伴"（Health Partners），新护士的分诊课程内容包括完成标准化的在线学习课程、在导师指导下的临床实践课程，以及 4 小时的模拟分诊课程。分诊指导计划的目标是：

1. 在不超过 5 分钟的时间内对患者进行分诊
2. 评估患者是危重还是非危重
3. 正确地分配适当的急诊严重指数（ESI）级别
4. 执行并启动在急诊科内专门使用的"代码"

分诊课程从教学内容开始，以幻灯片形式呈现，目的是提供分诊工作所需的背景知识和具体细节，以便确定 ESI 级别。然后，课程进入一场互动的解题赛（jeopardy-style）游戏，以回顾之前所学的内容。最后，该课程以模拟体验作为高潮。

模拟场景的设计旨在涵盖各种 ESI 级别，并关注介于两个级别之间的情况，级别 3、4 和 5 的患者需要的资源可能较少，而正确的分级要求护士能够准确判断患者可能需要的资源[11]。

为了精准确定患者 ESI 级别，我们根据临床真实情况创建了 9 个场景。模拟场景以一种迅速连续的顺序进行，每次持续 5 分钟或更短，每次模拟结束后学生都会进行复盘。

精心的设计规划和协调对于进行每个临床场景都至关重要。尽可能地在案例中提供真实感受不仅可减少学生所谓的终止怀疑（suspension of disbelief），还有利于保持模拟项目的持续性。模拟教室的布置旨在模仿典型的急诊分诊区域的外观，并且由急诊护士迎接和评估患者。同时通过模拟真实情境，让学员学习如何在电子病历系统中记录和处理分诊信息。

为了方便情景模拟的开展，本项目中使用的患者包括真人演员、人体模型以及混合模拟（同时利用人体模型和真人演员）。最理想的是有一批标准化病人来扮演进入分诊区的各种患者。这有利于分诊护士沉浸在模拟场景中，减少了在不同场景中与扮演多个角色的同一个人重复互动。但由于可能存在的人员配备的限制，这个项目可以用至少 2 名模拟工作人员或标准化病人来参与。二人可以轮流担任标准化病人或混合模拟中的标准化参与者（那些包括一个人体模型和扮演家庭成员的真人演员）。在混合场景中，不参与表演的标准化参与者能够操作人体模型并为其配音。通过在标准化病人身上使用假发以及衣服的变化等方式，有助于更加逼真地展现急诊场景。

表 17.1 中列出了本模拟中使用的 9 名患者的案

表 17.1

年龄	性别	情景	模拟器类型	生命体征	药物	过敏	既往病史	场景	ESI
30	女	先兆子痫	标准化病人	血压：160/110 脉搏：84 呼吸：18 血氧饱和度：98% 疼痛评分：8/10	无	无	无	穿着宽松的衣服 踝关节肿胀 2 度水肿 未意识到怀孕 末次月经时间为 5 个月前	2
4	男	哮喘	混合模拟： 儿童模型与 标准化参与 者父母	血压：102/64 脉搏：124 呼吸：72 血氧饱和度：97% 疼痛评分：0/10	沙丁胺醇	无	无	双侧呼吸音降低 双侧啰音	2
3 周	女	脓毒症	混合模拟： 新生儿模型 与标准化参 与者父母	血压：70/48 脉搏：184 呼吸：44 血氧饱和度：98% 体温：38.1	无	无	无	儿童未哭闹 进食减少	1-2
68	男 / 女	中性粒细胞 减少化疗	标准化病人	血压：98/56 脉搏：110 呼吸：18 血氧饱和度：96% 疼痛评分：5/10	增加血细胞 计数的化疗 药物 复合维生素 枢复宁	青霉素	癌症史	诊所指示因恶心 和呕吐来就诊	2
24	男	手指撕裂伤	标准化病人	血压：122/74 脉搏：88 呼吸：12 血氧饱和度：98% 体温：37 疼痛评分：4/10	无	磺胺类药物 青霉素 布洛芬 吗啡 酮洛酸注射 剂	6 年前免 疫接种史	用胶布包裹的有 血迹的裂口的 手指	4

续表

年龄	性别	情景	模拟器类型	生命体征	药物	过敏	既往病史	场景	ESI
44	女	鉴别诊断：焦虑症与心脏病	标准化病人	血压：118/68 脉搏：102 呼吸：24 血氧饱和度：98 体温：37 疼痛评分：0/10	无	无	子宫切除手术史	抱怨不想离开家 焦虑不安 心悸 正在经历离婚	3
56	男／女	卒中	2名标准化参与者 一个作为病人 另一个作为病人家属	血压：154/96 脉搏：88 呼吸：16 血氧饱和度：96% 疼痛评分：0/10	无	无	大脑性麻痹	坐在轮椅上的病人 说话混乱，含糊不清 词汇提取困难 最后所知的正常情况是 2 小时前 右臂下垂 家人将病人送达后离开 & 去停车	2
45	女	非典型心肌梗死	标准化病人	血压：174/102 脉搏：100 呼吸：20 血氧饱和度：96 体温：37 疼痛评分：2/10	格列本脲	无	糖尿病 肥胖	肥胖的服装 抱怨呼吸急促 颈部伸展和头部旋转 近期牙痛	2
32	男	屋顶坠落	标准化病人	血压：90/58 脉搏：112 呼吸：24 血氧饱和度：91% 体温：36.4 疼痛评分：8/10	无	磺胺类药物	15 年前行阑尾切除术	病人： 由邻居送来 头部有轻微磨损、出血，增加气短 抱胸 健忘	1

例，包括年龄、性别、病情、模拟类型和急诊严重程度，即 ESI 水平。

上述项目的评估数据表明，所有参与者均认为该课程非常有价值，值得花费时间参与。未来的评估内容还将包括追踪监测等方面，如：

1. 对新手护士在课程培训前和培训后的指导时长
2. 分诊中 ESI 级别分配的准确性
3. 在急诊科从分诊到确定 ESI 级别所需的时长

建设创伤中心

2012 年，纽约州（NYS）卫生部（DOH）宣布，纽约的创伤中心必须经过美国外科医师学会（ACS）的认证[13]。在此之前，州卫生部会指定一家医院作为这一区域或地区的创伤中心。新颁布的这项政策导致全州各医院的政策和规章都需要进行严格审查。在纽约郊区有一个 500 张床位的三级医疗中心，正在建造一个新的创伤中心，以期提升急诊科的综合实力，它们准备迎接定于 2016 年初进行的验收。2015 年初，在筹备新的创伤中心的过程中，一个由护士、急诊医生、创伤外科医生、设施管理人员、医院领导等成员组成的跨专业团队利用模拟中心，对创伤区域的布局进行模拟和设计。在地板上贴胶带、移动担架，并将设备放置在邻近的位置，据此在创伤中心建成之前对其设计进行评估，提出修改意见。

在这个时候，人们也认识到，为这个新中心配备的急诊护士不仅需要接受如何在新环境中开展工作的培训，同时还需要获得在新的创伤中心工作的资格认证。在建设创伤设施的同时，在模拟中心举办了一系列的创伤研讨会。在 8 个月的时间里，大约 40 名指定的急诊护士完成了在线课程和原位模拟的培训课程。在急诊科主管教学的护士、急诊科护士长和创伤项目协调员的配合下，护士们被安排每隔 1 个月完成一个在线课程或参加一个以在线课程主题为重点的原位模拟课程。领导层的支持对促进40 名急诊护士参加这一培训至关重要，因为允许护士脱产学习、有足够的训练时间是非常重要的。

随着 8 个月的培训接近尾声，创伤中心的建设也进入收尾阶段。在中心正式向患者开放之前，负责医疗工作的人员被召集在一起讨论运营事宜。这个团队包括护士、创伤医生助理、创伤外科医生、急诊医生、护士长、放射科技术人员、护工和呼吸治疗师等。这次会议在实际现场进行了模拟，以评估创伤中心的设置和流程，并尽可能在接收第一位患者之前发现可能存在的潜在问题。在其中一场关注流程改进的原位模拟会上，大家进行了充分的讨论，确定了修改方案，包括：

1. 为急救人员提供适当的标志，以指示按钮与门的对应关系，防止医疗团队的混乱，从而避免了医疗过程中不必要的延误。
2. 在院前急救和急诊科中安排最适合的人员，选择最合适的设备，这将优化院前急救和急诊科工作人员之间的交接，使工作人员能够安全交接患者。
3. 解决诸如缺乏窗帘的玻璃门等相关的隐私问题，让患者、家属和医务人员的环境得到了改善。
4. 使用适当的设备（如监护仪、静脉注射装置）在医院（如入院）和科室（如 CT 室扫描）之间转运患者，在一定程度上避免医疗过程的延误，提升医疗安全。

通过在新的医疗场所启用前进行原位模拟，可以完成对医疗系统的审查、分析和改进。

急诊预案

不仅在新单元开始运行之前，而且在单元持续运作的过程中，都需要不断识别错误和找到不断改进的机会。许多急诊科人员都参与了大规模伤亡事故（MCI）类型的演习，因为这是监管机构的要求。进行这些大规模模拟活动是为了确保应对灾难（内部或外部）而建立的应急预案清晰、明确，且易于实施，并能充分满足机构和社区的需求。虽然这些事件通常不属于模拟中心的范畴，通常由应急准备人员负责，但完备的模拟程序可以通过支持应急人员规划、实施和评估，来加强演习的效果。

从历史上看，这些大规模的 MCI 发生时，通常会临时招募志愿者（通常是学生或新员工），他们在活动开始前几分钟聚集在一个地方，得到如何行动的有限指示或指导。如果使用特效化妆，则可以用于没有经验的个人，常常可以快速应用于在模拟方面经验有限或没有经验的人身上。在许多事件中，给患者分发大卡片，戴在颈部，以便医护人员可以很容易地阅读和获得关于患者的必要信息，但此过程限制了与患者的实际互动，降低了真实性。这种真实性的降低使得从临床诊断和管理的角度来看，模拟的价值有限，而且可能无法提供关于机构应对灾难能力的有价值的信息，因为参与模拟训练的员工可能没有完全投入演习中去。尽管传统的灾难演习对于发现通信问题（有限的无线电覆盖、缺乏WiFi 接入）、流程问题（门锁、备用床位的可利用性）和转运问题（通过急诊室将患者转移到手术室）很有价值，但类似事件的发生缺乏真实性，会降低临床工作人员的参与度并错过进行更为有效的临床培训的机会。模拟中心的工作人员和设备参与演练可以带来诸多好处，比如可以通过介绍诸如静脉置管、胸管置入和患者评估，以及模拟真实反应（呼吸音变化、瞳孔变化）而提高演练的真实性。

模拟中心可以提供各种训练有素的标准化病人，协助编写适当的脚本和场景供标准化病人使用，给标准化病人化妆，并在情况需要时运用高仿真和部分仿真的人体模型。让模拟教育者参与大规模伤亡演习，极大地提高了相关人员的临床决策和临床操作的能力。评估人员不再仅仅评估医疗环境和非临床操作，还可以评估工作人员能否正确管理危重患者，这也为演习增加了一个重要的内容。

心脏骤停系统测试

除了上述的大规模伤亡演习外，对系统的定期测试也为改进提供了机会。在急诊科或医院其他可能需要急诊科工作人员响应的地方进行原位模拟是非常有价值的。例如，要想在门诊环境中进行应急预案演练，可在医院的装卸区或门诊测试区进行。这些演习有助于确定能够改进的部分，如设备需求（担架、背板、颈托、氧气、除颤仪/监护仪、AED和药物）、确定心脏骤停抢救预案参与人员（急诊科的哪些团队成员做出反应），以及环境的改善（路标、标识和进入限制区域）。将模拟训练纳入机构的流程改进计划，不仅能够发现潜在的问题，还能及时纠正这些问题，以避免对患者的就医产生负面影响。

心脏骤停的快速循环刻意练习

虽然急诊护理是本章的重点，但所有在医院工作的护士都需要熟悉如何处理心脏骤停的患者，对于急诊护士来说，这一点尤为重要。尽管急诊护士通常有充足的时间准备迎接心脏骤停的患者，但心脏骤停在医院和急诊科仍然随时可能发生。

对心脏骤停患者迅速做出反应要求护士能迅速采取行动，并能协调团队处理。有充分的证据表明，每2年完成一次BLS或ACLS再认证并不能充分维持心肺复苏（CPR）技能，美国心脏协会（AHA）2015年指南指出，"鉴于BLS技能在培训后迅速减退，而且观察到接受更频繁培训的学生在技能和信心方面的改善，有理由让可能遇到心脏骤停的学生更频繁地接受BLS再培训"[14]。虽然多次培训的最佳时间间隔尚无法确定，仍强烈建议在护士每2年一次的再认证期间进行再次培训。美国心脏协会还指出，"鼓励对拥有基础设施、训练有素的人员和资源的项目使用高仿真模型""应在高级生命支持课程中纳入以领导力和团队合作原则为重点的培训"[14]。

为了满足这些建议并遵循教育原则，纽约温斯洛普大学医院实施了一项针对护理人员的复苏培训计划，该计划利用了快速循环刻意练习（RCDP）的原则[15]。在教授一套必须按特定顺序学习和实施的技能或者动作时，最好采用快速循环刻意练习。它将整个训练拆解成小单元，要求学习者反复练习以达到完美的效果。这种快速学习并反复练习的过程可以让学习者在短时间内达到熟练水平。

由于在医院应对心脏骤停与在社区应对心脏骤停不同，在培训课程中增加了额外的内容。这些额外的内容包括将患者的床铺放平，在患者的身下放置一个平板，将床栏放下，并将床头移开[16]。

首先，一个模拟病人坐在担架上。给4～5名护士介绍人体模型和环境，以及这个人体模型的功能和本情景下的目标。情景的目标包括：

1. 遵循美国心脏协会基础生命支持（BLS）的规则
2. 展示高质量的心肺复苏（CPR）
3. 在处理心脏骤停期间展示团队合作和沟通的能力

在这个简短的介绍之后，除一名护士外，所有护士都离开房间，在走廊上等待，充当响应团队。一名护士开始在房间里评估病人，病人无反应，心律为室颤律（VF）[16]。这位护士必须遵循基础生命支持规定的前几个步骤，包括检查患者的反应、呼吸、脉搏并呼叫援助，降低床栏和开始按压。大约20秒后（或当团队到达协助时），场景停止，并快速向团队汇报前几个步骤的情况（2分钟或更短时间）。汇报结束后，重新设置房间，确定一名新的"主责"护士开始情景模拟，其余护士离开房间，情景模拟从头开始。在第二次轮换中，主责护士应该能够比第一轮时表现得更好，然后继续完成规定的后续几个步骤。然后"主责"护士停止情景模拟，向团队汇报第二组的步骤，然后重置房间，由新的"主责"护士继续。这个循环一直持续到所有护士都有机会成为"主责"护士，并且保证全体护士都参与所有步骤。这种快速循环和刻意练习已被证明有助于学习者提高技能，使该过程的技能保持在高水平[16]。

这种情况针对的是BLS技能，但这个概念可以应用于任何需要按照预定步骤进行的过程，如创伤评估过程。

挑战和解决方案

对急诊护士进行模拟培训存在许多挑战。首先是确保有适当的、接受过模拟训练的教育人员，更加重要的是，参与项目的教育者必须对所教授的主题有足够的了解，并能熟练地进行复盘和引导讨论。此外，重要的是让急诊科领导和教育工作者参与该计划，以便讨论当前基于证据的实践以及医疗机构的具体情况。

第二个挑战则是模拟中心进行模拟训练时，为工作人员争取单独的时间是必要的。通常情况下，工作人员的时间不是专门用于模拟训练，而是在指定的时间内"从临床职责中解脱出来"。如果他们的时间没有办法得到保障，没有时间专门用于培训，那么对于参与者来说，要想全身心地投入培训中去是有难度的，因为他们会理所应当地专注于他们的临床职责。模拟是一种昂贵的资源，在实施一个项目时，将工作人员的时间专门用于模拟教学是至关重要的。

在对急诊护士进行模拟教学时，第三个挑战是真实度。因为急诊护士往往是面对高危的患者，在紧张环境中工作的有经验的护士对细微的线索特别敏感。这就需要有明确的目标和高度真实的模拟场景。场景中使用的设备必须能复制护士在其临床环境中遇到的情况，人体模型的提示必须是真实的，才能让学习者"暂停怀疑"。在培训新手护士时，在人体模型的胸部放置一个深色的区域来模拟枪伤可能就足够了。然而，对于有经验的急诊护士来说，伤口必须从视觉和触觉上都是真实的，而且要看得到、摸得着，急诊护士可以尝试触摸或探查伤口。不管这个决定在临床上是否合适，都要给予护士做出决策的机会，而后在复盘时讨论这一行为和参考框架是至关重要的。

除了要有高质量的模拟外，模拟教育者在培训急诊护士时必须更详细周全地考虑他们的场景。面对外伤，急诊护士可能会寻找相关的信息，包括出血部位，并要了解有关武器类型、弹药的口径、子弹的数量和射击距离等信息。这就要求模拟人操作者或标准化病人对这些事实有所了解，并保证模拟的同质性。这一切都增加了学员将体验到的真实感，但相较于初学的护理教育项目，模拟教育需要更充分地制定情境和课程。

对急诊护士进行原位模拟是一种独一无二的挑战。首先，由于急诊科的工作量不可预测，人员时常短缺，以及如创伤或心脏骤停等意外的危重患者也较多，在急诊科找到一个"好"的时机来进行原位模拟是很有挑战性的，正因为如此，原位模拟可能随时会被要求治疗的真实患者所打断。其次，如果不预先采取措施，在急诊科进行原位模拟可能会给患者带来不必要的压力。当看到模拟病人（人体模型）在担架上进入急诊室，或听到护理团队对模拟病人的对话和治疗时，可能会产生压力。最后，重要的是，复盘要在远离患者的私人区域进行，这样可以对事件进行自由和坦诚的回顾，而不让患者听到。在现场环境找到这个空间，尤其是在急诊科，可能是很有难度的。

模拟对新手和有经验的急诊护士来说都具有极大的价值。急诊护士可以通过模拟学习的主题有许多，从分诊、创伤到跨专业教育。然而，模拟的价值并不局限于临床知识和技能，还可以扩大到流程和系统的改进。为了促进急诊环境中模拟教学的使用，医院领导必须认识到其价值，并投入时间、金钱和资源，不仅要提供设备和空间，还应确保急诊护理人员有足够的时间参加培训。

参考文献

1. Herrmann E. Remembering Mrs. chase. NSNA. Imprint. 2008;55(2):52–5.
2. Cooper JB, Taqueti VR. A brief history of the development of mannequin simulators for clinical education and training. Qual Saf Health Care. 2004;13(Suppl 1):i11–8.
3. Morton P. Development and implementation of a simulation laboratory for teaching emergency nursing. J Emerg Nurs. 1999;25:457–64.
4. American Heart Association. About cardiopulmonary resuscitation (CPR). 2012.
5. Grenvik A, Schaefer J. From Resusci-Anne to Sim-Man: the evolution of simulators in medicine. Crit Care Med. 2004;32(2 Suppl):S56–7.
6. Zekonis D, Gantt LT. New graduate nurse orientation in the emergency department: use of a simulation scenario for teaching and learning. J Emerg Nurs. 2007;33(3):283–5.
7. Kusler-Jensen JA. Cardiac emergency simulation: drilling for success in the ambulatory setting. AORN J. 2014;99(3):385–94.
8. Wolf L. Does your staff really "get" initial patient assessment? Assessing competency in triage using simulated patient encounters. J Emerg Nurs. 2010;36(4):370–4.
9. Bultas MW, Hassler M, Ercole PM, Rea G. Effectiveness of high-fidelity simulation for pediatric staff nurse education. Pediatr Nurs. 2014;40(1):27–42.
10. Marin K. Simulation as a tool in early recognition of sepsis. J Emerg Nurs. 2013;39(5):427.
11. Gilboy N, Tanabe P, Travers D, Rosenau A. Emergency severity index (ESI): a triage tool for emergency department care, version 4. Implementation handbook 2012 edition, vol. 4. Rockville: AHRQ Publication; 2011.
12. Travers DA, Waller AE, Bowling JM, Flowers D, Tintinalli J. Five-level triage system more effective than three-level in tertiary emergency department. J Emerg Nurs. 2002;28(5):395–400. https://doi.org/10.1067/men.2002.127184.
13. Shah N. DAL 13-02: American College of Surgeon's Committee on Trauma (ACS-COT) Standards and Verification Process for the State's Trauma System. 2013. Retrieved 10 Dec 2017 from https://www.health.ny.gov/professionals/ems/state_trauma/2013-03-11_dal_13-02_acs-cot_standards_and_verification_process.htm.
14. Bhanji F, Donoghue AJ, Wolff MS, Flores GE, Halamek LP, Berman JM, Sinz EH, Cheng A. Part 14: education: 2015 American Heart Association guidelines update for cardiopulmonary resuscitation and emergency cardiovascular care. Circulation. 2015;132(Suppl 2):S561–73.
15. Scordino D, Shilkofski N, Hunt E, Jung J. Deliberate practice for the development of expert performance in basic cardiopulmonary resuscitation. Acad Emerg Med. 2013;20:302.
16. Kutzin J, Janicke P. Incorporating rapid cycle deliberate practice into nursing staff continuing professional development. J Contin Educ Nurs. 2015;46:229–301.

急救医疗服务中的模拟训练

第18章

Scott Goldberg，Vincent Storie，and Andrew Eyre
翻译：张　彦　余　涛

背景

　　院前医疗和急救医疗服务（EMS）领域是具有独特挑战性和持续发展性的。医护人员不仅要具备为复杂的患者群体提供医疗服务的胜任力，而且还必须熟练掌握包括团队合作和沟通在内的情景。医学知识必须与熟练的技术技能和程序相结合，所有这些都必须在资源匮乏、不可预测且常常是严峻的环境中完成。近年来，模拟训练已经成为一种理想的模式，可以在各种环境和认知领域中推动 EMS 教育，并且已经越来越多地被应用在 EMS 人员的初级和继续教育课程中。

　　在广泛的医疗领域中，EMS 是相对较新的领域。虽然美国的野战医疗实践可以追溯到南北战争时期，但我们目前使用的现代化协调的 EMS 系统直到 20 世纪 60 年代才建立起来。1966 年，美国国家科学院发布了一份具有开创性意义的报告《事故死亡伤残：现代社会忽视的疾病》[1]。这份报告从根本上构建了我们当前的急救医疗服务体系。根据报告的建议，国家急救技术人员注册中心（National Registry of Emergency Medical Technicians，NREMT）于 1970 年成立，作为急救医疗服务从业人员的统一的标准化认证机构。目前，NREMT 负责对 46 个州的 EMS 从业人员进行认证，所有州都承认通过 NREMT 认证获得的执照[2]。

　　EMS 领域中包括不同经验和培训水平的从业者。国家公路交通安全管理局（National Highway Traffic Safety Administration，NHTSA）定义了三种通用的 EMS 从业人员：急救技术人员（EMTs）、高级 EMTs 和护工[3]。急救人员也包括警察和消防人员，他们在急重症患者或受伤患者的基本医疗护理方面受过额外培训。每一级别培训的教育标准都由

急诊医疗服务专业教育项目认证委员会（Committee on Accreditation of Educational Programs for the Emergency Medical Services Professions，CoAEMSP）确定，并由其认证培训项目。一旦获得认证，参加培训的人员必须通过持续教育来证明他们在知识和技能表现方面的持续熟练程度。

　　在过去的几十年里，在医疗健康教育中越来越多地使用模拟训练，EMS 也不例外。模拟培训可以通过设计标准化的培训课程，以满足不同水平、不同熟练程度的急救人员培训的需要。模拟技术还为急救人员提供了培训该领域不常见技能的机会，例如小儿气管插管。此外，正如反复论证的那样，模拟训练可以降低急救人员的医疗错误率[4]。最重要的是，模拟训练让急救人员在有机会学习和实践的同时，不需承担实际临床医疗相关的风险。

　　模拟技术对于临床实践中不常见的技能练习或事件处理尤为有用。由于这些临床事件少见，导致 EMS 人员很少碰到，因此难以保持技能的熟练度，同时也给寻求获得临床训练的学生带来了困难。模拟训练提供了接触这些原本非常少见的技能和场景的机会。气道管理学习可能是应用最为广泛的，在大多数医务人员培训项目中，模拟训练已经成为气道技能培训的重要手段[5]。

　　模拟训练还被 EMS 用于多发性伤亡事件（multiple casualty incident，MCI）管理的培训。急救人员往往是第一个到达 MCI 现场的医疗专业人员，必须有能力对 MCI 患者进行分诊和治疗。幸运的是，MCI 是罕见的事件，尽管这导致处理这些独特且复杂患者的实际经验有限。定期的模拟练习可以提高急救人员 MCI 场景下的救治水平，这已成为模拟课程的一个常规组成部分。甚至还可以将基于 MCI 的培训目的融入用于教育培训的电子游戏中，进行非

同步的学习和练习[6]。

随着模拟训练逐渐成为EMS培训的一个重要组成部分，更多的模拟应用相继被开发出来。目前，尽管大多数培训项目主要将模拟培训用于形成性评价，但是，它们同时也越来越多地被用于终结性评价和高利害测试[7]。事实上，NREMT现在正将模拟技术作为其国家认证考试的一部分。

模拟训练的常见模式还包括在线程序、虚拟现实或增强现实技术、专注于教育和解决问题的电子游戏等。这些模式在小概率事件的训练中特别有用，如多发性伤亡事件[6]。这些平台支持自主学习，并且可以针对特定的学习目标进行定制。随着这种相对新颖模式的不断完善，它在EMS培训中的普及程度也将提高。

基于互联网的在线学习平台也正在兴起，成为让急救人员参与继续教育的一种方式。大多数在线学习平台以传统说教形式提供继续教育。然而，现在有一个不断增长的领域能提供互动式的、基于案例的学习。这种模式具有模拟培训的众多优势，同时又具有自主学习、远程学习和节约相关成本的优势。不幸的是，虚拟或在线学习模式在培训EMS人员方面相对于技术性和程序性的实际技能培训效果较差。

示范课程

在开发初级EMS教育模拟课程时，应遵循良好课程设计的基本实践原则。讲座中涵盖的内容应尽可能在下一节课的模拟中得到复习和强化。随着时间的推移，模拟案例的进程应该允许学生逐渐承担更多的责任，模拟案例的难度应在给定模块的过程中逐渐增加。需要注意的是，并非所有内容都适用于模拟训练。讲授、病例分析、小组讨论及重要文书的深入阅读和分析仍然是急救人员教学中不可或缺的组成部分。不过只要有可能，在进行模拟训练时还是应该参考、借鉴或拓展使用其他学习方式。

考虑到实际院前急救面临的问题具有内在复杂性和多维性，大多数模拟培训和其相关的学习目标必须经过修改、限制和量身定制，使其在不同水平的学生培训上既可行，也有教育意义。不必要求学生运用他们在教育中尚未接触到的技能或知识，将这些技能和知识纳入模拟训练中将会分散学生的注意力，从而影响直接相关目标内容的学习。为每一次模拟制定预定义的、具体的、可衡量的学习目标是防止这种情况的有效手段。在模拟训练前明确告知学生学习目标，也可以避免分心。

附录2b中的示例课程是急救人员培训计划中特定教育模块的例子。模拟课程的目的是突出和加强在教学和小组会议中设定的学习目标。每次模拟课程都是建立在之前已经学习过内容的基础之上。通过逐渐增加难度和复杂性，即使是相同的模拟场景，在课程进行的不同阶段也能为学生提供不同层次的学习和教育体验。课程规划可以利用这一点，让学生在不同的时间点完成类似的甚至重复的场景，相应地对模拟的复杂性和难度进行修改。病例可以变得更加复杂，如纳入更多的鉴别诊断、更多种的治疗方案，或改变患者对某些干预措施的反应。

将模拟教育纳入现有的EMS教育中

高仿真的模拟项目可能成本较高，高质量的课程设计可能耗时较长。虽然几乎所有EMS项目都有一些可用的模拟设备[7]，但这些设备的使用程度却是参差不齐的。此外，对于大多数项目来说，专门针对模拟教育的资源是有限的[7]，这些资源包括获得项目协调员和模拟技术员，或专门的工作人员和时间来实施模拟项目。因此，对许多项目来说，将模拟教育纳入现有的EMS教育是具有一定难度的。

模拟培训通过两种主要途径用于EMS人员的教育。一方面可以作为认证EMS人员的初级培训计划的一部分，另一方面也可用于执业EMTs、护理人员和其他EMS专业人员的继续教育。大多数EMS服务都有针对在职急救人员的继续教育计划，这些计划可以通过整合模拟课程来优化。

在考虑现有的EMS教育计划中应用模拟教学时，首先要确定哪些教学目标最适合用模拟的方式来学习。虽然模拟教学是一种非常有价值且灵活的教育方式，但并不是所有内容都可以通过模拟教学进行教授。选择在哪些主题中应用模拟教学方式，取决于该课程是用于初级认证还是继续教育。解剖学、生理学、病理生理学、疾病的临床表现以及治疗的目标和方法，最好先在讲座或病例讨论中进行介绍和学习。患者评估的内容，如病史采集、体格检查、结果的解释、鉴别诊断、治疗计划、患者监护和基于系统的照护原则更适合用模拟进行实际操作和应对各种情境。有关情感素养，比如团队合作和领导力、专业和治疗性沟通、专业精神以及医疗质量的保证和改进，也可在几乎所有的模拟项目中进行讨论和优化。

目前，模拟主要用于形成性评价和技能培训[7]。此外，也可用于终结性或高利害的测试。培训项目可以考虑在各种教育模块结束时开发模拟案例进行终结性测试，也可以把成功完成模拟治疗场景作为进入临床实践之前的一项要求。随着 NREMT 越来越多地将模拟项目作为国家认证考试的组成部分，通过模拟进行的综合性测试在急救人员培训中将变得更加重要。

作为初级培训的一部分，急救学员必须在临床实践中花费一定的时间，以获得实际的患者救护经验。此外，认证后的急救人员也必须对一些不常见但高风险的技能和场景熟练掌握，如气道管理、分娩和儿童患者的管理。不幸的是，出于各种原因，练习这些技能的机会越来越难得[8]。模拟训练可以填补这一空白，高质量的模拟培训可以替代临床实际中的某些技能和场景，在某些情况下甚至可能优于临床实际[9-10]。

对于有经验的医护人员，基于模拟的继续教育必须平衡培训机构及学习者的需求和优先事项。大多数州规定了不同课程的具体继续教育学时。这些要求通常可通过传统教学课程满足，但与传统课堂相比，模拟训练课程效果更佳[11-12]。大多数培训项目已经在一定程度上使用单项技能训练模型来进行技术技能教学。在现有框架和课程的基础上，随着项目中纳入高仿真模型、内容更丰富的培训案例和其他更新颖的模拟方式，模拟的应用可以进一步地发展。

在着手制定模拟方案之前，EMS 机构必须首先进行需求评估，以确定教学目标。这一过程将包括来自行政和现场的领导、质控人员、现有培训人员和现场学员的反馈。应审视当前的教育计划，并找出差距。一个新的模拟教学项目除了应该关注最重要的教学目标，也应该关注具有明确可实现结果的教学目标。除了需求评估之外，EMS 机构的质量改进（quality improvement，QI）计划还将为模拟教学制定更多的目标。健全的 QI 计划不仅有助于识别和避免具有潜在风险的医疗场景，而且还有助于找出

培训人员之间的训练差距。例如，QI 计划可以计算每个培训人员的插管数量、管理脓毒血症患者的数量、解读心电图的数量。在这些方面，未达到既定案例数量的培训人员可能会通过模拟训练获得额外的培训机会。

模拟培训的广泛应用需要更多的设备、人员和时间成本。对于那些没有模拟设备的机构，EMS 机构可以通过几种方式利用当地或区域内现有的模拟资源来改进其教学计划。其中一个选择是与地方学术机构合作，包括学院、大学、护理院校、医学院或急救人员培训学校。这些教育机构或许拥有模拟资源，包括空间、设备和专业知识，EMS 机构可以利用这些资源来开展模拟课程。此外，当地医院，尤其是那些有住院医师培训项目的医院，或许也能够提供额外的支持和资源。这种合作关系的额外好处是跨专业培训，例如训练在创伤或医疗紧急事件中的交接流程。

总之，将模拟课程整合到现有的 EMS 教育项目中是一项具有挑战性的任务。通过利用现有资源并逐步推进，每个 EMS 组织都可以拥有完善的模拟培训项目。一旦建立起来，无论是对 EMS 初级教育项目还是 EMS 继续教育项目来说，模拟教育都是一项宝贵的资产。

挑战与对策

EMS 的模拟项目与许多传统模拟项目所面临的挑战类似，但有些挑战确实是野站医学所特有的。有着不同背景的急救人员组成了一个多元化的学员群体。野战医护人员的操作环境同样是高度多元化的，模拟课程中须包含各种操作环境。EMS 教育的资源，如教师培训、辅助人员支持通常是有限的。然而，这些障碍都可以克服，运作良好的 EMS 模拟课程能为学习者提供无法从其他方式获得的独特且宝贵的经验。

模拟被定义为"一种创造情境或环境的技术，让人们体验真实事件的再现，以达到实践、学习、评估、测试的目的，又或是理解系统或人类行为"[13]。与更传统的医疗卫生专业相比，创造一个真实的环境可能是 EMS 模拟技术的一个独特挑战。在医院里，医疗人员来自不同专业，但行医环境却相当单一，仅限于几个相对均一、描述明确的诊疗区域，

如手术室、诊所空间或办公室。相比之下，急救人员面临着极端差异化的实践环境。急救人员必须能够熟练地在患者家中、州际公路的一侧、行进中的救护车或直升机中进行急救。几乎每个患者的遭遇都将发生在独一无二的环境中，这使得单一的模拟"空间"不足以提供真实的学习体验。

仿真度被定义为与特定模拟活动相关的真实性水平[13]。仿真度涵盖了许多领域，包括生理、心理、社会和文化。虽然仿真度是所有模拟技术的重要组成部分，但有关 EMS 的部分可能与传统医护人员的不同。除了上述建立物理仿真度的挑战外，场景中的心理仿真度也可能与传统医护人员的实际心理体验存在差异。比方说，在潜在敌对冲突的氛围中为枪伤受害者提供医疗护理，或在多个情绪激动的家属面前抢救心脏骤停的儿科患者，要创造能重现这种压力的氛围，是很有挑战性的。有的模拟项目甚至通过"压力免疫"，或通过在逐渐紧张的工作环境中培养舒适感，来专门解决此类心理仿真度问题。

EMS 模拟项目还重点关注目标群体所处的环境。这可能涉及建立一个模拟的救护车或直升机，在其中可以运行各种场景。还应考虑诸如模拟公寓等医疗环境。创造这些环境确实需要前期成本，这对一些项目来说是一个极大的挑战。然而，现有的模拟中心可以用很少的成本将模拟套房变成一个"患者公寓"。对于发生于救护车内的情况，使用退役救护车进行现场模拟是一个经济有效的选择，可以替代建造更永久性的模拟训练设施。某些项目甚至选择将救护车改装为"移动模拟中心"，能够在整个区域内的不同地点提供教育和培训。

EMS 学生有着不同的背景和经历。对初级培训来说，参与人员可能几乎没有任何医学背景，可能工作多年后正在寻求改变，也有可能没有获得学士或副学位。授课人也会有不同的背景，从只有几个月工作经验的新手到经验丰富、工作几十年的老手。但所有人都参与相同的继续教育项目，在模拟实验室中像在现场一样共同工作。对不同的学习群体清晰呈现相应的教育目标是至关重要的。有着可量化结果的明确教育目标可以帮助建立公平的竞争环境。同时，参与人员的支持也是必要的，因为改变现有的教学模式将不可避免地受到一些学员的质疑。

模拟项目的工作人员通常有两种类型。模拟项目的技术人员负责调整模拟项目的细节，包括场景布置和机器设置，运行每个高仿真模型，进行日常维护、制作模型，准备文件，以及其他类似的工作。模拟项目的教学人员负责开发教育内容、主持模拟课程以及处理反馈信息。不足的是，大多数基于 EMS 的模拟项目很少或没有专门的工作人员来负责模拟项目[7]。虽然不是必要的，但拥有专门的技术人员可以让教师更专注于教学任务。拥有专职的教学人员能够减少本职临床工作的工作量，使教学人员能够有充足的时间来开发和提供高质量的教学内容。

当然，并不是所有的项目都能负担得起用于模拟项目的额外人员的成本。在雇用更多的员工之前，项目必须权衡所得利益与运行模拟项目所需时间成本之间孰轻孰重。对于依赖模拟训练的大型 EMS 系统和急救培训项目，可能会发现模拟项目技术人员比使用急救人员来执行某些技术和维护工作更经济有效。然而，对规模较小的项目来说，可能无法平衡雇用全职或兼职模拟技术员的费用。EMS 模拟项目也可以考虑重新分配现有的工作人员的模拟任务。例如，监管人员或现场培训人员可以提供新设备的临时培训，或根据质量改进工作的结果提供简短的教育干预。

教学人员经常需要长时间工作，而薪酬则因人而异，在 EMS 领域尤其如此。专门的教育工作者在 EMS 专业中数量是有限的，而且这些教育者在课程设计、教育理论和评估方面受到的训练是非常不同且局限的。事实上，缺乏师资培训被认为是许多 EMS 项目不使用模拟的主要原因之一[7]。模拟课程要想成功，教师必须在模拟课程的设计和执行方面接受一定的培训，并具备一定的教育理论背景。模拟项目可以考虑为教师提供初级和进阶的教育和培训，以执行高质量的模拟教学和讨论复盘。根据项目的规模，可以在内部进行，也可以考虑与提供这种培训的当地培训项目、学院、大学或其他成熟的模拟中心合作。

在设计每个 EMS 模拟项目时，重要的是考虑急救人员可能遇到的每个特殊患者群体。儿科患者只占所有院前急救的 13%[14]，因此，院前急救人员在管理这些患者方面熟练程度较低[15]。不幸的是，EMS 行业的儿科模拟培训的经验非常有限。在几乎所有的模拟项目中都有可供使用的成人患者模型，但只有不到一半的人可以使用婴儿模型，不到五分之一的人可以使用新生儿模型[7]。模拟课程应确保在初级和继续教育中涵盖针对儿童患者的模块。这应该包括一系列专业技能，包括小儿气道管理，以及包括新生儿复苏在内的多种儿科医疗场景。而非技术性技能，如与患儿的父母沟通，同样也应包括在内。

与监管机构对接

急诊医疗服务教育项目认证委员会（CoAEMSP）是美国联合健康教育项目认证委员会（Commission on Accreditation of Allied Health Education Programs, CAAHEP）中的一个分支委员会，是美国最大的急救医疗教育认证机构，截至 2017 年，已经审核并认证了 48 个州的 500 多个项目[16]。尽管对急救医疗人员的执照要求是在州一级确定的，但大多数州都采用了国家急救技术人员注册中心（NREMT）的标准，并在急救医务人员执照发放中使用 NREMT 考试程序[17]。CoAEMSP 认证的项目在 NREMT 认证考试中的通过率更高[18-20]，自 2013 年以来，NREMT 要求项目通过 CoAEMSP 认证作为获得国家 EMS 救护水平认证的资格要求[21]。

虽然 CoAEMSP 没有明确要求将模拟课程作为急救医疗培训项目的一部分，但模拟课程可以帮助学生达到 CoAEMSP 的一些要求。CoAEMSP 认证的急救医疗项目的学生必须完成并报告一组既定的最低标准的技能[22]。在临床或现场实习期间，学生可能不会遇到所有那些在院前不常见的技能，如新生儿复苏；在模拟环境中成功地完成这些技能可以满足要求，即使真实世界的临床技能有限，也能让学生具有掌握最基本技能的能力[22]。

此外，也许更重要的是，技术性和非技术性技能可以在与模拟病人的接触中得到进一步练习，将个体表现纳入患者救治的整体流程中。技能可以在一个安全的学习环境中进行实践，而不会将患者暴露于潜在的管理失误中。与技术技能表现一样，CoAEMSP 要求学生记录各种特定临床表现和疾病过程（如呼吸窘迫、精神障碍）的一定数量患者。模拟训练可用于满足这些最低的要求[22]，这在确保充分接触重症儿科患者方面可能特别有用，因为这些患者只占 EMS 在现实世界中接触的一小部分。

在完成必要的培训计划后，急救人员必须获得

州监管机构的认证才能执业。这通常要求医护人员通过认知和心理测试。在设计这些测试时，大多数州都采用了 NREMT 的标准[17]。NREMT 认知考试是一种基于计算机的自适性多选题考试。NREMT 心理测试为期 1 天，它从 6 个方面评估候选人：2 个口头表述场景、创伤患者评估、急慢性心脏病的处理，以及 1 个综合的院外场景[23]。NREMT 实践考试于 2016 年引入了综合院外场景，以更准确、更全面地评估候选人作为团队领导者在接诊患者时的表现[17]。综合院外场景的形式使用高仿真人体模型或模拟病人，在这个场景中，候选人需要评估和管理患者，包括任何必要的心理性或技术性技能以及与其他医疗团队交接。对候选人的评估包括领导力和现场管理、患者评估和管理、人际沟通，以及将现有病历资料与现场情况整合的能力以及转运决策[24]。

鉴于院外综合场景开展的时间不长，有关研究或观察结果数据很稀少，NREMT 公布的最新测试结果显示，自引入院外综合场景以来，急救技能测试的通过率没有显著变化[25]。然而，我们有理由期待，具有丰富模拟训练经验的急救医疗课程会提高学生在 NREMT 技能测试中的成绩。由于院外综合场景建立的目的不仅仅是评估候选人技术技能的表现，还包括评估非技术性的能力，简单的刻意练习不足以培养这些综合技能。另外，模拟教学在提供学生接触非技术性能力方面有其优越性，这与 NREMT 测试的目标是一致的。

示例案例见附录 1 中的第 18 章补充案例情境。

参考文献

1. National Academy of Sciences, National Research Council. Accidental death and disability: the neglected disease of modern society. Washington, D.C.: The National Academies Press; 1966. p. 39.
2. National Registry of Emergency Medical Technicians. States that require NREMT Paramedic Certification for Initial Paramedic Licensure, updated Apr 12, 2017. Available from: https://www.nremt.org/rwd/public/data/maps.
3. National Highway Traffic Safety Administration. National EMS scope of practice model. 2007. 2014; DOT HS 810 657.
4. Wyatt A, Fallows B, Archer F. Do clinical simulations using a human patient simulator in the education of paramedics in trauma care reduce error rates in preclinical performance? Prehosp Emerg Care. 2004;8(4):435–6.
5. Hall RE, Plant JR, Bands CJ, Wall AR, Kang J, Hall CA. Human patient simulation is effective for teaching paramedic students endotracheal intubation. Acad Emerg Med. 2005;12(9):850–5.

6. Cicero MX, Whitfill T, Walsh B, Diaz MC, Arteaga G, Scherzer DJ, Goldberg S, Madhok M, Bowen A, Paesano G, Redlener M, Munjal K, Kessler D, Auerbach M. 60 seconds to survival: a multi-site study of a screen-based simulation to improve prehospital providers disaster triage skills. AEM Educ Train. 2018;2(2):100–6.

7. McKenna KD, Carhart E, Bercher D, Spain A, Todaro J, Freel J. Simulation use in paramedic education research (SUPER): a descriptive study. Prehosp Emerg Care. 2015;19(3):432–40.

8. Johnston BD, Seitz SR, Wang HE. Limited opportunities for paramedic student endotracheal intubation training in the operating room. Acad Emerg Med. 2006;13(10):1051–5.

9. Hayden JK, Smiley RA, Alexander M, Kardong-Edgren S, Jeffries PR. The NCSBN National Simulation Study: a longitudinal, randomized, controlled study replacing clinical hours with simulation in prelicensure nursing education. J Nurs Regul. 2014;5(2 Suppl):S3–S40.

10. Mills BW, Carter OB, Rudd CJ, Ross NP, Claxton LA. Clinical placement before or after simulated learning environments? a naturalistic study of clinical skills acquisition among early-stage paramedicine students. Simul Healthc. 2015;10(5):263–9.

11. Cook DA, Brydges R, Hamstra SJ, Zendejas B, Szostek JH, Wang AT, Erwin PJ, Hatala R. Comparative effectiveness of technology-enhanced simulation versus other instructional methods: a systematic review and meta-analysis. Simul Healthc. 2012;7(5):308–20.

12. McGaghie WC, Issenberg SB, Cohen ER, Barsuk JH, Wayne DB. Does simulation-based medical education with deliberate practice yield better results than traditional clinical education? A meta-analytic comparative review of the evidence. Acad Med. 2011;86(6):706–11.

13. Lopreiato JO, Downing D, Gammon W, Lioce L, Sittner B, Slot V, Spain AE, Terminology & Concepts Working Group. Healthcare simulation dictionary. Rockville: Agency for Healthcare Research and Quality; 2016.

14. Shah MN, Cushman JT, Davis CO, Bazarian JJ, Auinger P, Friedman B. The epidemiology of emergency medical services use by children: an analysis of the National Hospital Ambulatory Medical Care Survey. Prehosp Emerg Care. 2008;12(3):269–76.

15. Fowler J, Beovich B, Williams B. Improving paramedic confidence with paediatric patients: a scoping review. Aust J Paramed. 2018;15(1):1–12.

16. Committee on accreditation of education programs for the emergency medical services professions. Fiscal year 2016–2014 annual report. Available from: https://coaemsp.org/Documents/CoAEMSP-Annual-Report-2016-2017.pdf.

17. National Registry of Emergency Medical Technicians. Growth & change: 2016 annual report. Available from: https://content.nremt.org/static/documents/annual-reports/2016_Annual_Report.pdf.

18. Dickison P, Hostler D, Platt TE, Wang HE. Program accreditation effect on paramedic credentialing examination success rate. Prehosp Emerg Care. 2006;10(2):224–8.

19. Fernandez AR, Studnek JR, Margolis GS. Estimating the probability of passing the National Paramedic Certification Examination. Acad Emerg Med. 2008;15(3):258–64.

20. Rodriguez SA, Crowe RP, Cash RE, Panchal AR. Paramedic program accreditation and student performance on the national. Prehosp Emerg Care. 2017;21(1):98.

21. National Registry of Emergency Medical Technicians. Paramedic program accreditation policy. Available from: https://www.nremt.org/rwd/public/document/policy-paramedic.

22. Committee on Accreditation of Education Programs for the Emergency Medical Services Professions. Self-study reports, Appendix G: student minimum competency matrix (effective July 1, 2019). Available at: https://coaemsp.org/Self_Study_Reports.htm.

23. National Registry of Emergency Medical Technicians. Paramedic candidate handbook. Available at: https://content.nremt.org/static/documents/NREMT_ParamedicHandbook.pdf.

24. National Registry of EMTs Resource Document. Update on Adoption of the Paramedic Psychomotor Examination (Phase 1). Available at: https://www.nremt.org/rwd/public/document/resourcedoc-adoption-paramedic-psychomotor-exam.

25. National Registry of EMTs. Annual certification report. 2017. Available at: www.nremt.org/rwd/public/data/maps.

第 4 部分

急诊医学亚专业模拟

小儿急诊医学

第 19 章

Frank Overly, Marleny Franco, and Linda L. Brown
翻译：成伟益　余　涛　陈志桥

背景

小儿急诊医学（pediatric emergency medicine，PEM）作为急诊医学（EM）的一个独特的分支，在过去的 40 年中不断发展。年轻的 PEM 医师经常会听到这样一句话："儿童不是成人的缩小版"。这一理念提醒我们在面对儿童急诊患者的时候，要充分考虑到儿童与成人在解剖、病理生理和心理社会等诸多方面存在的巨大差异[1]。PEM 的发展催生了专业认证的小儿急诊医师并促进了小儿急诊科的成立，同时也衍生出相应的培训课程，以培训住院医师、专科医师和其他医务人员，使他们能有效管理这些特殊的患者。伴随着这些培训课程的发展和完善，小儿模拟医学也不断地发展。但是由于小儿医学相关的设备和系统的研发滞后，小儿模拟医学的发展也滞后于成人模拟医学。直到南加州开发出第一个高仿真成人模拟器"Sim One"约 50 年后，也就是在 2005 年，才出现第一个高仿真小儿模拟人。此后，从新生儿到学龄儿童的不同年龄段的小儿模拟人才不断被开发出来。这些小儿模拟人的优势和局限性将在本章后面讨论。

儿科医疗团队在工作中面临着广泛的实践挑战，从外表健康但父母过度焦虑的轻症患儿，到致残率或死亡率高的重症和创伤患儿。由于就诊患儿年龄小，自己不能清晰地表达不适，只能提供模糊的信息及异常的生理状态，从而很难明确诊断，因此小儿急诊医疗团队需要掌握快速评估病情和稳定生命体征的能力，要具备这些能力则必须拥有专业的儿科医学理论知识和推理能力、有效的沟通技巧和熟练的技能操作（包括气道管理和静脉通道建立等）。虽然小儿急诊患者一般较少出现危重症，但一旦出现，往往风险很高，这就像手术室和重症医学科一样。针对这个

问题，公认的最佳解决办法就是采用模拟医学训练，以实现高质量、高可靠性地完成诊治流程[2-3]。大量研究表明，模拟医学培训对急救、生命复苏和其他诸如医患沟通以及团队协作等培训非常有帮助[4-6]。基于这些认识，PEM 开始采用"模拟"这一教学方式在不同的临床场景下展开培训。本章我们将回顾如何利用模拟医学去培训住院医师、专科医师、执业 PEM 医师、EM 医师，以及多学科团队等。培训课程包括理论授课、实践操作，以及如何使用工具评估知识和核心胜任力的掌握程度等。本章还将关注小儿模拟设备的各种优点和局限性，以及其他在PEM 培训中使用模拟的驱动因素，如用于评估培训的质量、改善患者预后和测试医疗系统的运行等。

最佳实践

儿科医务人员（包括 PEM 医师、EM 医师、住院医师、小儿危重症医师、小儿高级医师、儿科护士和医疗辅助人员）通常需要考取多种证书才具备诊治急危重症患儿的资质。其中包含美国心脏协会（American Heart Association，AHA）的儿科高级生命支持（pediatric advanced life support，PALS）课程，它由线上教学、视频演示、课堂授课、技能工作坊和急诊模拟培训等综合组成，其目标是教授并强化儿童复苏救治的理念[7]。

在小儿患者中，因急危重症而需要复苏的情况较为少见，所以熟练掌握并保持小儿复苏的知识和技能就显得极其重要。最近的研究表明，如果缺乏定期培训，医务人员的 PALS 知识和技能在 6 个月内就会下降，这远远早于重新强制认证规定的 2 年期限[8-9]。同时，近年来，一些原因也导致儿科住院医师紧急救治患儿的机会越来越少，这些原因包括对住院医师工

作时长的限制、医院上级医师的数量增加，以及在专业培训机构的推动下社区诊治能力的提高等。这些因素导致了高年资儿科住院医师抢救能力的不断下降，因此对小儿复苏培训的需求就变得越来越突出[8]。

为了更熟练地掌握复苏技能，许多机构在PALS培训中已经开始运用高仿真模拟人。与接受低仿真模拟人培训的学员相比，这一举措使得模拟情境的真实性大大增加，并明显提升了儿科医师技能的掌握水平[10-11]。高仿真模拟人可以模拟不同患者的生命体征，比如脉搏是否存在、心血管功能是否处于危急状态等，从而提示学员确定应该采用何种PALS复苏方案[10]。模拟医学还能强化儿科住院医师、呼吸科医师和护士等跨专业学员对理论知识和技能操作的学习，提高多学科团队成员间的默契度。这也说明将模拟医学纳入跨专业学员的PALS训练中也是有益的。我们观察到，经验丰富的儿科重症监护护士和呼吸科医师在接受了高仿真模拟强化的PALS再认证课程后，他们的临床操作技能水平得到了明显提升[12]。

模拟医学也是新生儿复苏项目（neonatal resuscitation program，NRP）的重要内容，该项目在1987年由美国儿科学会（American Academy of Pediatrics，AAP）和AHA共同建立，是培训新生儿医师复苏技能的循证标准[13]。过去，这些课程主要由讲座、视频和工作坊等组成。2011年，第六版的NRP课程增加了模拟培训，将模拟情境与技能工作坊相结合，替代了之前的课堂讲授，并把书面测试以网络答题的形式移至培训前完成。基于此，这个新的培训体系更加关注新生儿复苏相关的复杂技能实操培训，而不仅仅是常规理论授课[14]。

到目前为止，尽管学界对模拟培训在新生儿复苏训练中应用的观点并未达成一致，甚至少数研究认为它对提高护士的复苏技能没有帮助[15]，也不能加速儿科住院医师识别危重状态的时间[16]，但大多数研究显示模拟培训能提升学员的急救能力。在2011年，Sawyer等发现，经过模拟情境刻意练习的儿科及全科住院医师在建立呼吸机辅助通气、快速建立静脉通路、静脉用药能力及整体NRP表现方面都有明显提升[17]。同样，与仅仅接受理论授课相比，完成模拟培训的EM医师的复苏抢救能力及综合岗位胜任力均明显提升[18]。不仅如此，模拟培训还能增强产科病房的儿科医师和助产护士的诊疗技能和团队合作能力[19]。

模拟培训不仅可以增强PALS、NRP的培训效果，还在培训和评估急诊住院医师和小儿急诊医师能力上发挥重要作用。近年来，美国毕业后医学教育认证委员会（Accreditation Council for Graduate Medical Education，ACGME）提出并建立了"里程碑计划"（Milestone计划），该计划构建了一种多维度的指标体系，包括医学知识、技能、态度及其他能力，用来评估以临床岗位胜任力为导向的医师执业能力。它契合了ACGME设定的住院医师6大临床核心胜任力水平的维度和标准，即：医疗服务、医学知识、人际沟通、基于实践的学习与提高、基于系统的实践、职业素养、人际沟通[20]。虽然ACGME对上述6大核心胜任力的培训效果也有评估方案，但在实施"里程碑计划"的培训课程时，常常使用模拟操作来评估急诊、儿科急诊的培训质量。能用模拟来评估的PEM核心胜任力包括：

紧急救治流程：优先采取关键的治疗措施，迅速调动医院资源对危重患者或重伤患者进行快速复苏，并在稳定后重新评估。

常规救治流程：对所有有适应证的患者（包括那些不能配合操作的、年龄过大或过小的、血流动力学不稳定的、多合并症的、解剖结构不清晰的、疼痛或手术并发症风险高的以及需要镇静的患者）进行诊疗操作时，应采取措施避免潜在并发症，并认识到这些并发症对疾病预后的影响。

团队领导力培养：锻炼领导力以增强团队运转效率、优化学习环境和丰富医疗资源，最终提升对患者的救治能力[21]。

对"里程碑计划"本身的评估可以在单个或多个医疗中心完成。例如，2014年2月，美国西北大学费恩伯格医学院David Salzman博士发起了一项用模拟的方法去评估合作培训的项目，来自伊利诺伊州芝加哥医疗机构的6个有关团队合作的培训项目接受了测试，这些项目是为二年级EM住院医师设计的，它们与23个ACGME"里程碑计划"中的9个相关[22-23]。未来，像这样用模拟的方法评估团队合作方案将会更加普遍。

在PEM培训中，高仿真模拟常常被用于对高风险临床情境进行反复训练，从而提高培训效果，因为这些高风险临床事件即使是在模拟培训量大、精度高的大型培训中心也不常发生。因此，在美国和加拿大，有 63% 的 PEM 培训已经将高仿真模拟教学整合至其学习课程体系[24]。训练营也是另外一种培训模式，它多采用模拟课程训练儿科急诊住院医师和护士，该内容将在下一节中进一步阐述。

PEM 模拟课程和培训项目

对 PEM 的各种学员，包括儿科住院医师、EM 住院医师和 PEM 专科医师等进行模拟培训是十分必要的。多个组织或机构，如 ACGME、美国儿科委员会、加拿大皇家内科医师和外科医师学会等已经规定了相应的培训内容。同时，许多医学教育机构也开发了针对学员培训的相关模拟课程，甚至部分机构已经公布了他们制定的方案、获得的经验以及取得的成果。

2009 年，Adler 等创建了最早的 PEM 模拟课程之一。这个模块化课程旨在向 EM 住院医师教授 PEM 相关的技能操作，其核心内容是 "ABCDE"：开放气道（Airway）、人工呼吸（Breathing）、胸外按压（Circulation）、器官功能障碍（Disability）评估和暴露因素（Exposure/Environment）评估[25]（表 19.1）。该团队运用流程图和评估表，并开发了 6 个培训和 3 个评估的情境案例，将其用于标准化的救治流程训练和培训结果的评估。培训结果的评估显示，学员表现和他们的毕业年限相关，但似乎与培训评估得分之间的关系不大。

随后，Stone 等开发了一个标准化的 PEM 模拟课程，并用它培训儿科住院医师及评估培训质量。该课程在 Kern 医学教育框架下，前期采用德尔菲法征集了 10 位相关领域专家意见并达成共识，并被设计成 9 个模块。他们将基本复苏技能融入每个模块的具体模拟训练中（表 19.1）。该课程每周一次，每次 30 分钟，持续 9 个月。每次模拟培训之后，学员需要进行复盘，并总结该模块的学习心得[26-27]。在培训前后，团队的整体表现用模拟团队评估工具（simulation team assessment tool，STAT）进行评估，评估的内容包括基本复苏技能、开放气道、人工呼吸、建立循环和团队协作[28]。结果显示，除建立循环这个内容，其余技能在培训后均显著提高[26]。

Cheng 和 Banks 博士领导的 PEM 团队致力于在加拿大建立全国性的基于模拟的 PEM 急诊救护课程。该课程为期 2 年，计划每周从 43 个 PEM 案例组成的数据库中选取 1 个模拟课程进行培训（表

19.1）。其中，第 1 年的课程含 6 个核心专业模块，第 2 年的课程含 6 个亚专业模块。在儿科急诊医师进行临床轮转的过程中，他们需要参与这两种课程，且专门有数据库对此进行管理以避免重复培训。如

表 19.1 基于 PEM 的模拟课程主题和情境

	主题	情境
急诊科住院医师（Adler 等）	（1）气道（2）呼吸（3）循环（4）器官功能障碍（5）暴露或环境因素	（1）休克：感染性休克、心源性休克、限制性心肌病（2）心动过速：室上性心动过速、三环类抗抑郁药过量所致广泛性复杂心动过速（3）精神状态改变：酮症酸中毒、β 受体阻滞剂过量（4）创伤：非意外性创伤、车祸伤
儿科住院医师（Stone 等）	（1）基础复苏（2）气道管理和呼吸（3）循环（4）团队协作（5）核心主题	（1）哮喘发作、过敏反应（2）癫痫发作（3）感染性和低血容量性休克（4）室上性心动过速、室颤（5）腹部外伤、闭合性颅脑损伤
PEM 专科医师（Cheng 等）	（1）呼吸（2）心脏（3）休克（4）钝器伤（5）公共突发事件（6）婴儿 / 新生儿（7）毒理学（8）内分泌学（9）肿瘤学（10）肾病学（11）神经病学（12）贯通伤	（1）哮喘、吸入性肺炎、上呼吸道梗阻、急性胸痛综合征（2）室上性心动过速、血流动力学不稳定性室性心动过速、室颤、心脏停搏（3）感染性、低血容量性、过敏性、心源性休克（4）腹部、头部、骨折、胸廓外伤（5）溺水、低体温、电损伤、烟雾吸入、一氧化碳中毒（6）非意外性创伤、细支气管炎、先天性膈疝、先天性心脏病（7）类交感神经药、抗胆碱能药、胆碱能药、阿片类药（8）酮症酸中毒、肾上腺危象、甲状腺危象（9）纵隔肿物、白细胞增多症、肿瘤溶解综合征（10）高血压急症、急性肾衰竭 / 高钾血症、低钠血症（11）癫痫持续状态、昏迷 / 意识水平下降、综合性 / 脑病（12）胸腔、颈部、脊髓、腹部损伤

果有兴趣成为模拟培训师，他们还可以提供更高级别的培训课程。该课程很好地将成员资源管理（crew resource management，CRM）技能和跨专业教育（interprofessional education，IPE）结合在了一起，同时也是一个关于如何开发、修订和实施 PEM 专科医师标准化培训课程的例子[29]。

随后有小组开展了一项随机研究，旨在明确加拿大所有的 PEM 模拟培训课程体系。该研究罗列了306 个培训相关主题，并使用 Likert 四级量表法完成了三轮德尔菲调研 Likert 四级量表法评分如下：

1 ＝最好使用模拟以外的方法
2 ＝可以使用模拟方法
3 ＝应该使用模拟方法
4 ＝必须使用模拟方法

随访研究发现 85 个培训主题得分在 2 ～ 3 分，87 个得分在 3 ～ 4 分，还有 48 个得分在 3.5 分以上，后者被视为"关键性培训主题"。这些"关键性培训主题"又分为以下四类：①危机资源管理；②复苏技能；③创伤救治；④医疗操作。本研究为开展 PEM培训的团队提供了一个非常全面的、有参考意义的模拟课程清单[30]。

"训练营"是另一种模块化的培训形式，它采用高强度的训练来帮助初学者提升特定领域的基础知识和技能[31-33]。训练营的优势是可以集中模拟资源，完成相应主题的培训，以避免学员在多个机构之间进行重复培训。Kevin Ching 博士的团队专门为儿科医师开发了一个名为 BASE 的训练营，给一年级PEM 专科医师、儿科护士和儿童生活专家提供为期2 天的模拟培训。BASE 训练营既使用高仿真模拟人，也采用假人及任务训练器展开培训，以便营造一个涵盖团队合作、气道管理和创伤救治等主题的分级进阶的学习过程。这个训练营还采用了跨专业培训的方式，如将医师和护理课程整合至一起，还有一些训练营专门为 EM 医师制定了继续医学教育课程。

即时（just-in-time，JIT）培训是一种比较特殊的培训形式，是指在即将开始患者救治之前进行的特定技能培训。它将培训和医疗工作流程紧密结合，通过实际工作提供必要的知识和技能训练。一个 PEM 培训小组以婴儿腰椎穿刺术为例，很好地解释并说明了 JIT 培训的概念[34]。尽管这项研究证明

了 JIT 培训的优势，但也揭示了在繁忙的工作中开展JIT 培训面临的巨大挑战。除了腰椎穿刺术，诸如气道管理技能和心肺复苏术也可以采用 JIT 培训模式，并可在 PEM 临床环境中实施[35-36]。

Hunt 等将快速循环刻意练习（rapid cycle deliberate practice，RCDP）应用于高仿真模拟培训，并对培训效果进行研究。其结果显示这种训练可以提高儿科医师进行高级生命支持操作的能力[37]。RCDP 的培训策略是为学员提供针对性的练习机会，以提高他们的复苏技能[37]。具体来说，一旦学员在模拟培训中出错，训练就及时中断，培训老师在现场会对出错原因给出专门指导并予以及时反馈，接着学员可以纠正自己的错误并对此进行复盘，直到熟练掌握该技能。Ericsson等的研究表明，通过反复刻意练习，学员的经验会不断积累，犯错率会不断下降，技能最终得到提升[38]。

上述许多课程都必须在 PED 临床环境中进行。若采用模拟器或专门任务训练器完成操作训练，则可以实现两个学习目标。首先，模拟培训允许初学者在一个可控的学习环境中进行某些有创操作，这既保证了患者的安全，又避免了在真实患者身上练习操作带来的伦理问题。其次，模拟培训能让临床医师通过刻意练习来保持某些非常规的技能水平。以下是在PED 临床环境中可用模拟进行培训的常见操作：

- 穿刺：静脉注射、中心静脉穿刺、骨髓穿刺
- 气道管理：面罩通气、鼻咽通气、口咽通气、普通喉镜、可视喉镜、气管插管、喉罩通气、导丝插管、经气管喷射通气、气管切开
- 复苏：胸外按压、电复律、除颤、心脏起搏
- 创伤：夹板固定、清创缝合、张力性气胸穿刺减压、胸腔闭式引流、心包穿刺术、创伤超声重点评估（FAST）、灾难医学应对
- 诊断和治疗：腰椎穿刺、导尿术、鼻填塞止血

不仅如此，模拟医学还可以提高 PEM 医师的医患沟通能力和专业水平。传统医学教学将重点集中在病理生理学和解剖学上，但过去几十年的研究表明，高效的团队合作和沟通可显著减少医疗事故，同时提高医疗质量[5, 39]。模拟医学显然可以实现这一点，许多模拟培训将 CRM 原则作为评估团队合作水平的重要指标。越来越多的 IPE 被整合至 PEM 模拟培训课程，也进一步证明了这一观点。现场模拟培训就是一

个典型的例子，护士、医师和呼吸专家均可一起参与 IPE 模拟培训，并在培训结束后进行团队自我评价。

我们还可以设计针对 PED 的复杂医患沟通案例，如告知一个家庭他们的孩子已经死亡，或向一个家庭披露发生了医疗事故。模拟医学可以让住院医师和 PEM 专科医师在复杂医患沟通案例中练习医患沟通技巧，并在总结学习经验的基础上形成高效的沟通策略。其他可用模拟训练的复杂医患沟通案例还包括非意外创伤、家庭暴力和修正诊断等[40-41]。

儿科模拟器及其面临的挑战

与其他的模拟设备一样，儿科模拟人及任务训练器的技术也在不断地发展。虽然目前没有覆盖各个年龄段及尺寸大小的儿科模拟人，但已有的高、低仿真模拟人覆盖了儿童的各个生长阶段，如新生儿、婴幼儿、学龄儿童等。这些模拟器有的拥有先进的无线技术，有的可以模拟特殊运动状态，如癫痫发作、胸廓运动、中央或外周动脉搏动等。还有的模拟人或任务训练器可显示儿童气道的生理性解剖，它们与成年人相比更靠前，而这在现实诊疗环境中是很难见到的，但在模拟环境中则可以反复重现。此外，医务人员还可运用模拟器对诸如骨髓腔注射、静脉置管等操作进行反复训练，直至完全掌握。

虽然现阶段的儿科模拟人拥有较多的儿童特征，但它们很难直接呈现患儿体格检查的相关信息，如肤色、呼吸窘迫、精神面貌等。而在实际诊疗过程中，这些信息往往对患儿的诊断具有重要价值，甚至直接提示临床危急状态。比如，临床医生不能仅仅依据生命体征变化作为患儿脓毒症的恶化指标，因为当生命体征出现变化时，如血压下降，常常意味着病情进展，预后不良[10]。当然，计算机支持的高仿真模拟器能够模拟体格检查的许多项目，包括胸廓起伏、呼吸音、发声、瞳孔反射、脉搏、心音、发绀（皮肤颜色）等。高级的模拟人甚至可以从眼、耳、鼻和口腔中产生分泌物。尽管如此，目前的儿科模拟人还不能完全反映与患儿病情有关的重要体检线索，如整体临床表现（中毒或非中毒）、皮肤状态改变（苍白、斑疹、皮疹、大汗、毛细血管充盈、皮温）、精神状态改变（微笑、咿呀学语的大龄婴儿与反应迟钝的病重大龄婴儿）、呼吸窘迫体征（点头呼吸、三凹征、跷跷板式呼吸），以及轻微或局灶性

癫痫发作等。

有的儿童模拟器由于本身体积小，再加上其胸腔内机械和电子设备占用了大量空间，因而缺乏仿真的胸外按压和通气训练的功能。相信随着科技不断进步，制造商能够在未来解决儿科模拟器的这些局限。

解决方案

当科技发展还无法满足模拟培训需求时，我们可以使用照片和视频等工具来辅助。学员本人在对真实患者体检时可进行拍摄以获取相应的照片，它们可以展示诸如斑纹、皮疹或苍白等具体皮损表现；录一段年龄相仿儿童的呼吸窘迫视频可以弥补这个领域模拟人的呼吸模拟缺陷，进而帮助学员理解，同时提高模拟情境的真实性。除了多媒体辅助，模拟教学还经常使用"标准化参与者"，即扮演特殊角色的人，如管床护士或技术员，他们在履行自身岗位相关的职责（例如用药等）的同时，还可以发挥引导培训整体进程的重要作用[42]。由于他们对模拟培训的案例非常熟悉，可以根据培训目标的要求向学员提示模拟人无法准确表现的体检信息。此外，标准化参与者还能确保学员不会被模拟人的局限性误导。例如，在一个以治疗严重哮喘为目标的培训案例中，如果学员说他听到的是喘鸣而非喘息，标准化参与者可以给予提示，通过指导学员说出他们在模拟人上听到和看到的体检信息以保证实现培训目标；也就是说，如果学习者没有正确地理解模拟人给出的体检信息，标准化参与者就可以及时纠正。

在 PEM 培训中，模拟教学使用的另一种有效工具是标准化病人（standardized patient，SP）或训练有素的标准化参与者，后者常扮演家庭成员角色。由于患儿缺乏或只有有限的语言能力，PEM 医师必须具备从家庭成员那里获得详细现病史的能力。将 SP 整合到模拟情境中为学员创造了练习询问病史的机会，这有助于弥补目前模拟人无法准确展示的体检信息，同时还能融入父母的焦虑情绪和紧张状态，以增强场景的真实性。

系统测试

模拟还是一个非常有价值的工具，用于评估医疗机构或者新运行的急诊科为患儿提供医疗服务时的流

程和体系是否达标。原位模拟允许医疗团队利用真实的临床环境中的设备和资源完成模拟培训。这种培训非常真实，且容易被受训者接受[2, 43]。现在，原位模拟已经被越来越多地用于评估医院对患者的治疗准备工作是否完善，且已被证明能够有效地评估各种医疗机构的诊疗系统和流程是否达标[44-46]。2006 年，Hunt 等用原位模拟来评估美国北卡罗来纳州部分急诊科的儿童创伤的救治水平。例如，他们利用一个3 岁小儿坠落伤案例来评估多学科团队的救治水平。在这个过程中，评估人员不仅能够评估医护诊疗水平，还能够收集一些医院管理层面的问题，包括缺乏适当尺寸的器械（颈托）以及在 CT 检查前的转运准备不充分[47]。类似的方法也被用来评估医疗管理水平，同时，还可以对已建立的和新建立的医疗机构的安全隐患进行评估[44, 46, 48]。在所有的急诊科中，尤其是在体量小且很少进行系统测试的小儿急诊科中，原位模拟是提高医疗质量的宝贵工具。

然而，我们不得不承认，原位模拟也面临着独特的挑战。这些挑战包括占用实际的临床空间和需要临床设备的支持。特别是在医疗资源有限的地区实施时，需要规划应急预案，以便保障真正患者来院就诊时能有计划地开展诊疗工作。需要注意的是，这些预案应该在原位模拟之前完成，同时参加预案的成员应该包括医师和护理人员。需要规划的内容包括：①模拟是否要使用实际的临床设备和药物？这需要考虑到是否有备用医疗设备，如果使用了计算机系统，如何设计培训过程的药物使用流程？并要考虑与更换设备相关的成本。②如果不使用实际的临床设备和药物，我们如何确保"原位模拟的设备和药物"不会被误用于实际患者？这将需要把"模拟药物和设备"贴上特殊标签并用特定设备储存，且在模拟完成时，要对诊疗环境进行彻底检查，以杜绝将模拟设备和药物遗留在临床现场可能带来的任何错误。③值班的医疗团队是否参与该模拟培训？如果参与，有患者来就诊应该怎么办？可能的解决方案应包括：备用医疗团队、根据预先设定的流程停止模拟培训等。④如果需要其他员工参与，如何对他们进行补偿？将如此庞大人力资源的培训课程融入日常繁忙的临床环境中，对后勤管理是一个巨大的挑战。认识到这些潜在的挑战和不能因培训课程而影响到对患者的诊治是至关重要的[45]。

案例详见附录 1 的第 19 章补充案例情境。

未来方向

综上所述，模拟培训在小儿急诊医学领域的应用不仅仅获得了成功，而且未来仍有很大发展空间。在未来几年，具备儿科某些特定功能的模拟人将有望问世，这会进一步提高模拟人的仿真度并实现更真实的模拟情境。随着 PEM 模拟培训课程的不断发展，标准化的 PEM 模拟教学体系将逐渐形成，这会不断改善教育质量，提高学员受训水平。此外，模拟医学相关的研究也可以提升小儿疾病和外伤的诊疗质量。随着 PEM 模拟教学体系不断完善，它有望成为用于评估气道管理、创伤复苏等关键技能水平的工具。未来，模拟医学甚至可能成为 PEM 招聘的面试内容或 PEM 医师资格认证的一部分。PEM 模拟培训领域在很短的时间内得到了很大的发展，我们希望并相信它会有一个更加美好的未来。

参考文献

1. Emergency care for children: growing pains. Systems CotFoECitUSH, editor: National Academy of Science; 2007. 360 p.
2. Allan CK, Thiagarajan RR, Beke D, Imprescia A, Kappus LJ, Garden A, et al. Simulation-based training delivered directly to the pediatric cardiac intensive care unit engenders preparedness, comfort, and decreased anxiety among multidisciplinary resuscitation teams. J Thorac Cardiovasc Surg. 2010;140(3):646–52.
3. Tan SB, Pena G, Altree M, Maddern GJ. Multidisciplinary team simulation for the operating theatre: a review of the literature. ANZ J Surg. 2014;84(7–8):515–22.
4. Andreatta P, Saxton E, Thompson M, Annich G. Simulation-based mock codes significantly correlate with improved pediatric patient cardiopulmonary arrest survival rates. Pediatr Crit Care Med. 2011;12(1):33–8.
5. Morey JC, Simon R, Jay GD, Wears RL, Salisbury M, Dukes KA, et al. Error reduction and performance improvement in the emergency department through formal teamwork training: evaluation results of the MedTeams project. Health Serv Res. 2002;37(6):1553–81.
6. Shapiro MJ, Morey JC, Small SD, Langford V, Kaylor CJ, Jagminas L, et al. Simulation based teamwork training for emergency department staff: does it improve clinical team performance when added to an existing didactic teamwork curriculum? Qual Saf Health Care. 2004;13(6):417–21.
7. Association AH. Pediatric Advanced Life Support (PALS) [updated September 16, 2014October 4, 2014]. Available from: http://www.heart.org/HEARTORG/CPRAndECC/HealthcareProviders/Pediatrics/Pediatric-Advanced-Life-Support-PALS_UCM_303705_Article.jsp.
8. Nadel FM, Lavelle JM, Fein JA, Giardino AP, Decker JM, Durbin DR. Assessing pediatric senior residents' training in resuscitation: fund of knowledge, technical skills, and perception of confidence. Pediatr Emerg Care. 2000;16(2):73–6.
9. Grant EC, Marczinski CA, Menon K. Using pediatric advanced life support in pediatric residency training: does the curriculum need resuscitation? Pediatr Crit Care Med. 2007;8(5):433–9.
10. Donoghue AJ, Durbin DR, Nadel FM, Stryjewski GR, Kost SI,

Nadkarni VM. Perception of realism during mock resuscitations by pediatric housestaff: the impact of simulated physical features. Simul Healthc. 2010;5(1):16–20.

11. Donoghue AJ, Durbin DR, Nadel FM, Stryjewski GR, Kost SI, Nadkarni VM. Effect of high-fidelity simulation on pediatric advanced life support training in pediatric house staff: a randomized trial. Pediatr Emerg Care. 2009;25(3):139–44.

12. Kurosawa H, Ikeyama T, Achuff P, Perkel M, Watson C, Monachino A, et al. A randomized, controlled trial of in situ pediatric advanced life support recertification ("pediatric advanced life support reconstructed") compared with standard pediatric advanced life support recertification for ICU frontline providers*. Crit Care Med. 2014;42(3):610–8.

13. Pediatrics AAo. Neonatal Resuscitation Program 2012. Available from: http://www2.aap.org/nrp/index.html.

14. Arnold J. The neonatal resuscitation program comes of age. J Pediatr. 2011;159(3):357–8. e1

15. Weiner GM, Menghini K, Zaichkin J, Caid AE, Jacoby CJ, Simon WM. Self-directed versus traditional classroom training for neonatal resuscitation. Pediatrics. 2011;127(4):713–9.

16. Cordero L, Hart BJ, Hardin R, Mahan JD, Nankervis CA. Deliberate practice improves pediatric residents' skills and team behaviors during simulated neonatal resuscitation. Clin Pediatr. 2013;52(8):747–52.

17. Sawyer T, Sierocka-Castaneda A, Chan D, Berg B, Lustik M, Thompson M. Deliberate practice using simulation improves neonatal resuscitation performance. Simul Healthc. 2011;6(6):327–36.

18. Lee MO, Brown LL, Bender J, Machan JT, Overly FL. A medical simulation-based educational intervention for emergency medicine residents in neonatal resuscitation. Acad Emerg Med Off J Soc Acad Emerg Med. 2012;19(5):577–85.

19. Rubio-Gurung S, Putet G, Touzet S, Gauthier-Moulinier H, Jordan I, Beissel A, et al. In situ simulation training for neonatal resuscitation: an RCT. Pediatrics. 2014;134(3):e790–7.

20. Education ACfGM. Accreditation Council for Graduate Medical Education [October 8, 2014]. Available from: https://www.acgme.org/acgmeweb/.

21. The Accreditation Council for Graduate Medical Education TABoP, and TABoEM. 2014 [October 8, 2014]. Available from: http://www.acgme.org/acgmeweb/Portals/0/PDFs/Milestones/PediatricEmergencyMedicineMilestones.pdf.

22. Medicine TACfGMEaTABoE. The emergency medicine milestone project 2012 [October 7, 2014]. Available from: https://www.acgme.org/acgmeweb/tabid/131/ProgramandInstitutionalAccreditation/Hospital-BasedSpecialties/EmergencyMedicine.aspx.

23. Plumridge S. Emergency medicine residencies in Chicago implement simulation assessments 2014 [October 7, 2014]. Available from: http://www.feinberg.northwestern.edu/news/2014/02/emergencymedicine_assessments.html.

24. Eppich WJ, Nypaver MM, Mahajan P, Denmark KT, Kennedy C, Joseph MM, et al. The role of high-fidelity simulation in training pediatric emergency medicine fellows in the United States and Canada. Pediatr Emerg Care. 2013;29(1):1–7.

25. Adler MD, Vozenilek JA, Trainor JL, Eppich WJ, Wang EE, Beaumont JL, et al. Development and evaluation of a simulation-based pediatric emergency medicine curriculum. Acad Med. 2009;84(7):935–41.

26. Stone K, Reid J, Caglar D, Christensen A, Strelitz B, Zhou L, et al. Increasing pediatric resident simulated resuscitation performance: a standardized simulation-based curriculum. Resuscitation. 2014;85(8):1099–105.

27. Thomas PA, Kern DE, Hughs MT. Curriculum development for medical education: a six-step approach. 2nd ed. Baltimore: Johns Hopkins University Press; 2009.

28. Reid J, Stone K, Brown J, Caglar D, Kobayashi A, Lewis-Newby M, et al. The Simulation Team Assessment Tool (STAT): development, reliability and validation. Resuscitation. 2012;83(7):879–86.

29. Cheng A, Goldman RD, Aish MA, Kissoon N. A simulation-based acute care curriculum for pediatric emergency medicine fellowship training programs. Pediatr Emerg Care. 2010;26(7):475–80.

30. Bank I, Cheng A, McLeod P, Bhanji F. Determining content for a simulation-based curriculum in pediatric emergency medicine: results from a national Delphi process. CJEM. 2015;17(6):662–9.

31. Nishisaki A, Hales R, Biagas K, Cheifetz I, Corriveau C, Garber N, et al. A multi-institutional high-fidelity simulation "boot camp" orientation and training program for first year pediatric critical care fellows. Pediatr Crit Care Med. 2009;10(2):157–62.

32. Wayne DB, Cohen ER, Singer BD, Moazed F, Barsuk JH, Lyons EA, et al. Progress toward improving medical school graduates' skills via a "boot camp" curriculum. Simul Healthc. 2014;9(1):33–9.

33. Fernandez GL, Page DW, Coe NP, Lee PC, Patterson LA, Skylizard L, et al. Boot cAMP: educational outcomes after 4 successive years of preparatory simulation-based training at onset of internship. J Surg Educ. 2012;69(2):242–8.

34. Kamdar G, Kessler DO, Tilt L, Srivastava G, Khanna K, Chang TP, et al. Qualitative evaluation of just-in-time simulation-based learning: the learners' perspective. Simul Healthc. 2013;8(1):43–8.

35. Nishisaki A, Donoghue AJ, Colborn S, Watson C, Meyer A, Brown CA 3rd, et al. Effect of just-in-time simulation training on tracheal intubation procedure safety in the pediatric intensive care unit. Anesthesiology. 2010;113(1):214–23.

36. Niles D, Sutton RM, Donoghue A, Kalsi MS, Roberts K, Boyle L, et al. "Rolling Refreshers": a novel approach to maintain CPR psychomotor skill competence. Resuscitation. 2009;80(8):909–12.

37. Hunt EA, Duval-Arnould JM, Nelson-McMillan KL, Bradshaw JH, Diener-West M, Perretta JS, et al. Pediatric resident resuscitation skills improve after "rapid cycle deliberate practice" training. Resuscitation. 2014;85(7):945–51.

38. Ericsson KA. Deliberate practice and the acquisition and maintenance of expert performance in medicine and related domains. Acad Med. 2004;79(10 Suppl):S70–81.

39. Steinemann S, Berg B, Skinner A, DiTulio A, Anzelon K, Terada K, et al. In situ, multidisciplinary, simulation-based teamwork training improves early trauma care. J Surg Educ. 2011;68(6):472–7.

40. Overly FL, Sudikoff SN, Duffy S, Anderson A, Kobayashi L. Three scenarios to teach difficult discussions in pediatric emergency medicine: sudden infant death, child abuse with domestic violence, and medication error. Simul Healthc. 2009;4(2):114–30.

41. Tobler K, Grant E, Marczinski C. Evaluation of the impact of a simulation-enhanced breaking bad news workshop in pediatrics. Simul Healthc. 2014;9(4):213–9.

42. Sanko JS, Shekhter I, Kyle RR Jr, Di Benedetto S, Birnbach DJ. Establishing a convention for acting in healthcare simulation: merging art and science. Simul Healthc. 2013;8(4):215–20.

43. Katznelson JH, Mills WA, Forsythe CS, Shaikh S, Tolleson-Rinehart S. Project CAPE: a high-fidelity, in situ simulation program to increase critical access hospital emergency department provider comfort with seriously ill pediatric patients. Pediatr Emerg Care. 2014;30(6):397–402.

44. Patterson MD, Geis GL, Falcone RA, LeMaster T, Wears RL. In situ simulation: detection of safety threats and teamwork training in a high risk emergency department. BMJ Qual Safety. 2013;22(6):468–77.

45. Patterson MD, Blike GT, Nadkarni VM. Advances in Patient Safety In situ simulation: challenges and results. In: Henriksen K, Battles JB, Keyes MA, Grady ML, editors. Advances in patient safety: new directions and alternative approaches, Performance and tools, vol. 3. Rockville: Agency for Healthcare Research and Quality (US); 2008.

46. Geis GL, Pio B, Pendergrass TL, Moyer MR, Patterson MD. Simulation to assess the safety of new healthcare teams and new facilities. Simul Healthc. 2011;6(3):125–33.

47. Hunt EAHS, Luo X, et al. Simulation of pediatric trauma stabilization in 35 North Carolina emergency departments: identification of targets for performance improvement. Pediatrics. 2006;117:641–8.

48. Walker ST, Sevdalis N, McKay A, Lambden S, Gautama S, Aggarwal R, et al. Unannounced in situ simulations: integrating training and clinical practice. BMJ Qual Safety. 2013;22(6):453–8.

第 20 章

创伤

Stephen Spencer Topp，Todd Wylie，and Steven A. Godwin

翻译：李占飞

模拟医学领域的兴起源于军事战争行动——特别是计算机飞行模拟器技术的出现[1]。20 世纪 50 年代出现了第一批用于练习气道管理和复苏技能的模拟人[2]，到 20 世纪 80 年代，类似于现代模拟实验室中使用的高仿真模拟器开始投入使用[3]。促进现代医学模拟技术发展的主要动力恰恰是美国军方的大力支持。在 20 世纪 90 年代初的海湾战争期间，医疗指挥官 Richard Satava 博士发现军队医务人员主要是预备役的非军事人员，并不具备处理战争相关创伤所必需的技能和经验[4]。因此，军方就更加重视开发模拟技术和课程，以培训和储备军队医务人员，就像他们采用模拟的方法来培训战斗机飞行员这类高等技术军事人才一样。随后，高仿真模拟器成为了军队医务人员的医学教育的必要工具，其使用得到广泛重视。在第 24 章中可以了解更多关于模拟在军队中应用的信息。如今的智能化高仿真模拟人可以在再现真实创伤患者所经历的情境下，让医务人员练习救治伤者所需的操作技能。

由于创伤患者往往伤情危重且需要紧急救治，而对于初学者来说，掌握处理这种患者的操作技能和诊疗能力是一件困难的事情。同时，"学徒制训练模式"教育已经逐步被现代医学所摒弃，这就要求我们必须探索新的教学模式。此外，由于患者安全计划的不断完善和实施，在医学教育环境中，对学习者能够参与的活动和操作进行了诸多规定和限制，导致初学者在创伤中心实践及动手操作的机会不断减少[5]。而模拟医学的出现恰恰可以规避这一问题——无论是否有具体操作的训练任务，创伤模拟人都允许初学者发生诊断性和非诊断性的训练错误，这就创造了一个利于学习的环境，并能保障患者的安全[6]。

在模拟环境中，医学生或实习医生可以运用危重创伤模拟人完成各种复杂救治技能的训练，并允许出现错误，因为这些错误不仅不会引起任何严重的后果，还能帮助他们从这些错误中更好地汲取经验。这种培训模式反映出医学教育已经从以往的"看一次，做一次，教一次"的模式向"看一次，模拟一次，做一次"的理念转变。

最佳实践

作为创伤的一种教学方法，模拟培训拥有许多重要的特征。有重伤救治经验的医师都知道，无论是在城市的创伤中心还是在农村/社区环境中，仅凭医学知识都难以实现有效、高质量的诊疗。其他非技术因素，包括诸如医疗管理、医疗决策、有效沟通和团队合作等，都能决定创伤的救治效果，它们也被称为危机资源管理（crisis resource management，CRM）。很多文献表明运用模拟培训来教授 CRM 是有效的[7]。这个概念不仅适用于紧急救治团队的培训，也适用于灾难演习时批量患者的处理。学员必须学会如何推选领导者和分配任务，如何做到有效沟通并合理利用资源。在模拟培训中，学员可以运用多个情境反复练习，直到所有重要指标都能达标。在这个过程中，他们的错误会被不断地指出、纠正并反复练习，直到达到更高的操作水平。这些培训内容在真实临床环境中是无法实施的，而模拟培训的优势恰恰是可以将这些非技术性技能的训练融合到相应的临床情境中去。对文献的系统性回顾分析也高度认可这种模拟培训的价值，认为"学员在模拟中心学到的 CRM 技能可以应用于临床环境中，并能最终改善患者预后，包括降低死亡率"[8]。要了解更多相关信息，请参见第 5 章"危机资源管理"。

创伤模拟还可用于培训跨学科的沟通技巧。创伤救治团队成员通常来自不同的亚专业和（或）接受过不同的培训[9]。因此，创伤救治可被视为一项"团队行动"。一支训练有素的足球队会用大量时间训练如何在赛场上实现教练与球员之间准确的信息交流，与此类似，创伤救治团队成员也必须有各自明确的角色定位和采用有效的沟通方式。由于这种团队多由内科医师和不同专科（急诊科、外科等）的医师、护理人员和技术人员组成，他们往往拥有不一样的知识基础或经验水平[10]，因此要求所有医务人员拥有共同的成功信心，并能明确自己的目标，专注于各自的任务，清晰准确地将初次和再次评估结果传递给团队领导，从而实现最佳的现场救治共识。这种情境模拟可以促进上述重要技能的学习和不断强化。对团队领导者来说，组织能力至关重要。他必须能对所有团队成员进行明确的分工，设定清晰的目标，并进行有效的沟通。只有运用高仿真度的模拟情境，这些能力才可以得到很好的训练和评估[11]。另外，需要练习的其他主观沟通技巧还包括：怎样推选团队领导者、如何准确及时地传递体格检查结果，以及怎样实现有效的闭环沟通。

模拟还可以用于培训针对危重创伤患者的各种复苏操作技能，如创伤性气道管理、气管切开术、胸腔穿刺置管术、止血和紧急血管通路建立等，还可评估学员所掌握的操作能力[12-14]。具体的模拟训练方式包括使用尸体标本、全仿真模拟人、任务训练器、动物模型、计算机软件程序和在线交互式训练器等，并且每种方式都有许多商业化产品。通过在模拟环境中不断实施有针对性的训练，学员可以重复练习这些关键技能，并能得到训练反馈，从而提高技能操作水平[15]。由于学员可以不断地重复这种模拟的急诊医疗流程，并且获得这种技能训练的记录及反馈，从而就可以实现熟练掌握的目标，甚至达到精通的水平。

示范课程

下面列出的是一些创伤模拟课程的指南，只需稍加改动就可以因地制宜地用于医学生、住院医师或其他多学科学员的培训。对于医学生而言，这个示范性创伤课程可以用于介绍执业医师可能遇到的多种创伤性损伤类型。对于住院医师来说，培训的重点更多地聚焦于临床实践和应对复杂病例的能力，故课程将设定更严谨的目标，强调住院医师需要掌握的关键技能和方法。引入客观的量化指标可以帮助评估参与者的表现，并提供更具体、具有针对性的反馈。这样的反馈不仅能够帮助参与者了解自己在特定技能或任务上的优势和不足，还能够促进其改进和进步。

Ⅰ.头部外伤/颅脑损伤（traumatic brain injury，TBI）
　　1.颅脑损伤分型
　　2.处理原则/目标/关键处置
　　　（1）气道管理
　　　（2）维持脑灌注压
　　　（3）快速影像学检查及解读
　　　（4）在适当的时机迅速进行神经外科干预
Ⅱ.脊髓损伤（spinal cord injury，SCI）
　　1.脊髓损伤分型
　　2.处理原则/目标/关键处置
　　　（1）脊柱固定
　　　（2）开放气道和二次检查时的脊髓保护
　　　（3）全面适当的运动/感觉检查
　　　（4）合理且迅速的影像学检查
　　　（5）神经外科/脊柱外科会诊
Ⅲ.胸部创伤
　　1.胸部创伤分型
　　　（1）张力性气胸
　　　（2）开放性气胸
　　　（3）连枷胸
　　　（4）大量血胸
　　　（5）心脏压塞
　　　（6）主动脉/大血管损伤
　　2.处理原则/目标/关键处置
　　　（1）初次查体能识别胸部损伤
　　　（2）迅速干预（如穿刺减压、放置胸管等）
　　　（3）识别休克及正确使用血液制品
　　　（4）迅速处置（如影像学检查及紧急转运至手术室的安全问题）
　　　（5）急诊开胸手术
Ⅳ.腹部创伤
　　1.腹部创伤分型
　　　（1）钝器伤或锐器伤
　　　（2）空腔或实质脏器损伤

2. 处理原则 / 目标 / 关键处置

（1）遵循急救 ABC 原则

（2）全面体格检查

（3）合理熟练地使用并准确判读 FAST 超声检查

（4）休克的识别及血制品的合理使用

（5）迅速的影像学检查

（6）迅速处置（评估是否能安全离院、手术或转院等）

Ⅴ. 骨骼肌肉损伤

1. 损伤分型

（1）闭合性骨折

（2）开放性骨折

（3）关节脱位

（4）骨筋膜隔室综合征

2. 处理原则 / 目标 / 关键处置

（1）遵循急救 ABC 原则

（2）全面体格检查

（3）全面的运动 / 感觉检查

（4）患肢固定

（5）及时关节复位

（6）开放性骨折时抗生素的应用

（7）及时合理地请骨科医生会诊

Ⅵ. 烧伤

1. 烧伤分型

（1）热烧伤

（2）电烧伤

（3）化学烧伤

2. 处理原则 / 目标 / 关键处置

（1）迅速进行 ABC 评估，重视早期气道管理

（2）建立静脉通道

（3）适当的液体复苏

（4）诊断浅度（Ⅰ、Ⅱ度）烧伤（只涉及皮肤的表皮层和部分真皮层）和深度（Ⅲ度）烧伤（涉及全部真皮层，并可能达到皮下组织）

（5）计算和记录烧伤面积

（6）适时行急诊筋膜切开或焦痂切开术

（7）联系烧伤中心，沟通并转运

融入现有教育体系

如前所述，创伤模拟是一种适用于各种学员的

教育模式。对于医学实习生而言，这可能是第一次，也可能是唯一一次他们能亲身体验并实际操作的创伤培训。这样就可以通过情境模拟来强化理论讲座的学习目标，或者通过使用录制的模拟案例视频来强化理论讲座，以教授核心创伤课程。初学者级别的教学内容，包括如何正确地对伤者进行伤情记录、针对特定创伤的初次和再次评估、气管插管期间的颈椎固定、球囊面罩（BVM）通气和血管通路的建立等，都是医学生可以掌握的部分临床技能。同样，在高强度的模拟抢救课程中我们也可设计有效的闭环沟通交流的模块。医学生多乐于接受有明确的目标和训练目的的标准病例模拟教程，或者是参与技能实验室的实际操作[16]。模拟不仅可用于个人训练的评估和反馈，还可用于在模拟情境中评估团队学生群体的协调能力。医学生更倾向于以团队的方式进行评估，因为初学者在面对个人评估时，由于个人经验不足会存在压力，尤其是当面对复杂的重症救护和创伤情境模拟时，他们更会因不知所措而产生巨大压力，故这种团队模拟评估能有效缓解这些压力。2017 年，Borggreve 等发表《基于模拟的医学生创伤教育：文献综述》，专门总结分析了这方面的文献[17]。

许多报道已经证实，模拟医学在住院医师培训中有非常大的应用价值[18]。当医学生进入毕业后培训阶段时，他们的身份就从旁观的学习者转变为决策的参与者。在高强度 / 高风险的创伤救治场景中，这种角色转换极具挑战性。如果在轮转开始前采用模拟人完成创伤患者早期救护培训，则可以有效地促进学员适应这种角色转换。采用模拟案例组建的创伤课程不仅可以帮助医学生提前适应高压力的创伤救治场景，还可通过对操作技能的反复程序化训练来完成高级创伤生命支持（ATLS）课程的培训。医学生可从这些练习中获得信心、融入团队，并达到更好地完成救治任务的目标。当然在这个模拟环境中，他们也可学习并掌握必备的操作技能，如创伤气道管理、胸腔置管和 FAST 等。

创伤模拟在医学院校教育之外也同样发挥重要作用，它被各种继续医学教育（continuing medical education，CME）课程应用[19]。它可以让学员通过模拟情境接触到少见且高风险的临床问题，如脑外伤或穿透性创伤；它也可以通过任务训练器模拟一些不常见但必不可少的操作，如外眦切开术、动脉止

血和紧急焦痂切开术等，直到学员完全掌握。模拟医学在医师执照和资格认证方面也发挥着越来越重要的作用，并能应用到绝大多数学科[20]。未来，创伤模拟还有望被整合至如 ATLS® 等认证课程中。

挑战与对策

尽管充分还原临床的实际诊疗情境是模拟医学的主要目的，但与其他学科领域一样，在实际的创伤救治中，模拟医学的应用也存在困境。比如，很难模拟医护人员面对危重多发伤患者时产生的紧张情绪。因此，模拟急诊环境最大的挑战是如何以最真实的方式模拟环境的声音、画面和互动状态。美国海军已经开始用高度还原的情境来模拟现实作战情况，以此来训练海军医务兵，并称为沉浸式学习[21]。使用演员模拟病人，同时结合视觉/听觉特效（爆炸、枪声、警报器等）来让学员体验真实的战场环境。其目的是使医务兵适应特定严酷的野外作战环境，并测试他们应对这种环境的能力。这种沉浸式学习环境同样适用于高仿真创伤模拟。高度真实的伤口、训练有素的参与者、批量伤者的场景、噪声的干扰、多学科交流的障碍等，这些都高度还原了真实的创伤现场。如果条件允许，在接收和治疗创伤患者的创伤中心或急诊室（ED）现场开展情境模拟还可以进一步增加真实感，提升培训效果[22-24]。Amiel 等研究表明，高度还原创伤现场的模拟培训，能显著提升学员的临床技能水平和沟通交流能力。作者特别指出，将模拟人引进创伤培训基地还可以消除设备和部分模拟环境的差异。此外，医院的相关科室，如放射科、检验科、血库和其他部门需要积极配合，做好在培训期间协助团队的准备。

与监管机构的对接

无论接受培训的层次或经历如何，每个医生都必须通过执业医师资格认证和继续医学教育来保持行医资格。建立完善的创伤模拟课程有助于这些工作的开展。例如，美国急诊医学委员会（ABEM）就将一系列模拟口试案例库用于全国考试前的准备；操作任务训练器可记录受训者模拟操作的熟练程度；全场景、多学科的模拟可用于创伤中心认证现场评估的准备工作。

同样地，创伤模拟也用于急诊科住院医师的培养，主要涉及强化培训课程体系，协助记录培训和评估关键能力。模拟还可以评估临床 6 大核心胜任力和 23 个新的急诊特有里程碑。基于场景可控和可重复的特点，模拟可能比临床实际场景更容易评估学习者的能力。但是，我们也必须清楚地认识到，尽管高仿真模拟创伤情境非常接近于真实的创伤场景，并且其优势也得到了充分认可，但模拟并不能取代实时的创伤现场救治和创伤专科轮转学习。更准确地说，学员更应该加强严格的临床培训和工作，同时将创伤模拟作为有力的补充，以实现最好的救治效果。

示例案例见附录 1 中的第 20 章补充案例情境。

参考文献

1. Rosen K. The history of medical simulation. J Crit Care. 2008;23:157–66.
2. Grenvik A, Schaefer J. From Resusci-Anne to Sim-Man: the evolution of simulators in medicine. Crit Care Med. 2004;32(Suppl):S56–7.
3. Cooper JB, Taqueti VR. A brief history of the development of mannequin simulators for clinical education and training. Qual Saf Health Care. 2004;13(Suppl 1):i11–8.
4. Bowen L. Med school 1.0: can computer simulation aid physician training? Quest. 2002;5:16.
5. Knudson M, et al. Trauma training in simulation: translating skills from SIM time to real time. J Trauma. 2008;64(2):255.
6. Lateef F. Simulation-based learning: just like the real thing. J Emerg Trauma Shock. 2010;3(4):348–52.
7. Gaba DM, Howard SK, Fish KJ, Smith BE, Sowb YA. Simulation based training in anesthesia crisis resource management (ACRM): a decade of experience. Simul Gaming. 2001;32:175–93.
8. Boet S, Bould MD, Fung L, Qosa H, Perrier L, Tavares W, et al. Transfer of learning and patient outcome in simulated crisis resource management: a systematic review. Can J Anesth. 2014;61:571–82.
9. Marshall RL, Smith JS, Gorman PJ, Krummel TM, Haluck RS, Cooney RN. Use of a human patient simulator in the development of resident trauma management skills. J Trauma Acute Care Surg. 2001;51(1):17–21.
10. Cherry RA, Ali J. Current concepts in simulation-based trauma education. J Trauma. 2008;65(5):1186–93.
11. Hamilton N, Freeman BD, Woodhouse J, Ridley C, Murray D, Klingensmith ME. Team behavior during trauma resuscitation: a simulation-based performance assessment. J Grad Med Educ. 2009;1(2):253–9.
12. Reihsen TE, Alberti L, Speich J, Poniatowski LH, Hart D, Sweet RM. Feasibility of a perfused and ventilated cadaveric model for assessment of lifesaving traumatic hemorrhage and airway management skills. J Trauma Acute Care Surg. 2016;80(5):799–804.
13. Takayesu JK, Peak D, Stearns D. Cadaver-based training is superior to simulation training for cricothyrotomy and tube thoracostomy. Intern Emerg Med. 2017;12(1):99–102.
14. Chung TN, Kim SW, You JS, Chung HS. Tube thoracostomy training with a medical simulator is associated with faster, more successful performance of the procedure. Clin Exp Emerg Med. 2016;31(1):16–9.
15. Ericsson KA. Deliberate practice and the acquisition and main-

tenance of expert performance in medicine and related domains. Acad Med. 2004;79(Suppl):S70–81.

16. Eyck R, Tews M, Ballester JM. Improved medical student satisfaction and test performance with a simulation-based emergency medicine curriculum: a randomized control trial. Ann Emerg Med. 2009;54:684–91.

17. Borggreve AS, Meijer J, Schreuder H, Cate OT. Simulation-based trauma education for medical students: a review of the literature. Med Teach. 2017;39:631.

18. McGaghie WC, et al. A critical review of simulation-based medical education research: 2003–2009. Med Educ. 2010;44:50–63.

19. McGaghie WC, Siddall VJ, Mazmanian PE, Myers J. Lessons for continuing medical education from simulation research in undergraduate and graduate medical education: effectiveness of continuing medical education. American College of Chest Physicians Evidence-Based Educational Guidelines. Chest. 2009;139(3 Suppl):62S–8S.

20. Levine A, Schwartz AD, Bryson EO, Demaria S. Role of simulation in US physician licensure and certification. Mt Sinai J Med. 2012;79:140–53.

21. Kewley S, McWhorter S. Highly realistic, immersive training for navy corpsmen: preliminary results. Mil Med. 2014;179:1439–43.

22. Steinemann S, Berg B, Skinner A, DiTulio A, Anzelon K, Terada K, et al. In situ, multidisciplinary, simulation-based teamwork improves early trauma care. J Surg Educ. 2011;68(6):472–7.

23. Miller D, Crandall C, Washington C, McLaughlin S. Improving teamwork and communication in trauma care through in situ simulations. Acad Emerg Med. 2012;19(5):608–12.

24. Amiel I, Simon D, Merin O, Ziv A. Mobile in situ simulation as a tool for evaluation and improvement of trauma treatment in the emergency department. J Surg Educ. 2015;73:121–8.

急诊重症诊疗

第21章

Andrew Schmidt and Steven A. Godwin

翻译：马冰清　程　星

重症医学是一门以急危重症为主、临床容错率低的专业，这一特性使它具备模拟培训的绝佳临床背景。复苏中心和重症监护病房（ICU）里有多种危重疾病状态，但是它们在实际临床工作中可能相对不常见。而模拟培训可以在安全的环境中反复重现这些复杂疾病状态，从而提高学员在实际临床工作中的决策能力和信心。

重症医学模拟培训可以在传统的模拟培训中心进行，也可以"原位模拟"的方式在临床环境中进行。传统的模拟培训中心的优势是通常配备了高仿真设备、能同时运行多种案例、可灵活模拟多种情境（例如战场、院前、急诊科、ICU等）。而原位模拟则因受制于临床场地狭小、缺少床旁模拟所需的病床和人力资源等，故难以达到良好的培训效果。但是，与培训中心的模拟相比，原位模拟也具有自身的优势，它可以在临床环境中使用真实的临床设备。

重症模拟场景可以同时段、全方位、多角度地模拟患者的病情变化，能针对性地将看护危重患者所需的关键技能提炼出来，并进行专门训练，从而促进个人和团队诊疗水平的提升。多项研究证明，运用模拟培训的教学方式可以显著提高学员早期识别休克状态、掌握初级生命复苏及高级生命支持等专业技能的能力[1-6]。此外，研究还表明，重症模拟培训能减少医疗安全问题的发生并优化诊疗流程[7-8]。

最佳实践

大量研究已经证明模拟培训可在重症医学领域中获得良好的效果。虽然目前尚无统一的模拟培训课程体系，但已有证据表明，模拟培训的确能够提高学员对理论知识和临床技能的掌握[1-6]。

模拟培训不仅可以用于学习和掌握临床疾病的处理流程，还可以对特定临床技能进行强化训练。目前，高仿真模拟系统可以很好地模拟多种重症临床操作，如气管插管术、环甲膜切开术、胸腔穿刺术、经骨髓腔和（或）血管建立输液通路以及心脏起搏术等。在模拟培训过程中，接受模拟治疗患者的转归可以设置成好转或恶化，运用这种临床情境还可以检测学员使用医疗设备的能力。与其他形式的模拟培训一样，混合模拟可以进一步提高学习效果。什么是混合模拟呢？举例来说：在很多培训现场，我们安排工作人员扮演标准化病人，一旦需要，就将真人转换成高仿真模拟人，继续进行有创操作和（或）病情恶化的复苏演练，从而保证培训的连续性。也可以将任务训练器与混合模拟结合使用，在需要训练特定技能操作时，直接切换至高仿真技能训练器。此外，混合模拟还可以利用化妆和穿戴在演员身上的模拟训练器来实现更高的仿真度，例如，使用一种可模拟严重爆炸伤伴随活动性出血的肢体模型等。与那些讲授式的或者低仿真度的训练相比，混合模拟确实能够提升培训效果[9-10]。模拟培训本身有技术上的优势，例如，可以在复杂临床场景中反复进行高风险、易出错的各种操作训练，而不会给真实的患者带来任何风险。因此，模拟培训是掌握新的或少用的临床操作的理想手段，并且能够对医患沟通中遇到的困难进行复盘[1-6]。此外，已有证据表明，接受过模拟培训的医生能够有效降低患者的感染和并发症的发生率，并改善患者预后[11-12]。

原位模拟在重症模拟医学中也得到快速发展，其培训是在实际的ICU环境中进行，并且有ICU团队的成员参与其中[1, 7-8, 13-14]。其目标是模拟重症监护室的环境，在利于教学的环境中训练并掌握各种患者治理方案，从而促进ICU多学科团队成长。许多医疗机构已经采用这种方法来培训学生和住院医师以胜任 ICU 的工作，并且用它来不断优化科室内部流程[7-8]。

示范课程

医学生课程

1. 识别休克

（1）低血容量性休克（出血）

（2）心源性休克（ST 段抬高型心肌梗死）

（3）分布型休克（脓毒症）

（4）梗阻性休克（肺栓塞、心脏压塞）

2. 生命复苏

（1）高级心脏生命支持

（2）儿科高级生命支持

（3）高级创伤生命支持

3. 基本操作

（1）无菌操作

（2）中心静脉置管术（股静脉、锁骨下静脉、颈内静脉）

（3）胸腔穿刺置管术

4. 重症医学基础超声操作

（1）超声引导下中心静脉置管术

（2）超声指导的休克快速诊断方案（RUSH 方案）

住院医师课程

1. 休克管理

（1）识别

（2）液体复苏

（3）血管活性药物

（4）心脏起搏

（5）溶栓治疗

2. 重症医学高级操作

（1）困难气道

（2）血流动力学监测

3. 重症医学高级超声操作

（1）监测下腔静脉以评估输液引起的容量反应

（2）超声心动图

4. "如何向家属传递坏消息"

多学科课程

1. 患者安全培训

（1）知情同意

（2）错误的患者病历

（3）干扰性家庭

2. 抢救团队的技能

（1）闭环沟通

（2）团队成员反馈

（3）领导力

3. 质控

（1）收集错误案例，检测系统的问题

（2）中心静脉置管的综合操作流程

融入现有教育体系

重症医学模拟教育不仅仅应用在临床培训阶段，还应用于医学教育的初始阶段。2010 年，美国医学院校协会的一项调查发现，133 所医学院中有 90 所使用了真实患者或模拟病人进行教学[15]，内容主要是病史采集和体格检查。在学生开始临床轮转实习之前，如果能进行跨专业的和针对危重症的模拟训练，也非常有帮助。比如，运用模拟培训的方法，帮助学生掌握早期识别休克、呼吸窘迫和其他危重情况的能力，不仅能增强学生的患者安全意识，还能直接改善患者预后。而且学习重症监护室常用的操作技能，还可提升学员的信心并为掌握这些核心技能打下基础。通过接受这些重症医学模拟培训，学生不仅可以预适应重症医学诊疗中常见的高度紧张环境，也能更好地胜任日后的团队工作。这在一定程度上可减轻学生对高压力的敏感性，从而让他们更专注于临床相关的信息，而不被当时紧张的氛围所困扰。

随着医学生向住院医师的身份过渡，他们对疾病过程的理解会持续加深，信心也会逐渐增强。这是一个从临床参与者到决策者的角色转变。这个新的角色要求住院医师拥有多种能力：全面收集临床信息，判断疾病的紧急和严重程度，监测患者病情和意识变化，合理分配医疗资源并安排治疗任务。对年轻的住院医师来说，这是一项巨大的挑战，因为随着这种从被动学习知识到积极诊疗决策的过程转变，他们承担的责任也将呈指数级增长。模拟培训就非常适合提供一个安全可控的环境，以培养和监测医学学习者的成长过程。我们可以在住院医师课程中贯穿地使用案例以培养他们的团队领导力和批判性思维能力，同时也为培训项目提供标准化方法，以评估临床知识掌握程度以及通常难以量化衡量的行为。

模拟在医学教育中的另一个重要作用是培训多学科团队。在医院环境中，生命复苏、急救和重症监护的成功，依赖于医生、护士及其他辅助人员的通力合作。通过模拟 ICU 患者的救治中可能遇到的情境，不仅可以增强团队信心和凝聚力，还能及时发现影响团队协作效率的因素，并予以纠正。同时，团队协作训练还能提高默契度，进而使沟通更有效率。

患者安全培训是团队训练的重要组成部分。培训 ICU 团队的关键决策能力应聚焦于患者安全问题，如气管插管前的风险告知、错误用药导致的不良后果、违反无菌原则、医疗过失行为等。在常规临床诊疗中，各学科间的交流较少，但在危重病例（如心搏骤停等）的救治过程中，常常有多学科团队的参与。模拟培训可以在一个特定的环境下增加多学科之间的交流机会，以提升团队的默契度、建立和实施清晰的基础复苏流程、明确成员之间的角色定位，最终提高重症诊疗决策的效率。在模拟培训中，当观察到学员的错误操作时，可允许学员反复进行训练；同时，多学科团队还可以讨论和记录培训中可能会出现的系统问题，并予以改进，以得到更好的系统资源、教育和管理的支持，从而避免类似错误再次发生。这种团队复盘为团队成员和领导者提供了一个交流、理解的机会，甚至还可以抚慰那些在训练中承受过多压力成员的情绪。

挑战与对策

模拟培训中经常面临的一个问题是如何再现一个精准、真实的临床环境。由于重症医学疾病本身的危重性，会让医务人员产生过度的应激反应，而这种临床应激情境在重症医学模拟中很难高仿真地实现。为了达到这种效果，一些机构在 ICU 病房进行原位模拟培训[13] 的同时，辅助使用高仿真模拟系统以精准模拟患者的疾病状态。这样，学员不仅可以对各种疾病状态进行诊疗决策，还可以在模拟人身上完成相应的治疗操作（如插管、心肺复苏术、建立血管通路、心脏起搏等），从而得到更接近实战的培训体验。目前，一些医疗单位已经在临床病区设立模拟培训室，方便多学科团队利用休息时间或专门安排时间展开培训。如果没有专门的培训室，

病房的原位模拟培训也可通过将模拟器具放置在空闲病床上完成，或放在推床上在会议室里完成。

正如其他模拟培训面临的问题一样，缺乏足够的时间完成培训，对于重症医学的多学科模拟培训而言，这个问题更为突出。尽管人们认为医学生和住院医师的时间理论上应该非常充裕，但他们的时间往往已经被必修课程占满。因此，教育机构经常将体验式的模拟培训融入核心课程教学，后者常常以授课的方式进行，以最大限度地利用时间。对研究生或毕业后教育学员而言，不管是个人还是团队，安排时间完成模拟培训存在更大的挑战。为了确保所有团队成员都参加，培训通常安排在休息日，那么就需要额外补偿受训者的休息时间。如前所述，ICU 病房原位培训是一种可行的解决方法，因为这种培训可以在科室轮班时进行；也可以利用交班前短暂的空闲时间进行，这样就可以让更多人参与并完成培训。同样，在保证临床患者治疗和床位需求的前提下，一些医疗机构采用小型团队并以简易"即时培训"的形式进行，这个方法很成功，它们常常在医护人员值班前完成。另一个额外的好处是，因为培训可以在值班空闲时进行，不占用额外时间，所以更容易被全员接受。

与监管机构对接

除了教学和操作培训之外，重症医学模拟还可以满足医院、科室和个人的质控需求。如前所述，模拟可以用作再现疑难病例或医疗事故病例的工具，并作为对疑难病例或医疗事故根本原因的分析手段。在迅速发展和严峻的重症医学环境中，模拟可以作为医疗质量控制和促进提高的重要手段，团队成员可以对模拟的医疗行为进行诊疗过程方方面面的讨论，如讨论病例的诊治要点、影响结果的团队和系统因素，以及进一步的改进策略。通过有步骤地再现病例情境，会比桌面演示更容易展示细节，并发现桌面演示容易忽视的关键部分，例如持续的电话干扰、患者治疗需求干扰以及在沟通中的嘈杂环境干扰等。

由于住院医师都需要参与每周的例会报告，模拟可以通过提供高质量的实践性培训让住院医师观察真实病例的诊疗过程和治疗效果。此外，住院医师还可记录他们在院培训期间所进行的临床操作数

量。通过模拟训练，住院医师可以反复练习临床中少见的操作以提高熟练程度，并且能在保证患者安全的情况下体验操作失误带来的后果。

重症医学模拟案例参见附录1的第21章情境案例补充。

参考文献

1. Yager PH, Lok J, Klig JE. Advances in simulation for pediatric critical care and emergency medicine. Curr Opin Pediatr. 2011;23(3):293–7.

2. Kennedy CC, Cannon EK, Warner DO, Cook DA. Advanced airway management simulation training in medical education: a systematic review and meta-analysis. Crit Care Med. 2014;42(1):169–78.

3. Singer BD, Corbridge TC, Schroedl CJ, Wilcox JE, Cohen ER, McGaghie WC, et al. First-year residents outperform third-year residents after simulation-based education in critical care medicine. Simul Healthc. 2013;8(2):67–71.

4. Schroedl CJ, Corbridge TC, Cohen ER, Fakhran SS, Schimmel D, McGaghie WC, et al. Use of simulation-based education to improve resident learning and patient care in the medical intensive care unit: a randomized trial. J Crit Care. 2012;27(2):219.e7–13.

5. Springer R, Mah J, Shusdock I, Brautigam R, Donahue S, Butler K. Simulation training in critical care: does practice make perfect? Surgery. 2013;154(2):345–50.

6. Mills DM, Wu CL, Williams DC, King L, Dobson JV. High-fidelity simulation enhances pediatric residents' retention, knowledge, procedural proficiency, group resuscitation performance, and experience in pediatric resuscitation. Hosp Pediatr. 2013;3(3):266–75.

7. Wheeler DS, Geis G, Mack EH, LeMaster T, Patterson MD. High-reliability emergency response teams in the hospital: improving quality and safety using in situ simulation training. BMJ Qual Saf. 2013;22(6):507–14.

8. Ventre KM, Barry JS, Davis D, Baiamonte VL, Wentworth AC, Pietras M, et al. Using in situ simulation to evaluate operational readiness of a children's hospital-based obstetrics unit. Simul Healthc. 2014;9(2):102–11.

9. McCoy CE, Menchine M, Anderson C, Kollen R, Langdorf MI, Lotfipour S. Prospective randomized crossover study of simulation vs. didactics for teaching medical students the assessment and management of critically ill patients. J Emerg Med. 2011;40(4):448–55.

10. Donoghue AJ, Durbin DR, Nadel FM, Stryjewski GR, Kost SI, Nadkarni VM. Effect of high-fidelity simulation on Pediatric Advanced Life Support training in pediatric house staff: a randomized trial. Pediatr Emerg Care. 2009;25(3):139–44.

11. Burden AR, Torjman MC, Dy GE, Jaffe JD, Littman JJ, Nawar F, et al. Prevention of central venous catheter-related bloodstream infections: is it time to add simulation training to the prevention bundle? J Clin Anesth. 2012;24(7):555–60.

12. Cohen ER, Feinglass J, Barsuk JH, Barnard C, O'Donnell A, McGaghie WC, et al. Cost savings from reduced catheter-related bloodstream infection after simulation-based education for residents in a medical intensive care unit. Simul Healthc. 2010;5(2):98–102.

13. Walker ST, Sevdalis N, McKay A, Lambden S, Gautama S, Aggarwal R, et al. Unannounced in situ simulations: integrating training and clinical practice. BMJ Qual Saf. 2013;22(6):453–8.

14. Rosen MA, Hunt EA, Pronovost PJ, Federowicz MA, Weaver SJ. In situ simulation in continuing education for the health care professions: a systematic review. J Contin Educ Health Prof. 2012;32(4):243–54.

15. Association of American Medical Colleges. Medical Simulation in Medical Education: Results of an AAMC Survey (online) 2012.

超声

John Bailitz, Michael Gottlieb, and Ernesto J. Romo

翻译：曹春燕　谢明星

第22章

背景

在过去的三十余年里，临床超声（clinical ultrasound，CUS）系统已变得更轻便、更先进、更便宜。当前，已有相当一部分临床科室使用 CUS 来提升患者的诊疗效果[1]。实践中的临床医生在患者床旁为患者进行 CUS 探查，有助于回答特定的临床问题，持续评估患者的病情，并为传统上基于解剖标志的盲法定位操作提供实时的直观的视觉引导。与放射科、心血管和产科等专业学科所进行的诊断性和综合性的超声检查相比，CUS 无论是在使用目的上，还是在应用范围上，均有极大的不同。

1990 年，美国急诊医师学会（ACEP）首次发布了有关经过适当培训的医生执行超声检查的立场声明。4 年后，Mateer 等发布了首门急诊超声课程[2]。1999 年，美国医学会代表大会发布了一项具有里程碑意义的决议，指出任何专科都可以应用超声技术，并强调每个专科都可根据自身学科特点，制定相应的超声培训内容和超声操作的资质认证标准[3]。2001 年，美国医疗保健研究与质量局（Agency for Healthcare Research and Quality，AHRQ）认可了临床医生在超声引导下行中心静脉穿刺这一临床路径是改善患者安全的最佳实践[4]。同年，ACEP 发布了"急诊医学临床实践模型"，指出临床超声（CUS）是"急诊医学实践中不可或缺的技能"。随后，美国毕业后医学教育认证委员会（Accreditation Council for Graduate Medical Education，ACGME）要求所有急诊医学的住院医师在完成住院医师轮转培训后，都应掌握相应的超声引导下临床操作技能[5-6]。其后，多个学术组织针对急诊医学、各个专业领域以及医学教育，提供了有关超声引导临床技能的实践范围和培训建议的指南[7-13]。

掌握超声引导的临床技能（CUS），需要在以下 4 个相互关联的学习目标上拥有足够的理论知识和实践技能。

1. 熟练掌握 CUS 应用的适应证和禁忌证，尽管其临床需求不断增加。
2. 具备获取高质量 CUS 图像的能力。这种技能的培养，首先要掌握超声仪器相关的基本物理知识；然后，通过大量的 CUS 实践逐步掌握超声技能。
3. 熟练识别正常和异常的超声图像。正常的超声图像本身会因人而异；而异常的超声图像则可能是伪影、正常变异或病理改变。尽管许多危重疾病在临床工作中并不常见，但学员必须掌握它们在超声图像上表现出的早期改变，如早期识别心脏外伤后的心包积血，从而可以在心脏骤停前及时进行手术干预。
4. 善于将 CUS 探查所见融入患者的个体化管理、整体急诊救治以及任何潜在危害事件的应对策略中。首先要掌握每一位患者 CUS 的图像特点和临床意义；其次，图像管理和计费机制对持续开展 CUS 项目必不可少，因此，完成 CUS 的临床医生应该在医疗记录系统中正确记录、存储和归档图像，以确保诊疗流程规范，并作为医疗费用报销依据；最后，作为一种便携式成像诊断工具和常规检查手段，CUS 在灾难事故中受害者的预检分诊以及后续的救援中也发挥着重要的作用。

为医学生、住院医师、继续医学教育学员以及军事和救灾人员提供全面的 CUS 培训，并使其胜任 CUS 工作，仍面临着巨大的挑战。美国急诊医师学会（ACEP）发布的 CUS 指南是目前 CUS 培训的参考标准[9]。指南建议为受训人员开展为期 2 天的理论和实践培训，培训总共设置150～250次测试，对每个特定的 CUS 应用场景进行25～50次考核，并不断进行评估以保证 CUS 的应用质量[9]。但是这种传统的培训模式在培训费用、CUS 系统维护以及标准化病人招募等方面均需大量的经费支出。幸运的是，随着 CUS 技术的快速发展，我们也开发出了更便宜的便携式超声模拟器。目前，模拟为 CUS 能力培训及评估提供了一种可行的工具。

常用的超声模拟器有两类：一类是超声模拟器，通过计算机技术模拟超声波；另一类是利用模拟人或其他模型模拟超声表现，但需要使用真正的超声仪器。最早的超声模拟器昂贵、笨重且容易失真。如今的超声模拟器成本已大幅降低，且体积小、更便携，功能更强大。例如，笔记本电脑模拟器为在线培训或理论教学提供了平台。现今，超声模拟器只需将模拟超声探头连接到学员的计算机 USB 端口，即可通过教育软件进行在线培训，并可在病人模型、模拟人或其他模型上进行超声培训。配备陀螺仪的模拟器探头，通过感知探头位置的细微变化，可在屏幕上更准确地显示图像，甚至可将学员手部操作与专家进行比较，以缩短学习曲线。来自患者的动态超声图像或计算机模拟的图像，可以提供大量有关伪影、常见和罕见变异以及患者各种病理改变的图像表现。模拟图像库可提供大量实际工作中难以遇到的特殊病例，以供学员进行针对性训练[6]。同样，模拟器可用于评估学员在4个相互关联的 CUS 学习目标上的训练进展和能力提升。模拟超声是一种新颖的训练模式，旨在模拟临床上真实的超声表现和超声引导下的临床操作。其所用的模型可以是使用明胶和食用色素自制的简单模型，或是工厂设计模型，这些模型常用于超声引导下的临床操作培训，如血管穿刺和神经阻滞。

最佳实践

由于 CUS 和模拟技术的发展过于迅速，与此匹配的最佳模拟超声培训课程体系尚未建立起来。尽管如此，大量研究表明，运用超声模拟器进行练习是一种有效的 CUS 培训方式[14-20]。例如，多项研究表明，超声模拟训练器可提高学员中心静脉穿刺的技能水平[14-15]；此外，Girzadas 等的研究证明，阴道内超声模拟器的运用可以增强住院医师的受训体验，也能够提升教师对住院医师超声操作水平的评估能力[16]。

现今，CUS 在临床医学院校教育中也发挥着越来越重要的作用。在解剖学、病理生理学和诊断学课程中，超声逐渐成为一种新的教学手段。最近的研究表明，这种新的教学模式受到医学生的欢迎，因为超声增加了医学生对临床前期概念的理解[21]。由于其便携性，超声模拟器有助于学员独立学习和快速掌握技能，还能培养学员技能学习的意识，提供少见操作的练习机会，并可作为一种常规的培训方式大量应用[22-23]。

示范课程

虽然目前还没有课程详细介绍在 CUS 培训中如何运用模拟技术，但是已经有多个组织建议将模拟技术作为一种学习方式和评价工具去使用[9, 24]。例如，ACEP 建议通过超声模拟器、模拟人甚至真人（例如可以利用腹水模拟阳性的 FAST 检查）的形式将模拟纳入 CUS 培训[9]。当前，大多数模拟器都融合了多种学习方法，包括视频讲解、多项选择题和技能指导。同时，模拟器可对学员的课前知识和技能掌握情况进行基线评估，并可记录学习进度，最后再通过4个 CUS 学习目标对学员的能力进行最终评估[23]。

融入现有教育体系

如今，多数医学院校已经开展了贯穿本科4年的超声课程，不仅如此，超声学习还延伸到了毕业后教育中。

两项将超声整合至一年级医学生的物理诊断学课程的研究结果显示，医学生的超声和非超声技能均得到了提高[25-26]。另一项研究表明，将超声心动图纳入二年级医学生的心脏解剖学和生理学课程中取得了良好的效果，并且拓展了他们的心脏病学知识[27]。

将模拟技术应用于超声培训，大大减少了传统培训课程和 CUS 操作演示所需的超声设备、模型和教师数量。以往，学员通过专家现场教学和高质量网站学习 CUS 知识，虽然专家现场指导仍然是 CUS 培训的重要组成部分，但模拟教学的融入带来了一种值得尝试的、不受环境制约的、多模式的培训方法。使用超声模拟器进行针对性练习，可缩短学员掌握图像采集能力的时间，并提高他们对少见病的诊断能力。例如，与单纯用超声检查健康人相比，利用模拟器可让学员在正常和异常案例图像间反复练习，从而使学员获得更多经验，进而更容易识别病变[24]。例如，欧洲医学和生物超声学会联盟建议，在接受培训时，所有超声图库中应有 10% ~ 20% 的阳性病例[24]。通过增加模拟器中阳性病例出现的概率，教师能直接纠正学员的假阴性错误[24]。

此外，模拟超声还可以与当前的 EM 培训模块相融合。使用 CUS、图像或模拟器，可提高模拟学习的仿真度，同时也能促进在临床实践中超声技术的使用。

随着超声模拟器变得更精细便携，我们几乎可以随时随地地进行超声培训。虽然在模拟实验室中有体积更大、功能更强的超声心动图模拟器，但在实验室外或实际临床的学习中，学生可以使用体积较小的笔记本电脑模拟器完成培训。

挑战与对策

实施模拟训练或 CUS 培训的最大挑战之一是高昂的设备成本。虽然超声模拟器的成本已大幅下降，但购买模拟器硬件及不同场景下的 CUS 应用训练软件仍然需要大量资金；同时，已有的超声模拟器也需要定期维护。我们可以通过联合不同部门的培训工作者共同购买超声模拟器来解决这个问题，因为不同临床专科的 CUS 应用程序存在很大重叠，联合采购将大幅降低单个部门的成本。超声模拟器可以放置在中心模拟实验室中共同使用，或者在多个拥有所有权的部门间轮流使用。这就能保证不同部门都能利用机器进行原位培训或模拟训练，而不需要每个部门都建设自己的模拟中心。

此外，将模拟器融入 CUS 培训，需要专业的教师队伍并耗费大量的培训时间。时间成本主要包括项目的初始开发，以及每个新学员初始的项目培训。然而，从长远来看，开始阶段的经费和时间投入，对提高学员的学习效果和改善患者诊疗有明显的效果。此外，随着项目的持续开展，教师的直接教授时间和学员的受训时间将逐渐减少。便携式模拟器技术可为学员提供独立练习的机会，并对受训效果进行实时反馈。通过模拟器进行持续的刻意练习还

可减少学习者在临床环境中练习和保持技能所需的时间。

学术机构建议

超声引导的临床技能（CUS）在多个医学专科中的重要性与日俱增，一些指导机构已将超声技术融入培训课程。2012 年，ACGME 和美国急诊医学委员会（American Board of Emergency Medicine, ABEM）已将 CUS 指定为急诊医学住院医师必须掌握的 23 项基本核心胜任力之一[13]。模拟可以用于完成部分培训考核，因为它能提供相对少见的临床案例[9]。基于模拟的 CUS 评估具有很好的可靠性和可重复性，它能快速评价学员的初始水平并持续记录学员的学习曲线[28]。

在 CUS 成为住院医师培训核心课程之前，部分社区医疗机构医师就已经完成了住院医师培训，此时，模拟可以帮助他们补充完成 CUS 培训计划并获取资格认证。在规模较小的医疗单位中，虽然没有 CUS 专家，但模拟器提供了另外一种按需学习方式和评估模式。此外，超声模拟任务训练器也给以往只接受过传统培训的临床医生提供了良好的机会，帮助他们快速学习如何使用更安全的超声引导完成有创临床操作。

见附录 1 中的第 22 章补充案例情境

参考文献

1. Moore CL, Copel JA. Point-of-care ultrasonography. N Engl J Med. 2011;364(8):749–57.
2. Mateer J, Plummer D, Heller M, Olson D, Jehle D, Overton D, et al. Model curriculum for physician training in emergency ultrasonography. Ann Emerg Med. 1994;23(1):95–102.
3. American Medical Association. Privileging for ultrasound imaging. Available at: www.ama-assn.org/resources/doc/cms/a10-cms-rpt-6.pdf. Accessed 23 Dec 2014.
4. Shojania KG, Duncan BW, McDonald KM, Wachter RM, Markowitz AJ. Making health care safer: a critical analysis of patient safety practices. Evid Rep Technol Assess (Summ). 2001;(43):i-x, 1–668.
5. Hockberger RS, Binder LS, Graber MA, Hoffman GL, Perina DG, Schneider SM, et al. The model of the clinical practice of emergency medicine. Ann Emerg Med. 2001;37(6):745–70.
6. Lewiss RE, Hoffmann B, Beaulieu Y, Phelan MB. Point-of-care ultrasound education: the increasing role of simulation and multimedia resources. J Ultrasound Med. 2014;33(1):27–32.
7. American College of Emergency Physicians. ACEP emergency ultrasound guidelines-2001. Ann Emerg Med. 2001;38(4):470–81.
8. Heller MB, Mandavia D, Tayal VS, Cardenas EE, Lambert MJ, Mateer J, et al. Residency training in emergency ultrasound: fulfilling the mandate. Acad Emerg Med. 2002;9(8):835–9.

9. American College of Emergency Physicians. Emergency ultrasound guidelines. Ann Emerg Med. 2009;53(4):550–70.

10. Akhtar S, Theodoro D, Gaspari R, Tayal V, Sierzenski P, Lamantia J, et al. Resident training in emergency ultrasound: consensus recommendations from the 2008 Council of Emergency Medicine Residency Directors Conference. Acad Emerg Med. 2009;16(Suppl 2):S32–6.

11. Lewiss RE, Pearl M, Nomura JT, Baty G, Bengiamin R, Duprey K, et al. CORD-AEUS: consensus document for the emergency ultrasound milestone project. Acad Emerg Med. 2013;20(7):740–5.

12. World Interactive Network Focused on Critical Ultrasound. Ultrasound Critical Management Certification. http://www.winfocus.org/uscme/uscmc. Accessed 23 Dec 2014.

13. Accreditation Council for Graduate Medical Education, American Board of Emergency Medicine. The Emergency Medicine Milestone Project. https://www.abem.org/public/docs/default-source/migrated-documents-and-files/em-milestones.pdf?sfvrsn=4. Accessed 23 Dec 2014.

14. Woo MY, Frank J, Lee AC, Thompson C, Cardinal P, Yeung M, et al. Effectiveness of a novel training program for emergency medicine residents in ultrasound-guided insertion of central venous catheters. CJEM. 2009;11(4):343–8.

15. Barsuk JH, McGaghie WC, Cohen ER, O'Leary KJ, Wayne DB. Simulation-based mastery learning reduces complications during central venous catheter insertion in a medical intensive care unit. Crit Care Med. 2009;37(10):2697–701.

16. Girzadas DV, Antois MS, Zerth H. Lambert M, Lamont C, Sudip B, Harwood R. Hybrid simulation combing a high fidelity scenario with a pelvic ultrasound task trainer enhances the training and evaluation of endovaginal ultrasound skills. Acad Emerg Med 2009; 16.5: 429–435.

17. Knudson MM, Sisley AC. Training residents using simulation technology: experience with ultrasound for trauma. J Trauma. 2000;48(4):659–65.

18. Damewood S, Jeanmonod D, Cadigan B. Comparison of a multimedia simulator to a human model for teaching FAST exam image interpretation and image acquisition. Acad Emerg Med. 2011;18(4):413–9.

19. Chung GK, Gyllenhammer RG, Baker EL, Savitsky E. Effects of simulation-based practice on focused assessment with sonography for trauma (FAST) window identification, acquisition, and diagnosis. Mil Med. 2013;178(10 Suppl):87–97.

20. Neelankavil J, Howard-Quijano K, Hsieh TC, Ramsingh D, Scovotti JC, Chua JH, et al. Transthoracic echocardiography simulation is an efficient method to train anesthesiologists in basic transthoracic echocardiography skills. Anesth Analg. 2012;115(5):1042–51.

21. Dreher SM, Dephilip R, Bahner D. Ultrasound exposure during gross anatomy. J Emerg Med. 2014;46(2):231–40.

22. Song H, Peng YG, Liu J. Innovative transesophageal echocardiography training and competency assessment for Chinese anesthesiologists: role of transesophageal echocardiography simulation training. Curr Opin Anaesthesiol. 2012;25(6):686–91.

23. McGraw R, Chaplin T, McKaigney C, Rang L, Jaeger M, Redfearn D, Davison C, Ungi T, Holden M, Yeo C, Keri Z, Fichtinger G. Development and evaluation of a simulation-based curriculum for ultrasound-guided central venous catheterization. CJEM. 2016;16:1–9. [Epub ahead of print]

24. Neri L, Storti E, Lichtenstein D. Toward an ultrasound curriculum for critical care medicine. Crit Care Med. 2007;35(5 Suppl):S290–304.

25. Nelson BP, Hojsak J, Dei Rossi E, Karani R, Narula J. Seeing is believing: evaluating a point-of-care ultrasound curriculum for 1st-year medical students. Teach Learn Med. 2016;18:1–8. [Epub ahead of print]

26. Dinh VA, Frederick J, Bartos R, Shankel TM, Werner L. Effects of ultrasound implementation on physical examination learning and teaching during the first year of medical education. J Ultrasound Med. 2015;34(1):43–50.

27. Hammoudi N, Arangalage D, Boubrit L, Renaud MC, Isnard R, Collet JP, Cohen A, Duguet A. Ultrasound-based teaching of cardiac anatomy and physiology to undergraduate medical students. Arch Cardiovasc Dis. 2013;106(10):487–91.

28. Sidhu HS, Olubaniyi BO, Bhatnagar G, Shuen V, Dubbins P. Role of simulation-based education in ultrasound practice training. J Ultrasound Med. 2012;31(5):785–91.

灾难医学

Lisa Jacobson

翻译：唐时元　曹　钰

第23章

与其他学科相比，灾难预防更需要模拟培训。因为灾难是低频、高危害性事件，它们几乎都是在毫无准备的情况下发生的。即使拥有先进的预警技术，灾难事件也会在几乎没有什么预警的情况下发生。然而，这些偶发事件的影响重大且深远，因此，长期以来，灾难医学就自然是一个高度关注各种形式模拟培训的领域。

如前文所述，模拟培训可以采用多种不同的形式。早在20世纪50年代，就有团队使用情境模拟加上视频的方式来提高灾难预防的培训效果[1]。这类模拟培训有多种不同的形式，如在小学开展龙卷风灾害演习，对学生进行灾难沉浸式高仿真培训，设计混乱场景以测试各种医疗人员的技能水平，甚至采用虚拟现实交互（VR）技术。下文会对这些形式进行详细的描述。

目前如何在灾难医学中开展模拟培训？

"桌面推演"是在灾难预防中最早使用的模拟方式。医院或社区开始制定灾难预防计划的时候，首先会召集各方代表进行圆桌会议讨论，关注在某些灾难事件发生时可能会遇到的突发情况，例如暴风雨、沙尘暴、有毒化学物泄漏或传染病流行，以辨识出计划中的疏漏部分或未阐明部分，从而充分完善预防计划的整体方案。这个讨论一般在议事厅举行，参与者以管理人员为主，还可能包括事件相关利益方。例如，2010年FIFA世界杯前夕，就进行了一次非典型的桌面推演，以确定南非应对灾难事件时在哪些方面已做好准备，在哪些方面仍需改进。此次演练通过邮件的方式远距离、长时间展开，其基本模拟方式仍然类似于标准的桌面推演[2]。大量的研究结果显示，模拟培训这个领域已经取得了显著的进步，但CH Chi等的研究表明，从培训急诊医学救援人员（emergency medical technician，EMT）的角度来看，桌面推演依然是一种更为适用的灾难救援培训工具[3]。他们认为通过桌面推演可以更好地展示角色的灵活性。

更具交互特点的模拟包括从简单的消防演习到完全沉浸式的场景，后者会在教学中使用现场演员、人造噪声和实景设备来达到模拟效果。很难想象在学校有火情时训练学生怎么应对，这种演练是不可能的。而经典的模拟训练则可以解决这一问题。演练一群人对紧急事件的处理，不仅能训练相关参与者（例如，在消防演习中的学生和老师）的能力，还能测试紧急救援方案的可行性［例如，当警报响起，门意外被锁时，即使是身体不便的老师（如正在使用拐杖者）能否沿正确的路径抵达出口］。此外，还有更复杂的案例，诸如医疗急救人员的培训、荒野急救员课程和军事部署前经验等。这些复杂的培训方式多数是沉浸式的，例如在荒野急救员的培训课程中，学员会被送到严峻的环境中，并对模拟的伤员展开医疗救护。

模拟不仅在培训中有非常显著的作用，而且在灾难医学的灾难预警和预防中也发挥重要作用。随着数学和工程学的日益发展，计算机建模技术和虚拟现实环境技术在灾难管理方面逐渐变得越来越有价值。计算机建模技术不仅可用于预测灾难可能发生的时间和地点，还可以评估备灾系统处理容量突然变化或特定资源需求增加的能力，例如重大火灾后烧伤科床位需求突增的问题[4]。虚拟环境技术也逐步成为大规模伤亡模拟演练的有效工具，迄今为止，它们在探索性研究中也获得了积极的评价[5]。

灾难医学教学与模拟教学的现状

正如前文所述，模拟是有用的教学方法，因为纯粹的讲授式培训不足以为实际灾难做好准备。比如，尽管 START 系统可以被用作灾难检伤分类，但实际上，在灾害发生时，各种因素导致的现场混乱和情绪压力会严重影响对 SATRT 基本流程的专注。因此使用标准沉浸式或虚拟现实的模拟培训就可能改变这种状况。研究发现，相比单纯的讲授式培训，模拟培训更能提高医学生的检伤分诊技能[6]。也有研究表明，虚拟现实能为检伤分诊培训提供优质的训练环境[7]。沉浸式模拟培训还可针对沟通和合作、常规的重要急救技能，以及专业的危机管理能力进行培训，而这些内容无法在传统讲授式培训中得到体现。同时，沉浸式模拟培训还可对认知失调等方面进行训练，让参与者为可能发生的混乱情况做好准备[7]。

医学生、住院医师和其他医师都会接受大规模伤亡发生时检伤分类和灾难响应方面的培训，然而首先深入灾难事件的是急救员。2008 年有一项研究指出，尽管急救员接受了全面的"传统"培训及拥有多年的现场经验，他们仍然会犯相同的错误，包括未能严格执行标准流程、基于检伤水平的过度治疗、沟通不足以及不能及时识别危重情况等[8]。这项研究还指出，标准的演练往往缺乏个性化反馈，而侧重于整体的备灾计划或体系，该研究认为模拟培训可以将理论知识与熟能生巧的精神运动技能应用结合起来。当然，和其他研究一样，沉浸式高仿真模拟因为成本高昂，而难以进行刻意练习。

除本文中回顾的一些已发表的计划外，还有许多备受推崇、经常使用的备灾计划，特别是军队中的备灾计划。例如，美国联邦紧急事务管理局（Federal Emergency Management Agency，FEMA）专门针对 CBRNE（化学、生物、放射物、核或爆炸性）事件设置了技术应急响应培训（TERT）课程。此课程不仅教授学员如何识别危险、如何应对危险环境、如何保证自身的安全，还在课程最后，让学员在包括化学、军械、生物和放射等综合训练设施（COBRATF）中完成沉浸式模拟毒性环境的应急训练。在这些模拟训练中，学生必须掌握化学物质泄漏、重大伤亡分拣、疏散和脱污等专业技能。此外，武装部队在 CBRNE 领域的培训包括训练全副武装的士兵如何设立安全区和危险区、洗消脱污、检伤分诊伤员，并转运伤员到医务人员处，再由医务人员处置运送来的伤员和有暴露风险的可活动伤员。再

如，战场伤员救治课程（4C）作为陆军、海军和空军军事医疗部队的必修课，为急救员参加作战部署或人道主义援助做好准备。其课程内容包括基本的 ATLS（高级创伤生命支持）以及体验感更强的沉浸式模拟，比如让急救人员暴露于胡椒喷雾等刺激物下完成训练。

灾难医学课程

根据学员的类型，一套灾难医学的示范课程可有多种不同形式。这些课程资源可以从第三方［美国外科医师学会、联邦紧急事务管理局（FEMA）、美国陆军传染病医学研究所（US Army Medical Research Institute of Infectious Diseases，USAMRIID）］在线获取。若要了解一个更长期的灾难医学课程的例子，可以参考 2009 年在《西部急诊医学杂志》上发布的"国际灾难医学科学专科"课程。课程内容详见表 23.1。几乎所有的课程内容均可使用模拟方式进行教学。

急诊医学住院医师委员会（Council of Residency Directors of Emergency Medicine，CORD）在《急诊医学临床实践模式（2011 年）》中特别指出，医生应该具备"优先对急诊科的多名患者实施评估和管理的能力，并能应对各种干扰因素及随时发生的任务切换，以实现最佳的患者救治效果"，并且应该"协调、教育或监督患者救治团队的成员合理利用医院资源的同时，掌握必要的灾难事件管理方案"[10]。这些优先措施更易于模拟灾难管理与现有的急诊医学住院医师培训体系相整合，因为掌握灾难医学是急诊医学基础培训的重要组成部分。这种培训的内容包括预检分诊机制及复杂病理生理学背后的基础理论、各种毒理学环境的熟悉、急救医疗系统的轮转体验等。其中，模拟培训可以极大地强化这些内容的学习，更重要的是，它还可以用作培训效果的评估工具。在一个案例中，游戏模拟被用于评估应对生物恐怖袭击的训练项目，研究者将完成模拟训练的学员与未经过训练但有处理生物恐怖行为工作经验的学员、既没有经验也没有经过训练的学员进行比较，采用游戏模拟的方法即可根据学员的表现鉴别出他们是否接受过训练[11]。

除了增加急救员医学知识、团队合作技能和沟通技能外，培训急救员如何应对灾难救治所产生的

表 23.1 ABEM/ECFMG 国际灾难医学科学专科培训核心课程

1.0 灾难的概念框架和战略概述	2.10 交通事故灾难
1.1 灾难术语	2.11 现场紧急救治的管理
1.2 灾难研究和流行病学	2.11.1 识别、告知、启动
1.3 灾难教育与培训	2.11.2 现场安全评估
1.4 应急扩展能力	2.11.3 搜救
1.4.1 资源匮乏环境下的批判性思维	2.11.4 转运
1.4.2 备用救治点	2.12 医疗机构的灾难管理
1.5 灾难管理的国际视野	2.12.1 医院事故指挥系统
1.6 灾难医学中的伦理问题	2.12.2 短缺资源的分配
1.7 新发传染病	2.12.3 疏散
1.8 灾难心理和行为健康	2.13 殡葬事务
1.9 特殊人群	2.14 危机与应急风险沟通
2.0 操作性问题	2.15 远程医疗和远程健康管理在突发公共卫生事件中的作用
2.1 公共卫生和应急管理系统	2.16 复杂的突发公共卫生事件
2.1.1 国家突发事件管理系统	2.17 患者识别和追踪
2.1.2 突发事件指挥系统	3.0 临床管理
2.1.3 通讯	3.1 化学-生物-放射-核和有害物质材料
2.1.4 媒体	3.1.1 创伤性和爆炸性事件
2.1.5 应急管理的阶段划分	3.1.2 烧伤患者管理
2.1.6 全灾害综合应对策略	3.1.3 大规模化学事件的临床处置
2.1.7 资源管理	3.1.4 生物事件
2.1.8 志愿者管理	3.1.5 核和放射事件
2.1.9 国家灾难医学体系	3.1.6 危险品、毒物和工业事件
2.1.10 个体备灾	3.2 环境事件
2.2 立法授权和监管问题	3.2.1 洪水
2.3 人群综合性症状监测	3.2.2 飓风
2.4 灾难检伤分诊	3.2.3 龙卷风
2.5 个人防护装备	3.2.4 地震
2.6 脱污	3.2.5 海啸
2.7 隔离	3.2.6 冬季暴风雪
2.8 抗生素和疫苗的大规模分发	3.2.7 热浪事件
2.9 大规模聚集活动的管理	3.2.8 火山喷发

压力非常重要。心理应激预防训练是目前军队中最常练习的训练项目，它是军队培训的重要组成部分。在军队中进行 4C 训练的战场模拟，或在本文描述的虚拟现实模拟情境都可以为学员提供心理应激。在模拟培训后进行结构化复盘，可以帮助急救员提升应对技能，从而能正确应对在灾难期间因压力导致的可能影响发挥的生理反应，并减轻可能影响未来日常生活的创伤后应激障碍。

灾难医学培训面临的挑战

由于灾难是多因素的复杂事件，因此对它的研究异常困难。然而，正因如此，通过研究灾难以改进灾难管理和预防就愈发变得非常重要。此外，在灾难模拟的同时整合新的数据收集技术可能有助于制定未来计划以及评估成效。最近发表的一项通过射频识别（radio frequency identification，RFID）技术与人工记录在模拟灾难期间收集数据的比较结果表明，使用标签能改进数据收集结果[12]。技术的进步可以帮助我们捕捉正在发生的一切细节，从而对系统和每个单独的模块进行更彻底的分析和复盘，这些都有助于改善未来的灾难管理策略。

灾难医学的最大挑战之一就是它的不可预测性，这促使我们使用计算机建模来帮助规划和设计灾难的救援。然而，我们应该认识到，灾难管理是围绕着相互关联的复杂决策级联结构展开的，这一点非常重要。因为在某些时候，所有模型都无法模拟一个复杂系统的相互依赖性以及某一单一决策的动因[13]。简单化或还原主义模型被研究人员认为是不够的，一些人建议采用更先进的复杂建模以更好地研究大规模伤亡事件的应对方案[14]。就像大型经济体或人体一样，一个灾难模型中包含多个相互关联的成分，它们各有其动因和制约因素，而这些因素的相互作用很难建模。尽管计算机建模具有一定价值，但更重要的是，灾难医学根本上是一门关于人类的科学，完全利用工程技术目前尚无法再现灾难的过程以及实现应对决策的创造性[15]。

灾难预防计划的另一大挑战是实施演练。模拟演练花费高昂又很耗时，一般不能涵盖所有相关人员，且通常无法随意中断和重启，或为达到演练目的而反复进行。选择原位还是非原位模拟演练有时还需要两害相权取其轻。原位模拟演练具有破坏性，而且通常未受到应有的重视。由于需要同时处理日常应急事件，医院很多时候不得不重新安排演练时间。有时，由于演练正在进行，而不得不告诉患者，他们需要更长的等待时间，这本身也是一项比较困难的工作。为此，我们希望在真正发生灾难时，患者能多有一些耐心。尽管基于模拟中心的演练可以避免一些原位演练的弱点，但仍然存在许多相同的问题。这些问题依然耗费大量时间和资源，并且如不能完全重现同一患者的诊疗环境，就不能真正测试真实系统。快速发展的虚拟现实技术和功能性游戏有望解决这些问题。功能性游戏允许角色互动，并且可以开发出易于操作的变量，包括急救人员数量、伤员数量、规定时间、学员的技能水平，甚至执行命令带来的效果[16]。这类游戏可以任意中断和开始，甚至可以不断重启，也很容易从训练中收集所有的数据。

备灾计划的第三个挑战是如何评估系统和个人在该计划中作用的占比。许多学员认为他们的失败不是个人原因，而是系统导致的结果。虽然有时这可能是真的，但经验丰富的复盘者会完美地阐述个体和系统的优势和劣势，并提供可改进的反馈以提高个体和系统的运行效率。虚拟现实技术由于可以收集所有可用数据，并从个人和系统两个角度分别进行反馈，所以可能为这一问题的解决提供方案。

2014年，Schulz在研究一个案例时发现一个有趣的现象：与扮演患者的真人相比，受训的急救员更倾向于让模拟器死亡，从而导致检伤分诊不当或对检伤分诊的结果处理不当。这说明在将高仿真模拟器引入灾难预防培训或评估之前，必须增加熟悉模拟器的培训环节[17]。这一现象并不完全出乎意料，事实上，这对在备灾工作中计划使用高仿真模拟人的专家和研究人员来说，是一个有价值的提示。

模拟培训是一种防范措施

模拟培训在灾难医学中还有一个主要功能，就是它在评估灾难预防计划方面非常有实用性。有人将此描述为演练，模拟演练可以发现计划的缺陷，包括限速步骤、设备缺失或故障，甚至人员缺乏培训或培训不足[15]。

在任何时刻能明确公共卫生系统的准备情况是灾难准备的一个重要组成部分。如应急大规模伤亡预案（emergency mass casualty planning scenarios，EMCAPS）可帮助灾难预防管理者和其他相关单位评估他们的系统是否有缺陷。国家预备与灾难事件响应研究中心（The National Center for the Study of Preparedness and Catastrophic Event Response）开发了多种可下载的网络场景，涵盖了公共汽车炸弹、毒物泄漏或食物污染等主题。任何灾难预防团队都可以使用这些场景，他们可以将自己的系统识别特征嵌入这些预定编程的情境中，来分析该灾难事件对系统的影响，特别是用于预测人员伤亡情况。此外，模拟系统还应该具备决策流程是如何影响计划本身的评估功能。在一个已发布的模型中，桌面推演增加了逼真的影像资料和计算机模拟技术，以评估拥有的资源和计划的方案之间的漏洞[18]。在这个特定的案例中，方案制定者也应参与会议，以观察他们决策的预期影响。

尽管备灾相关的措施看起来是非常谨慎的，如确定社区或医院系统的备灾级别、找到测试设备的时间、充足的教育和再培训各层次急救人员的技能，以及测试灾难事件对系统的压力等，如果谨慎本身并不能令人信服，那么医疗监管机构会强制执行这些内容。一项医疗机构认证联合委员会（The Joint Commission of Accreditation of Healthcare Organizations，JCAHO）发布的法规要求，必须开展以社区为单位的桌面推演，以明确现场第一急救者和认证医疗机构的角色和职责。JCAHO还要求任何提供急救服务或"灾难接收站"的组织都必须进行"批量患者涌入"的模拟演练。根据JCAHO的规定，"'人群涌入'的模拟演练是整个计划中主动进行的环节，必须在整个机构范围内完成，涉及机构内的人员，并需要模拟大规模的人群涌入。目前桌面推演尚无法达到这一要求"。

总之，在灾难医学和预防工作中，模拟是一种非常有价值的工具，它能有效地用于系统和个人的培训和评估，适用于各种类型的学生，可在包括会议室、VR实验室和现场在内的各种环境中应用。

见附录1中的第23章补充案例场景

参考文献

1. Scott LA, Swartzentruber DA, Davis CA, Maddux PT, Schnellman J, Wahlquist AE. Competency in chaos: lifesaving performance of care providers utilizing a competency-based multi-actor emer-

gency preparedness training curriculum. Prehosp Disaster Med. 2013;28(4):322–33.

2. Valesky W, Silverberg M, Gillet B, Roblin P, Adelaine J, Wallis LA, et al. Assessment of hospital disaster preparedness for the 2010 FIFA World Cup using an internet-based, long distance tabletop drill. Prehosp Disaster Med. 2011;26(3):192–5.

3. Chi CH, Chao WH, Chuang CC, Tsai MC, Tsai LM. Emergency medical technicians' disaster training by tabletop exercise. Am J Emerg Med. 2001;19(5):433–6.

4. Abir M, Choi H, Cooke CR, Wang SC, Davis MM. Design of a model to predict surge capacity bottlenecks for burn mass casualties at a large academic medical center. Prehosp Disaster Med. 2013;28(1):23–32.

5. Cohen D, Sevdalis N, Taylor D, Kerr K, Heys M, Willett K, et al. Emergency preparedness in the 21st century: training and preparation modules in virtual environments. Resuscitation. 2013;84:78–84.

6. Franc-Law JM, Ingrassia PL, Ragazzoni L, Della Corte F. The effectiveness of training with an emergency department simulator on medical student performance in a simulated disaster. CJEM. 2010;12(1):27–32.

7. Andreatta PB, Maslowski E, Petty S, Shim W, Marsh M, Hall T, et al. Virtual reality triage training provides a viable solution for disaster-preparedness. Acad Emerg Med. 2010;17(8):870–6.

8. Wilkerson W, Avstreih D, Gruppen L, Beier KP, Woolliscroft J. Using immersive simulation for training first responders for mass casualty incidents. Acad Emerg Med. 2008;15(11):1152–9.

9. Koenig KL, Bey T, Schultz CH. International disaster medical sciences fellowship: model curriculum and key considerations for establishment of an innovative international educational program. West J Emerg Med. 2009;10(4):213–9.

10. Perina DG, Brunett CP, Caro DA, Char DM, Chisholm CD, Counselman FL, et al. The 2011 model of the clinical practice of emergency medicine. Acad Emerg Med. 2012;19(7):e19–40.

11. Olson DK, Scheller A, Wey A. Using gaming simulation to evaluate bioterrorism and emergency readiness education. Public Health Rep. 2010;125:468–77.

12. Ingrassia PL, Carenzo L, Barra FL, Colombo D, Ragazzoni L, Tengattini M, et al. Data collection in a live mass casualty incident simulation: automated RFID technology versus manually recorded system. Eur J Emerg Med. 2012;19(1):35–9.

13. Lewis B, Swarup S, Bisset K, Eubank S, Marathe M, Barrett C. A simulation environment for the dynamic evaluation of disaster preparedness policies and interventions. J Public Health Manag Pract. 2013;19(5):S42–8.

14. Shen W, Jiang L, Zhang M, Ma Y, Jiang G, He X. Research approaches to mass casualty incidents response: development from routine perspectives to complexity science. Chin Med J. 2014;127(13):2523–30.

15. Franc-Law JM, Bullard M, Corte FD. Simulation of a hospital disaster plan:a virtual, live exercise. Prehosp Disaster Med. 2008;23(4):346–53.

16. Breslin P, McGowan C, Pecheux B, Sudol R. Disaster preparedness: serious gaming. Health Manag Technol. 2007:14–7.

17. Schulz CM, Skrzypczak M, Raith S, Hinzmann D, Krautheim V, Heuser F, et al. High-fidelity human patient simulators compared with human actors in an unannounced mass-casualty exercise. Prehosp Disaster Med. 2014;29(2):176–82.

18. Araz OM, Jehn M, Lant T, Fowler JW. A new method of exercising pandemic preparedness through an interactive simulation and visualization. J Med Syst. 2012;36:1475–83.

第 24 章　国防和战争中的模拟医学

Chan W. Park，Jay Baker，Jason M. Pollock，and Gerald W. Platt

翻译：李占飞　陈标

背景

美军长期以来一直使用模拟方法进行作战训练，包括战场上的医疗救助[1-2, 4-5]。然而，在军事行动中提供高质量的医疗服务依然是极具挑战性的一件事情。因为军事医疗救助必须考虑城市医疗/创伤中心中极少见的致病因素。城市创伤中心碰到的主要是钝性暴力类型的损伤，而作战环境下则主要以爆炸伤和穿透伤为主[1, 6-7]。除了损伤类型不一样，军队医务人员（military medical provider，MMP）还必须考虑军事行动本身的复杂性，比如严酷和敌对的战场环境以及无法预估的撤离时间等[8-10]。由于民用医疗培训中不涉及军事行动和战时医疗，战时模拟训练对军队医务人员来说就显得尤为重要。

本章将阐述模拟训练如何提高军事战备能力和军队医务人员在军事行动中的医疗救治能力。我们将着重介绍野战急救技能（tactical combat casualty course，TCCC）、战场伤员救治课程（combat casualty care course，C4），以及两个成功的高级军事模拟训练的实践案例，它们分别来自麦迪根陆军医疗中心（华盛顿州塔科马）和海军医疗中心（加州圣地亚哥）。此外，我们还将介绍几个培训情境案例和"即时培训"流程卡，它们包含一些最常见的可救治的战伤死因的处置流程（附录2c）。最后，我们阐述如何将模拟训练整合到军事医学院校、军事医学院健康科学部的教育中，以及当前军事模拟训练营面临的挑战。

军事医学模拟训练设施

诸如野战医院、医疗船、舰载医疗部和前线外科手术团队（forward surgical team，FST）等医疗单元，可依托军事演习进行大规模的模拟训练，以提高战时恶劣条件下的运行效能[2-3, 11]。训练内容应包括学员的能力评估，特别是领导力、团队协作力、沟通交流以及手术相关操作能力等的评估。"像训练一样战斗，像战斗一样训练"，这句军事箴言不仅适用于战斗训练，也同样适用于模拟战伤救治培训。然而，在 20 世纪 80—90 年代，由于资源匮乏等原因，即使在美国也无法确保所有部队能在战前完成上述培训[2, 7, 11]。目前，战前军队医务人员能否完成沉浸式模拟、体验式学习和精细操作演练等培训，只能由各部队的领导根据具体情况自行决定[11]。

前线医疗人员及普通士兵的各类训练项目由美国陆军医学研究与装备司令部负责协助完成[3, 11, 13]。位于马里兰州德特里克堡的远程医学和高级技术研究中心（Telemedicine and Advanced Technology Research Center，TATRC）负责各种技术层面的事务，诸如整合国防部、学术界、医疗界和工商界的综合研究团队，一起资助和研发新一代模拟训练项目[2-3, 5]。目的是为军队医务人员完成沉浸式模拟培训提供最好的资源，并对其进行全方位评估。TATRC 促进了各类低仿真和高仿真任务训练器以及虚拟现实装备的快速发展，并将其广泛应用于整个军事训练[5]。

目前，美军下辖超过 25 个医学模拟训练中心（Medical Simulation Training Centers，MSTCs）[8, 14]。每所训练中心都配备了专职模拟教官和技术人员，同时装备了大量能再现作战效果的模拟设备。一些训练中心也装备了先进的虚拟现实技术和软件，能够 3D 重现战时真实场景[15]。通过带有触觉反馈装置的人机交互界面，可再现模拟场景的感官信息，以触发战时环境下的紧张、恐惧等情绪反应和认知混乱[15-17]。如今，研究人员还利用这些信息来确定军事行动冲击和武器装备故障对个人实际作战能力的影响[15-16, 18]。目前，已有数以万计的海陆空军人在训练中心完成了战备训练。这也说明模拟训练可以将战时体验快速有效地再现到医学培训环境中去。

基于模拟训练在军事领域积累的成果，近年来，退役军人健康管理局（Veterans Health Administration，VHA）在全国范围的医疗机构中投入了大量资金来建立模拟医学项目[19]。2009 年，负责 VHA 的卫生事务的副部长组建了国家模拟学习教育和研究网络（Simulation Learning，Education，and Research Network，SimLEARN），旨在运用模拟技术优化医疗流程规划、培训、教育和研究，从而为美国退役军人提供优质的医疗服务[20]。

最佳实践

前线医务人员的"即时"操作培训内容很大程度上取决于其专业类型、任务目标、医疗操作范围和自身医疗水平。为达到最佳的战时救治效果，美军建立了专门的培训中心和专门的军事指挥部门，为不同层次的军队医务人员提供高质量的培训。培训对象包括战斗医务人员、运输人员、护士、一般医务人员（内科医生、儿科医生、精神科医生）、普通外科医生和创伤外科医生。野战急救技能（TCCC）和战场战伤救治课程（C4）能分别满足军事训练项目的战斗医务人员和初级住院医师的学习要求。

野战急救技能（TCCC）

20 世纪 90 年代末，美国海军特战队曾根据战场经验制定了战时创伤管理指南[13]。由于大多数阵亡发生在伤员到达医疗救治机构（MTF）之前，因此本课程的培训对象主要是执行前线救护的医务人员[10, 21]。其培训重点包括识别和处理战时三大致死伤情：出血（91%）、张力性气胸（8%）和气道阻塞（1%）[10, 22-23]。在野战急救技能课程中，受伤士兵的救治将会被分为三个场景：火线救护、野战救治和战场撤离。在各个阶段，不同的战斗任务和战场环境决定了需要采取的救治和干预措施。例如，在火线救护阶段，唯一的医疗操作是迅速止血，同时还要进行战斗反击和寻找掩体[6, 24]。

野战急救技能通过定义各救治阶段的首要医疗措施，使学员能够更快、更准确地在操作层面理解

整个任务，并能应用于实战。该课程设计使受训者明确在每个阶段的特定学习目标，并用任务训练器进行刻意练习，同时接受反馈并反复训练，直至掌握设定的目标。此课程体现了模拟训练的基本原则：明确目标，适当的仿真度（如环境、条件、资源等），强调交流、团队合作和正式的复盘。在这种专注于模拟训练的帮助下，战斗中受伤士兵的医疗救治存活率达到历史最高水平[9-10]。

战场战伤救治课程（C4）

战场战伤救治课程（C4）是一个为期 8 天的沉浸式模拟训练，适用于所有军事医疗救护机构（MTF）的初级住院医师。该课程总结了各种既往军事医疗活动中的经验教训，是一种基于团队的情境模拟训练，目的是在帐篷或方舱医疗单元这种有限资源条件下，提高受训者的态势感知能力、团队沟通能力和操作技能水平。

C4 的教学内容和实践评估是多样和复杂的，其中包含 TCCC 中强调的有效沟通链的理念。学员可以接触到各类场景，包括用于训练操作技能的动物实验室，以及配备任务训练器和高仿真模拟器的高级模拟中心。授课专家会在每次训练期间和之后分别向每个学员提供形成性的和终结性的反馈。培训课程以一场通宵达旦的高强度的沉浸式的战场救治训练收尾，其间会有经过专业培训的标准化病人（SP）参与。这种通过模拟手段早期接触战场的医学教育模式，有助于更好地培养军队医务人员，使他们在完成实习或住院医师培训后可直接承担作战任务。

陆军医学中心——混合了模拟和活体器官训练

在华盛顿州塔科马的麦迪根陆军医疗中心，培训课程将高仿真模拟与活体器官训练相结合。这个为期 4 天的培训课程能提高受训者完成首次和再次创伤评估的能力。此外，培训内容涵盖诸多高风险战场救命或保肢医疗操作，如环甲膜切开术、胸腔置管术、静脉切开术、经骨髓腔注射和止血带应用等（参见附录 2c 的 4a、5a 和 6a 部分）。将模具和可穿戴的模拟创面与标准化病人（SP）相结合，可增强模拟场景

的真实感,让受训者身临其境。这种模拟培训的独特之处在于,学员不仅需要汇报首次和再次创伤评估的结果,还要根据这个结果对标准化病人进行针对性救治,这就加强了对学员的关键决策和果断执行能力的培训。而且,在这种模拟战场情况下,学员的犯错可被实时纠正而无实际风险。同时,在训练结束后的汇报阶段,学员还可对训练过程进行复盘并自我反思:如果再来一次,怎样做得更好?

圣地亚哥海军医疗中心的生物技能和模拟训练中心

美国海军常常在全球范围内完成各种医疗救治任务。近年来,海军医疗部门分别在陆地、海洋和空中提供战伤和人道主义救援。作为美国海军陆战队(the United States Marine Corps, USMC)的医疗保障单元,海军军医部负责为战场上的休克创伤小队(shock trauma platoons, STP)和前线复苏外科单元(forward resuscitative surgical suites, FRSS)、后方战地医院、海军舰队舰载医疗部以及美国海军医院船"仁慈号"和"安慰号"等提供合格的军事医疗人员[5, 11, 18]。位于圣地亚哥(Naval Medical Centers in San Diego, NMCSD)和朴茨茅斯(Naval Medical Centers in Portsmouth, NMCP)的海军医疗中心是主要的军事医疗人员培训机构,军队学员可在这里完成全面的模拟训练。

圣地亚哥海军医疗中心(NMCSD)采用急救战伤外科课程和创伤课程中的高级外科技能对前线外科医生进行培训,以强化其紧急战伤外科的概念[4, 18]。圣地亚哥的生物技能和模拟训练中心(Bioskills and Simulation Training Center, BSTC)则与海军陆战一师合作,为休克创伤小队和前线复苏外科单元的医务人员提供为期 1 周的课程,主要负责优化医疗流程和强调团队协作能力。团队由医生、护士和医疗卫生兵组成,都需要接受个人操作技能培训,并通过参与团体伤亡事件的演练来强化战伤救治理念。在培训的最后两天,学员将完全在模拟战场的环境中完成伤员接诊、处置和转运任务。

示例课程

附录 2c(第 1a、2a 和 3a 部分)提供了三种训练场景,罗列了可预防的最常见阵亡原因。附录 2c(第 4a、5a、6a 部分)是三张供军队医务人员使用的流程卡,后者突出了实施高效高产出的"即时培训"的提醒要点。这些都是专为前线医务人员编写的,也可以根据其他目标受众修改后使用。

融入现有教育体系

与民用医疗领域一样,模拟培训可全面提高军队的战时医疗救治能力。对学员来讲,将模拟培训整合到现有的临床前或临床教育中,不仅能提高医学教育质量,还能强化患者安全至上的意识[25-27]。大量对医学生和住院医生的调查结果显示,绝大多数人支持将模拟培训融入现有的教育体系中[25-26, 28-29]。大量证据也显示模拟培训在医学培训中发挥了重要作用。因此,研究人员建议,模拟培训应尽快整合至医学教育和住院医师培训系统中[30]。

模拟培训在军事医学中的应用显著地改变了军队医务人员的培训及备战模式。美国军事医学院健康科学部(USUHS)是探索军事医学、热带疾病、灾难医学和应对极端环境能力的研究中心,该中心已将模拟训练与医学院 4 年的课程相融合。在临床前期,他们建立了包括使用各种高仿真模拟人进行生理学、心肺疾病和药理学培训的模拟课程[31]。随着学习的深入,标准化病人(SP)被越来越多地融入模拟培训中,以评估学员的专业知识、操作技能、沟通交流和学习态度。

对于操作能力和熟练程度的训练,一般从配有分解任务训练器和虚拟现实任务训练器的模拟操作室开始,最终以军事应急医学(military contingency medicine, MCM)和"毒蛇"行动(operation bushmaster, OB)这两门为 4 年级学员设置的课程结束[32]。在模拟的、资源有限的战场环境下,这两门课程不仅可提供战时实践体验,还可以对即将毕业学员的医学知识和领导力进行正式评估。学员们可以在联合战场救助站中充分展现自己的团队领导力,在面对一系列即时任务和困难的时候,他们必须在管理模拟伤病、非战伤(non-battle injury, DNBI)伤员、战时应激减员和战伤伤员的同时,制定救治计划并准确执行[31-33]。

除了实地培训外,美国军事医学院健康科学部(USUHS)的学生还可以使用一个 8000 平方英尺[①]的巨型虚拟环境（wide-area virtual environment，WAVE）进行虚拟现实训练。虚拟环境（WAVE）由两个训练舱组成，其内配备有 12 英尺[②]的电影屏幕和高仿真定向音响系统，该训练舱通过重现可能遇到的作战环境和战场医疗条件来对学员进行模拟训练[15]（图 24.1 ～图 24.3）。

挑战及应对策略

军事医学界高度关注如何对军队医务人员的胜任力进行评估。美国陆军上校爱德华兹最近发表了题为《拯救军队外科医生：在不断变化的军事医疗环境中保持关键的临床技能》的文章，她特别提到：

---

① 1 平方英尺 =0.0929 平方米。——译者注
① 1 英尺 =0.3048 米。——译者注

关键外科技能是所有临床技能的基础，战时外科手术需要的特定技能不能完全从民用创伤中心的实践中获得[34]。且战前很难对即将派往战区的医务人员的外科手术能力进行准确的评估。此外，派遣至战区的外科医生们在实践经验和技能水平上存在着较大差异，也使得这个问题更加复杂[16]。目前，美军正投入大量资源来解决这些问题，研究运用即时模拟培训和高强度模拟培训的课程来提高军队外科医生的能力。

同样，需要解决的还有对外科专业以外医务人员的临床诊疗和操作能力进行评估的问题[26]。医务和战地指挥官还需要负责调配诸如医务人员、医疗设备和补给等在内的所有资源。为实现这一目标，他们应用实地演习（加利福尼亚州彭德尔顿营的军事评估训练演习，MATEX）来观察和评估医疗保障团队的战备能力，并获得了成功。经过实地演习，

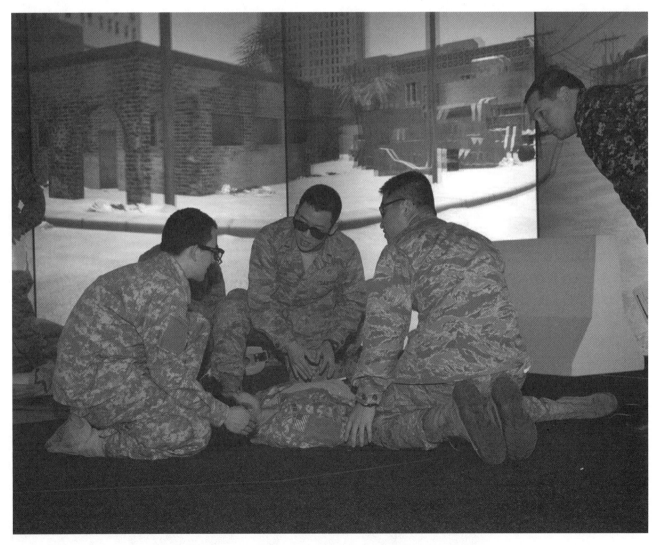

图 24.1 SIM WAVE 2013—18

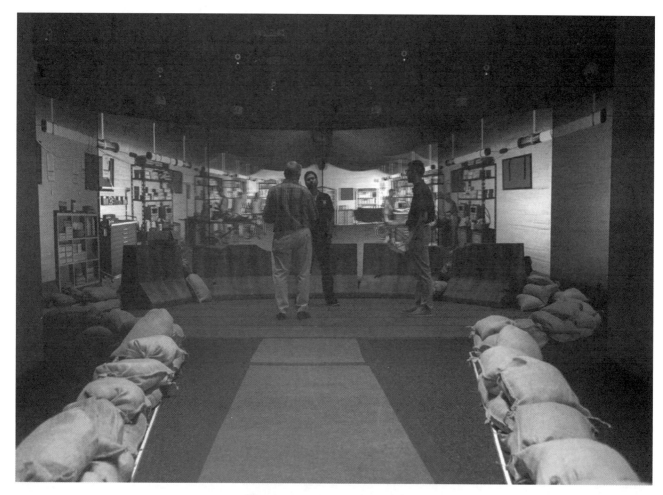

图 24.2　SIMCTR WAVE 开放参观

图 24.3　WAVE-美国空军杂志 ValG. 海明模拟中心，武装部队大学

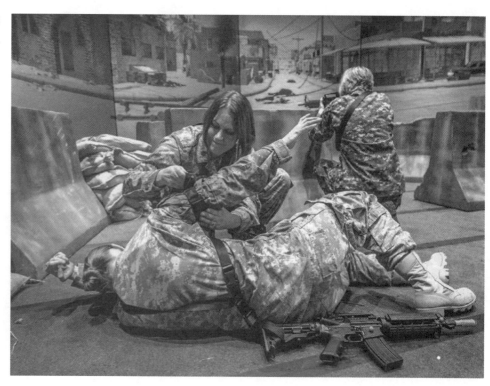

那些不熟悉战伤处理的全科医生可以提高管理和转运受伤士兵的能力，使他们得到更好的救治[4, 29]。

军事模拟培训还面临其他挑战，包括动物伦理和整体培训费用昂贵的问题[5, 35-37]，这与民用医疗培训的相似。首先，训练大量的医疗卫生兵和医务人员需要使用活体动物，导致培训费用不断上升，这已经迫使军方去寻求可行的替代方案来完成操作技能训练。当然，许多人也认为，目前的模拟任务训练器就可以充分取代活体动物用于技能训练，而且不会影响训练效果[17, 38-39]。

为了解决对活体器官的需求，美军方资助了多个项目，旨在为受训学员提供大量可模拟活体动物的替代品，它们有高仿真度的物触感、柔韧性、血液质感和解剖结构[40-42]。目前，各种研究、创新和技术指挥中心都在积极寻求解决方案。在撰写本文时，有几个项目已经初具雏形，但尚未有能实现商用的成品。

其他对民用实践的影响

反恐战争已经改变了民用医疗界的观念，他们逐渐意识到需要为应对大规模伤亡事件做必要的准备和演练。这些伤亡事件往往会涉及一些常见的战伤类型。根据美国国家研究与应对恐怖主义联盟的数据，2001—2011 年，美国国内共发生了 207 起恐怖袭击事件[43]，其中有 73% 涉及爆炸物或燃烧装置。2011 年以来，美国又发生了 38 起恐怖袭击事件[44]。遗憾的是，传统的院前和院内医疗培训往往没有教授急救人员和医务人员如何应对大规模恐怖主义袭击的内容。

近年来，几起备受瞩目的事件体现了民用医疗机构开展批量伤员救治培训的必要性。2013 年 4 月的波士顿马拉松爆炸案中，两枚自制爆炸装置被引爆，造成 3 人死亡，264 人受伤。2016 年 6 月发生在奥兰多夜总会的枪击事件中，凶手使用军用级半自动武器，造成 50 人死亡，53 人受伤[44]。这些事件表明，多年来战争医学中总结的经验教训可能对民用医疗界有非常重要的借鉴意义，进行类似于野战急救技能的模拟训练将势在必行且至关重要。

总结

本章介绍了军队如何使用模拟技术来满足军队

医务人员独特的培训需求。广泛开展高级模拟训练可以提高军队医疗人员的应对能力，从而提高战场伤员的生存率[7]。随着技术和材料的持续进步，未来虚拟现实模拟训练在军事医疗模拟培训中必将得到更多的应用，包括使用活体组织替代物进行操作训练，同时进行沉浸式实地演练，以不断突破个人和团队的极限，最终更好地实现培训目标。

参考文献

1. Sohn VY, et al. Training physicians for combat casualty care on the modern battlefield. J Surg Educ. 2007;64(4):199–203.
2. Boehnke IA, et al. Lessons learned in developing a military medical lessons learned Center. Mil Med. 2008;173(11):x–xv.
3. Blackbourne LH, et al. Military medical revolution: prehospital combat casualty care. J Trauma Acute Care Surg. 2012;73(6 Suppl 5):S372–7.
4. Kellicut DC, et al. Surgical team assessment training: improving surgical teams during deployment. Am J Surg. 2014;208(2):275–83.
5. Leitch RA, Moses GR, Magee H. Simulation and the future of military medicine. Mil Med. 2002;167(4):350–4.
6. Butler FK Jr, et al. Tactical combat casualty care 2007: evolving concepts and battlefield experience. Mil Med. 2007;172(11 Suppl):1–19.
7. Blackbourne LH, et al. Military medical revolution: military trauma system. J Trauma Acute Care Surg. 2012;73(6 Suppl 5):S388–94.
8. Sohn VY, et al. From the combat medic to the forward surgical team: the Madigan model for improving trauma readiness of brigade combat teams fighting the Global War on Terror. J Surg Res. 2007;138(1):25–31.
9. Kotwal RS, et al. Eliminating preventable death on the battlefield. Arch Surg. 2011;146(12):1350–8.
10. Eastridge BJ, et al. Death on the battlefield (2001–2011): implications for the future of combat casualty care. J Trauma Acute Care Surg. 2012;73(6 Suppl 5):S431–7.
11. Hooper TJ, et al. Implementation and execution of military forward resuscitation programs. Shock. 2014;41(Suppl 1):90–7.
12. Butler FK Jr. Tactical medicine training for SEAL mission commanders. Mil Med. 2001;166(7):625–31.
13. Butler FK Jr, Hagmann J, Butler EG. Tactical combat casualty care in special operations. Mil Med. 1996;161 Suppl:3–16.
14. Moses G, et al. Military medical modeling and simulation in the 21st century. Stud Health Technol Inform. 2001;81:322–8.
15. Goolsby C, Vest R, Goodwin T. New Wide Area Virtual Environment (WAVE) medical education. Mil Med. 2014;179(1):38–41.
16. Laporta AJ, et al. From trauma in austere environments to combat or medical school: how blended hyper-realism in the real and virtual worlds can better prepare surgeons. Stud Health Technol Inform. 2014;196:233–7.
17. Siu KC, et al. Adaptive virtual reality training to optimize military medical skills acquisition and retention. Mil Med. 2016;181(5 Suppl):214–20.
18. Hoang TN, et al. Hyper-realistic, team-centered fleet surgical team training provides sustained improvements in performance. J Surg Educ. 2016;73(4):668–74.
19. Boggs S, Okuda Y. Cutting costs while maintaining quality: how the VA has leveraged simulation. Physician Exec. 2014;40(2):38–40, 42.
20. SimLEARN. 2016 Nov 1, 2016 [cited 2016; SimLEARN]. Available from: http://www.simlearn.va.gov/.
21. Bellamy RF. The causes of death in conventional land war-

fare: implications for combat casualty care research. Mil Med. 1984;149(2):55–62.

22. Holcomb JB, et al. Causes of death in U.S. Special Operations Forces in the global war on terrorism: 2001–2004. Ann Surg. 2007;245(6):986–91.

23. Kelly JF, et al. Injury severity and causes of death from Operation Iraqi Freedom and Operation Enduring Freedom: 2003–2004 versus 2006. J Trauma. 2008;64(2 Suppl):S21–6; discussion S26–7

24. Deal VT, et al. Tactical combat casualty care February 2010. Direct from the battlefield: TCCC lessons learned in Iraq and Afghanistan. J Spec Oper Med. 2010;10(3):77–119.

25. Gordon JA, et al. "Practicing" medicine without risk: students' and educators' responses to high-fidelity patient simulation. Acad Med. 2001;76(5):469–72.

26. Bond W, et al. The use of simulation in the development of individual cognitive expertise in emergency medicine. Acad Emerg Med. 2008;15(11):1037–45.

27. Okuda Y, et al. National growth in simulation training within emergency medicine residency programs, 2003–2008. Acad Emerg Med. 2008;15(11):1113–6.

28. Hobgood C, et al. Outcome assessment in emergency medicine – a beginning: results of the Council of Emergency Medicine Residency Directors (CORD) emergency medicine consensus workgroup on outcome assessment. Acad Emerg Med. 2008;15(3):267–77.

29. Goolsby C, Deering S. Hybrid simulation during military medical student field training--a novel curriculum. Mil Med. 2013;178(7):742–5.

30. Ziv A, et al. Simulation-based medical education: an ethical imperative. Simul Healthc. 2006;1(4):252–6.

31. USUHS. [cited 2016 November 11 2016]; Available from: https://www.usuhs.edu/.

32. Berlowitz DJ, et al. Identifying who will benefit from non-invasive ventilation in amyotrophic lateral sclerosis/motor neurone disease in a clinical cohort. J Neurol Neurosurg Psychiatry. 2016;87(3):280–6.

33. Sanford JP. USUHS hits goal; potential realized. US Med. 1983;19(2):35–6.

34. Edwards MJ. Saving the military surgeon: maintaining critical clinical skills in a changing military and medical environment. J Am Coll Surg. 2016;222(6):1258–64.

35. Martinic G. The use of animals in live-tissue trauma training and military medical research. Lab Anim (NY). 2011;40(10):319–22.

36. Hemman EA. Improving combat medic learning using a personal computer-based virtual training simulator. Mil Med. 2005;170(9):723–7.

37. Olsen JC. Are we dancing alone? Matching medical operational readiness training with potential future conflict. Mil Med. 1997;162(2):75–8.

38. Kirkpatrick AW, et al. The marriage of surgical simulation and telementoring for damage-control surgical training of operational first responders: a pilot study. J Trauma Acute Care Surg. 2015;79(5):741–7.

39. Linde AS, Kunkler K. The evolution of medical training simulation in the U.S. military. Stud Health Technol Inform. 2016;220:209–14.

40. Syndaver. 2016 [cited november 2016; Available from: http://syndaver.com/.

41. Operations, S. 2016 [November 2016]; Available from: http://www.strategic-operations.com/.

42. ASTEC. 2015 [November 10 2016]; Available from: http://astec.arizona.edu/artificial_tissue.

43. LaFree G, Dugan L, Miller E. Integrated United States Security Database (IUSSD): terrorism data on the United States Homeland, 1970 to 2011. College Park: U.S. Department of Homeland Security, Editor; 2012.

44. Johnson R. Terrorist attacks and related incidents in the United States. 2016 October 6, 2016 [cited 2016; Available from: http://www.johnstonsarchive.net/terrorism/wrjp255a.html.

第 5 部分

总结

模拟医学的历史、现状和展望 　第 25 章

Nelson Wong and Yasuharu Okuda
翻译：张进祥　王国梁

2004 年，在回顾了过去 20 年的发展历程之后，David Gaba 展望模拟医学在 2025 年的两种可能的前景[1-2]。第一个愿景设想将模拟培训融入医疗培训课程和跨学科实践，以满足患者优质且安全的诊疗需求。在各种医学协会、行政和风险管理部门的支持下，模拟医学将成为提高医疗质量的有效工具。另外一种趋势则是，模拟医学被视为一种昂贵的、未经证实的且不被理解的技术，因不被主流认可而被搁置。基于这些推测，Gaba 博士提出如下观点：

模拟医学作为一种促进并实现医疗领域革命性改变的手段，正面临关键性转折，在未来十年里，它会朝着上述两种历史方向中的一个不断壮大……

如今，十多年过去了，我们是否已经知道模拟医学正沿着哪条道路在前进？希望你的亲身经历和本书内容能让大家更加确信模拟医学会有一个乐观的、可期待的未来。在医疗领域中，模拟应用和模拟培训已经获得了巨大的进步[3-4]。本书对模拟医学在多个领域的成功应用展开了论述，首先回顾了它作为一种革命性的技术在急诊医学领域的发展历史，它是一个复杂专业与多样需求、工具相结合的整体，其内涵和定义也在不断地进化更新（第 1 章），接着对临床模拟中的学习理论（第 2 章）、实践（第 3 章）及复盘过程中的自我反思（第 4 章）进行了阐述，涵盖从初始的医学理论教育（第 14 ～ 17 章）和技能训练，到不断演化发展出的高级功能，如团队训练（第 6 章）和提高患者安全培训等（第 8 章）。用经典的柯氏培训评估模型进行评估，我们看到模拟医学已经达到了 4 级的水平，促进了医学的发展（第 7 章）。事实上，作为一门科学，模拟医学自身也在不断发展，是一个在不同需求和模拟工具结合过程中不断拓宽自我边界和应用范围的复杂领域（第

9 ～ 13 章），作为一种培训工具，它已经在急诊医学的各个领域得到广泛应用（第 17 ～ 24 章）。大量文献已证实模拟培训可以提高教学效果、改善患者预后，并促进医疗培训团队的组建，正是这些研究结果不断推动着模拟医学的迅猛发展[3-13]。同时，医疗从业人员也需要一种更安全、更有效的训练方式[14-16]。

通过本书，我们意识到，尽管急诊医学模拟培训仍然存在多种需要攻克的难题，但过去十年，它带来的巨大飞跃也有目共睹。传统的模拟培训主要使用高仿真模拟人及训练器在模拟培训中心开展，而如今的急诊模拟培训已经可以在急诊科原位开展。模拟课程也重点倾向于少见的、高风险的临床案例，同时，很多模拟研究也聚焦于团队抢救、气道管理、技能操作等培训方向，并已获得强有力的结果。当然，这些研究主要针对的是医学实习生，而不是临床医师群体[3, 17-19]。

一个形式和功能进行有机结合的例子，就是最初的高仿真模拟人与培训师的不断组合，逐步契合了培训团队和个人技能所需要的实际临床场景。这样的培训模式适合融入院校教育中：授课教师和受训学员有固定的培训课程、培训场所，且培训时间不受临床工作干扰，因此学习和实践可以有效衔接。学习理论已经充分证明，模拟培训可以为临床实践提供有效的临床技能学习手段，并且赢得了一代又一代医务工作者的广泛认可。

如今，模拟医学已逐渐发展为成熟的体系，模拟师资的建设也越来越受到关注[20-24]，模拟中心的认证、师资力量的培训和课程质量的评估等也在逐渐走向标准化。模拟培训在医疗领域的发展也随着价值观的变化与时俱进，它越来越关注提升医疗安全与质量这一根本问题，以及如何实现达到培训本

身的柯氏四级标准。伴随着新技术的进步，模拟医学也将进入新的发展阶段。

随着模拟培训的发展，参与相应教育的工作者数量越来越多，学术界必须呼吁模拟背后的"决策力量"参与质量控制。最佳培训实践、研究指南、教师标准、模拟中心认证和效益证据等相关信息可以帮助我们更清楚地认识运作模拟医学所需的技术和资源（包括教育和财政方面）。虽然培训组织和风险管理团队已经开始积极推广模拟医学，但有些专业医疗机构，如专业委员会，却还处于观望状态，这就需要更多有力的证据来转变他们的观念。

综上所述，模拟医学正朝着 Gaba 所设定的乐观目标迅速靠近，其应用也在不断扩展。最初只注重运用模拟器和模拟场地对学员和临床医师进行培训，现如今，模拟培训正转向聚焦于模拟教育标准的制定和培训资源的拓展，尤其注重师资力量的发展。在未来，虚拟和互联技术将进一步体现模拟医学的巨大价值。

模拟的未来愿景

到 2025 年，在各种学术组织的支持下，基于近 50 年发展和积累的基本原则，以临床需求为导向的新模拟技术将充分整合到国家开发的共享课程中去，如将虚拟现实或增强现实模拟技术运用于"即时"床旁临床教学培训。此外，大多数培训仍将由经验丰富的师资教授，课程围绕着以学员为中心的理念进行设计，并提供大量的刻意练习机会。随着科技的发展，人工智能和数据科学也将扮演重要角色，它们可规划个性化和分阶段的异步课程，通过分析学习者的学习进度和表现，以及临床实践中的表现，从而为每个学习者提供个性化的学习路径和教学内容，使其能够按照自己的节奏进行学习。

事实上，正是患者的诊疗需求不断推动着模拟培训及其相关新技术的发展。众所周知，目前，远程医疗已经可以提供及时且高质量的医疗服务，而且，越来越多的诊断或治疗新技术也不断被研发问世。在这些理念、技术和项目被应用于临床医疗之前，它们必须经过相关专家团队的严格评估和测试，这些团队应由管理学、韧性工程学、人因学、患者安全、模拟等领域具有广泛代表性的专家组成。

开发团队不仅能够在现实中面对面地开会，还可以在虚拟世界中，通过代表性的虚拟人物（avatars）与数字模型进行互动。这些虚拟世界中还有患者、医生和学员。所有参与者都可以全天候随时登入项目、获取文献以及进入用于培训和治疗的游戏，同时还可以彼此互动。科技一直在不断地清除各种教学培训的障碍，获取模拟教学的资源甚至变得比从书架上取一本书还要容易[25]。

模拟医学的蓬勃发展得益于两个强大的驱动因素：①目的明确的培训和开放交流的文化；②基于网络形成的更加互联的世界。美国国内已经形成了一套广为接受的教师发展分级标准及长期教学反馈系统。虚拟复盘空间的建立，使得标准化信息工具支撑的额外练习和反馈成为可能。基于这些理念的最佳实践和其他隐性知识正通过各种在线论坛和网络会议广为传播。

这种模拟医学的文化也逐渐扩散到更大的临床医疗机构，并被越来越多地认识到它可以改善团队合作，降低医疗错误率，提高患者治疗质量并降低医疗成本。虽然小规模的数据分析可能不足以展示这种变化，但在大家的支持下，未来我们会综合全国的数据进行汇总分析。基于上述发现，以及随之而来的公众支持浪潮，我们有理由相信，几乎所有专业学会和医院都会将模拟培训不断整合到诸如强制性的资格认证、定期团队培训、系统运行评估等过程中去。

这些未来的设想均是建立在 Gaba 对模拟医学的展望之上的。近 30 年积累的经验会为将来的培训发展提供坚实的基础。相比有效的模拟培训本身，我们还需要那些具备扎实模拟理论基础和对学科发展有敏锐嗅觉的师资力量，以及对模拟的优先发展事项和不断出现的患者需求保持清醒的认识。在未来 30 年，只有将模拟技术和医学实训充分结合的人才，才能引领模拟医学的发展。随着科技不断进步，时间和空间将不再是阻碍，比如个性化的甚至虚拟空间的培训将与模拟培训中心培训或临床原位培训并驾齐驱，这样，学员就可以真正地随时随地按自己的需求进行模拟培训。最终，模拟技术将会全方位地与医疗技能培训系统完美无缝融合——这正是 David Gaba 在 15 年前的愿景。

参考文献

1. Gaba DM. The future vision of simulation in health care. Qual Saf Health Care. 2004;Suppl 1. https://doi.org/10.1136/quc.13.suppl_1.i2.

2. Gaba DM. The future vision of simulation in healthcare. Simul Healthc. 2007;2(2):126–35. https://doi.org/10.1097/01.SIH.0000258411.38212.32.

3. Cook DA, Hatala R, Brydges R, et al. Technology-enhanced simulation for health professions education. JAMA J Am Med Assoc. 2011;306:978–88. https://doi.org/10.1001/jama.2011.1234.

4. McGaghie WC, Issenberg SB, Petrusa ER, Scalese RJ. A critical review of simulation-based medical education research: 2003–2009. Med Educ. 2010;44(1):50–63. https://doi.org/10.1111/j.1365-2923.2009.03547.x.

5. Nestel D. Ten years of simulation in healthcare. Simul Healthc J Soc Simul Healthc. 2017;1 https://doi.org/10.1097/SIH.0000000000000230.

6. Sittner BJ, Aebersold ML, Paige JB, et al. INACSL standards of best practice for simulation: past, present, and future. Nurs Educ Perspect. 2015;36(5):294–8. https://doi.org/10.5480/15-1670.

7. Lioce L (Ed.), Lopreiato J (Founding Ed.), Downing D, Chang TP, Robertson JM, Anderson M, Diaz DA, Spain AE (Assoc. Eds.), The Terminology and Concepts Working Group. Healthcare Simulation Dictionary–Second Edition. Rockville, MD: Agency for Healthcare Research and Quality; 2020. AHRQ Publication No. 20-0019. https://doi.org/10.23970/simulationv2.

8. Barsuk JH, Cohen ER, Wayne DB, Siddall VJ, McGaghie WC. Developing a simulation-based mastery learning curriculum: lessons from 11 years of advanced cardiac life support. Simul Healthc. 2016;11(1):52–9. https://doi.org/10.1097/SIH.0000000000000120.

9. Cook DA, Brydges R, Hamstra SJ, et al. Comparative effectiveness of technology-enhanced simulation versus other instructional methods. Simul Healthc J Soc Simul Healthc. 2012;7:308–20. https://doi.org/10.1097/SIH.0b013e3182614f95.

10. Cook DA. How much evidence does it take? A cumulative meta-analysis of outcomes of simulation-based education. Med Educ. 2014;48(8):750–60. https://doi.org/10.1111/medu.12473.

11. Cheng A, Lockey A, Bhanji F, Lin Y, Hunt EA, Lang E. The use of high-fidelity manikins for advanced life support training – a systematic review and meta-analysis. Resuscitation. 2015;93:142–9. https://doi.org/10.1016/j.resuscitation.2015.04.004.

12. Zendejas B, Brydges R, Wang AT, Cook DA. Patient outcomes in simulation-based medical education: a systematic review. J Gen Intern Med. 2013;28(8):1078–89. https://doi.org/10.1007/s11606-012-2264-5.

13. McGaghie WC, Draycott TJ, Dunn WF, Lopez CM, Stefanidis D. Evaluating the impact of simulation on translational patient outcomes. Simul Healthc. 2011;6(Suppl 1):S42–7. https://doi.org/10.1097/SIH.0b013e318222fde9.Evaluating.

14. Ziv A, Root-Wolpe P, Small SD, et al. Simulation-based medical education: an ethical imperative. Acad Med. 2003;78(8):783–8. https://doi.org/10.1097/01.SIH.0000242724.08501.63.

15. McGaghie WC, Siddall VJ, Mazmanian PE, Myers J. Lessons for continuing medical education from simulation research in undergraduate and graduate medical education: effectiveness of continuing medical education: American College of Chest Physicians Evidence-Based Educational Guidelines. Chest. 2009;135(3 Suppl):62S–8S. https://doi.org/10.1378/chest.08-2521.

16. Ericsson KA. 2003 INVITED ADDRESS Deliberate practice and the acquisition and maintenance of expert performance in medicine and related domains. Acad Med. 2004;79(10):70–81.

17. Qayumi K, Badiei S, Zheng B, et al. Status of simulation in health care education: an international survey. Adv Med Educ Pract. 2014:457. https://doi.org/10.2147/AMEP.S65451.

18. Robertson J, Bandali K. Bridging the gap: enhancing interprofessional education using simulation. J Interprof Care. 2008;22(5):499–508. https://doi.org/10.1080/13561820802303656.

19. Huang GC, Gordon JA, Schwartzstein RM. Millennium conference 2005 on medical simulation: a summary report. Simul Healthc. 2007;2(2):88–95. https://doi.org/10.1097/SIH.0b013e318053e066.

20. Meguerdichian M, Bajaj K, Wong N, et al. Simulation fellowships: survey of current summative assessment practices. Simul Healthc. 2019;14(5):300–6. https://doi.org/10.1097/SIH.0000000000000384.

21. Cheng A, Grant V, Huffman J, et al. Coaching the Debriefer. Simul Healthc J Soc Simul Healthc. 2017;12(5):1. https://doi.org/10.1097/SIH.0000000000000232.

22. Peterson DT, Watts PI, Epps CA, White ML. Simulation faculty development: a tiered approach. Simul Healthc. 2017;12(4):254–9. https://doi.org/10.1097/SIH.0000000000000225.

23. Fralicciardi A, Vora S, Bentley S, et al. Development of an emergency medicine simulation fellowship consensus curriculum: initiative of the Society for Academic Emergency Medicine simulation academy. Acad Emerg Med. 2016; https://doi.org/10.1111/acem.13019.

24. Ahmed RA, Atkinson SS, Gable B, Yee J, Gardner AK. Coaching from the sidelines. Simul Healthc J Soc Simul Healthc. 2016;00(00):1. https://doi.org/10.1097/SIH.0000000000000177.

25. Gordon JA. As accessible as a book on a library shelf: the imperative of routine simulation in modern health care. Chest. 2012;141(1):12–6. https://doi.org/10.1378/chest.11-0571.

附录1：补充案例情境和内容

翻译：曹　迎　付　妍

如何使用本附录：

本附录包括与本书每一章相对应的补充案例情境。它们是作为相应章节所涵盖主题的模拟案例的示例提供的，并按照它们在书中出现的顺序在下面的目录中列出。有些章节没有相应的补充案例情境，因此不在本附录中。

它们也可以作为案例场景库单独使用。还提供了按主题组织的补充案例情境列表，便于参考。

附录2包括案例模板以及在本书的几个章节中引用的课程。

补充案例情境和内容

- 第2章：穿透伤
- 第3章：创伤和拟交感神经毒性
- 第9章：家人目睹心肺复苏的婴儿猝死综合征
- 第10章：虚拟情境模板
- 第15章：来自交通事故的钝挫伤
- 第16章（a）：次大面积肺栓塞继发呼吸困难
- 第16章（b）：肺炎继发脓毒症急性呼吸窘迫综合征
- 第18章（a）：食管静脉曲张
- 第18章（b）：ST段抬高型心肌梗死
- 第18章：示范课程开发：心血管医学
- 第19章：主动脉狭窄
- 第20章（a）：小儿头部外伤
- 第20章（b）：因机动车事故（MVC）被抛出导致的颅内出血
- 第21章（a）：过敏反应
- 第21章（b）：呼吸机紧急情况
- 第21章（c）：持续性心房颤动
- 第22章：机动车碰撞
- 第23章：大规模伤亡事件START分诊培训

- 第24章：操作技能
  - 1a部分：出血格式化流程
  - 2a部分：气胸格式化流程
  - 3a部分：气道梗阻的格式化流程
  - 4a部分：环甲膜切开术
  - 5a部分：针减压卡
  - 6a部分：止血带卡

按主题的补充案例情境和内容

第Ⅰ部分：儿科
- 第9章：家人目睹心肺复苏的婴儿猝死综合征
- 第19章：主动脉狭窄
- 第20章（a）：小儿头部外伤

第Ⅱ部分：钝挫伤
- 第15章：来自交通事故的钝挫伤
- 第3章：创伤和拟交感神经毒性
- 第20章（b）：因机动车事故（MVC）被抛出导致的颅内出血
- 第22章：机动车碰撞
- 第23章：大规模伤亡事件START分诊培训

第Ⅲ部分：穿透伤
- 第2章：穿透伤

第Ⅳ部分：医疗急救
- 第16章（a）：次大面积肺栓塞继发呼吸困难
- 第16章（b）：肺炎继发脓毒症急性呼吸窘迫综合征
- 第18章（a）：食管静脉曲张
- 第18章（b）：ST段抬高型心肌梗死
- 第21章（a）：过敏反应
- 第21章（b）：呼吸机紧急情况
- 第21章（c）：持续性心房颤动

第Ⅴ部分：附录2
- 附录2a：第10章：虚拟情境模板

- 附录 2b：第 18 章：示范课程开发：心血管医学
- 附录 2c：第 24 章：操作技能
  - 1a 部分：出血格式化流程
  - 2a 部分：气胸格式化流程
  - 3a 部分：气道梗阻格式化流程
  - 4a 部分：环甲膜切开术
  - 5a 部分：针减压卡
  - 6a 部分：止血带卡

第 2 章：教育和学习理论

补充病例情境：穿透伤

情境概述

男性，26 岁，急救车送来，右颈部和胸部有刺伤。患者说他"只顾自己的事"。没有目击者和武器。否认任何其他伤害或医疗问题。患者情绪激动，不合作，喊叫说他右胸疼。

教学目标

- 临床和医疗管理
  - 颈胸穿透性损伤的识别与处理
  - 创伤的识别和处理，包括初级和二级检查
  - 困难创伤气道的识别和处理
  - 血气胸的识别与处理
- 沟通和团队合作
  - 确定团队角色和领导者
  - 展现危机资源管理技术和恰当的沟通
  - 管理情绪激动的家属

目标人群

- 住院医师（第 1 年，第 2 年，第 3 年，第 4 年）
- 研究生
- 主治医生
- 护士
- 急诊医学团队
- 助理医师

ACGME 的核心胜任力

- 病患照顾
- 医学知识
- 基于系统的实践
- 职业素养
- 人际交往能力与沟通

物资和特效化妆

- 膨出的颈部血肿
- 右胸外伤
- 环甲软骨切开术工具包
- 胸管放置

影像

- 胸部 X 线检查——右侧血气胸（图 A1.1）
- 心电图——窦性心动过速（图 A1.2）
- 扩展的床旁创伤患者腹部重点超声评估（EFAST）——有意义的右侧血气胸。EFAST 的其余部分是阴性结果（图 A1.3）

演员和角色

- 急诊医疗服务：急诊医疗服务人员陈述，他们发现患者在流血，但情况稳定，朋友在附近。患者 AxOx2。不合作，骂骂咧咧。可对称地移动四肢。
- 患者：否认任何问题，但情况逐渐恶化，血流动力学不稳定，气道受损。
- 家属：在病情稳定后进入，因他 / 她担心家人而情绪激动。
- 护士：提供所有需要的帮助，帮助管理家属。
- 创伤外科医生：气道管理，胸管放置，创伤复苏，告知患者行 CT 检查并提出建议，然后根据结果选择手术室或重症监护室。

案例流程 / 时间轴

- **时间 0** 报告：26 岁男性。右颈部和胸部有刺伤。BP 185/110, HR 145, RR 22, Sat 100%, NRB（非

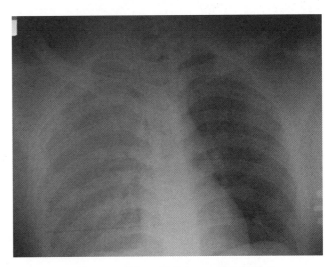

图 A1.1 胸部 X 线检查——外伤案例

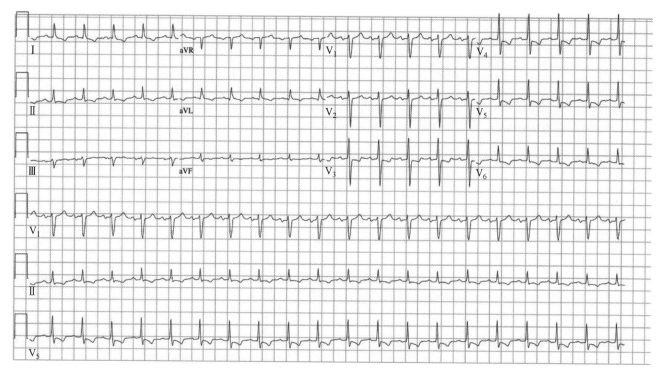

图 A1.2　心电图——创伤案例

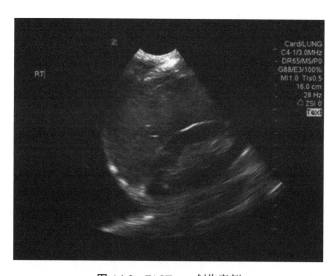

图 A1.3　FAST——创伤案例

重复呼吸面罩）

- 患者是什么样子的？
- 患者情绪激动，但可以安抚，右颈部和胸部有血
- 生命体征：BP 90/50，P 124，RR 24，T 98.9 华氏度，Sat 97%（非重复呼吸面罩），指尖血糖 115
- 静脉注射：无
- 监护：窦性心动过速，124
- 体格检查：
- 一般情况：AxOx2（人和地点，2004 年 7 月），

情绪激动，大量出汗
- 五官：（瞳孔）6 mm，对光反射存在
- 颈部：右颈部血肿-慢慢扩大；患者出现喘鸣
- 胸部：右侧呼吸音减弱，伴有捻发音，左侧呼吸音正常
- 心脏：无杂音 / 摩擦音 / 奔马律的心动过速
- 腹部：无压痛，ND，无反跳痛 /G/ 板状腹肠鸣音活跃
- 直肠：如果做的话，愈创木酚试验 / 肉眼血便阴性，正常颜色
- 皮肤：出汗
- 表面：没有杵状指 / 发绀 / 水肿
- 神经：AxOx2（患者明白，人和地点），对称地移动四肢，CN2 ～ 12 未受损伤
- FAST：如果做，是正常的
- EFAST：右侧血气胸并有大量胸腔积液
● **时间 1 ～ 2 分钟**（初始状态：血气胸和右颈部血肿）
- 生命体征：BP 95/45，P 134，RR 24，Sat 95%（非重复呼吸面罩）
- 右颈部血肿扩大-如果尝试插管，由于明显肿胀，无法通过气管插管，将需要环甲膜切开术
- 如果没有管理气道，患者将开始有喘鸣且气道出现问题

- 时间 2 ～ 4 分钟（创伤管理）
  - 创伤管理
  - 双大口径通路
  - 功能障碍
  - 暴露、无其他损伤
  - 实验室（血型和交叉）
  - EFAST
  - 胸部 X 线检查
  - 检查
- 时间 4 ～ 5 分钟（失血性休克）
  - 患者血压更低，如果不进行自体输血，则更严重
  - 生命体征；BP 78/35，HR 145，RR 25（或者通气速率）；Sat 如果放置胸管 100%，如果没有则 87%
  - 有血制品，需要就开始。如果开始静脉输液，血压会稍微改善
  - 实验室检查：案例期间无法提供
  - 血气胸：如果没有胸管，将快速降至 85%；如果已放置胸管，回输 800 ml 血液；如果使用自体输血，可替代血容量和血压改善
- 时间 6 ～ 7 分钟（创伤持续复苏）
  - 创伤复苏
  - 创伤外科医生到达并要求回报诊疗情况（如果没有给，推荐包装红细胞）
  - 家人来到，情绪激动和担心
  - 开始使用镇痛和镇静药物
  - 如果给予血液制品，患者的生命体征稳定
  - 考虑使用氨甲环酸
  - 处置：在与创伤外科医生交流后，患者前往 CT 室，然后根据结果，进入手术室或重症监护室

关键行为项目

- 对于创伤的措施
  - （1 分钟）ABC：识别颈部血肿扩大
  - （2 ～ 4 分钟）ATLS，EFAST
  - （5 ～ 6 分钟）胸腔引流管 ＋ / －，自动输液，血液制品管理
  - 与创伤外科讨论
  - 控制环境：让情绪激动的家属离开创伤室
- 对于气道管理的措施
  - 尝试快速顺序气管插管——不成功
  - 环甲膜切开术

- 可卡因过量措施
  - 使用苯二氮䓬类镇静
  - R/O 过量
  - 心电图
  - 头部 CT
- 最后的措施
  - 与创伤外科讨论
  - 复苏和稳定
  - 颈部和胸部的 CT 血管造影
- 关键措施
- 环甲膜切开术
- 胸管放置
- ATLS
- 创伤急救
- 控制环境，如家庭

第 3 章：急诊医学中的模拟情境开发和设计

补充病例场景：创伤和拟交感神经毒性

情境概述

　　男性，36 岁，急救车送来，为了躲避缉毒署，他从三层楼防火梯上跳了下来。根据缉毒署的规定，他们被告知在一栋大楼里有毒品活动。当他们破门而入的时候，发现患者正在吞一个透明袋子里的东西。他们追着患者跑到了安全出口。当患者从三楼跳到水泥人行道上时，他们追踪他到防火梯上。目击者看到患者撞到了头部。患者情绪激动，不合作，尖叫着说他右胸疼。

教学目标

- 临床和医疗管理
  - 外伤性脑损伤的识别与处理
  - 拟交感神经药物过量的识别与处理
  - 对激动的患者进行适当的镇静
  - 气胸的识别与处理
- 沟通和团队合作
  - 确定团队角色和领导者
  - 与警方解决冲突

目标受众

- 住院医师（第 1 年，第 2 年，第 3 年，第 4 年）
- 研究生
- 主治医生

- 护士
- 急诊医学团队
- 助理医师

ACGME 的核心胜任力

- 患者照护
- 医学知识
- 基于系统的实践
- 职业素养
- 人际交往能力与沟通

物资和特效化妆

- 手铐
- 模拟的衣服
- 颈托
- 头部受伤，有血和纱布

影像

- 胸部 X 线检查：气胸
- 心电图：窦性心动过速
- 头部 CT：正常 CT

演员和角色

- 缉毒署 / 警察：警察正在创伤室试图从患者那里获得信息。他们妨碍了我们的照护，拒绝离开（患者有多重前科，"我要找出他的毒贩子是谁！"）
- 急诊医疗服务：急诊医疗服务称，他们发现患者被警察铐着。患者 AxOx2，不合作，爱骂人。头部创伤。可以对称地移动所有的四肢。试图解开手铐。
- 患者：情绪激动，骂人，拒绝与急诊医疗服务和警方合作。
- 急诊技术：对于在模拟器上无法复制的关键检查结果和物理检查项目，便于病例管理。

案例流程 / 时间轴

- **时间 0** 报告：36 岁男性，从 2 ～ 3 层楼摔下。BP 185/110，HR 145，RR 22，Sat 100%（非重复呼吸面罩）
  - 患者是什么样子的？
  - 患者激动、不合作，枕后出血
  - 生命体征：BP 185/110，P 155，RR 24，T 100.1 F，Sat 100%（非重复呼吸面罩）
  - 静脉注射：无

  - 监护：窦性心动过速，145
  - 体格检查：
  - 一般情况：AxOx2（人，地点，2004 年 7 月），焦躁，不合作，骂人
  - 五官：（瞳孔）6 mm，对光反射存在
  - 颈部：颈托，没有脱落
  - 胸部：右侧呼吸音减少，伴有捻发音，左侧呼吸音正常
  - 心脏：无杂音 / 摩擦音 / 奔马律的心动过速
  - 腹部：无压痛，ND，无反跳痛 /G/ 板状腹，肠鸣音活跃
  - 直肠：如果做的话，愈创木酚试验 / 肉眼血便阴性，正常颜色
  - 皮肤：出汗
  - 表面：没有杵状指 / 发绀 / 水肿
  - 神经：AxOx2（患者明白，人和地点），四肢可对称移动，CN2 ～ 12 未受损伤
  - FAST：如果做是正常的
- **时间 1 ～ 2 分钟**（初始状态：气胸，躁动，警察）
  - 生命体征：BP 185/110，P 155，RR 24，T 100.1 F，Sat 100%（非重复呼吸面罩）
  - 气胸：如果没有胸管将快速降至 85%；如果没有行胸管插管，饱和度会迅速下降
  - 右侧胸管
  - 止痛药（肋骨骨折）：没有止痛药，也没有胸管
  - 激动：如未镇静，更激动，无法做检查
  - 镇静剂（2 ～ 4 mg）
  - 现场控制（警察）：警察离开床旁后才能继续
  - 把警察从床旁带走
- **时间 2 ～ 4 分钟**（创伤管理）
  - 创伤管理
  - 2 个大口径静脉通路
  - 功能障碍
  - 暴露
  - 实验室（类型和交叉实验）
  - 创伤团队：想等他喝下造影剂
  - 胸部 X 线检查，骨盆，颈椎
  - CT 头部 / 胸部 / 腹部 / 骨盆
  - 检查
- **时间 4 ～ 5 分钟**（脑疝形成和插管）
  - 患者昏迷程度加深、反应迟钝
  - 开始有不规则的呼吸模式

- BP 205/120，HR 55，RR 6 ～ 12，Sat 93%（非重复呼吸面罩）
- RSI 插管和脑保护
- 血压管理
- 实验室：
- 化学 7（正常）
- 血常规检查（正常）
- PT/PTT/INR（正常）
- 乙醇 140 级
- 其他毒药阴性
- CT 结果：
- 头部 CT（＋硬膜外和硬膜下出血）
- 颈椎：正常
- CT 胸部 / 腹部 / 骨盆：阴性
- **时间 6 ～ 7 分钟（头部出血）**
  - 颅内压升高管理
  - 神经外科
  - 颅内压监控
  - 抬高头部
  - 过度换气
  - 甘露醇
  - 保持血压和饱和度
  - 镇静、安定

关键行为项目

- 创伤的措施
  - （1 分钟）ABC：气胸的识别
  - （2 ～ 4 分钟）ATLS
  - （5 ～ 6 分钟）头部及颈椎 CT；得到结果
  - 创伤外科会诊
  - 控制环境：让警察远离患者
- 气道管理措施
  - 胸管
  - 具有线性稳定的 RSI
- 颅内压 / 出血增加的措施
  - 维持平均动脉压
  - 抬高头部
  - 镇静
  - 过度换气
  - 甘露醇
  - 外科
  - 颅内压监控

- 可卡因过量措施
  - 使用苯二氮䓬类镇静
  - R/O 其他过量
  - 心电图
  - 头部 CT
- 最后的措施
  - 与创伤外科讨论
  - 复苏使稳定
  - 颈部和胸部的 CT 血管造影

关键措施

- 头部 CT
- 胸管放置
- 控制环境，即警察
- 气管插管
- 苯二氮䓬类药物

第 9 章：标准化参与者

补充病例情境：家人目睹心肺复苏的婴儿猝死综合征

概述

　　一个 2 个月大的男婴被抱着冲进了分诊区，陪同他的父母都心急如焚，还有分诊护士看起来也很慌张。根据护士取得的有限病史，男婴的父母 45 分钟前发现他躺在婴儿床上，呼吸停止。3 小时前，这位父亲起床去看孩子时，是最后一个看到孩子呼吸的人。在此之前，婴儿一直保持正常的健康状态。婴儿在 34 周时早产，出院前在新生儿重症监护室待了短暂的时间。孩子接种了最新的疫苗，他没有已知的过敏或医学问题。

教学目标

- 临床和医疗管理
  - 心脏停搏的识别和处理
  - 骨内通路的位置（可选）
  - 放置并确认高级气道
  - 床旁超声检查评估心脏室壁运动（可选）
- 沟通和团队合作
  - 确定团队领导者和角色
  - 冷静的父母和为家庭目睹复苏提供机会
  - 进行死亡告知

目标受众

- 住院医师（第 1 年，第 2 年，第 3 年，第 4 年）
- 研究生
- 主治医生
- 护士
- 急诊医学团队
- 助理医师，护师
- 医学生（第 4 年）

ACGME 的核心胜任力

- 患者照护理
- 医学知识
- 基于系统的实践
- 职业素养
- 人际交往能力与沟通

物资和特效化妆

- 婴儿衣服

影像

- 心脏心包超声影像：无壁面运动（可选）

实验室检查

- 指尖血糖：85

演员和角色

- 妈妈：悲痛欲绝；哭泣；恳求医疗团队救她的儿子；暂时可安慰；除非她的问题 / 担心被团队忽略，否则不妨碍医疗；如果被忽视，她的行为会升级，会伸出手去抱她的儿子
- 爸爸：悲痛欲绝；安静；不会妨碍医疗，除非他的妻子的担心没有得到团队的解决；在这种情况下，他会变得很生气，并开始大喊（"做点什么！你在让我们的孩子死去！"）
- 护士：一开始她很慌张，因为她看到了两名烦躁的父母和一个濒死的孩子。在此之后，以良好的闭环沟通高效完成分配的任务（或者，为了强调闭环沟通和强大的团队领导，可以"忘记"做事情）
- SimBaby 模拟人：发绀；整个模拟过程中始终心搏停止，没有生命体征

案例流程 / 时间轴

- **时间 0** 由护士报告：2 个月大的男婴，15 分钟前被父母发现窒息。分诊时未见胸部有起伏（生命体征未测，护士急送患者进来）
  - 生命体征：BP 0/0，HR 0，RR 0，脉氧：无法测量
  - 2 个月大的男婴：发绀；无反应
  - 静脉通路：无
  - 体格检查：
  - 一般情况：无反应，呼吸停止，发绀，静静地躺着
  - 五官：正常头部；无损伤；囟门柔软；瞳孔固定；气管居中
  - 颈部：无断离
  - 胸部：无呼吸音或胸部起伏
  - 心脏：听不到心音
  - 腹部：柔软
  - 直肠：如果行愈创木酚试验，则阴性；如果检测，则直肠温度 34℃
  - 皮肤：发绀 / 灰色
  - 表面：没有杵状指 / 发绀 / 水肿
  - 神经：无反应
  - FAST：如果做的话，心室无运动
- **时间 1 ～ 2 分钟**（初始状态，程序，心脏骤停，开始儿科高级生命支持 PALS 方案）
  - 生命体征：BP 0/0，HR 0，RR 0，T 33.4，腋温无法测量

    1 名医护人员将自己定义为团队组长，并为成员分配角色

    组长指定专人与家长谈话 / 获取相关病史资料

    悲痛欲绝的父母，不停地请求有人来救他们的孩子，他们就站在床边；如果没有一个特定的团队成员解决，他们的行为会升级为哭泣和叫喊，阻碍抢救实施

    小组确定呼吸停止和无脉搏，开始心脏骤停的 PALS 治疗

    团队放置除颤仪电极贴，识别停搏

    护士开放静脉；另一方面，如果需要技能练习，护士可以说明他们不能开放静脉通路；在这种情况下，团队领导者应该请求骨内通路，团队成员应迅速放置
- **时间 4 分钟**（家属目睹复苏，放置高级气道）
  - 生命体征：BP 0/0，HR 0，RR 0，T 33.4，腋温

无法测量

　　团队继续心肺复苏

　　如果检查，血糖在正常范围内，放置高级气道

　　FAST 检查，如果做，显示没有室壁运动。一名团队成员持续向父母沟通的孩子状况；强烈表达孩子已经死亡，团队正在尽最大努力抢救；安慰父母他们并没有做错任何事；如果父母没有得到关注，他们的行为就会升级；如果被忽略，标准化护士要求团队组长处理他们，或叫保安

　　团队成员应尽最大努力让父母参与复苏，同时确保团队的抢救不受干扰；这包括让父母扶着孩子的脚 / 手

　　如果团队要求牧师 / 社工，会被告知他们正在路上

- **时间 8 分钟**（死亡通知）
  - 生命体征：BP 0/0，HR 0，RR 0，T 33.4，腋温无法测量

　　团队按照 Hs/Ts 进行鉴别诊断

　　组长中断工作，向父母汇报孩子的情况；如果父母得到了适当的安慰，他们会感到悲伤，但会平静

　　组长宣布死亡时间

　　组长明确告知父母孩子的死亡；组长要用"死亡"这个词，而不是"过去了"或其他委婉说法

　　组长表示，只要有需要，父母就可以留在孩子身边；案例结束

关键行动项目

- 心脏骤停措施管理
  - （1 分钟）心脏骤停识别
  - （1 ～ 2 分钟）胸部电极贴的放置
  - （1 ～ 2 分钟）骨内通路的建立（可选）
  - （第一次节律检查）停搏节律的识别
  - 肾上腺素 0.01 mg/kg，每 3 ～ 5 分钟
  - CPR 胸外按压 100 ～ 120 次 / 分，每次按压深度 ＞胸部直径 1/3
  - （4 ～ 8 分钟）分析 Hs/Ts 可能可逆的心脏骤停的原因
- 气道管理措施
  - （1 分钟）患者球囊面罩 BVM 管理，15 次按压：2 次呼吸
  - （4 分钟）放置高级气道（大概 3.5 带套囊的气管内插管）；然后以 8 ～ 10 次 / 分的速度通气
  - 呼气末二氧化碳 $ETCO_2$ 以确认胸外按压 / 气管插管是否恰当
- 家庭目睹复苏的措施
  - （1 分钟）指派团队成员处理父母的担忧并获得相关的病史记录
  - 团队成员不断向父母更新患者的状况
  - （8 分钟）组长向父母更新抢救失败的情况
  - （8 分钟）组长宣布死亡和停止复苏

关键措施

- 识别使用肾上腺素治疗的心脏停搏
- 实施适当的心肺复苏 CPR
- 低血糖检查
- 家属目睹复苏：指派团队成员去处理 / 安慰父母
- 使用"死亡"这个词进行死亡通知

第 15 章：本科医学教育中的模拟教学

补充病例情境：来自交通事故的钝挫伤

情境概述

　　男性，45 岁，在一场机动车碰撞后被救护车送来。清醒、警觉和定向，能说出事故是如何发生的，但是他不记得车祸发生到急救人员把他从车里抬出来的时间。他的主诉是呼吸困难和腹痛。

教学目标

- 临床和医疗管理
  - 创伤的初步处理
  - 气胸的识别与处理
  - 脾撕裂伤的认识和处理
  - 适当止痛
  - 恰当的会诊机制
- 沟通和团队合作
  - 与护理人员进行适当的沟通
  - 与会诊人员进行适当的沟通
  - 与患者进行适当的沟通

目标受众

- 医学生（第 4 年）

物资和特效化妆

- 非重复呼吸面罩
- 模拟者的衣服
- 颈托
- 头部受伤，有血和纱布

影像

- 胸部 X 线检查：气胸
- 心电图：窦性心动过速
- 头部 / 颈椎 CT：正常
- FAST 超声结果：左上腹阳性
- 化学结果：正常
- 全血细胞计数结果：正常
- 血型筛查或交叉匹配
- 血液酒精指标

演员和角色

- 急诊医疗服务：急救人员说他们到达了车祸现场。一辆中型轿车撞上了电线杆，车前严重受损。患者对我们的到来感到困惑。患者系好安全带坐在驾驶座上。安全气囊展开。其抱怨呼吸困难和腹痛。患者说他为了躲避迎面而来的汽车而转向，失去了意识，不记得发生了什么事故。在运输过程中精神状况有所改善。

- 患者：清醒、警觉、可定向，他能说出事故是如何发生的，但是不记得从撞击到急救人员把他从车里抬出来的过程。患者非常担心他的伤势有多严重，要送他的妻子去医院，以及他是否有任何永久性损伤。
  - 涉及严重的高速汽车碰撞
  - 司机 & 唯一的乘客：系着安全带
  - 在双车道上行驶时，一辆迎面而来的汽车驶进了你的车道。你为了避免直接相撞而转向，但你的车在高速行驶时撞上了电线杆
  - 安全气囊展开，但你在撞击中失去了知觉
  - 当急救人员试图把你从车里拉出来时，你醒来，有些困惑
  - 在救护车上，你开始记起发生了什么事。你可以用语言描述撞击前发生的事情，然后急救人员把你从车里拉了出来
  - 右胸疼痛（5/10），呼吸痛
  - 左上腹疼痛，有些恶心
  - 被固定在脊柱板上，颈部有颈托，这两种方式

都很不舒服。你被带到急诊室，安置在创伤室。你被从脊柱板上松开，但颈托还在
  - 当学生进入时，你是清醒的、警觉的，并对人、地点和时间有定向力（你知道你的名字、你在哪里、今天是什么日子）。GCS = 15
  - 你呼吸急促（大约 28 次 / 分），因为你有肺损伤

案例流程 / 时间轴

- **时间 0** 报告：45 岁男性。发生交通事故。BP 95/60，HR 130，RR 30，Sat 90%，RA
  - 患者看起来是什么样的？
  - 患者神志清醒，呼吸困难，但仍能提供病史。从背板松开
  - 生命体征：BP 95/60，HR 130，RR 30，Sat 96%（非重复呼吸面罩）
  - 静脉：右侧前臂 AC 放置 18 号导管，NS 150 ml/h
  - 监护：窦性心动过速 135
  - 体格检查：
  - 一般情况：AxOx3，在脊柱板上，主诉疼痛 / 呼吸困难和腹痛
  - 五官：（瞳孔）5 mm，双侧对光反射存在
  - 颈部：颈托未去除
  - 胸部：呼吸急促，右侧呼吸音减少，左侧呼吸音正常
  - 心脏：无杂音 / 摩擦音 / 奔马律的心动过速
  - 腹部：左上腹部压痛，无腹胀，无肌紧张或反跳痛，肠鸣音＋
  - 直肠：愈创木酚试验阴性，正常颜色
  - 皮肤：手臂上有碎玻璃，双膝上有擦伤
  - 表面：没有杵状指 / 发绀 / 水肿
  - 神经系统：GCS 15，四肢对称运动，CN2 ～ 12 未受损伤
  - FAST：左上腹阳性
- **时间 1 ～ 2 分钟**（放置胸管）
  - 生命体征：BP 95/60，HR 130，RR 30，Sat 96%（非重复呼吸面罩）
  - 左侧 AC 放置 18 号导管后，静脉注射 2 L 液体
  - 气胸，右侧放置胸管。如果不放置，患者的心率增加到 160，呼吸急促到 40
  - 静脉注射止痛药
- **时间 2 ～ 4 分钟**（创伤管理）
  - 创伤管理：致残功能评价、暴露

- 创伤实验室检查，全血细胞计数，血氧饱和度，酒精浓度
- 影像学检查：胸部 X 线片，骨盆 X 线片，头部 CT，颈椎，胸部，腹部，骨盆
- 创伤小组已经呼叫，尚未到达
- **时间 4 ～ 5 分钟**（案例结论）
  - 生命体征：BP 105/65，HR 110，RR 20，Sat 98%（非重复呼吸面罩）
  - X 线结果：
  - 胸部 X 线检查气胸改善，胸管位置适当
  - 骨盆 X 线，正常
  - CT 结果：
  - 头部 CT，颈椎 CT，正常
  - 胸部 / 腹部 / 骨盆 CT，脾撕裂伤 2 级
  - 创伤小组到达床边，将患者送往 ICU 保守治疗气胸、脾破裂

关键行为项目

- 创伤技能行为
  - ABC 系统评价
  - 气胸的识别
  - 胸管的放置
  - FAST 检查
  - 创伤会诊＋ FAST 检查
  - 安排 CT 检查
  - 疼痛管理

第 16 章：研究生医学教育

补充病例情境（a）：次大面积肺栓塞继发呼吸困难

情境概述

男性，84 岁，慢性阻塞性肺疾病（COPD）病史，因骨关节炎活动受限，呼吸困难加重 2 天。他需要及时的呼吸支持，并发现继发于次大面积肺栓塞（PE）的 COPD 加重。患者呼吸短促伴轻微胸闷加重 2 天。吸气时胸痛稍微加重。他的痰、咳嗽、发热或既往疾病没有变化，但有严重的关节炎，活动能力非常受限。

教学目标

- 临床和医疗管理
- 在复盘结束时，学员应能够：

- 确定 PE 是 COPD 加重的潜在原因
- 展现无创正压通气等 COPD 急性加重的有效管理
- 正确解释实验室诊断和影像学研究
- 沟通和团队合作
  - 通过角色分配、事件指导和定期总结临床情况，展现出色的领导力
  - 在所有团队成员之间进行清晰、简洁的闭环沟通
  - 鼓励所有团队成员分享想法和意见

目标受众

- 住院医师（混合毕业后第 1 ～ 4 年，第 4 年住院医师可以做观察角色）

ACGME 的核心胜任力

- 患者照护
- 医学知识
- 基于系统的实践
- 职业素养
- 人际交往能力与沟通

物资和建模

- 高仿真模拟人
- 氧气面罩
- 无创呼吸机 BiPAP 机器
- 心电监护仪

影像

- 心电图：窦性心动过速伴非特异性 ST 段改变
- 胸部 X 线：肺过度膨胀，无实变
- 床旁超声：肺野无 B 线，肺滑动正常，右心室轻度扩张，右下肢深静脉加压无塌陷（如需要）
- 胸部 CT：鞍状血栓肺栓塞

实验室检查

正常，除了：

- ABG：7.31/46/59
- 肌钙蛋白 T：0.05
- BNP：3000

演员和角色

- 教师口头提供的院前报告

案例流程 / 时间轴

- **时间 0 报告：**

- 生命体征：T 36.5，HR 110，BP 127/68，RR 24，SpO$_2$ 78%（空气）
- 患者看起来是什么样的？
- 患者说话短促，呼吸明显困难
- 生命体征：HR 110，BP 127/68，RR 24，T 36.5，SpO$_2$ 78%（空气）
- 静脉：无
- 监护：无
- 体格检查：
- 一般情况：A&Ox3
- 五官：瞳孔等大、等圆，对光反射存在
- 颈部：正常
- 胸部：呼吸急促，两侧满布哮鸣音
- 心脏：无杂音 / 摩擦音 / 奔马律的心动过速
- 腹部：腹软，无压痛，ND
- 皮肤：发绀
- 表面：右下肢水肿（如要求）
- 神经系统：四肢对称运动，CN2～12 未受损伤

● 时间 1～2 分钟（初始状态）
- 生命体征
- 给予患者监护，并建立静脉通路
- 吸氧
- 团队角色确定
- 获取病史并进行检查
- 心电图要求
- 实验室送检
- 影像学检查要求

● 时间 4 分钟（呼吸困难的处理）
- 如果没有吸氧，血氧饱和度下降至 70%
- 如果使用了非重复呼吸面罩或雾化装置，血氧饱和度提高到 87%
- 决定实施无创正压通气（CPAP 或 BiPAP）
- 提供心电图、实验室检查结果和胸片
- 提供床旁超声结果（如有要求）

● 时间 6 分钟（额外的治疗）
- CPAP 或 BiPAP 时血氧饱和度改善至 90%，HR 保持 112，血压降至 110/66，RR 20
- 开始对 COPD 进行额外治疗（激素、抗生素）
- 考虑潜在病因，包括 PE

● 时间 8～10 分钟（最后的措施）
- CPAP 或 BiPAP 时血氧饱和度 90%，HR 112，BP 110/66，RR 20

- 考虑胸部 CT 或抗凝治疗
- 把患者送进重症监护室

关键措施

● 识别呼吸困难并给予氧气
● 启动无创正压通气
● 启动 COPD 加重的药物治疗
● 考虑 COPD 加重的可能原因
● 把病人送进重症监护室

第 16 章：研究生医学教育

补充病例情境（b）：肺炎继发脓毒症急性呼吸窘迫综合征

情境概述

　　女性，66 岁，肥胖，肺炎、脓毒症和缺氧并发急性呼吸窘迫综合征。患者经急诊医疗服务到达时虽然给予非重复呼吸面罩吸氧，但伴有意识模糊、发热、呼吸困难和缺氧。参与者需要对困难气道进行评估和制定相应的计划，以便插管成功。一旦插管，患者将得到符合 ARDS 的影像学、实验室和血流动力学参数。

教学目标

● 临床和医疗管理
● 在复盘结束时，学员应该能够：
- 确定需要插管并进行困难的气道评估
- 调整插管计划，包括预氧合、输液和升压药
- 诊断 ARDS 并给予适当的机械通气
● 沟通和团队合作
- 通过角色分配、事件指导和定期总结临床情况，展现出色的领导力
- 在所有团队成员之间进行清晰、简洁的闭环沟通
- 鼓励所有团队成员分享想法和意见

目标受众

● 住院医师（混合毕业后第 1～4 年，第 4 年住院医师可以做观察角色）

ACGME 的核心胜任力

● 患者照护
● 医学知识
● 基于系统的实践

- 职业素养
- 人际交往能力与沟通

物资和建模

- 高仿真模拟人（可肥胖）
- 氧气面罩
- 插管设备
- 心脏监护仪

影像

- 心电图：窦性心动过速，无 ST-T 波改变
- 胸片：双侧浸润
- 床旁超声：高动力状态。下腔静脉塌陷。肺弥漫性 B 线

实验室检查

- 血气分析：7.2/55/60（FiO$_2$ 100%）

演员和角色

- 没有。教员口头提供的院前报告

案例流程 / 时间轴

- **时间 0 报告：**
  - 生命体征：T 101.8，HR 120，BP 92/60，RR 24，SpO$_2$ 84%（空气），90%（鼻导管吸氧）
  - 患者看起来是什么样的？
  - 患者说话简短，呼吸明显困难
  - 静脉注射：无
  - 监护：无
  - 体格检查：
  - 一般情况：A&Ox2
  - 五官：瞳孔等大、等圆，对光反射存在，正常
  - 颈部：正常
  - 胸部：呼吸急促，满布干鸣音
  - 腹部：无压痛，无膨隆，无反跳痛 /G/ 板状腹，肠鸣音活跃
  - 直肠：愈创木酚试验阴性，正常颜色
  - 皮肤：出汗
  - 表面：没有杵状指 / 发绀 / 水肿
  - 神经系统：AxOx2，四肢对称运动，CN2-12 未受损伤
  - FAST：正常（如果做）
- **时间 1 ～ 2 分钟**（初始状态）

  - 生命体征
  - 给予患者监护，并建立静脉通路
  - 静脉快速补液
  - 吸氧
  - 团队角色确定
  - 获取病史并进行检查
  - 心电图要求
  - 实验室送检
  - 成像要求
- **时间 4 分钟**（气管插管）
  - 如果没有吸氧，血氧饱和度下降到 70%。
  - 如果使用非重复呼吸面罩，血氧饱和度上升到 95%。无创正压通气可升至 99%
  - 如果不输液，血压会降至 80/50。每升液体上升 10 mmHg。如果开始使用升压药物，则上升到 110/68
  - 提供心电图、实验室检查结果和胸片
  - 提供床旁超声结果（如有要求）
  - 决定插管
- **时间 6 分钟**（插管和通气管理）
  - 如果患者插管前未进行预氧合，则将出现无脉性电活动，在一轮 CPR 后，伴有 ROSC
  - 如果给予全剂量依托咪酯，血压降至 77/45
  - 如给予氯胺酮或适当剂量，插管顺利
  - 插管后告知患者初始通气设置，AC 600，RR 12，FiO$_2$ 1.0，PEEP 0，血氧饱和度 87%
- **时间 8 ～ 10 分钟**（最后的措施）
  - 提供血气，住院医师需要调整呼吸机的设置
  - 诊断 ARDS
  - 如果没有开始镇静，患者开始人机对抗。开始镇静
  - 如果在没有升压药的情况下开始镇静，患者会出现低血压
  - 给予抗生素
  - 患者转入 ICU

关键措施

- 识别和干预异常的生命体征
- 识别需要气道管理
- 进行困难气道评估并确定困难气道
- 通过预氧合、准备和正确的药物剂量为困难气道做准备

● 识别 ARDS 并调整呼吸机设置

第 18 章：紧急医疗服务的模拟

补充病例情境（a）：食管静脉曲张

情境概述

● 患者男性，54 岁，有酒精和丙型肝炎相关肝硬化病史，主诉昨天晚上开始有深咖啡色呕吐物。他有恶心，阵发性呕吐，共约 8 次，现场呕吐鲜红色血液。在你的团队到达后，他经历了误吸、70 秒严重缺氧。离现场最近的有急诊科的医院大约需要 10 分钟；最近的创伤中心离现场大约 35 分钟。

● 这是一个简单的上消化道出血伴误吸的病例。这种情况可以根据学习者的水平量身定制，并可能通过改变生命体征或使插管递增困难程度而变得更具挑战性。
  - 变化：由于持续胃肠道丢失和失血性休克，患者血流动力学不稳定。在进行气道管理之前，患者必须使用补液和血管加压药来改善血流动力学。
  - 变化：气道管理可能通过在气道模拟器中添加带血的呕吐物（见下文）而模糊学习者的视野，从而逐渐变得具有挑战性。

教学目标

● 临床和医疗管理
  - 展示对误吸事件的适当管理
  - 识别并妥善处理无气道保护的患者
  - 描述插管指征
  - 适当处理上消化道出血患者的容量复苏
● 沟通和团队合作
  - 适当指导急救人员对 BVM 患者进行通气
  - 适当地利用应答者（消防员）来实施策划患者的治疗
  - 与团队成员沟通气道计划

目标受众

● 内科急救人员：基础
● 内科急救人员：护理人员
● 消防队员
● 住院医师（毕业后培训第 1 ～ 4 年，急诊医疗服务轮转医生）

ACGME 的核心胜任力

● 患者照护
● 医学知识
● 基于系统的实践
● 人际交往能力与沟通

物资和特效化妆

● 纳多洛尔（或其他 β 受体阻滞剂）药瓶
● 空啤酒罐 / 酒瓶
● 将鲜红色呕吐物[①]喷于患者口部，白色化妆品大量涂于面部，浅蓝色眼影在眼下形成凹陷效果，汗水混合物（水＋甘油）喷于患者面部

影像

● 12 导联心电图显示窦性心动过速

实验室检查

● 即时检测血糖 92 mg/dl
● 即时检测乳酸 2.8 mmol/L

演员和角色

● 两名经过现场训练的消防员具备一阶应答水平（不能执行或协助进行高级的气道管理或静脉通路的建立）
● 妻子：将提供患者的额外病史，如果要求

案例流程 / 时间轴

● **时间 0** 报告：2 名急救人员在警戒线附近准备接收一名主诉头晕、呕吐的 54 岁男性，消防救援人员已经到达现场。
  - 患者情况怎么样？
  - 患者看起来不太好，有呕吐，在救援团队到达时发现发生了误吸
  - 初步干预：消防员获得了生命体征并给予患者 2 L/min 流量的鼻导管吸氧
  - 生命体征：BP 110/75；HR 130；RR 28（表浅）；SpO$_2$ 72%（吸空气）；37.1℃
  - 静脉通路：无

---

①　配方：3/4 杯水，1 勺即食燕麦片，1 勺润滑果冻，2 勺煮好的咖啡，1 茶匙原味酸奶，4 滴红色食用色素。将所有材料放入盆中，静置 5 分钟或直到燕麦片变软。必要时对衣服和患者进行预处理。——原注

- 心电监测：窦性心动过速
- 体格检查：
    - 一般情况：急性病容，面色及肢端晦暗
    - 五官/颈部：口唇发绀，口咽部可见大量血液
    - 心血管系统：心率快，节律规则
    - 呼吸系统：急性呼吸窘迫，不规则的表浅呼吸，有痰鸣音
    - 腹部：膨隆，无压痛，液波震颤（＋）
    - 四肢：双下肢轻度可凹性水肿
    - 神经系统：反应迟钝，疼痛刺激可定位，四肢自主运动
- **时间 1～2 分钟**（初始状态）
    - 生命体征：BP 108/77，HR 128，RR 15（球囊通气），90% BVM（较前改善）
    - 清除气道内血液，双人球囊通气后发绀和呼吸困难改善
    - 单人球囊通气不成功，患者仍表现为低氧
    - 实验室检查：床旁血糖检测
    - 心电监测：提示窦性心动过速
    - 患者妻子：如果被询问，可提供额外的病史。患者近 2 天来感觉不适，他有些胃部不舒服和稀便，今天出现呕吐。如果被询问，大便颜色为柏油样。如果被询问，呕吐物为咖啡样
    - 学生应考虑给予患者高级气道管理以减小意识丧失所致的误吸风险
- **时间 2～4 分钟**（气道管理）
    - 生命体征：BP 110/74，HR 129，RR 12，95%（球囊面罩通气）
    - 患者病情加重：如果没有给氧，则患者的血氧饱和度持续下降
    - 实验室检查：床旁乳酸检测
    - 辅助检查：12 导联心电图提示窦性心动过速，无心肌缺血表现
    - 另一位消防员或者急救人员：给患者通气，并从急救车上取回担架
    - 一名团队成员或标准化参与者离开模拟场景 2～3 分钟取担架，继续实施双人球囊通气技术
    - 暂不给予静脉推注
    - 执行气道管理计划
    - 开始将患者转运至救护车
    - 小组此时可选择固定气道
- **时间 3～10 分钟**（插管和转运）

- 生命体征：BP 109/75，HR 124，RR 12，96% 球囊通气
- 通过气管内插管保护气道通畅，连续二氧化碳测定显示良好的波形，呼气末二氧化碳为 40 mmHg
- 消防员：通过气管内导管给患者通气
- EMS/队员：协助将患者移到担架上，驾驶救护车
- 通气和转运应在实施气道保护后不久完成
- **时间 10 分钟**（最终场景）
    - 生命体征：BP 108/72，HR 125，RR 12，99% 气管内插管
    - 如果给予静脉推注：BP 90/55，HR 138
    - 学员应通过对讲机向接收医院发送病历报告

关键操作项

- 实施气道管理的关键步骤
    - 清理气道
    - 给予高流量吸氧
    - 开始球囊面罩通气
    - 决定实施气道管理计划
    - 通过气管内插管保护气道

关键措施

- 获得初始生命体征/频繁地再评估
- 进行有重点的病史和体格检查
- 开放 2 个大口径的静脉通路
- 不给予静脉滴注
- 实施良好的球囊面罩/气管插管技术

第 18 章：急救医疗服务中的模拟训练

补充案例情境（b）：STMEI

情境概述

患者为 56 岁肥胖男性，主诉为严重的胸骨后疼痛 10 分钟，刚刚吃完一个三层汉堡和一杯啤酒，他感到疼痛逐渐加重，并向右肩部放射，他还感到反酸、恶心，呕吐了 1 次。他有胃食管反流病史，每天服用奥美拉唑 2 次。最近的社区医院离现场有 3 分钟路程，最近的可实施 PCI 的医疗机构离现场 10 分钟路程。

这是一例无并发症的前外侧壁急性心肌梗死，案例根据学习者的水平调整，可以通过生命体征变化或实施气管插管逐渐调整难度。

- 演变：由于心梗后心功能受损，患者血流动力学不稳定。患者需要谨慎的优化前负荷和考虑使用血管活性药物以恢复组织灌注。这可能会引发血流动力学不稳定的 STEMI 患者的初始治疗流程。
- 演变：患者可能出现心脏骤停，需要完整的 ACLS 复苏流程，如果复苏得当，患者将恢复自主循环，并进行必要的心脏骤停后治疗。
- 演变：通过改变患者妻子干扰患者救治的程度，使人文沟通这一教学目标变得更具挑战性。如果学习者没有及时解决，妻子将出现焦虑情绪，并需要劝导。

教学目标 / 讨论要点

- 临床和医疗管理
  - 了解胸痛的不同病因，包括潜在的心源性、呼吸、消化道和肌肉骨骼原因
  - 展示恰当的危及生命的心脏表现的处理流程
- 沟通和团队合作
  - 向焦虑的、有破坏性的家庭成员展示专业和尊重的互动
  - 利用有效的治疗沟通来管理 / 安抚焦虑的患者和家属

目标受众

- 救护员
- 急救医生
- 消防员
- 住院医师（在急诊科轮转的规培 1 ~ 4 年级学生）

ACGME 核心胜任力

- 患者照护
- 医学知识
- 基于系统的实践
- 人文沟通技巧

用品和特效化妆

- 两人位的餐桌上放着没吃完的大餐
- 用甘油＋水组成的汗液喷洒在患者的面部和颈部

影像资料

- 12 导联心电图提示 V1 ~ 4 导联 ST 段明显抬高

实验室检查

- 快速血糖：145 mg/dl

- 床旁乳酸测定：1.2 mmol/L

演员和角色

- 1、2 号参与者：基础 EMS 人员（可以实施基础生命支持，但无法完成高级气道管理、静脉穿刺、给药）
- 3 号参与者：患者妻子，情绪焦虑并要求立即转运（甚至在学员进行评估和干预之前）

案例流程 / 时间轴

- 时间 0 分钟：到达现场后，3 号标准化参与者（患者妻子）说："太好了，你来了，他需要马上去医院，请快些。"
  - 患者看起来怎么样？
  - 患者比较焦虑，但没有呼吸窘迫
  - 初始干预措施：1 号参与者获得了生命体征，2 号参与者给患者 4 L/min 的鼻导管吸氧
  - 生命体征：BP 165/82；HR 89；RR 20；SpO$_2$ 99%（吸空气）；体温 37.2℃
  - 静脉通路：无
  - 心电监测：窦性心律，偶发室性期前收缩
  - 体格检查：
  - 一般情况：显得不舒服，出汗
  - 五官 / 颈部：无明显异常
  - 心血管系统：心率规则，无杂音
  - 呼吸系统：双肺呼吸音清
  - 腹部：腹型肥胖，腹部膨隆，无压痛
  - 四肢末端：温暖，灌注良好
  - 神经系统：神清，定向力正常，四肢自主活动
- 时间 1 ~ 2 分钟（初始状态）
  - 生命体征：BP 164/85；HR 84；RR 20；SpO$_2$ 99%（右上肢）或 100%（鼻导管）
  - 如果继续给予氧疗，患者开始抱怨"鼻子里的东西"并询问为什么需要它
  - 实验室检查：快速血糖
  - 辅助检查：心电监测提示窦性心动过速
  - 1 号急救员：复查生命体征
  - 2 号急救员：尝试向患者妻子询问病史
  - 患者妻子：坚持要求尽快将患者立即转送至医院，并持续询问学员 / 操作者为什么"什么也不做"和"浪费时间"
  - 学员需要识别高危心血管表现，并考虑启动

ACS 治疗流程（例如：阿司匹林、硝酸甘油、疼痛管理）

- 学员需要尝试安抚患者妻子（3 号标准化参与者），并向其解释在转运之前实施评估和治疗措施的必要性。学员需要展示有效的沟通技巧，并以专业和尊重的方式持续与患者和患者妻子进行交流

- **时间 2 ～ 5 分钟**（心电图和静脉通路）
  - 生命体征：无变化
  - 体格检查：无变化
  - 实验室检查：床旁乳酸
  - 辅助检查：12 导联心电图提示前外侧壁导联 ST 段抬高，偶发期前收缩
  - 救护员 1：复查生命体征，并从急救车上获取担架
  - 救护员 2：按照指令协助学员
  - 患者妻子：给学员提供信息，偶尔询问"请快些"或者"我们现在可以走了吗？"
  - 救护员 1：案例运行中途离开 2 ～ 3 分钟取担架
  - 学员应询问患者是否有阿司匹林过敏史和近期出血史；患者予以否认；学员给予患者一个治疗剂量的阿司匹林，如果为咀嚼片，应指导患者嚼碎后吞咽
  - 如果建立静脉通路，固定后应随时可以使用

- **时间 3 ～ 8 分钟**（救治和转运）
  - 生命体征：BP 155/80；HR 95；RR 24；SpO$_2$ 99%（吸空气）
  - 患者服用阿司匹林后，开始变得更加焦虑，询问"我怎么了？我是心脏病发作了吗？"
  - 体格检查仍无变化
  - 救护员 1：取回担架，协助学员按照指令移动患者，驾驶救护车
  - 救护员 2：协助将患者移动至担架上，驾驶第二辆救护车
  - 患者妻子：持续同样的行为，但可以通过学员适当的沟通重新引导 / 被安抚，与患者乘坐同一辆车（因此可以与学员继续沟通）
  - 救治和转运应在 1 号救护员取得担架后不久开始，学员不应因建立静脉通路而延误转运（如果静脉通路未开通）
  - 学员应持续与患者和患者家属进行有效的治疗沟通，并且如实回答问题，尽量减少患者的不适和焦虑

- 学员在给予患者硝酸甘油前应做适当的筛查，患者告知（24 小时之内）曾使用过伐地那非，学员应停止使用硝酸甘油
- 如果给予硝酸甘油，患者 2 分钟后出现低血压；如果未识别低血压，患者再过 3 分钟后出现无反应
- 一旦开始转运，1、2 号标准化参与者将无法参与救治（驾驶救护车）

- **时间 4 ～ 10 分钟**
  - 生命体征（未服用硝酸甘油）：BP 148/77；HR 87；RR 22；SpO$_2$ 99%（未吸氧）
  - 生命体征（服用硝酸甘油）：BP 88/42；HR 122；RR 24；SpO$_2$ 99%（未吸氧）
  - 如果给予硝酸甘油，患者意识状态在 3 ～ 5 分钟后恶化
  - 12 导联心电图提示动态改变，Ⅰ、aVL 导联新发 ST 段抬高
  - 急救员 1：无法参与
  - 急救员 2：无法参与
  - 患者妻子：全程不参与模拟，但会间断通过提问干扰模拟的进行，比如"他怎么样了？"和"他还好吗？"，并试图直接与患者交谈
  - 如果已给予硝酸甘油且患者出现低血压，他对弹丸式液体推注反应良好，生命体征和意识状态得到改善
  - 如果考虑进行疼痛管理，芬太尼或吗啡都是合理的选择，在给予恰当的剂量后患者的疼痛得到很大程度的缓解
  - 学员可以考虑建立第二条静脉通路
  - 如有必要，学员应持续向患者包括患者妻子解释病情进展和干预措施，有效的沟通将缓解二者的焦虑情绪，而无效或缺乏沟通将恶化二者的焦虑情况，包括患者的心动过速
  - 学员应明确通知接收机构该患者为"STEMI 警报"
  - 学员应动态复查心电图
  - 给患者贴上除颤电极片

- **最终演变 15 分钟**
  - 生命体征（未服用硝酸甘油）：BP 138/74；HR 84；RR 16；SpO$_2$ 99%（未吸氧）
  - 体格检查：无明显改变
  - 复查 12 导联心电图无动态改变
  - 在到达急诊室前，学员应重新获取生命体征和

12 导联心电图
- 学员应向急诊科医生提供一份包含病情和干预措施的病历报告

关键操作项

关于 STEMI 的操作
- 识别高危心脏表现，获取 12 导联心电图
- 停止氧疗
- 识别 STEMI
- 在给予阿司匹林之前，明确有无禁忌证
  给予阿司匹林 325 mg（或 4×81 mg，片剂）
- 建立静脉通路
- 将患者转运至有 PCI 能力的医疗机构
- 询问服用硝酸甘油的禁忌证
  根据患者近期服用 PDE5 抑制剂的病史，停止给予硝酸甘油

关键措施

- 进行有重点的病史采集和体格检查
- 获取心电图并识别 STEMI
- 给予负荷剂量阿司匹林（325 mg，嚼服）
- 将患者转运至有 PCI 能力的医疗机构
- 利用有效的沟通帮助安抚一个不安 / 焦虑的家属

第 19 章：儿科急诊医学

补充案例情境：主动脉缩窄

情境概述

护士将一个新生儿带进创伤室，她看起来非常担心，因为新生儿看上去皮肤晦暗且有花斑，患儿由父母开车送来，现在父母就在床边。

教学目标

- 临床和医疗管理
  - 回顾导致 2 周龄患儿精神不振的不同病因
  - 识别导管相关性病变的症状和体征
  - 治疗主动脉缩窄引起的心力衰竭
  - 识别和治疗新生儿低血糖
- 沟通和团队合作
  - 明确团队角色和领导者
  - 有组织的团队复苏方法
  - 对家庭的沟通和管理

目标受众

- 住院医师（规培 1 ～ 4 年）
- 专科医生
- 主治医师
- 护理人员

ACGME 核心胜任力

- 患者照护
- 医学知识
- 基于实践的学习与改进
- 基于系统的实践
- 职业素养
- 人际交往中的技能和沟通能力

用品

- 药品：RSI 用药，前列腺素 E，右旋糖酐
- 设备：骨内通路，通气装置
- 模拟人

影像资料

- 心电图：右室肥厚（新生儿常见），V_1 导联 T 波直立（出生 3 天后出现异常）（图 A1.4）
- 胸片：新生儿经鼻气管内插管（图 A1.5）

实验室检查

血常规		生化 / 乳酸	
WBC（3.5～11.0）k/μl	18	Na（135～145）mmol/L	134
HGB（11.0～15.0）G/dl	16	K（3.6～5.1）mmol/L	4.8
HCT（32.0～45.0）%	46	Cl（98～110）mmol/L	102
PLT（150～400）k/μl	507	CO_2（20～30）mmol/L	8
SEG NEUT%	43	BUN（6～24）mg/dl	19
BAND NEUT%	0	肌酐（0.4～1.3）mg/dl	0.8
淋巴 %	47	血糖（67～109）mg/dl	55
单核 %	10		
		乳酸（0.2～2.2）mmol/L	等待未回
凝血检测		I-Stat（在葡萄糖之前采血）	
PT（11.0～13.2）s	12	静脉血气	
PT INR	1	pH	7.1
PTT（21.0～33.0）s	24	PCO_2	28
		PO_2	25

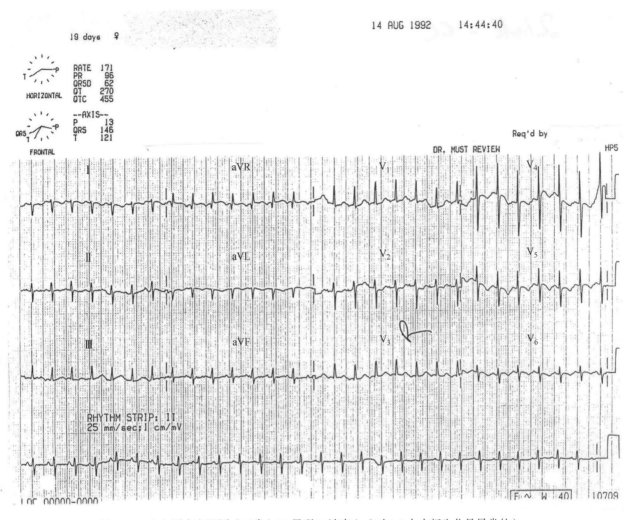

图 A1.4　心电图右室肥厚（正常）V_1 导联 T 波直立（对 3 d 大小新生儿是异常的）

尿液分析		HCO$_3^-$	8
比重	1.031	BE	−20
βh	6	HCT	45
酮体	—	Glu	20
白细胞	—		
蛋白	—		
红细胞	—		

续表

演员和角色

- 家长：在场，并表现出非常关心，如果团队管理不太好，就会变得心烦意乱。他们将提供上述病史。如果团队成员没有告诉家长发生了什么，他们将提问"我儿子发生了什么？为什么没有人告诉我他怎么了？他 2 天前还好好的！"如果在进行插管时仍未被告知情况，他们会问"这会伤害

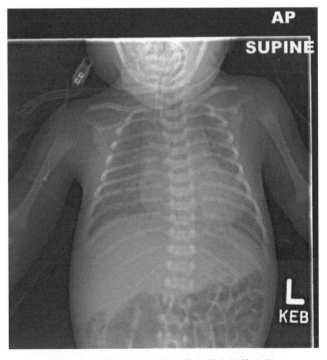

图 A1.5　胸片：新生儿经鼻气管内插管左位

他吗？你们在做什么？"

- 护士（作为参与者）：由于婴儿模型不能模拟灌注不足，因此该角色将为提供体格检查的重要人物。他 / 她会说"我真的很担心孩子的皮肤颜色，他看起来灰白斑驳"。护士尝试开通静脉通路，但是失败了，"灌注太差了，我没法找到一条充盈良好的静脉"。标准化护士需要在模拟中提供一些查体发现的信息。参见查体部分。

在前列环素注射后，护士需要报告"皮肤灌注好多了"。

案例流程 / 时间轴

- **时间 0 初始状态**
  - 患者看起来怎么样？
  - 患者是看起来是苍白的，嗜睡，有间歇性的微弱的哭泣。
  - 生命体征：BP 60/30 mmHg 右上臂（45/15 mmHg 小臂），HR 145 次 / 分，RR 60 次 / 分，T 37.2℃（肛温），SpO$_2$ 94%（未吸氧，测量其他位置时不提供）
  - 估测体重 4 kg
  - 静脉通路：无
  - 心电监护：窦性心动过速，HR 180 次 / 分
  - 如果询问，可提供现病史和 ROS
  - 2 周大，前 37 周妊娠
  - 正常自然分娩，在过去 2 ~ 3 天内出现进行性加重的嗜睡
  - 对喂养不感兴趣
  - 最后一次排尿是昨晚
  - 嗜睡
  - 自觉发热，但未测体温
  - B 族链球菌筛查正常，无感染风险
  - 无外伤
  - 无呕吐
  - 无腹泻
  - 无上呼吸道感染症状
  - 姐姐患有感冒
  - 无用药史
  - 无过敏史
  - 无既往史
  - 查体
    - 一般状况：皮肤苍白，嗜睡，刺激时不睁眼

- 气道：间断、微弱哭泣
- 呼吸：呼吸浅快，双肺呼吸音粗
- CV：心动过速，可能会听到收缩期杂音，但心动过速很难分辨，股动脉或 LE 脉搏无法触及，毛细血管再充盈时间 > 4 s，右侧桡动脉脉搏可触及
- 五官：前囟凹陷（使用 SimBaby 去除泡沫插入物），黏膜干燥
- 颈部：颈软，无脑膜刺激征
- 腹部：软 NT，肝缘在肋缘下 2 ~ 3 cm
- 皮肤：有花斑，无瘀伤，无瘀点
- 预期处理
  - 使用监护仪测量生命体征
  - 开通静脉通路并给氧
  - 电极片放置
  - 使用静脉推注
  - 静脉注射抗生素（氨苄西林 / 庆大霉素或氨苄西林和头孢噻肟）
- 护士静脉通路建立困难，需要骨内通路
- 患者出现低血糖，指尖血糖 1.3 mmol/L（3.0 mmol/L 血糖仪）
- 父亲冲到床前质问："我的孩子怎么了，我的孩子怎么了？"如果组长没有回应，父亲变得更加歇斯底里

- **时间 2 ~ 4 分钟**（出现低血糖症，休克情况开始进展）
  - 生命体征：BP 60/30 mmHg 右上臂（45/15 小臂），HR 180 次 / 分，RR 60 次 / 分，SpO$_2$ 90%（未吸氧）
  - 预期处理 Ⅱ
    - 给予抗生素
    - 给予晶体液和右旋糖酐
  - 识别低血糖症并给予 10% GS 5 ~ 10 ml/kg（20 ~ 40 ml）
  - 在给予右旋糖酐后护士回报患儿活动较前增多

- **时间 4 ~ 7 分钟**（仍处于休克 / 低灌注状态）
  - 生命体征：BP 60/30 mmHg 右上臂（45/15 小臂），HR 180 次 / 分，RR 60 次 / 分，SpO$_2$ 90%（未吸氧）
  - 在吸氧和液体复苏后生命体征和灌注无改善
  - 如果要求做床旁血液检查，告知结果
  - 床旁血液检查结果（标本于使用右旋糖酐前获得）

- 血气分析：GLU 20，pH 7.10，PCO_2 28，PO_2 25，HCO_3^- 8，BE −20
- 全血细胞计数：WBC 和 PLTs 升高
- 生化检查：代谢性酸中毒，低血糖
- 尿常规（尿比重升高）
- 凝血功能：正常

● 时间 7～10 分钟（休克状态恶化）

- 预期处理Ⅲ
    气管插管
    鼻胃管
    前列环素
- 若 7 分钟内没有给予前列环素，则低氧血症恶化，HR 180，BP 50/30，RR 60，SpO_2 70%
- 若给予前列环素，但无气管插管，则给予前列环素 1 分钟后出现窒息并需要相应的气道管理（气管插管或 BVM）
- 如果完成气管插管，则生命体征稳定在 HR 160，BP 60/30，SpO_2 100%
- 如果完成气管插管但没有给予右旋糖酐，则生命体征稳定在 HR 200，BP 60/30，SpO_2 70%
- 护士需要将前列腺素 E 入壶
- 在前列腺素 E 入壶后，生命体征出现改变，HR 140，BP 70/35，RR 0，SpO_2 98%。护士回报"患者灌注明显好转"
- 气管插管时应注意：
    气管插管直径 4.0～3.5
    喉镜叶片尺寸为 1
    距门齿约 12 cm
- RSI 流程
    阿托品 0.1 mg（取决于心率情况）
    咪达唑仑 0.4 mg
    可加用芬太尼 4 mcg
    维库溴铵 0.4 mg 或罗库溴铵 4 mg 或琥珀酰胆碱 4 mg
- 可选用氯胺酮，但会加剧心动过速
- 不推荐使用巴比妥类药物，会出现心血管相关不良反应
- 不推荐使用依托咪酯，其可造成肾上腺抑制，造成脓毒症的假象
- 若学员要求，可给出心电图和胸片检查结果，但不能立即提供，可参考真实情况下获得结果的时间

● 时间 10～12 分钟（模拟结束）

- 预期处理Ⅳ
    心血管科会诊或转运
    组员间讨论

关键操作项

　　本例前列腺素的使用是关键节点，在前列腺素使用之前，病情可随着时间推移逐渐恶化。

● 对低血糖症的救治：心率提高 20 次 / 分，并口头回报患者有轻微的活动
● 对低氧血症的处置：在前列腺素 E 使用之前，低氧血症会逐渐恶化，目的是强调本例与心肺疾病有关
● 对低血压的处置：在使用前列腺素 E 之前，血压也会轻微下降，目的是强调本例为心脏原发疾病所致低血压，而非容量不足

关键措施

● 识别动脉导管未闭是 2 月龄婴儿昏睡的鉴别诊断
● 对低血糖的治疗
● 前列腺素 E 治疗动脉导管未闭
● 患儿的气道管理
● 意识障碍患儿的抗生素使用

第 20 章：创伤

补充案例情境（a）：小儿头部外伤

情境概述

　　一个 2 岁男性健康幼儿，从二层楼窗户跌落，头部和右侧身体摔在了土地表面。家属观察到患儿在跌落后立即出现了短暂的自发的类癫痫样发作，并自行好转。

　　院前急救到达现场后，将患儿固定在了一个坚硬的表面，放置了颈托，并转运至急诊。在转运过程中，患儿出现了躁动、哭喊和间歇性的呼吸暂停。在到达急诊后，患儿被固定在一个担架上，留置颈托，无血管通路，并且在躁动哭喊。

教学目标

● 临床和医疗管理
- 对潜在的重症创伤患儿的处理流程
    依据颜色编码和身高选择合适的抢救复苏用品
    依据颜色编码和身高选择合适的药物剂量

- 明确颅脑外伤患儿气管插管的禁忌证
  - 呼吸衰竭
  - 患儿无法保证气道安全
  - 课程预告
- 描述儿童颅脑外伤快速程序化气管插管的步骤
  - 预氧合
  - 怀疑颅内压增高时预给药
  - 麻醉诱导剂的选择
  - 肌松剂的选择
- 儿童颅脑外伤的诊断评估
  - 神经系统查体和儿科格拉斯哥昏迷评分
  - 适当的影像学检查（头颅 CT）
- 描述儿科颅内出血的初始管理
  - 颅内压增高体征的监测
  - 预防低血压
  - 预防低氧血症
  - 神经外科急会诊
- 团队沟通与合作
  - 明确组长和各组员的角色
  - 展示组员间沟通的用语
  - 展示组员间的闭环沟通

目标受众

- 住院医师（毕业后培训 1 ～ 4 年级）
- 专培医师
- 主治医师
- 护士
- 助理医师

ACGME 核心胜任力

- 患者照护
- 医学知识
- 基于系统的实践
- 职业素养
- 人际沟通能力

模型和教具

- 按长度和颜色定制的复苏提示带
- 合适尺寸的气道管理用品（气管内导管、喉镜和叶片）
- 骨内通路装置
- 儿科颈椎固定器
- 可以模拟皮下血肿的儿科模拟人

影像学

- 头颅 CT：展示颅骨骨折和硬膜外出血

实验室检查

- 本例不需要

演员和角色

- 院前急救员：描述简要的事件经过（从二楼跌落和硬地面），包括跌落后的癫痫样发作。提供一些必要的细节，如到达现场时患儿的状态（烦躁，哭闹，安慰无效）、现场的处置（颈椎固定，担架转运）、患儿转运期间的状态（烦躁，哭闹，间歇性的呼吸暂停，经刺激可改善）。需要交代未开通静脉通路。
- 护士：帮助提供一些查体时发现的信息。在后续的剧情里提供闭环沟通。
- 患儿的模拟器：到达急诊时哭闹，无法提供与年龄相符的反应，间歇性的嗜睡和呼吸暂停（在刺激后可改善）。随着剧情进展，呼吸暂停发作越来越频繁。

案例流程 / 时间轴

- **时间 0 分钟** 报告：2 岁男童从二层楼跌落。BP 94/70，HR 151，RR 40，Sat 97%。
  - 患儿现在怎么样？
  - 患儿从到达急诊后就一直大声哭闹，烦躁，四肢活动灵活，对于声音和物理刺激无反应。
  - 生命体征：BP 94/70，RR 40，HR 151，SpO₂ 97%，T 37 ℃。
  - 体重：根据身高估测约 12 kg，颜色标记尺（由组员提供，不由院前急救提供）。
  - 无静脉通路
  - 心电监护：窦性心动过速，HR 150
  - 查体
  - 头颅及五官：右侧颞顶血肿，鼻部和右耳可见血迹
  - 颈部：颈椎固定器留置，无颈椎脱位
  - 心血管：心动过速，心律齐，无杂音，无奔马律，无心包摩擦音
  - 肺：双肺呼吸音清，无异常呼吸音
  - 腹部：无腹胀，腹壁无外伤，无瘀斑，余查体不配合

- 神经系统：瞳孔居中，反应迟钝，对语言或身体刺激睁不开眼睛，哭泣，四肢活动自如
- 四肢：右肩肘擦伤，无畸形
- 背部：无擦伤或瘀伤，T 型脊柱和 L 型脊柱，无明显脱位

- **时间 1 ～ 2 分钟**（转折点 1）
  - 生命体征：BP 101/73，RR 40，HR 157，SpO_2 98%（未吸氧状态，若使用非重复呼吸式吸氧装置可为 100%），T 37℃
  - 体重在开始时不清楚，必须用基于身高、颜色标记的复苏尺估测。如果没有估测，护士需要主动询问院前急救体重是多少，院前急救人员回答不知道，并询问组员是否需要测量
  - 患儿出现逐渐加重的嗜睡和呼吸暂停，如果无外界刺激，血氧饱和度开始下降。在刺激后患儿可有自主呼吸并开始哭闹，若刺激停止，再次出现呼吸暂停
  - 必须指明需要气道保护
  - 初始可给予非重复呼吸式面罩进行预氧合
  - 护士无法建立静脉通路

- **时间 4 分钟**（转折点 2）
  - 生命体征：BP 101/73，RR 40，HR 157，SpO_2 97%（非重复呼吸式面罩），T 37℃
  - 需要建立骨内通路，准备开始 RSI
  - 开始 RSI
  - 设置呼吸机参数

- **时间 6 分钟**（转折点 3）
  - 生命体征：BP 104/75，RR ？/min（依据呼吸机设置），HR 138，SpO_2 100%
  - 完成初次评估和再次评估
  - 胸部 X 线，骨盆 X 线（结果均正常）
  - 如果完成 FAST 评估，结果正常
  - 需要安排头颅 CT 和颈椎 CT 检查

- **时间 8 ～ 10 分钟**（模拟结束）
  - 生命体征：BP 104/75，RR ？/min（依据呼吸机设置），HR 138，SpO_2 100%
  - 通过头颅 CT 确认颅内出血
  - 颈椎 CT 正常
  - 头高脚低位（反特伦德伦伯卧位）
  - 维持液体平衡（等张溶液）
  - 神经外科会诊

关键操作项

- 转折点 1
  - 能够使用基于身高的、颜色标记的复苏尺估测体重
  - 能够识别出需要进行 RSI 并开始预氧合
- 转折点 2
  - 静脉通路无法建立，必须建立骨内通路
  - 颈椎稳定前提下行 RSI
- 转折点 3
  - 完成评估过程
  - 完成胸部和骨盆 X 线
  - 确认能够完成转运前评估，保证患儿安全完成 CT 检查
  - CT 检查需要扫描头颅和颈椎
- 模拟结束
  - 识别颅内出血
  - 神经外科会诊

关键措施

- 体重通过基于身高的、颜色标记的复苏尺进行估测
- 在胫骨开放骨内通路
- 识别出需要进行气道保护并实施 RSI
- 进行头颅 CT 扫描
- 识别颅内出血和神经外科会诊

第 20 章：创伤

补充案例情境（b）：因机动车事故（MVC）被抛出导致的颅内出血

情境概述

　　一名 47 岁的男性发生了单辆机动车事故，车辆翻滚，由院前急救（EMS）送往急诊科。据报道，患者在未知速度下失控，车辆偏离道路并翻滚数次。患者未系安全带，并从车内被抛出。根据 EMS 的描述，患者在现场最初表现出激动并咒骂，但现在反应变得迟钝。目前患者不睁眼，发出呻吟和无法理解的声音。

教学目标

- 临床和医学管理能力
  - 识别多发创伤患者进行气管插管的指征（决定气道管理策略）

- 呼吸窘迫或衰竭
- 患者无法控制气道
- 可预测的病程进展
- 描述在潜在严重头部创伤患者中进行快速顺序插管（RSI）的方法
  - 包括预氧合
  - 针对疑似颅内压增高的预用药
  - 选择合适的诱导剂和肌松剂
- 管理气胸的能力
  - 在胸部 X 线片上识别气胸
  - 展示胸腔闭式引流管放置
- 对于多发创伤患者的低血压管理
- 适当的血管通路（2 条粗大静脉通路）
  - 控制出血
  - 初始使用等渗晶体溶液进行复苏
- 对于创伤性颅内出血（ICB）的初始管理策略
- 避免或纠正低血压
- 避免或纠正低氧血症
- 神经外科会诊
- 沟通和团队协作能力
  - 确定团队角色和团队领导
  - 应用团队沟通框架展示呼叫（团队成员对观察或变化的口头表述）
  - 应用团队沟通框架展示闭环沟通

目标受众

- 住院医师（规培 1 年，规培 2 年，规培 3 年，规培 4 年）
- 专培医生
- 主治医师
- 护士
- 急救人员
- 助理医师

ACGME 核心胜任力

- 患者照护
- 医学知识
- 基于系统的实践
- 职业素养
- 人文沟通技巧和能力

用品和教具

- 非重复呼吸面罩

- 气管插管包（8.0）
- 喉镜，包括 Macintosh 弯喉镜叶片和 Miller 直喉镜叶片
- 颈托
- 胸腔引流管和胸腔引流托盘
- 1 L 的生理盐水 2 袋（带输液器）
- 带血纱布包扎的头皮血肿模型
- 右侧胸壁瘀伤

影像图片

- 胸片：可根据案例运行情况使用：①右侧多根肋骨骨折伴大量气胸，气管内导管在合适的位置；②右侧多根肋骨骨折并放置右侧胸腔减压管。气管内导管在合适的位置
- 头颅 CT：硬膜下出血

演员和角色

- EMS：对事件进行简要描述（一个没有系安全带的司机从一辆被撞翻的机动车中甩出）。提供患者在现场时的细节（最初烦躁不安，咒骂）、干预措施（颈托固定，脊柱板转运）、转运途中患者的情况（转运途中病情加重，到达医院时出现令人费解的呻吟，紧闭双眼，物理刺激无反应），提示团队患者仅有一条静脉通路
- 护士：通过阳性体征促进案例进展。在案例运行过程中给予闭环沟通
- 模拟人：到达现场时出现令人费解的呻吟，紧闭双眼，对物理刺激有躲避反应，在到达急诊室后情况急剧下降

案例流程 / 时间轴

- 时间 0：47 岁男性，未系安全带，从一辆撞翻的机动车中弹出
  - 患者情况怎么样？
  - 在到达现场时患者正在呻吟且间歇性发出让人费解的声音。患者的双眼紧闭（疼痛刺激不能睁眼），对疼痛刺激有躲避，呼吸困难
  - 生命体征：BP 109/70，RR 27，HR 122，Sat 95%（非重复呼吸面罩），体温 37℃（98.6 ℉）
  - 静脉通路：单个
    当学员听到只有单条静脉通路后将要求开通第二条静脉通路，在到达或不久仍未开通第二条静脉通路将导致在之后的运行中给予静

脉推注失败。如果要求开通第二条静脉通路，在运行过程中不出现推注失败。

- 体格检查
- 头颅、五官：大的头皮血肿，双侧瞳孔 4 mm，对光反射迟钝，鼻出血，头部包有带血的纱布
- 颈部：颈托固定良好，没有颈椎脱位
- 心血管：规则的窦性心动过速；无瓣膜杂音、摩擦音或奔马律
- 肺部：呼吸困难，双肺呼吸音粗，右肺呼吸音明显下降
- 腹部：腹部无膨隆，腹壁无瘀伤或擦伤，难以对患者的病情进行进一步评估
- 神经系统：双侧瞳孔位置居中，对光反射迟钝，言语或刺激不能睁眼；疼痛刺激能躲避；只能发音。GCS = 7（睁眼—1，语言—2，运动—4）
- 四肢：肢端擦伤，无畸形
- 背部：无擦伤或瘀伤，胸椎和腰椎无明显脱位

● 时间 1 ～ 2 分钟（转折点 1）
- 生命体征：BP 109/70，HR 122，RR 27，Sat 95%（非重复呼吸面罩），体温 37℃
- 如果在到达急诊室时没有建立第二条静脉通路，则要求开通
- 在进行初次评估时，患者的意识状态有所加重：患者不再发出任何声音（即使是疼痛刺激）且对刺痛不再躲避
- 意识状态改变应立即启动 RSI：非重复呼吸面罩 100% 氧气预氧合，需要进行药物治疗（包括疑似颅内损伤的预用药，诱导剂，肌松剂）
- 此时气道问题未解决将出现濒死叹气样呼吸，随即出现呼吸停止
- 成功完成 RSI（包括颈椎固定）
- 要求在完成 RIS 之后开始镇静

● 时间 4 分钟（转折点 2）
- 生命体征：BP 91/57，RR（呼吸机设置），HR 129，血氧饱和度 94%（FiO$_2$ 100%）
- 在确认气管内插管位置时，应识别右侧呼吸音减低　根据征象（右侧胸壁瘀青，右侧呼吸音减低，插管后血氧饱和度改善不明显）给予右侧胸腔置管
　如未能放置胸腔导管，则血氧饱和度在 90 s 内持续降低
- 应识别低血压并给予初始液体治疗（2 L 等渗晶体液）

- 未能及时开始液体复苏治疗将导致复测生命体征时出现进行性低血压（收缩压在 80 s 内降低）
- 必须通过胸片识别右侧气胸并放置胸腔减压管
　未放置胸腔减压管将导致血氧饱和度进行性下降

● 时间 6 分钟（转折点 3）
- 生命体征：BP 111/71，RR（呼吸机设置），HR 114，血氧饱和度 99%（FiO$_2$ 100%）
- 重新评估干预措施（氧疗和放置胸腔引流管）后的血压和血氧饱和度：如果治疗完成，生命体征将得到改善
- 完成初次和再次评估
- 患者稳定后（放置胸腔引流管，给予液体治疗和吸氧后血压改善），患者可以进行 CT 检查
- 头、颈部 CT 检查

● 时间 8 ～ 10 分钟（最后转折点）
- 生命体征：BP 110/71，RR（呼吸机设置），HR 109，血氧饱和度 99%（FiO$_2$ 100%）
- 识别蛛网膜下腔出血
- 颈椎 CT 检查未见异常
- 抬高床头：反特伦德伦博格卧位
- 神经外科医生会诊
- 重新评估脑疝表现（瞳孔，生命体征）：如果未完成，将在患者做完 CT 返回后由神经外科医生提出要求重新评估

关键操作项

1. 转折点 1 的操作
（1）建立 2 个大口径静脉通路
（2）识别患者意识水平快速下降
（3）RSI 计划：非重复呼吸面罩 100% 氧气预氧合，使用药物（包括颅内损伤的预治疗，镇静剂，肌松剂）
（4）成功完成 RSI（颈椎稳定）
（5）要求开始镇静

2. 转折点 2 的操作
（1）识别插管后出现右侧呼吸音进行性降低
（2）可根据一些体征（右侧胸壁瘀青，右肺呼吸音降低，插管后血氧饱和度改善不显著）放置右侧胸腔导管
（3）识别低血压并给予液体治疗（2 L 等渗晶体液）

（4）必须在胸片上识别出右侧气胸并放置右侧胸腔减压管

3.转折点 3 的操作

（1）重新评估干预措施（输液和胸腔减压管）后的血压和血氧饱和度

（2）完成初次和再次评估

（3）患者稳定后（放置胸腔引流管，给予液体治疗和吸氧后血压改善），进行 CT 检查

（4）头部和颈部 CT 检查

4.最终操作

（1）识别 ICH

（2）床头抬高（反特伦德伦博格卧位）

（3）监测血压（避免低血压）

（4）监测血氧饱和度（避免低氧血症）

（5）重新评估脑疝征象（瞳孔，生命体征）

（6）神经外科医生会诊

关键措施

- 识别患者意识状态迅速下降，需要保护气道，实施 RSI
- 放置右侧胸腔减压管
- 开始液体治疗（等渗晶体液）
- 头部 CT 扫描
- 识别 ICB 并请神经外科会诊

第 21 章：急诊重症诊疗

补充案例情境（a）：过敏反应

女性，45 岁，因肺炎住院，她没有其他病史，有青霉素过敏史。ICU 小组在夜间接到电话，患者主诉呼吸困难和腹部疼痛。

教学目标

- 临床和医疗管理
  - 过敏性休克的识别和处理
  - 困难气道的识别和处理
  - 识别错误给药
- 沟通和团队合作
  - 有效的团队领导力
  - 关键任务的分派

目标受众

- 住院医师（规培 1 年，规培 2 年，规培 3 年，规培 4 年）
- 专培医生
- 主治医师
- 护士
- 急救人员
- 助理医师

ACGME 核心胜任力

- 患者照护
- 医学知识
- 基于系统的实践
- 职业素养
- 人文沟通技巧和能力

用品和模具

- 可以模拟气道血管性水肿和声门狭窄的人体模型
- 贴有"哌拉西林 / 他唑巴坦"标签的药瓶
- 青霉素过敏手环
- 气管插管托盘，声门上气道，外科气道装置，球囊面罩
- 过敏性荨麻疹
- 气道肿胀

影像图片

胸部正位片 1：正常（图 A1.6）

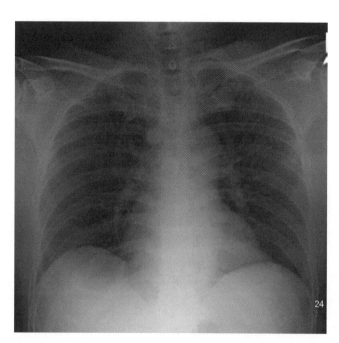

图 A1.6　胸部正位片 1

演员和角色

- 病区护士：非常恐慌，不停地说她给的是药房送来的药

案例流程 / 时间轴

- **时间 0 分钟**：ICU 小组到达患者房间。护士报告说刚刚遵医嘱给予患者药房送来的万古霉素和庆大霉素。2 分钟后出现症状。
  - 患者情况怎么样？
  - 患者烦躁、出汗，可以说话但声音模糊
  - 生命体征：BP 80/40，HR 110，RR 30，SaO$_2$ 95%
  - 静脉通路：患者烦躁不安时自行拔出
  - 监护仪：规则的窄波
  - 体格检查
  - 一般情况：A&Ox3，烦躁不安
  - 五官：口唇颜面水肿，舌头肿胀，马氏分级Ⅳ级
  - 颈部：无气管偏移，无颈静脉怒张
  - 胸部：双侧肺部可闻及喘鸣音
  - 心脏：窦性心动过速
  - 腹部：软，无压痛
  - 直肠：正常
  - 皮肤：红，弥漫性荨麻疹
  - 四肢：正常
  - 神经系统：正常
- **时间 2 分钟**（患者失代偿）
  - 生命体征
      如果未干预，血压下降至 60/30 并出现心率增快
      如果给予肾上腺素 0.3 mg IM，血压上升至 100/60
      血氧饱和度下降至 85%，给予非重复性呼吸面罩后上升至 90%
  - 患者出现躁动并开始扼住喉咙，不能说话
  - 因为患者躁动，ICU 护士建立静脉通路困难
  - 病区护士不停地说"我给的是药房发的药"，如果让她找回药瓶，她将离开病房去污物间寻找
  - 如果寻找中心静脉导管或骨内通路套装，病区无法提供
  - 如果内科医生询问胸片，出示胸部正位片 1
  - 体格检查变化
      五官：口咽部肿胀加重

- **时间 4 分钟**（呼吸停止）
  - 生命体征
      如果目前为止无任何干预，血压持续下降
      如果最初给予肾上腺素，血压再次下降至 80/40
      重复给予肾上腺素 0.3 mg IM 后血压上升
      尽管有 NRB，但血氧饱和度仍然在 85%，呼吸和血氧饱和度降低
  - 患者出现无力和呼吸停止
  - 这时静脉通路已建立
  - 患者有脉搏
  - 气道干预
      球囊面罩通气无效
      喉镜评估声门肿胀 / 紧闭，导管不能通过
      如果重复尝试气管插管
      如果放置声门上气道，球囊通气成功，血氧饱和度上升
      如果穿刺成功，血氧饱和度上升
  - 肾上腺素给药
      重复肌内注射有效，但很快失效
      如果静脉滴注肾上腺素，血压上升
      如果静脉推注肾上腺素，患者心律失常和心脏骤停
- **时间 6 分钟**（最后情境）
  - 生命体征
      如果放置声门上气道或环甲膜穿刺成功，血氧饱和度为 90%
      如果滴注肾上腺素或反复肌内注射肾上腺素，BP 100/60
  - 如果患者因早期插管，一直持续到使用喉罩或环甲膜穿刺为止
  - 病区护士从垃圾桶中取回药瓶
      标签上贴着"哌拉西林 / 他唑巴坦"
      执行单上确认医嘱为庆大霉素
      与药房沟通后确认发药错误
  - 持续给予肾上腺素静滴和有效的正压通气，患者情况稳定后转运至 ICU

关键操作项

- 过敏性休克的处理
  - 初始肌内注射肾上腺素
  - 重复肌内注射的剂量或肾上腺素滴注

- 气道管理
  - 识别即将发生的紧急气道情况
  - 识别困难气道
  - 插管失败后，使用替代的气道装置 / 方法
- 给药错误的处理
  - 调查用药
  - 联系药房

关键措施

- 肌内注射肾上腺素
- 重复肌注或滴注肾上腺素
- 声门上气道或外科气道
- 找到药瓶
- 反馈给药剂科

第 21 章：急诊重症诊疗

补充案例情境（b）：呼吸机紧急情况

60 岁男性患者因 COPD 急性加重在 ICU 气管插管机械通气，2:00 护士因呼吸机报警将医生叫至床旁。

教学目标

- 临床和医疗管理
  - 分析报警原因
  - 处理呼吸机报警
- 沟通和团队合作
  - 呼吸治疗师的使用
  - 关键任务的分配

目标受众

- 住院医师（规培 1 年，规培 2 年，规培 3 年，规培 4 年）
- 专培医生
- 主治医师
- 护士
- 助理医师
- 医学生

ACGME 核心胜任力

- 患者照护
- 医学知识
- 基于实践的学习和提高
- 基于系统的实践
- 职业素养

- 人文沟通技巧和能力

用品和模具

- 带有呼吸机的插管式人体模型，气道高压报警装置，左侧呼吸音减低
- 胸腔减压管托盘
- 标有 "Robert Smith" 的病历，病历记录 20 分钟前气管导管深度从 23 cm 到 25 cm

影像图片

- 正位胸片 2：右主支气管内插管（图 A1.7）

演员和角色

- ICU 护士：报告说听到呼吸机报警后进入房间，不知道夜间治疗方案有何改变
- 呼吸治疗师：被呼叫后进入房间，如果被问及关于任何最近的治疗措施，回答"我被住院医师叫来并告知将 Smith 先生的气管导管往前推送了 2 cm"

案例流程 / 时间轴

- **时间 0 分钟**：住院医师到达房间。呼吸机发出气道高压报警声。
  - 患者看起来怎么样？

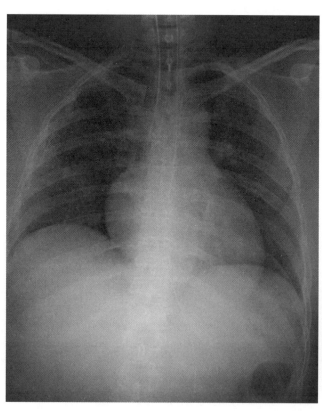

图 A1.7   正位胸片 2

- 患者呼吸机抵抗，出汗，在病床上动来动去
- 生命体征：BP 150/80，HR 120，RR 40，SaO_2 90%
- 静脉通路：建立
- 监测：规则的窄波
- 体格检查
- 意识：镇静状态但呼吸机抵抗
- 五官：经口气管插管，（如询问）距口唇 25 cm，无牙齿
- 颈部：无气管偏移，颈静脉充盈
- 胸部：左侧呼吸音减低，左侧胸廓无起伏
- 心脏：窦性心动过速
- 腹部：软
- 直肠：无异常
- 皮肤：出汗
- 四肢：无异常
- 神经系统：镇静状态

- **时间 2 分钟**（患者失代偿）
  - 生命体征：血氧饱和度降至 85%
  - 如果断开呼吸机，给予球囊通气，发现"通气困难"，SaO_2 无改善
  - 如果住院医师寻求呼吸支持，告诉他已经在路上
  - 如果住院医师需要病历，护士将会获取
  - 如果住院医师需要胸腔减压管，护士将会获取
  - 如果住院医师选择穿刺减压，无气体排出或引出且临床症状未改善
  - 如果住院医师询问气道吸引装置，告诉他呼吸治疗团队在路上
  - 如果预约胸片：放射科团队在路上
  - 体格检查：无变化

- **时间 4 分钟**（呼吸治疗团队到达）
  - 生命体征：尽管给予高流量氧疗，SaO_2 仍在 75% ~ 80%
  - 呼吸治疗团队到达
    如果住院医师要求吸引，吸痰管里未见分泌物
    如果住院医师询问 RT 插管深度，她声称"有人让我将气管插管往里推进 2 cm，这是 James Smith，对吧？"
    如果住院医师要求将导管拔出 2 cm，RT 照做后患者情况缓慢改善
  - 护士取回病历
  - 如果放置减压管，没有气体排出且症状无改善
  - 如果预约了胸片，出示胸部正位片 2

- **时间 6 分钟**（最后情况）
  - 生命体征
    如果撤出导管
    - SaO_2 上升至 90%
    - 心动过速改善
    - 报警声停止
    如果导管留在原位，SaO_2 患者开始出现心动过缓
  - 如果患者症状改善，可重新连接呼吸机，没有报警响起

关键操作项

- 呼吸机报警的操作
  - 断开呼吸机连接
  - 球囊面罩压力控制通气
  - 检查双肺呼吸音
- 单侧呼吸音降低的操作
  - 检查导管深度
  - 在病历上查找最近关于导管深度的记录
- 关于弄错患者的操作
  - 与 RT 沟通以确定患者的口头医嘱，并核对病历上的名字

关键措施

- 断开呼吸机
- 尝试用球囊面罩正压通气
- 检查肺部并识别呼吸音降低
- 与 RT 沟通
- 退出气管内导管
- 识别错误患者

第 21 章：急诊重症诊疗

补充案例情境（c）：持续性心房颤动

36 岁男性因心悸在复苏室就诊，他因心动过速接受了复苏治疗。与他交谈时，他非常难受且病情有些变化，因为他坐立不安、语不成句，所以不能提供病史。否认创伤或使用药物，否认晕厥或发热，否认任何已知的药物问题，没有用药或过敏史。

教学目标

- 临床和医疗管理
  - 识别心动过速心电图
  - 识别心房颤动

- 详细完善用药史
- 稳定型和不稳定型心动过速的治疗
- 沟通和团队合作
  - 通过与患者和家属的沟通，确定足够的用药史
  - 与家属签署知情同意书

目标受众

- 住院医师
- 专培医生
- 主治医师
- 护士
- 急救人员
- 助理医师
- 医学生

ACGME 核心胜任力

- 患者照护
- 医学知识

- 基于实践的学习和改进
- 基于系统的实践
- 职业素养
- 人文沟通技巧和能力

用品和模具

- 模拟人
- 心电监护仪 / 除颤仪

影像图片

- 胸片 1：正常（图 A1.6）
- 心电图 1：预激综合征合并心房颤动（图 A1.8）
- 心电图 2：正常心电图伴 delta 波（图 A1.9）

演员和角色

- 复苏室护士
- 患者母亲
  - 在案例运行中途到达，快跑着进来

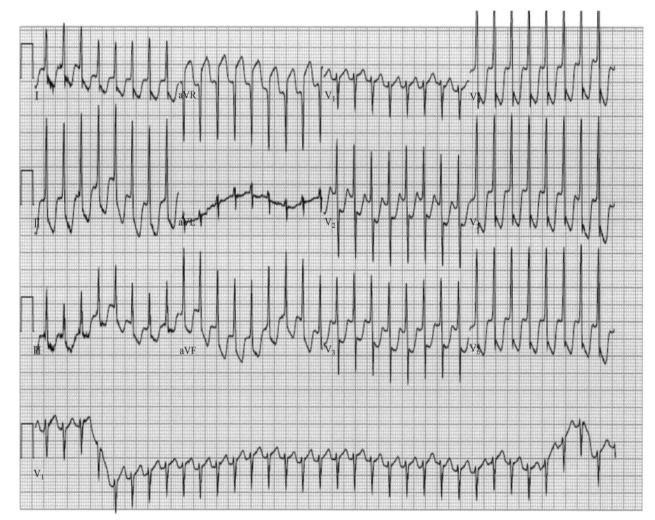

图 A1.8　心电图 1

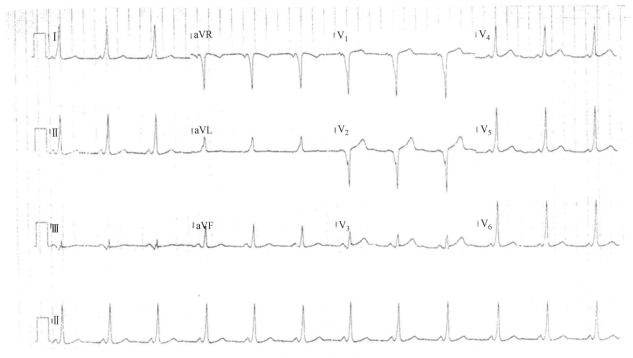

图 A1.9　心电图 2

- 趴在患者身上，表现得非常焦虑
- 如果治疗得当，她冷静下来后说她儿子曾因"心律失常"去看心脏科医生

案例流程 / 时间轴

- **时间 0 分钟**：患者到达复苏室
  - BP 110/60，HR 220，RR 40，SaO$_2$ 94%，无发热
  - 患者看起来怎么样？
  - 患者非常痛苦，出汗，无法集中精神，回答问题困难
  - 生命体征：BP 110/60，HR 220，RR 40，SaO$_2$ 94%，无发热
  - 静脉通路：护士建立
  - 心电监测：不规则的心动过速，QRS 波轻度增宽
    如果医生建议静脉输液，给予输液后心动过速未改善
    如果医生建议胸片或心电图检查，回复技术人员已经在路上
    如果医生开具实验室检查，则回复已经留取标本并送检
  - 体格检查
  - 一般情况：急性病容，出汗，烦躁不安
  - 五官：正常，瞳孔正常
  - 颈部：正常

- 胸部：呼吸急促，呼吸音正常
- 心脏：不规则的心动过速，无杂音
- 腹部：软
- 直肠：正常
- 皮肤：出汗
- 四肢：正常
- 神经系统正常

- **时间 2 分钟**（心电图）
  - 生命体征：与之前无变化
  - 如果再次询问用药史，患者变得沮丧并大喊大叫
  - 如果医嘱完成心电图检查，出示心电图 1
  - 如果医生建议患者行心脏复律，患者拒绝
  - 如果医生建议药物治疗，则从药房取药
  - 如果建议了胸片检查，出示胸片 1
  - 如果开具了实验室检查，给医生出示结果

- **时间 4 分钟**（患者母亲到达）
  - 生命体征：与之前无变化
  - 患者母亲到达后显得非常焦虑，趴在患者身上
    如果冲她喊叫，她将变得愤怒
    如果安抚她，她将很快变得情绪稳定并说她儿子曾因"心律失常"看过心脏科医生
  - 可用的药物
    如果使用腺苷，患者出现室颤，启动心肺复苏
    如果使用地尔硫䓬，30 s 后心率增快至 250

且血压下降

- 如果在使用地尔硫草后给予适当的转复，心率将变为 30 次 / 分的规律的心动过缓，缓慢改善。接下来需要给患者进行球囊面罩通气。

  如果给予普鲁卡因胺，患者开始稳定

- **时间 6 分钟**（最终演变）
  - 生命体征

    基于之前的治疗发生变化

    如果此时没有干预措施，血压下降至 < 90 且患者病情发生改变
  - 如果开始给予普鲁卡因胺，心动过速改善
  - 如果此时没有干预，血压下降至 < 90

    获得患者母亲的口头同意后行恰当的心脏复律，监护仪上可见规则的心律

    如果复律完成，医生要求复查心电图，出示心电图 2
  - 如果血压下降后没有心脏复律，患者出现心脏骤停，需要启动心肺复苏

关键操作项

- 心动过速的处理
  - 开始液体治疗
  - 获取心电图
  - 不规则宽波心动过速心电图的解读
- 用药史的情况询问
  - 尝试向患者询问病史
  - 患者母亲到达后，获取进一步病史
  - 识别预激综合征的可能性
- 对预激综合征的干预
  - 避免使用钙通道阻滞剂和腺苷
  - 电复律

关键措施

- 识别心房颤动
- 获取预激综合征的病史
- 避免使用腺苷
- 实施心脏电复律

第 22 章：超声在模拟中的应用

补充案例情境：摩托车碰撞事故

30 岁男性，无特殊既往史，由 EMS 人员从一个 S/P 摩托车事故现场送入。患者在事故中是配有约束装置的司机。EMS 不知撞击速度如何。事故发生在一条限速 45 mph 的公路上，安全气囊已弹出。患者的车已撞毁，一名乘客当场死亡。救援人员大概 30 分钟到达，患者颈托固定。

教学目标

- 临床和医疗管理
  - 腹部创伤的识别和处理
  - 创伤性休克的识别和处理
  - 适当的疼痛管理
- 沟通和团队合作
  - 明确团队角色和领导者
  - 向急救人员询问获取信息
  - 与家庭成员共同解决问题

目标受众

- 住院医师（规培 1 年，规培 2 年，规培 3 年，规培 4 年）
- 专培医生
- 主治医师
- 护士
- 院前急救人员
- 助理医师

ACGME 核心胜任力

- 患者照护
- 医学知识
- 基于系统的实践
- 职业素养
- 人文沟通技巧和能力

用品和特效化妆

- 颈托
- 模拟服装
- 安全带勒痕体征
- 超声仪

影像图片

- 胸片：正常，无气胸和纵隔增宽的证据
- 心电图：窦性心动过速
- 骨盆平片：没有骨折或耻骨分离的证据
- 腹部 / 骨盆 CT：无法获得（会被提示放射科目前无法检查）

演员和角色

- 院前急救人员（EMS）：除非被问及，否则 EMS 不会提供关于摩托车事故的相关信息。他们将提供患者是系安全带的司机，以及车辆情况和现场死亡情况的信息。
- 患者：神志清楚，但只对提问有反应，抱怨腹部疼痛，不能回忆起事故。
- 患者母亲：会大哭并歇斯底里，干扰对患者的评估和处理。

案例流程 / 时间轴

- **时间 0 分钟**：30 岁男性患者，车祸伤，前座乘客。BP 90/60，HR 120，RR 20，指氧饱和度 100%（非重复呼吸面罩给氧）
    - 患者看起来怎么样？
    - 患者平躺在病床上，颈托固定良好，看起来平静，无急性痛苦表情
    - 生命体征：BP 90/60，P 130，RR 22，T 98.6，指氧饱和度 100%（非重复呼吸面罩给氧）
    - 静脉通路：无
    - 监护仪：窦性心动过速，心率 130
    - 体格检查
    - 一般情况：神清，平静，可以回答问题
    - 五官：能睁眼，瞳孔 4 mm，无眼肌损伤，无面部创伤证据
    - 胸部：胸部瘀斑（安全带形状），无畸形，触诊柔软，无捻发音，听诊两侧呼吸音对称
    - 心脏：心动过速，非心肌梗死 / 心力衰竭 / 甲亢所致
    - 腹部：瘀斑延伸到腹部，全腹软，无反跳痛，无膨隆，无肌紧张
    - 直肠：括约肌张力正常，棕色大便，无血便（如测隐血试验则为阴性）
    - 皮肤：湿冷
    - 四肢：无畸形，轻微擦伤，无水肿
    - 神经系统：神清，肢体活动自如，第 2 ～ 12 脑神经检查正常
    - 超声 FAST 检查：如果评估，则初始检查正常
- **时间 1 ～ 2 分钟**（初始状态：低血压和心动过速）
    - 生命体征：（如果建立两个大口径静脉通路，给予 2 L 等渗晶体液）BP 100/60，P 110，RR 22，T 98.6，指氧饱和度 100%（非重复呼吸面罩给

氧）。（如果无静脉通路或液体治疗）BP 80/50，P 140，RR 24，T 98.6，指氧饱和度 100%（非重复呼吸面罩给氧）
    - 休克：患者继续诉说腹部疼痛（基于学员水平，如果年资较低，护士将调整模拟服，使腹部看起来更膨隆），如果复查床旁 FAST 评估，则在莫氏隐窝处可见液性暗区
    - 镇痛药：如果给予患者液体和芬太尼，则疼痛减轻。如果未给予液体或长效药物治疗，则患者血压下降
    - 现场管控：患者母亲到场后如果未能及时让她离开床边，则治疗无法继续进行。如有需要，可提供社会工作服务
- **时间 2 ～ 4 分钟**（进一步创伤管理）
    - 二次评估
    - 神经功能
    - 充分暴露
    - 实验室检查（包括血型和交叉配血）
    - 启动创伤团队：请求腹腔穿刺灌洗（DPL）
    - 胸片和腹部平片
- **时间 4 ～ 5 分钟**（休克进展）
    - 患者血压下降，BP 70/30，P 150，RR 28，指氧饱和度 100%（非重复呼吸面罩给氧）
    - 需要重新呼叫创伤小组，主张立即进行手术治疗
    - 考虑启动输血方案
- **时间 6 ～ 7 分钟**
    - 如果创伤团队未能启动手术，患者将出现心脏骤停
    - 如果创伤团队将患者送至手术室，与患者母亲讨论病情

关键操作项

- 关于创伤的操作
    - 气道呼吸循环：识别休克
    - 高级创伤生命支持
    - 在低血压恶化和（或）腹胀加重时复查超声
    - 创伤外科会诊
    - 启动大量输血方案
    - 环境控制
- 低血压患者的疼痛管理
    - 2 条大口径静脉通路
    - 初始液体复苏

- 血型和交叉配血
- 输血
- 主张实施确切的专科治疗
- 最终行动
  - 创伤外科
  - 手术
  - 剖腹探查术

关键措施

- 床旁超声，并复查超声
- 液体复苏
- 输血
- 创伤外科会诊
- 主张手术
- 细致处理低血压患者

第 23 章　灾难医学

补充情境：大规模伤亡事件 START 检伤分类训练

案例情境

　　一架小型飞机撞上了一栋公寓楼。你的团队是第一个抵达现场的团队。10 层楼的窗户里有浓烟冒出，飞机的残骸掉落在人行道上，且越来越多的人聚集过来。你的团队必须设置合适的检伤分类区，在到达现场的 10 分钟内管理伤者和路人。

教学目标

- 临床和医疗管理
  - 使用 START 检伤法（或其他首选方法）对患者进行适当的分类
  - 对呼吸困难的伤者重新开放气道
  - 对活动性出血患者进行止血
- 沟通和团队合作
  - 建立指挥体系并分配适宜的角色分工
  - 建立红、黄、绿、黑区域
  - 当真正的现场指挥官到达后，无缝移交指挥权
  - 管理路人，让他们远离伤害并避免对医疗造成干扰

目标受众

- 住院医师（规培 1 年，规培 2 年，规培 3 年，规培 4 年）
- 专培医生

- 主治医师
- 护士
- 院前急救人员
- 助理医师
- 医学生（1 年级，2 年级，3 年级，4 年级）
- 其他

ACGME 核心胜任力

- 患者照护 1：紧急稳定病情的能力
- 患者照护 8：多任务处理能力
- 人文沟通技巧和能力 2：团队管理

用品和特效化妆

- 大规模伤亡检伤分类卡
- 止血带
- 绷带，纱布，胶带
- 氧气
- 基础生命支持院前急救包
- 假血
- 出血性腿部伤口
- 擦伤，身体不同部位的轻微伤
- 烟灰
- 碳质痰
- 断臂

影像图片

- 不需要

演员和角色

- 患者 A：（绿）走路时受伤，右脸颊和右手擦伤，走在街上时飞机残骸落在他的身上，为了避免被撞，他身体右侧蹭到了混凝土，否认被击中头部或晕倒。对发生的事情感到兴奋，但没有破坏性。
- 患者 B：（黄）走路时被残骸击中头部，头上有灰尘，头顶部出血的伤口已止血，由于头部受伤，一遍又一遍地问同样的问题，断续听从指令。
- 患者 C：（黑）失去左臂，大量出血，已死亡。
- 患者 D：（绿）在被撞击的公寓里，身上满是灰尘和污垢，但嘴和鼻子里没有。无呼吸窘迫。可以自行走下 10 层楼寻求帮助，不停地告诉身边人发生了什么。需要被重新分配任务。
- 患者 E：（红）在同一栋楼里，但当她向你走来的时候晕倒并停止了呼吸。

- 患者 F：（红）被发现在残骸下，手臂伤口出血，但可以用止血带控制出血。因疼痛和恐惧尖叫，直到急救团队注意到他。
- 患者 G、H、I、J：母亲和三个学龄孩子，当事件发生时他们正准备上学，孩子们兴奋地跑到街对面拍照，呼唤朋友，高喊着让妈妈也过去看，完全没受伤。
- 人群：可以由尽可能多的人组成，一般会在周围乱跑，在团队允许的范围内尽可能接近现场，同时拍照或高喊着患者 C 需要关注。
- EMS 主管：在 7 分钟左右到达现场，请求现场指挥官签字移交指挥权。需要知道他需要什么资源，如果事情进展顺利，会表现出支持和自信，如果不顺利，则会变得非常愤怒和傲慢。

案例流程 / 时间轴

- **时间 0 分钟**：听到大爆炸声。团队被告知他们要对一架小型飞机撞击公寓楼的现场做出第一反应。他们能看到有一层楼的地板上有一个房间那么大的正在冒烟的洞，还有三块飞机残骸掉落在地上。
- 患者 A 与团队同时到达，并问他们是否看见发生了什么。他正在行走，右脸和右臂都有擦伤。
  小组应设置绿、黄、红、黑区域和指挥中心
  小组应拿出检伤分类卡并开始标记
  小组组长应表明身份并分配任务
  小组应穿戴适当的个人防护装置，并确定现场是否安全：地面没有倒塌的风险，无不稳定建筑，无泄露或活动性火灾风险
- 患者 B 也是在游荡时被发现，重复着问自己。他立即坐了下来不再走路，呼吸频率 25 次 / 分，脉搏有力，毛细血管充盈时间正常，但只能间断听从指令
  应给予黄标
- 人群越来越多
- **时间 1 ～ 2 分钟**（转折点 1）
  - 人们高喊着看见一个人需要帮助。患者 C 被发现时左臂失踪，已经因失血过多而没有脉搏。
    应给予黑标
    人们开始骚动，有个人走过来试图提供帮助，不停地拍着模拟人的脸，尝试叫醒他。
  - 患者 D 满身灰尘地从大楼里走出来，激动地在电话里谈论刚才发生的事情："你绝对不会相信刚才生了什么！一架飞机刚刚撞上了我的窗户！飞机！"她注意到她的室友也下来了。

- 小组应给绿标或检查完口鼻后标为绿色
- 患者 B 开始重复询问发生了什么，寻找他的狗，向人群寻求帮助。
- 人们继续问患者 C 发生了什么，直到被关注并引导到相应地点。
- **时间 2 ～ 4 分钟**（转折点 2）
  - 患者 E 跌跌撞撞地走出了大楼，晕倒在地上没有了呼吸。需要开放气道
    患者应被标红
    小组成员要求使用氧气，根据他们的技能水平请求组长批准实施气道管理，导师根据情况要求设备尽快到达
    如果他 / 她没有设备，组长应与 EMS 负责人取得联系并讨论必要的资源
  - 患者 D 仍在远离绿区处并跟每个人交谈
    小组可能会重新给她安排任务
  - 家庭成员到场，小孩子们开始跑过现场
    一个小孩对患者 E 大喊"妈妈！这太酷了！看这些血"
    另一个小孩在哭
    一名组员需要和妈妈一起召集孩子并护送他们离开
  - 患者 E 被残骸压住，呼吸正常频率 25 次 / 分，但脉搏细弱，出汗，手臂上有一个正在出血的伤口，可以用止血带控制出血
- **时间 6 分钟**（转折点 3）
  - 现场指挥官到达
    如果团队已经建立了指挥链，控制人群并指导患者到适当的区域，他 / 她将要求交接诊疗工作并宣布在救护车到达时优先转移
    如果团队没有完成这些，他 / 她会变得不满，试图接管并大声喊着"无能"
    患者 A 平静地留在绿区
    患者 B 仍在说要找他的狗
    患者 C 依然在吸引人群注意，直到模拟人被盖上了布
    患者 D 被妥善安置并保持平静
    患者 E 仍然呼吸急促，精神紧张
  - 如果没有开放气道，则呼吸困难加重，需要向到场的 EMS 索要气管导管，球囊面罩
  - 如果开放了气道，小组成员将给患者球囊通气
  - 如果给患者 F 使用了止血带，出血得到了控制，

但他仍然尖叫

- **时间 8～10 分钟**（最后演变）
  - 救护车到达，团队必须优先转运患者 E 和 F，然后是患者 B
  - 如果还没有气管插管且管理团队具备这些技能，患者 E 需要气管插管，或出现低氧和心动过缓，接下来会出现心脏骤停而需要复苏
  - 团队应预留出一个区域以便收留更多患者
  - 人们要求得到更多的消息
  - 家庭重聚

关键操作项

与"转折点"关联，每个转折点 / 状况都与临床和沟通项相关联

- 与转折点 1 关联的关键操作项
  - 建立绿区、黄区、红区和黑区
  - 明确团队领导和任务
  - 确认现场环境安全
- 与转折点 2 关联的关键操作项
  - 将患者进行恰当的检伤分类
  - 控制人群
  - 对于死亡的伤员，如果可能则盖上白布，或引

导人们散开

- 与转折点 3 关联的关键操作项
  - 给患者 F 进行止血
  - 给患者 E 进行气道管理
- 与最终演变相关的关键操作项
  - 按照优先级别将患者转运到有更高诊疗水平的机构
  - 确保人群安全
  - 患者 E 进行气道管理

关键措施

- 明确现场指挥官 / 小队组长和分配角色
- 将受害者进行绿区、黄区、红区、黑区分类，为人群设置警戒线
- 运用 START 方法为患者进行检伤分类
- 控制伤口明显出血及灌注不良患者的出血
- 为停止呼吸的烧伤患者管理气道
- 依据优先级别完成治疗和转运，先是红标，然后黄标，最后绿标的患者
- 将指挥权移交给现场指挥官
- 管理人群预期可能出现的状况，确保人群安全、团队安全和伤者安全

附录 2：模板

翻译：付　妍　张运玮

附录 2a：第 10 章 虚拟情境模板

课程：_____

情境标题：_____

目标受众：_____

人群
☐　护士
☐　高级执业临床人员
☐　内科医师
☐　文书人员
☐　医师助理
☐　医学生
☐　住院医师
☐　医疗辅助人员
☐　其他

学习目标
1. ☐
2. ☐
3. ☐
4. ☐

环境	
场所	场所特性（专用 / 普通）
☐　住院病房	
☐　重症监护病房	
☐　急诊科	
☐　门诊	
☐　患者家庭	
☐　其他	

专用的真实世界模拟或是普通模拟（如 LVHN 模拟实验室为专用；普通 ICU 为普通）。

关键的环境因素				
所需物品	描述和表征模拟的真实性、复杂性	互动要求		
		否	是	

* 描述和表征模拟的真实性、复杂性

- 低：模拟场景或模型中使用的图形或符号的表示性程度较低，只包含了对象的基本形状和关键颜色等重要信息，而没有过多的细节和复杂性。这样的表示性可能用于简化模拟场景。
- 中：模拟场景或模型中使用的图形或符号的表示性程度适中，并不追求完全的细节，以在模拟中提供足够的信息和准确性，同时避免过度复杂和繁琐。
- 高：在所选平台上能够实现的最大细节程度（例如复杂的 3D 模型、逼真的纹理等）。

设计提示：选择的复杂性通常应该与目标对模拟和环境的重要性保持一致。

虚拟平台（第二人生、Avaya Engage、CliniSpace、OpenSim 等平台）
1.
2.
3.
4.

患者统计				
患者姓名	年龄	民族	身高（矮，中，高）	BMI（低，中，高）

患者演员
确认（√）
患者描述
以二维图像或照片展示的患者
以短视频展示的患者
以人工智能交互展示的患者（如果有条件的话）
由标准化病人控制 / 扮演的患者
由临床教师控制 / 扮演的患者
其他

患者要素	
患者互动部分	描述

要素（虚拟病人的哪些部分是互动的？需要创建或整合哪些刺激？例如，鼠标悬停在心脏上听心音等）

无患者互动要素	
无患者互动部分	描述 / 行为

示例：我们点击网页渲染界面以获取图像，例如，点击心电图机查看心电图，点击 X 射线电脑屏幕以获取诊断图像等（如有需要，可设置干扰因素）

病史
主诉
现病史
既往史
个人史
家族史
系统回顾
用药史
过敏史

患者的生命体征和体格检查
脉率
呼吸频率
体温
血压
指脉血氧饱和度
异常的体格检查发现
显著的正常表现

患者实验室检查数值（如果可以适用）　这部分可与场景无关				
检查内容	检查日期	检查结果	正常参考值	注释

指导说明

- **临床危急事件**

- **排序细节**

- 关键触发事件；推进场景的提示。谁将触发？谁或什么会给出提示？

- SP 或预先编写的虚拟角色回应的剧本。

- 预测场景的关键分支点。须牢记，允许分支会迅速增加场景的复杂性。给两次二选一选择就会有 4 条可能的路径。给两次三选一的选择就会有 9 条可能的路径。决策可能产生更高或更低的分数，但不会改变场景路径。

复盘计划

- **关键行动流程**

- **插入流程图**

- **复盘计划描述……**

- 复盘方法：对关键行为（技术或沟通）的个人反馈，如果虚拟场地允许，予以团队反馈，以及协调人参与的程度

- 非复盘反馈。他们会得到积分或分数吗？并给出具体的原因

- 如果使用引导式复盘，你会问什么问题？

- 是否在场景中或之后有简短的讲解材料或图片分享？

教师观察表

临床教师观察表

观察者首字母：＿＿＿＿＿＿＿＿＿＿

参与团队编号：＿＿＿＿＿＿＿＿＿＿

日期 / 时间：＿＿＿＿＿＿＿＿＿＿

活动迭代次数：＿＿＿＿＿＿＿＿＿＿   情景：＿＿＿＿＿＿＿＿＿＿

活动时间： 从活动开始的时间索引	行动： 行动没有必要按照顺序观察		观察：
00：00		□是	
		□否	
		□是	
		□否	
		□是	
		□否	
		□是	
		□否	
		□是	
		□否	
		□是	
		□否	
		□是	
		□否	

教师复盘

教师复盘表

研究者首字母：＿＿＿＿＿＿＿＿

参与小组编号：＿＿＿＿＿＿＿＿

活动迭代次数：＿＿＿＿＿＿＿＿

复盘的问题	注释

作者和单位

Wiliam Bond, MD

OSF Healthcare and UICOM@Peoria, Jump Simulation and Education Center

Alexander Lemheney, EdD

Lehigh V alley Health Network, Division of Education Simulation and Learning Center

试运行与修订

- 到目前为止的参与者人数
- 不同学习群体的表现期望
- 来自以往参与者的评价反馈

附录 2b：第 18 章 示范课程：心血管病学

模块：心血管病学

1　心电图的电学基础
　　心脏传导系统的解剖结构
　　心电图解读的方法

2　心律失常 1（窦性，房性，交界性）
　　电治疗 1（电转复和电除颤）

伴有快速心室率的不稳定房颤
学生应完成一项涉及血流动力学不稳定且伴有快速心室率的房颤患者的模拟。第二例应涉及不稳定的窦性心动过速患者
　　按照规定的格式获取并解释心电图；
　　识别伴有快速心室率的房颤心电图；
　　描述血流动力学不稳定的窄 QRS 型心动过速的恰当治疗方法；
　　识别窦性心动过速并描述这种心律失常的恰当治疗方法

急性冠脉综合征（非 ST 段抬高型心梗）
学生应完成一个病例，涉及急性冠脉综合征典型心绞痛的患者。学生若不知道如何获取或解读 12 导联心电图，应该被告知患者的心电图显示没有与 ST 段抬高型心梗（STEMI）一致的变化
　　从胸痛患者那里采集病史；
　　对胸痛患者进行恰当的体格检查，包括心电图检查；
　　正确识别急性冠脉综合征；按照流程治疗急性冠脉综合征

模块：心血管病学

3	心律失常的病理生理学 心律失常 2（室性、房室阻滞、起搏） 电治疗 2（起搏）

不稳定型室性心动过速

学生应完成一个需要转复的不稳定型室性心动过速患者的病例。患者在合适的情况下可能发生心脏骤停

识别血流动力学不稳定的患者；

识别单形性室性心动过速；

利用相应的高级心脏生命支持（ACLS）治疗不稳定型室性心动过速；

识别心搏骤停并根据 ACLS 方案管理

不稳定型心绞痛（危险因素）

学生应完成一例表现为不稳定型心绞痛的患者，根据其临床表现和危险因素，该患者高度可疑心肌梗死。

对急性冠脉综合征样症状的患者进行恰当的病史采集和体格检查；

列出几个重要的心血管危险因素（如冠状动脉疾病、高脂血症、高血压、2 型糖尿病、肥胖）及其对胸痛患者临床评估的影响；

恰当地管理 ACS 的患者

4	冠状动脉循环的解剖 心肌氧合的生理 动脉粥样硬化的病理生理学

5	12 导联心电图的介绍

AMLS 心内科病例 2（心包炎）

观摩符合讨论要点和学习目标的病例。鼓励采取合适的方法进行鉴别诊断

从胸痛患者那里采集病史；

对胸痛患者制定一个适当的鉴别诊断计划；

对可能患有 ACS 的患者进行适当的初步医疗处理

不稳定心动过缓

学生应完成一个需要经皮起搏的不稳定心动过缓患者的病例

对表现为不稳定心动过缓的患者作出适当的评估；

识别需要起搏的不稳定心动过缓；

恰当应用并启动起搏，同时监测患者反应；

描述起搏时增加血压的方法（例如增加心率）；

讨论为患者起搏治疗时的一般注意事项（例如疼痛管理、镇静、持续监测）

胸痛和 12 导联心电图的采集

学生应完成一个表现为胸痛患者的案例。该站的重点是获取有诊断质量的 12 导联心电图

对有胸痛病史的患者进行恰当的病史采集；

识别每个心前电极的标志和位置；

适当准备电极放置的皮肤；

适当放置 12 导联心电图的电极片；

正确获取 12 导联心电图

6	缺血性心脏病的心电图模式 缺血性心脏病的病理生理学

不稳定型心绞痛

学生应完成一个涉及不稳定型心绞痛患者的模拟

对疑似急性冠脉综合征的患者进行恰当的病史采集和体格检查；

恰当地管理疑似急性冠脉综合征的患者；

描述 ST 段抬高型心梗、非 ST 段抬高型心梗和不稳定型心绞痛的区别；

描述对不稳定型心绞痛患者的恰当处置方法或原则

ST 段抬高型心梗（STEMI）

学生应在一个血流动力学稳定的前壁 STEMI 患者上完成以下中的一项模拟，包括：

对 ACS 患者进行恰当的评估；

获取并解读 12 导联心电图；

适当管理 STEMI 患者，包括通知医院

室颤心脏骤停

学生应完成一个室颤心脏骤停患者的情景模拟：

描述一种处理心脏骤停的方法；

恰当地处理心室颤动心搏骤停；

描述在处置心脏骤停患者过程中的必要团队角色

模块：心血管病学

| 7 | 前负荷和后负荷的生理学
急性冠脉综合征的病理生理、临床表现和处理 |

| 8 | 传导阻滞
心脏收缩力的生理学 |

急性心梗的并发症（心律不齐）

学生应模拟处理一例涉及广泛前外侧壁 ST 段抬高型心梗且突然并发无脉室速心搏骤停患者的场景

　　恰当评估出现胸痛的患者；
　　获得并正确解读显示前外侧壁 ST 段抬高型心梗患者的 12 导联心电图；
　　管理前外侧壁 ST 段抬高型心梗患者；
　　识别并处理无脉室速心脏骤停的患者；
　　讨论急性心梗患者潜在的电生理并发症

心力衰竭

学生应完成一个患者出现慢性心衰急性加重且需要 CPAP 支持的场景

　　恰当评估出现呼吸困难的患者；
　　识别左心衰竭的体征和症状；
　　讨论心衰的管理，包括使用硝酸盐和 PEEP；
　　列出急性失代偿性心力衰竭的潜在原因，包括急性心梗

下壁 ST 段抬高型心梗伴右室受累

学生应完成一个涉及下壁心肌梗死患者的病例，该患者需要输液治疗

　　恰当评估出现胸痛的患者；
　　获得并正确解读显示下壁 ST 段抬高型心梗的 12 导联心电图；
　　管理下壁 ST 段抬高型心梗的患者，包括获得右侧心电图；
　　讨论治疗右室心梗患者时硝酸盐和静脉输液的应用；
　　讨论心肌梗死发生心源性休克的可能性

| 9 | 急性冠脉综合征相关症状和模拟
心室增大 |

左束支传导阻滞

学生应该完成一个涉及胸痛和陈旧性左束支传导阻滞患者的模拟情景。如果时间允许，患者可能会发生心脏骤停

　　对胸痛患者作出恰当的评估；
　　列出左束支传导阻滞时诊断 ST 段抬高型心梗患者的心电图标准；
　　正确管理急性冠脉综合征患者

左室肥厚（心力衰竭，呼吸困难）

学生应完成一个射血分数基本正常的继发于心力衰竭的呼吸困难患者的模拟情景

　　恰当评估和初步处理呼吸困难患者；
　　为心源性肺水肿患者提供恰当的支持治疗，包括 CPAP；
　　探讨心电图在心衰识别中的应用（如左室肥厚的识别）
　　请列出稳定的心力衰竭患者急性恶化的几个潜在因素

| 10 | 心衰的病理生理、临床表现和处理
血管紧张度的生理 |

模块：心血管病学

11	**无脉电活动（pulseless electrical activity，PEA）心脏骤停**	**心搏骤停后存活的患者**

11　无脉电活动（pulseless electrical activity，PEA）心脏骤停

学生应该完成一例 PEA 患者心搏骤停的模拟情境

识别 PEA 心搏骤停，立即开始复苏；

按照 ACLS 的步骤恰当处理 PEA 心搏骤停；

回顾心搏骤停的可逆原因；

描述在复苏过程中团队队员的位置

心搏骤停后存活的患者

学生应该完成一个最初表现为心搏骤停，经过心肺复苏后自主呼吸循环恢复（ROSC）患者的模拟情境

按照 ACLS 的步骤对心搏骤停患者进行恰当的复苏；

识别心肺复苏后自主呼吸循环恢复并对心脏骤停复苏后的患者进行恰当的初步评估；

识别和管理心搏骤停后的低血压，包括使用血管活性药物；

描述心搏骤停后患者的管理重点（例如改善氧合及灌注）；

简要讨论低温治疗在心搏骤停后管理中的作用

心血管急救流程练习

学生应该完成一个心搏骤停患者的救治场景。学生应轮流扮演组长或其他团队角色

恰当处理各种心律失常引起的心搏骤停；

利用有效的沟通和领导策略优化复苏团队的救治效率；

恰当地执行相关的技能（如胸外按压、气道管理）

脑血管意外（CVA）

学生应该完成一个疑似脑血管意外患者的情境模拟

识别脑卒中的体征和症状；

对疑似脑卒中的患者进行适当的快速神经系统评估；

对疑似脑卒中患者提供恰当的初始治疗；

讨论脑卒中患者的入院协议，并展示"脑卒中警报"的入院记录

STEMI

学生应完成一个血流动力学稳定的前壁 ST 段抬高型心梗患者的模拟

对急性冠脉综合征患者进行恰当的评估；

获取并解读 12 导联心电图；

适当管理 ST 段抬高型心梗患者，包括通知医院

12　心血管急救流程练习

学生应该完成患者心搏骤停救治的模拟场景。学生应轮流担任组长，轮流担任不同的小组职务。

恰当处理各种心律失常引起的心搏骤停；

利用有效的沟通和领导策略优化复苏团队的救治效率；

适当地执行相关的急救操作技能（如胸外按压、气道管理）

高级心脏生命支持测试（书面和操作）

13　血管疾病

　　瓣膜和心包疾病

14　模块考试结束

附录 2c：第 24 章 操作技能

1a 部分：出血

情景：出血的现场处理
目标受众：一线医务人员 / 战地急救员

时间要求				
准备	模拟	复盘	重复	总计
30 min	15 min	30 min	15 min	90 min

模拟方式	
理想的	可接受的
中-低仿真度模拟人	标准化病人 高仿真模拟人 混合模拟

设备要求
- 野战医疗急救包：
  - □ 基础 / 高级气道管理工具
  - □ 控制失血的绷带（压力性或化学性）
  - □ 止血带
  - □ 静脉 / 骨髓置管装置
  - □ 静脉 / 骨髓用液体
  - □ 创伤剪
- 创伤印模
- 中-低仿真度模拟 / 标准化病人 / 混合的高仿真模拟设备
- 标准设备的战斗服（IBA、头盔、武器等）

模拟设置
- M-LFM（或已选择的模态）应被安置在战场（或模拟的战场环境中）
- M-LFM（或已选择的模态）应被合适的设备装扮以适应场景
- M-LFM（或已选择的模态）
  - □ 左腿被移除以模拟膝盖上方伴有出血的创伤性截肢
  - □ 面部的弹片伤合并明显出血
  - □ LUE 的弹片伤

时间线 / 模拟行为
- 情境设置完成
- 学习者评估教学知识
- 学习者对于模拟评估准备就绪
- 学习者了解学习情况，酌情选取学习目标（形势，伤者，场景）
- 模拟开始
- 评估学习者的目标达成程度
- 情境终止
- 学习者复盘
- 重启模拟

评估工具：参照附件 A	复盘要点：参照附件 B

现状：
- 一个关卡被简易爆炸装置（VBIED）袭击
- 患者被爆炸抛出 5 米远
- 与敌对部队短兵相接并进行了小规模的交火

患者信息

患者：
25 岁　男性
SAMPLE 准则：
- S（症状 / 体征）：左膝下缺失（below the knee amputation，BKA）
- A（过敏史）：无已知药物过敏
- M（用药史）：无
- P（既往史）：无
- L（发病前饮食）：4 小时前进食即时口粮（MRE）
- E（导致疾病或外伤的事件）：关卡被 VEIED 袭击

损伤机制
- 创伤截肢
- 爆破伤

患者损伤部位：
- 头颈部弹片伤
- 左 BKA 部分创伤截肢
- 意识变化

症状：
- 左 BKA/ 面部损伤局部出血
- 意识变化
- 呼吸急促
- 疼痛

治疗：
- 未进行 MIST

场景
- 敌方已被清除
- 防御圈已建好

评估部分		
因素	评估	干预
循环	• 靠近左 BKA 处持续出血并流向地面 • 面部撕裂伤出血	• 控制外部出血 • 创伤上方 2 ~ 3 英寸用止血带止血 • 若指导者认为必要，在第 1 个止血带上方再用第 2 个止血带 • 用战时纱布包扎开放性伤口 • 检视颜面部出血情况
气道	• 开放	• 无需处理
呼吸	• 通畅	• 无需干预
AVPU（创伤警觉量表）	• 意识改变 　□ 患者不能回忆起导致创伤的任何事件	• 警惕意识变化
头 颈	• 来源于弹片所致的面部表浅伤口 • 无损伤	• 控制小的出血 • N/A
胸	• 胸廓扩张度对称 • 未见明显胸部外伤	• 识别潜在的胸部爆震伤
腹	• 软 • 无紫癜（TTP）或膨隆 • 无可见外伤	• 无需处理
骨盆	• 稳定	• 无需处理
四肢	• 左 BKA 有大量出血 • 表面有撕裂伤	• 维持循环 • 学员应开始给与静脉补液并输注 500 ml 羟乙基淀粉

生命体征					
初始状态		治疗后		无治疗	
脉搏	136	脉搏	112	脉搏	140
呼吸	22	呼吸	18	呼吸	30
血压	70/P	血压	90/64	血压	60/P
血氧饱和度	92%	血氧饱和度	94%	血氧饱和度	90%
心律	窦速	心律	窦速	心律	窦速

附件 A 评估工具			
部分	超出预期	达到预期	低于预期
安全性			
场景评估			
评估 / 干预			
循环			
气道管理			
意识障碍评估			
头			
颈			
胸			
腹			
骨盆			
四肢			
人为因素 / 场景管理			
批判性思维			
态势感知			
资源管理			
时间管理			
附件 B 复盘要点			
安全性			
评估			
干预			
批判性思维			
综合管理			

2a 部分：气胸

场景：创伤性气胸的现场处理
目标受众：一线医务人员／战地医生

时间要求				
准备	模拟	复盘	重复	总计
15 min	15 min	30 min	15 min	75 min

模拟方式	
理想的 ● 标准化病人	可接受的 ● 高仿真模拟人 ● 中-低仿真模拟人 ● 混杂模拟

设备要求：
- 野战医疗急救袋，其中包括：
  - □ 基础／高级气道管理工具
  - □ 控制失血的绷带
  - □ 静脉／骨髓置管装置
  - □ 静脉／骨髓液体
  - □ 创伤剪
- 伤口印模
- M-LFM/SP/ 应用于混合场景的 HFM 设备
- 标准设备的战斗服（IBA、头盔、武器等）

模态设置
- SP（或已选择的模态）应被安置在现场环境中（或模拟的现场环境中）
- SP（或已选择的模态）应被适应场景的设备装扮
- sp（或已选择的模态）应适用于模拟枪伤／左腋窝穿透性创伤

时间线／模拟行为
- 场景设置完成
- 向 SP 简要介绍促进学习者救治、稳定和从模拟战场环境中撤离的预期行动
- 评估学员的理论知识
- 学员对模拟评估准备就绪
- 向学员简要介绍与学习目标相适应的情况（情境，患者，场景）
- 情景开始
- 评估学员是否达到学习目标
- 场景终止
- 学员总结
- 场景重启

评估工具：参照附件 A	复盘要点：参照附件 B

情景：
- 一排散兵在 AOR 的一个村庄巡逻
- 与敌对部队进行了接触，然后进行了短暂的轻武器交火

患者信息

患者：
25 岁男性
SAMPLE 准则：
- S：左胸部枪伤
- A：无已知的药物过敏
- M：无
- P：无
- L：4 小时前进食 MRE 口粮
- E：与敌军进行交火

伤害类型：
- 枪伤

受伤部位：
- 左胸穿透伤（腋窝）

体征：
- 局部出血
- 呼吸急促
- 疼痛

治疗：
- 未进行 MIST

场景

- 敌方已被清除
- 防御圈已形成

各系统评估		
因素	评估	干预
循环	● 血液从左腋窝流向附近的地面	● 控制外部出血 ● 用敷料封闭伤口
气道	● 开放	● 无需处理
呼吸	● 呼吸急促	● 胸腔穿刺减压，位置为第 2 锁骨中线或第 4～5 腋前线
AVPU（创伤警觉量表）	● 清醒	● N/A
头	● 无损伤	● N/A
颈	● 无损伤	● N/A
胸	● 左腋窝枪伤 ● 不对称的胸廓扩张，左侧胸廓活动减少 ● 未见伤口的出口	● 封闭敷料 ● 若未好转，胸腔穿刺减压
腹	● 软 ● 无紫癜或膨隆 ● 无外伤	● 无需处理
骨盆	● 稳定	● 无需处理
四肢	● 无损伤	● 无需处理

生命体征					
初始状态		治疗后		无治疗	
脉搏	120	脉搏	98	脉搏	140
呼吸	30	呼吸	18	呼吸	50
血压	80/44	血压	110/84	血压	48/P
血氧饱和度	82%	血氧饱和度	96%	血氧饱和度	50%
心律	窦速	心律	窦速	心律	窦速

附件 A 评估工具			
部分	超出预期	达到预期	低于预期
安全性			
场景评估			
评估／干预			
循环			
气道管理			
意识障碍评估			
头			
颈			
胸			
腹			
骨盆			
四肢			
人为因素／场景管理			
批判性思维			
态势感知			
资源管理			
时间管理			

附件 B 复盘要点	
安全性	
评估	
干预	
批判性思维	
综合管理	

3a 部分：气道梗阻

场景：创伤所致气道梗阻的现场急救				
目标受众：一线医务人员 / 战地医生				
时间要求				
准备	模拟	复盘	重复	总计
30 min	15 min	30 min	15 min	90 min
模拟方式				

理想的
- 中-低仿真度模拟人
- 混合模拟人

可接受的
- 标准化病人
- 高仿真模拟人

设备要求：
- 野战医疗急救包，其中包括：
  - □ 基础 / 高级气道管理工具
  - □ 外科手术套装
  - □ 口咽鼻咽通气道
  - □ 气管插管
  - □ 创伤控制绷带（压力或化学性）
  - □ 止血带
  - □ 静脉 / 骨髓置管装置
  - □ 静脉 / 骨髓输注液体
  - □ 创伤剪
- 伤口印模
- M-LFM/SP/ 应用于护板和场景的 HFM 设备
- 配备标准设备（IBA、头盔、武器等）的战斗服

模拟启动
- M-LFM（或已选择的模态）应被安置在战场环境中（或模拟的战场环境中）
- M-LFM（或已选择的模态）使用合适的装备以适合场景
- M-LFM（或已选择的模态）
  - □ 面部弹片伤，模拟下颌骨骨折，口腔内满是牙齿碎片和血液（外科润滑剂混合人造血液，用冷冻玉米或鹰嘴豆来模拟牙齿和骨头碎片）
  - □ 伤口印模烧制为口腔和面部
  - □ 伤口印模制成上肢浅表撕裂伤

时间线 / 模拟行为
- 场景设置完成
- 向 SP 简要介绍了促进学习者救治、稳定和从模拟战场环境中撤离的预期行动
- 评估学员的理论知识
- 学员对于模拟评估准备就绪
- 向学员简要介绍与学习目标相适应的情况（情境，患者，场景）
- 情景开始
- 评估学员是否达到学习目标
- 场景终止
- 学员复盘
- 场景复位

评估工具：参照附件 A	复盘要点：参照附件 B

- 情景：驾驶车辆的士兵遇到简易爆炸装置，被从燃烧的汽车中拉出
- 遇到敌军，然后进行了短暂的轻武器交火

患者信息

患者：
18 岁男性
SAMPLE
- S：下颌骨骨折，面部和肩部有额外烧伤
- A：无已知的药物过敏
- M：无
- P：无
- L：4 小时前进食 MRE 口粮
- E：简易爆炸装置爆炸且面部烧伤

伤害机制：
- 面部钝挫伤
- 爆破伤
- 烧伤

受伤情况：
- 面部和颈部表面的弹片伤
- 面部和颈部局部或全层的烧伤
- 意识改变

体征：
- 面部和颈部局部或全层的烧伤
- 意识改变 / 无意识
- 呼吸困难

治疗：
- 未进行 MIST

场景

- 敌方已被清除
- 防御圈已形成

评估部分

因素	评估	干预
循环	• 上肢表面的撕裂伤所致的出血	• 无生命危险的出血，暂无需干预
气道	• 梗阻	• 尝试清洁和开放气道（推颌 / 抬下颌） • 置入口咽或鼻咽通气道 • 环甲膜穿刺是开放气道的决定性方法 • 学员会用手术方法开放气道 • 若为混合场景，使用部分任务训练器
呼吸	• 呼吸困难	• 呼吸恢复基于成功稳定的循环 • 如循环不稳定，穿刺减压也不会减轻呼吸困难
AVPU	• 无意识	• 注意变化
头	• 面部局部或全层的烧伤 • 烧焦的鼻孔 • 烧焦的口唇和牙龈	• 置入口咽或鼻咽通气道（若之前未完成） • 完成手术方法开放气道（若之前未完成）
颈	• 无损伤	• 完成手术气道的建立（若之前未完成）
胸	• 在手术气道之前处理 　□ 若胸廓无起伏 • 延后手术气道的建立 　□ 胸廓平等起伏	• 呼吸恢复基于成功稳定的循环 • 在循环稳定前，胸腔穿刺减压不会改善呼吸困难
腹	• 软 • 无紫癜或膨隆 • 无外伤	• 无需处理
骨盆	• 稳定	• 无需处理

附件 A **评估工具**			
部分	超出预期	达到预期	低于预期
安全性			
场景评估			
评估 / 干预			
循环			
气道管理			
意识障碍评估			
头			
颈			
胸			
腹			
骨盆			
四肢			
人为因素 / 场景管理			
批判性思维			
态势感知			
资源管理			
时间管理			
附件 B **复盘要点**			
安全性			
评估			
干预			
批判性思维			
综合管理			

4a 部分：环甲膜切开术（图 A2.1，图 A2.2）

- 触诊甲状腺和环状软骨以定位
- 定位环甲膜
- 用乙醇或聚维酮碘棉签清洗切口部位
- 用非优势手稳定甲状软骨
- 在环甲膜上垂直切开皮肤，长度约 2.5 cm（1 英寸）
- 观察环甲膜
- 通过环甲膜做一个水平切口
- 切口不要超过 1/2 英寸深，否则可能会使食管穿孔
- 使用 Kelly 止血钳或刀柄，插入切口并钝性切开切口（将弯曲的 Kelly 止血钳旋转 90° 以撑开切口）

- 将缩短的气管插管（ET）插入切口，引导导管远端沿气管向下置入
- 用 10 ml 的空气给气球充气，有两个目的，可以固定气管导管并起到屏障的作用，以防止液体进入肺部
- 用带气囊的面罩对患者进行两次辅助呼吸。通气期间观察每一次通气时双侧胸部的起伏
- 观察 ET 管是否雾化、起雾或冷凝
- 听诊双侧呼吸音

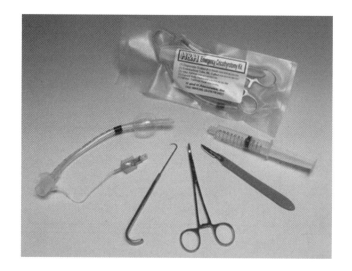

图 A2.1　环甲膜切开手术包

解剖

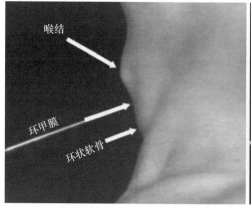 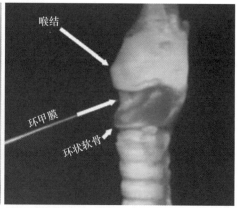

图 A2.2　环甲膜切开术的解剖定位

5a 部分：针刺减压术

- 鉴别张力性气胸，患者是否有：
  - 呼吸困难？
  - 受累的一侧没有呼吸音？
  - 不对称的胸廓起伏？
  - 气管位置变化？
  - 颈静脉怒张？
- 使患者取仰卧位
- 定位患者患侧锁骨中线
- 确定第 2 肋间隙（图 A2.3）
  - 把锁骨分成两半，从这个中点开始，触诊到第一个肋骨下面的空隙即为第 2 肋间隙（紧接锁骨后的间隙是第 1 肋间隙）

- 用聚维酮碘或乙醇（可用的）消毒
- 将 14 g×3.25 in 的 4 号静脉留置针连接到预先填充生理盐水的 10 ml 注射器上
- 从注射器上拆卸活塞
- 将针插入第 2 肋间隙，看是否有气泡从注射器里逸出
- 取出针头和注射器，将导管留在原位

　　将患者置于直立位置（如果排除颈椎损伤）以协助呼吸。如果怀疑颈椎损伤，患者可保持仰卧位

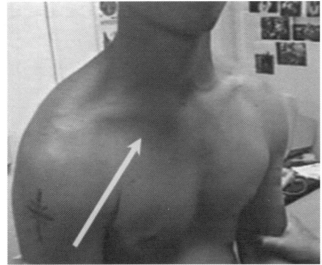

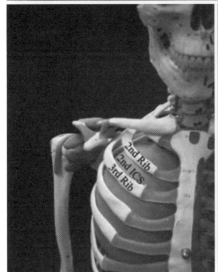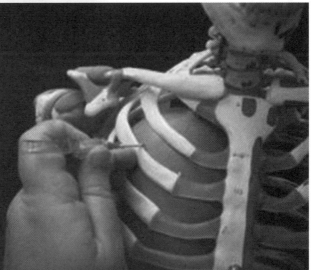

图 A2.3　针刺减压术的解剖定位

6a 部分：止血带的使用

止血带：出血控制
战场上最常见的三种出血

1. 颈动脉出血
2. 股动脉出血
3. 四肢出血

最常用的止血带类型（图 A2.4）：

- Soft-T 止血带止血
- C-A-T 止血带止血

使用止血带的一般原则：

- 止血带放置在尽可能高点
- 不要放在关节下面
- 勒紧止血带直到血止住，但要注意不是尽可能紧
- 作战环境＝战场上首选
- 非作战环境＝作为最后的手段
- 如果怀疑有内部动脉出血，使用止血带
- 不要在战场上拆除止血带
- 失血是战场上最常见的死亡原因，但可以预防

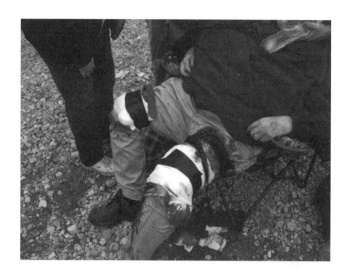

图 A2.4　止血带和压力敷料

专业词汇中英文对照

B

毕业后医学教育（graduate medical education）

标准化病人教育者协会（Association of Standardized Patient Educators，ASPE）

标准化参与者（standardized participant，SP）

布鲁姆分类法（Bloom's taxonomy）

C

操作性知识（procedural knowledge）

成员/危机资源管理（crew/crisis resource management，CRM）

床旁超声（point-of-care ultrasound，POCUS）

创伤护理核心课程（trauma nursing core course，TNCC）

D

大规模多玩家在线角色扮演游戏（massively multiplayer online role-playing game，MMORPG）

大规模伤亡事件（mass casualty incident，MCI）

第二人生®（Second Life®，SL）

多维度仿真模型（multi-dimensional fidelity model）

F

反馈（feedback）

反思性实践（reflective practice）

仿真度（fidelity）

复盘（debriefing）

复苏安妮模拟人（Resusci-Anne mannequin）

G

高仿真超声模拟器（high-fidelity ultrasound simulator）

高级心脏生命支持（advanced cardiac life support，ACLS）

高可靠性机构（highly reliable organization，HRO）

功能仿真度（functional fidelity）

H

环形结构模型（circumplex model）

患者安全（patient safety）

混合模拟（hybrid simulation）

J

基础生命支持（basic life support，BLS）

基于模拟的评价（simulation-based assessment）

基于模拟的团队培训（simulation-based team training，SBTT）

基于模拟人的模拟（mannequin-based simulation）

基于实践的方法（practice-based method）

即时培训（just-in-time training，JIT training）

急诊分诊（emergency triage）

急诊医疗服务（emergency medical service，EMS）

继续医学教育（continuing medical education，CME）

建构主义理论（constructivist theory）

教师发展（faculty development）

教学设计（instructional design）

静态（低科技）模拟人［static（low-technology）mannequin］

局部任务训练（partial task training）

K

刻意练习（deliberate practice）

客观结构化复盘评价（objective structured assessment of debriefing，OSAD）

跨专业教育（interprofessional education，IPE）

跨专业团队合作（interprofessional teamwork）

快速循环刻意练习（rapid cycle deliberate practice，RCDP）

L

联合医疗教育项目认证委员会（Commission on Accreditation of Allied Health Education Programs，CAAHEP）

临床模拟（clinical simulation）

M

麻醉模拟（anesthesia simulation）

麻醉危机资源管理课程（anesthesia crisis resource management curriculum，ACRM curriculum）

美国毕业后医学教育认证委员会（Accreditation Council for Graduate Medical Education，ACGME）

美国国家急诊医疗技术人员注册处（National Registry of Emergency Medical Technicians，NREMT）

美国急诊医疗服务教育项目认证委员会（Committee on Accreditation of Education Programs for the Emergency Medical

Services，CoAEMSP）

美国急诊医师学会（American College of Emergency Physicians，ACEP）

美国心脏协会（American Heart Association，AHA）

美国医学院校协会（American Association of Medical Colleges，AAMC）

美国医学专业委员会（American Board of Medical Specialties，ABMS）

模拟情境（simulation scenarios）

模拟实验室（simulation laboratory）

模拟团队评价工具（simulation team assessment tool，STAT）

模拟医学复盘评价（debriefing assessment for simulation in healthcare，DASH）

模拟医学学会（Society for Simulation Healthcare，SSH）

P

排障（debugging）

Q

期望回报率（return on expectation，ROE）

潜在安全威胁（latent safety threat，LST）

情境仿真度（scenario fidelity）

R

人工智能（artificial intelligence）

人体患者模拟器（human patient simulator，HPS）

认知错误（cognitive error）

认知负荷理论（cognitive load theory）

认知偏倚（cognitive bias）

认知师徒制（cognitive apprenticeship）

任务训练器（task trainer）

S

三维建模（3D modeling）

三维整合（3D integration）

社会建构主义理论（social constructivist theory）

事前简介（pre-briefing）

输入-介质（或过程）-输出模型［input-mediator（or process）-output framework，IMO framework］

数据科学（data science）

T

特效化妆技术（moulage）

投资回报率（return on investment，ROI）

团队表现（team performance）

团队合作（teamwork）

团队培训需求分析（team training needs analysis，TTNA）

W

物理仿真度（physical fidelity）

X

下一代认证系统（next accreditation system，NAS）

小儿急诊医学（pediatric emergency medicine，PEM）

心肺复苏（cardiopulmonary resuscitation，CPR）

心理仿真度（psychological fidelity）

信度（reliability）

行为差距（performance gaps）

行为观察评分表（behavioral observation scale，BOS）

行为锚定的等级评分表（behaviorally-anchored rating scale，BARS）

行为主义（behaviorism）

形成性评价（formative assessment）

虚拟现实（virtual reality，VR）

学术性急诊医学学会（Society for Academic Emergency Medicine，SAEM）

学习环（learning cycle）

学习理论（learning theory）

训练营（boot camp）

Y

言语反馈（verbal feedback）

医学模拟（medical simulation）

元认知（metacognition）

原位模拟（*in-situ* simulation）

远程医疗（telehealth）

院校医学教育（undergraduate medical education）

Z

灾难医学（disaster medicine）

增强现实模拟（augmented reality simulation）

整体任务训练（whole task training）

支持性的学习环境（supportive learning environment）

质量改进（quality improvement，QI）

质量控制（quality control）

终结性评价（summative assessment）

重症医学（critical care）

主动参与（active engagement）

主动学习（active learning，AL）

主张-探询（advocacy-inquiry）

转化科学研究（translational science research）

自制任务训练器［do-it-yourself（DIY）task trainer］

最近发展区（zone of proximal development，ZPD）